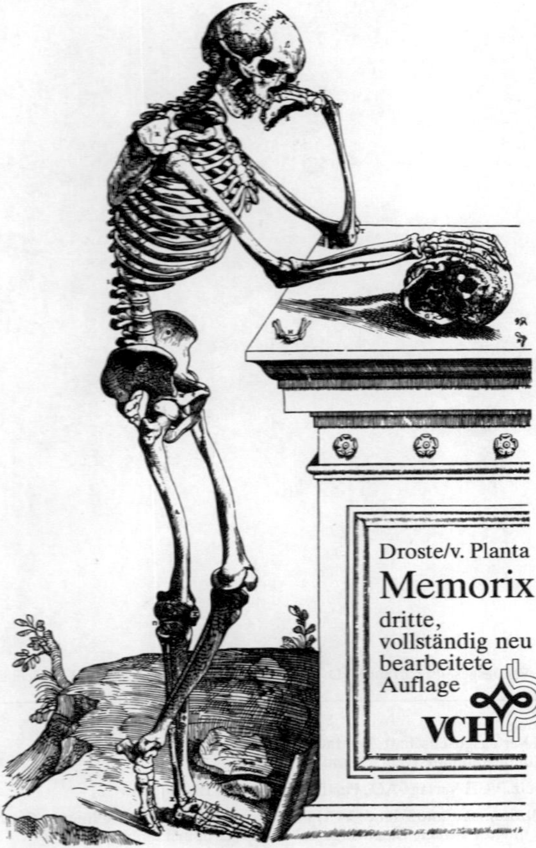

ANDREAS VESALIUS

De humani corporis fabrica Johannes Oporinus, Basel 1543 und 1555

Mit freundlicher Genehmigung der Universitätsbibliothek Basel, Schweiz

Vertrieb
VCH Verlagsgesellschaft, Postfach 10 1161, D-6940 Weinheim (Bundesrepublik Deutschland)

Schweiz: VCH Verlags-AG, Postfach, CH-4020 Basel (Schweiz)

Großbritannien und Irland: VCH Publishers (UK) Ltd., 8 Wellington Court, Wellington Street, Cambridge CB 1 1HZ (Großbritannien)

USA und Canada: VCH Publishers, 220 East 23rd Street, New York, NY 10010-4606 (USA)

ISBN 3-527-15492-2

Memorix

Konstanten der klinischen Medizin

dritte, vollständig neu bearbeitete Auflage

von Conrad Droste und Martin von Planta

unter Mitarbeit von
A. Aeschlimann, P. Berlit, K. Bross, M. Droste, W. Haefeli, M. Henke, B. Huser, R. Kroidl, T. Schürmeyer, B. Volk, Ch. Wussler, W. Zimmerli

VCH

PD Dr. med. Dr. phil. Conrad Droste
Im Bachmättle 9
D-7801 Wittental

PD Dr. med. Martin von Planta
Departement Innere Medizin
Kantonsspital
Petersgraben 4
CH-4031 Basel

In diesem Buch enthaltene Dosierungsangaben wurden mit aller Sorgfalt überprüft. Dennoch übernehmen Autoren und Verlag – auch im Hinblick auf mögliche Druckfehler – keine Gewähr für die Richtigkeit. Dem Leser wird empfohlen, sich vor einer Medikation in jedem Fall über Indikationen, Kontraindikationen und Dosierung anhand des Beipackzettels oder anderer Unterlagen des Herstellers zu unterrichten. Das gilt insbesondere bei selten verwendeten oder neu auf den Markt gekommenen Präparaten.

Lektorat: Silvia Osteen
Herstellerische Betreuung: Dipl.-Wirt.-Ing. (FH) Myriam Nothacker
Zeichnungen: Jörg Kühn, D-6900 Heidelberg

1. Auflage 1988
2. Auflage 1989
3. Auflage 1993

Die Deutsche Bibliothek – CIP-Einheitsaufnahme

Memorix: Konstanten der klinischen Medizin / von Conrad Droste und Martin von Planta. Unter Mitarbeit von A. Aeschlimann. – 3., vollst. neu bearb. Aufl. – Weinheim ; Basel ; Cambridge ; New York, NY : Ed. Medizin, VCH, 1993
ISBN 3-527-15492-2
NE: Droste, Conrad; Planta, Martin von; Aeschlimann, André

Satz: Hermann Hagedorn GmbH, D-6806 Viernheim
Druck und Bindung: Druckhaus Beltz, D-6944 Hemsbach
Printed in the Federal Republic of Germany

Autorenverzeichnis

PD Dr. André Aeschlimann
Rheumatologische Klinik
Felix Platter Spital
Burgfelderstraße 101
CH-4055 Basel

Prof. Dr. Peter Berlit
Neurologische Klinik
Alfried-Krupp-Krankenhaus
Alfried-Krupp-Straße 21
D-4300 Esssen 1

Prof. Dr. Klaus Bross
Abteilung Innere Medizin I
Medizinische Klinik I
der Universität
Franz-Josef-Strauß-Allee
D-8400 Regensburg

PD Dr. Dr. Conrad Droste
Internist und Kardiologe
Im Bachmättle 9
D-7801 Stegen-Wittental

Dr. Michael Droste
Internist und Endokrinologe
Elisenstraße 12
D-2900 Oldenburg

Dr. Walter Haefeli
Departement Innere Medizin
Kantonsspital
Petersgraben 4
CH-4031 Basel

Dr. Michael Henke
Medizinische Universitätsklinik
Freiburg
Hugstetter Straße 55
D-7800 Freiburg

Dr. Beat Huser
Departement Innere Medizin
Kantonsspital
Petersgraben 4
CH-4031 Basel

Dr. Rolf Kroidl
Internist, Lungenarzt, Allergologe
Hökerstraße 37
D-2160 Stade

PD Dr. Martin von Planta
Departement Innere Medizin
Kantonsspital
Petersgraben 4
CH-4031 Basel

PD Dr. Thomas Schürmeyer
Medizinische Hochschule
Hannover
Krankenhaus Oststadt
Podbielskistraße 380
D-3000 Hannover 51

PD Dr. Brigitte Volk
Abteilung Innere Medizin II
Medizinische Universitätsklinik
Hugstetter Straße 55
D-7800 Freiburg

Dr. Christian Wussler
Arzt für Radiologie
Basler Straße 78a
D-7850 Lörrach

PD Dr. Werner Zimmerli
Department Innere Medizin
Kantonsspital
Petersgraben 4
CH-4031 Basel

Vorwort zur 3. Auflage

Als kompaktes Taschenkompendium der „ersten Generation“ bietet die 3. Auflage von MEMORIX Konstanten der klinischen Medizin an, die dem überbeschäftigten Benutzer im täglichen Umgang mit Patienten in Klinik und Praxis eine wertvolle Hilfe sind.

Die Vielzahl vergleichbarer Werke, die in neuerer Zeit erschienen sind, veranlaßte die Autoren, MEMORIX grundlegend zu überarbeiten. So ist mehr als die Hälfte der angebotenen Information vollständig neu. Als wesentliche Bereicherung der 3. Auflage wurden Vertreter internistischer Subspezialitäten als Koautoren einbezogen, was Aktualität und klinische Relevanz erheblich steigert.

Dank enger Kontakte zwischen Verlag, Autoren und Benutzern von MEMORIX wurden viele kritische Ratschläge berücksichtigt. Dieses „Feedback“ von Studenten, Absolventen des Praktikumsjahres, Ärzten im Praktikum und vielen anderen war uns ein Ansporn, die Auswahl an wichtigen und oft benötigten anatomischen und radiologischen Skizzen, international gültigen Klassifikationen, Behandlungsstrategien und differentialdiagnostischen Tabellen zu straffen. Somit gelang es, MEMORIX auf den neuesten Stand des Wissens zu bringen, ohne den Umfang anwachsen zu lassen. Es hat weiterhin Platz in der Kitteltasche, so daß es jederzeit am Krankenbett, bei der Büroarbeit und beim Bewerten von Befunden rasche Orientierung gewährleistet. Das Buchformat, sein tabellarischer Stil und die stichwortartige Aufbereitung des Wissens weisen jedoch zwangsläufig gewisse Unvollständigkeiten auf.

Autoren und Verlag hoffen, daß auch die neueste Auflage von MEMORIX einer Vielzahl von Kollegen und Kolleginnen die tägliche Arbeit erleichtert und zum Wohle der Patienten dient.

Conrad Droste und Martin von Planta

Vorwort zur 1. und 2. Auflage

Die meisten Ärzte tragen ein kleines Notizbuch in ihrer Kitteltasche, in dem sie sich wichtige Angaben notiert haben, um bei Bedarf schnell einen Blick darauf werfen zu können.

Wir haben uns viele derartige Bücher angesehen und festgestellt, daß darin überwiegend die gleichen Informationen enthalten sind: gesicherte und verbreitete Tabellen, Schemata und Skizzen, die in den Grundlagen bekannt, aber so komplex sind, daß man sie nicht immer vollständig und exakt im Kopf haben kann.

MEMORIX ist die Idee, systematisch eine solche „Gedächtnisstütze für die Kitteltasche" zusammenzustellen.

Dieses Buch bietet dem Leser wichtige und oft benötigte anatomische und radiologische Skizzen, international gebräuchliche Klassifikationen, Medikamentenübersichten, Behandlungsschemata und Differentialdiagnostiktabellen für den täglichen Bedarf in Klinik und Praxis.

Das Buch, das bewußt nur so groß gehalten wurde, daß es in der Tasche jedes Arztkittels Platz hat, soll am Krankenbett, bei der Erstellung von Arztbriefen sowie beim Bewerten von Befunden, eine rasche Orientierung ermöglichen, als Ideeninitiant, als Check-up, ob nichts vergessen wurde.

Selbstverständlich kann unser Buch persönliche Anmerkungen und Notizen nicht ersetzen, aber es soll eine Hilfe sein, an der entsprechenden Stelle, an der Übersichtsinformation angeboten ist, selbst Gewichtungen, bevorzugte Präparate, hausinterne Normwerte u. a. zu ergänzen. Deshalb auch die Ringbuchform, die es erlaubt, Blätter hinzuzuheften.

Der begrenzte Umfang, die gewählte tabellarische Form und die stichwortartige Aufbereitung der Materie bergen die Gefahr der Unvollständigkeit in sich; dies war den Autoren bewußt.

Uns hat die Idee eines solchen Buches begeistert, und wir hoffen, daß der Leser sich davon etwas anstecken läßt.

Dieses Buch ist während unserer gemeinsamen klinischen Tätigkeit im Kantonsspital Basel entstanden.
Wir danken unserem Chef, Herrn Professor Dr. W. Stauffacher, Vorsteher des Departements Innere Medizin, für die wohlwollende Unterstützung unserer Arbeit. Die Verwirklichung des MEMORIX wäre nicht möglich gewesen ohne Förderung und großzügige Ausstattung des Buches durch die VCH Verlagsgesellschaft. Wir möchten deshalb allen Beteiligten, der Verlagsleitung, Frau Silvia Osteen sowie Frau Myriam Nothacker unseren herzlichen Dank aussprechen. Wir danken besonders auch Herrn Jörg Kühn, Heidelberg, für seine hervorragenden graphischen Arbeiten sowie Frau Doris Engel, Biengen, für die oft mühsame sekretarielle Arbeit an den Manuskriptseiten.

Conrad Droste und Martin von Planta

Kapitel* Seite

* Einige Autoren haben auch an anderen Kapiteln mitgearbeitet, dies ist nicht im einzelnen aufgeführt.

Notfälle/Säuren und Basen/Elektrolyte (M. v. Planta)

Gastroenterologie (B. Volk)

Nephrologie (B. Huser)

Klinische Infektiologie (W. Zimmerli)

Verwendete Symbole:

–	nicht vorhanden/nichts bekannt
n	normal (unverändert)
=	unverändert (gleichbleibend)
+ ++ +++	vorhanden (positiv)
– –– –––	nicht vorhanden (negativ)
↑ ↑↑ ↑↑↑	Zunahme (vermehrt, erhöht)
↓ ↓↓ ↓↓↓	Abnahme (vermindert, erniedrigt)
( )	fraglich, Quellenangaben uneinheitlich
<	kleiner als (unter)
>	größer als (über)

Symbole zur Aufzeichnung einer Familienanamnese

Beispiel:

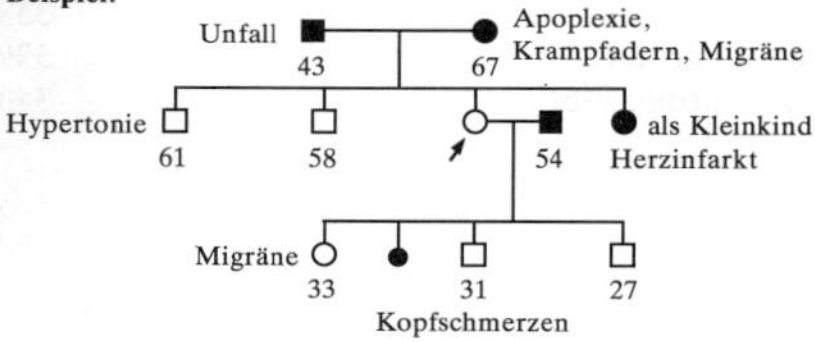

Symbole:

- ➶ Patient/Patientin
- ■ männlich, verstorben/erkrankt
- ● weiblich, verstorben/erkrankt
- □ männlich, lebend/nicht erkrankt
- ○ weiblich, lebend/nicht erkrankt
- Abort
- ⊡ Überträger } einer Krankheit
- ⊙ Überträgerin } einer Krankheit
- □═○ Heirat unter Verwandten

Nomogramm zur Bestimmung der Körperoberfläche Erwachsener aus Länge und Gewicht[a]

[Lentner C (Hrsg) (1977) Wissenschaftliche Tabellen Geigy, 1. Teilbd, 8. Aufl. Ciba-Geigy, Basel]

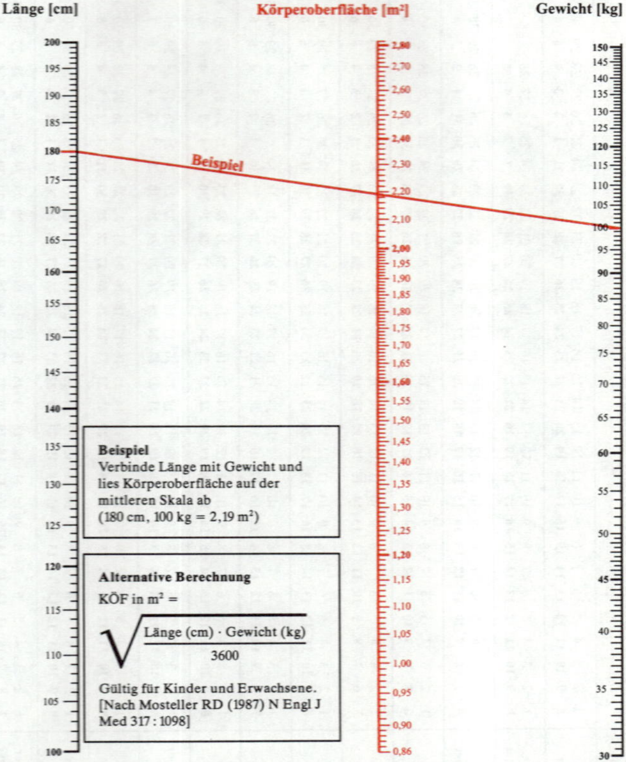

Beispiel
Verbinde Länge mit Gewicht und lies Körperoberfläche auf der mittleren Skala ab
(180 cm, 100 kg = 2,19 m²)

Alternative Berechnung

KÖF in m² =

$$\sqrt{\frac{\text{Länge (cm)} \cdot \text{Gewicht (kg)}}{3600}}$$

Gültig für Kinder und Erwachsene.
[Nach Mosteller RD (1987) N Engl J Med 317 : 1098]

[a] Nach der Formel von Du Bois, Du Bois (1916) Arch intern Med 17 : 863: $O = M^{0{,}425} \cdot L^{0{,}725} \cdot 71{,}84$ bzw. $\log O = \log M \cdot 0{,}425 + \log L \cdot 0{,}725 + 1{,}8564$.
(O Körperoberfläche [in cm²], M Körpermasse [in kg], L Körperlänge [in cm])

Bestimmung des voraussichtlichen Geburtstermins

Suche auf oberer Ziffernreihe das Datum des ersten Tages der letzten Menstruation und finde darunter den voraussichtlichen Geburtstermin.

Januar	1	2	3	4	5	6	7	8	9	10	11	12	13	14	15	16	17	18	19	20	21	22	23	24	25	26	27	28	29	30	31	Januar
Oktober	**8**	**9**	**10**	**11**	**12**	**13**	**14**	**15**	**16**	**17**	**18**	**19**	**20**	**21**	**22**	**23**	**24**	**25**	**26**	**27**	**28**	**29**	**30**	**31**	**1**	**2**	**3**	**4**	**5**	**6**	**7**	**November**
Februar	1	2	3	4	5	6	7	8	9	10	11	12	13	14	15	16	17	18	19	20	21	22	23	24	25	26	27	28				Februar
November	**8**	**9**	**10**	**11**	**12**	**13**	**14**	**15**	**16**	**17**	**18**	**19**	**20**	**21**	**22**	**23**	**24**	**25**	**26**	**27**	**28**	**29**	**30**	**1**	**2**	**3**	**4**	**5**				**Dezember**
März	1	2	3	4	5	6	7	8	9	10	11	12	13	14	15	16	17	18	19	20	21	22	23	24	25	26	27	28	29	30	31	März
Dezember	**6**	**7**	**8**	**9**	**10**	**11**	**12**	**13**	**14**	**15**	**16**	**17**	**18**	**19**	**20**	**21**	**22**	**23**	**24**	**25**	**26**	**27**	**28**	**29**	**30**	**31**	**1**	**2**	**3**	**4**	**5**	**Januar**
April	1	2	3	4	5	6	7	8	9	10	11	12	13	14	15	16	17	18	19	20	21	22	23	24	25	26	27	28	29	30		April
Januar	**6**	**7**	**8**	**9**	**10**	**11**	**12**	**13**	**14**	**15**	**16**	**17**	**18**	**19**	**20**	**21**	**22**	**23**	**24**	**25**	**26**	**27**	**28**	**29**	**30**	**31**	**1**	**2**	**3**	**4**		**Februar**
Mai	1	2	3	4	5	6	7	8	9	10	11	12	13	14	15	16	17	18	19	20	21	22	23	24	25	26	27	28	29	30	31	Mai
Februar	**5**	**6**	**7**	**8**	**9**	**10**	**11**	**12**	**13**	**14**	**15**	**16**	**17**	**18**	**19**	**20**	**21**	**22**	**23**	**24**	**25**	**26**	**27**	**28**	**1**	**2**	**3**	**4**	**5**	**6**	**7**	**März**
Juni	1	2	3	4	5	6	7	8	9	10	11	12	13	14	15	16	17	18	19	20	21	22	23	24	25	26	27	28	29	30		Juni
März	**8**	**9**	**10**	**11**	**12**	**13**	**14**	**15**	**16**	**17**	**18**	**19**	**20**	**21**	**22**	**23**	**24**	**25**	**26**	**27**	**28**	**29**	**30**	**31**	**1**	**2**	**3**	**4**	**5**	**6**		**April**
Juli	1	2	3	4	5	6	7	8	9	10	11	12	13	14	15	16	17	18	19	20	21	22	23	24	25	26	27	28	29	30	31	Juli
April	**7**	**8**	**9**	**10**	**11**	**12**	**13**	**14**	**15**	**16**	**17**	**18**	**19**	**20**	**21**	**22**	**23**	**24**	**25**	**26**	**27**	**28**	**29**	**30**	**1**	**2**	**3**	**4**	**5**	**6**	**7**	**Mai**
August	1	2	3	4	5	6	7	8	9	10	11	12	13	14	15	16	17	18	19	20	21	22	23	24	25	26	27	28	29	30	31	August
Mai	**8**	**9**	**10**	**11**	**12**	**13**	**14**	**15**	**16**	**17**	**18**	**19**	**20**	**21**	**22**	**23**	**24**	**25**	**26**	**27**	**28**	**29**	**30**	**31**	**1**	**2**	**3**	**4**	**5**	**6**	**7**	**Juni**
September	1	2	3	4	5	6	7	8	9	10	11	12	13	14	15	16	17	18	19	20	21	22	23	24	25	26	27	28	29	30		September
Juni	**8**	**9**	**10**	**11**	**12**	**13**	**14**	**15**	**16**	**17**	**18**	**19**	**20**	**21**	**22**	**23**	**24**	**25**	**26**	**27**	**28**	**29**	**30**	**1**	**2**	**3**	**4**	**5**	**6**	**7**		**Juli**
Oktober	1	2	3	4	5	6	7	8	9	10	11	12	13	14	15	16	17	18	19	20	21	22	23	24	25	26	27	28	29	30	31	Oktober
Juli	**8**	**9**	**10**	**11**	**12**	**13**	**14**	**15**	**16**	**17**	**18**	**19**	**20**	**21**	**22**	**23**	**24**	**25**	**26**	**27**	**28**	**29**	**30**	**31**	**1**	**2**	**3**	**4**	**5**	**6**	**7**	**August**
November	1	2	3	4	5	6	7	8	9	10	11	12	13	14	15	16	17	18	19	20	21	22	23	24	25	26	27	28	29	30		November
August	**8**	**9**	**10**	**11**	**12**	**13**	**14**	**15**	**16**	**17**	**18**	**19**	**20**	**21**	**22**	**23**	**24**	**25**	**26**	**27**	**28**	**29**	**30**	**31**	**1**	**2**	**3**	**4**	**5**	**6**		**September**
Dezember	1	2	3	4	5	6	7	8	9	10	11	12	13	14	15	16	17	18	19	20	21	22	23	24	25	26	27	28	29	30	31	Dezember
September	**7**	**8**	**9**	**10**	**11**	**12**	**13**	**14**	**15**	**16**	**17**	**18**	**19**	**20**	**21**	**22**	**23**	**24**	**25**	**26**	**27**	**28**	**29**	**30**	**1**	**2**	**3**	**4**	**5**	**6**	**7**	**Oktober**

Primäre Effloreszenzen

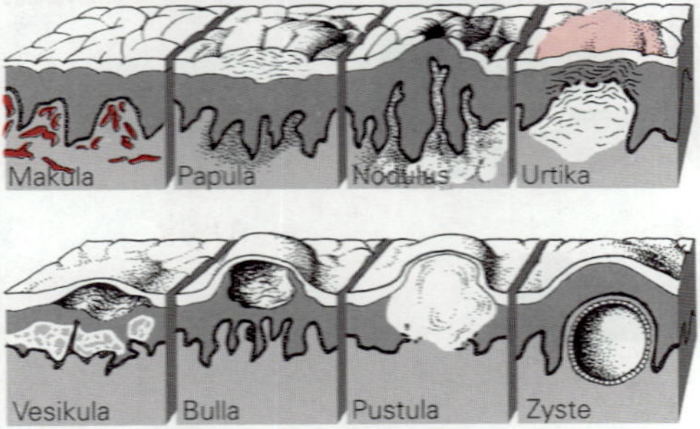

Sekundäre Effloreszenzen

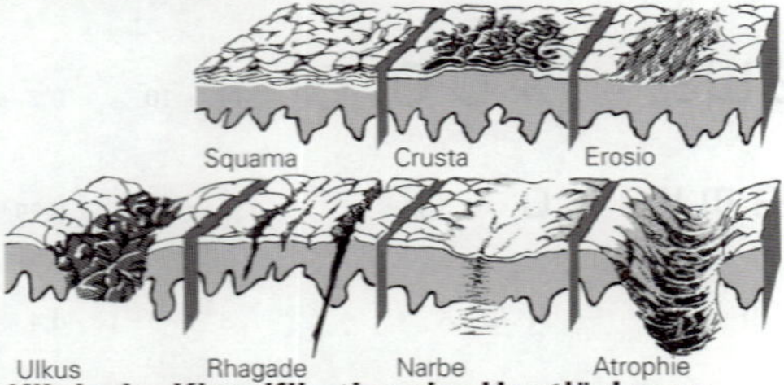

Klinische Klassifikation der Hautläsionen

Hautschicht	In der Ebene der Haut	Über der Hautebene	Unter der Hautebene
Epidermis Melanozyten	Hypomelanot. und hypermelanot. (braune) Makula		
Keratinozyten	Makula	Papula, Vesika, Bulla, Pustula, Plaque, Hyperkeratose, ekzemat. Dermatitis, exsud. (impetiginöse) Läsion	Atrophie Fissur
Dermis Bindegewebe	Atrophie Sklerose	Papula, Nodulus, Ödem	Ulkus, Sklerose, Atrophie, Exkoriation
Gefäße	Teleangiektasie Purpura	Urtika, Erythema multiforme, morbilliform, skarlatiniform	
Panniculus adiposus		Nodulus Erythema nodosum	Atrophie

			Point	Jaeger	Distanz-äquivalente
95					0,025
874					0,05
2843			26	16	0,1
638	E Ш ∃	X O O	14	10	0,2
8 7 4 5	∃ m Ш	O X O	10	7	0,29
6 3 9 2 5	m E ∃	X O X	8	5	0,4
4 2 8 3 6 5	Ш E m	O X O	6	3	0,5
3 7 4 2 5 8	∃ Ш ∃	X X O	5	2	0,67
9 3 7 8 2 6	Ш m E	X O O	4	1	0,8
4 2 8 7 3 9	E Ш m	O O X	3	1+	1,0

Bei guter Beleuchtung 35 cm vom Auge des Patienten entfernt halten. Prüfe mit und ohne Brille, wobei hyperope und/oder presbyope (weitsichtige) Patienten durch das Nahsegment der Brille sehen müssen. Myope (kurzsichtige) Patienten nur mit aufgesetzter Brille prüfen. [Nach Rosenbaum JG, Graham-Field Surgical, New Hyde Park, NY 11040]

Schalleitungs- (meist Mittelohr-) oder **Perzeptions-**(Innenohr-)**Schwerhörigkeit?**

1. Weber-Versuch:

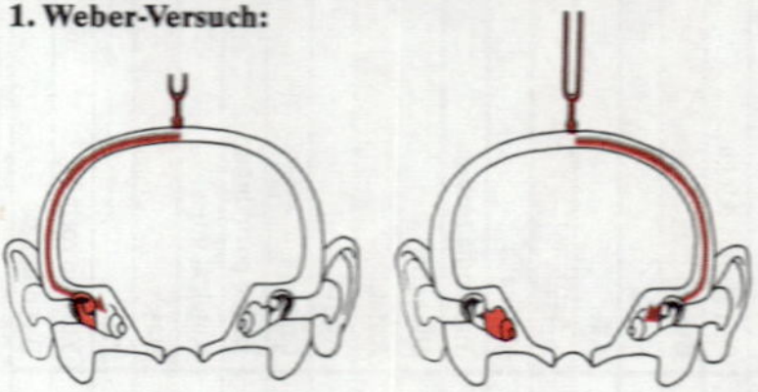

Aufsetzen einer Stimmgabel auf die Mitte des Scheitels. Der Patient gibt an, ob er den Ton in der Kopfmitte oder in eines der Ohren **lateralisiert.**

Schalleitungs-(Mittelohr-) Schwerhörigkeit
→ Lateralisation ins **kranke** (schlechtere Ohr)

Perzeptions-(Innenohr-) Schwerhörigkeit
→ Lateralisation ins **gesunde** (bessere Ohr)

2. Rinné-Versuch:

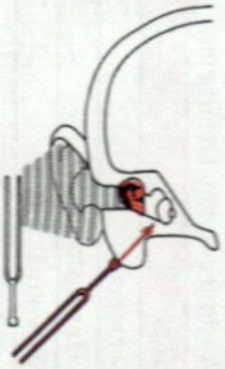

Leitungsschwerhörigkeit rechts

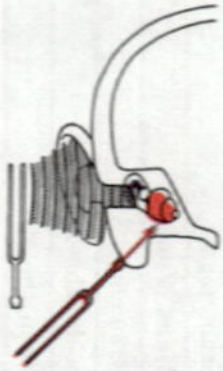

Perzeptionsschwerhörigkeit rechts

Stimmgabel wird zunächst auf das Mastoid aufgesetzt (Knochenleitung), wenn dort nicht mehr gehört, wird Stimmgabel vor das Ohr gehalten (Luftleitung).

Bewertung:

Rinné-Versuch **normal (= positiv):**
Luftleitung wird ca. doppelt so lang gehört wie Knochenleitung (30 s länger)

Rinné-Versuch **pathologisch (= negativ):**
Luftleitung ist kürzer als Knochenleitung

Schalleitungs-(Mittelohr-)Schwerhörigkeit: Rinné **pathologisch** (negativ)

Perzeptions-(Innenohr-)Schwerhörigkeit: Rinné **normal** (positiv)

Läsion von	Weber	Rinné
Mittelohr	Lateralisation in krankes Ohr	pathologisch (= negativ)
Innenohr	Lateralisation in gesundes Ohr	normal (= positiv)

Die Kennzeichnung der Zähne von Erwachsenen

Immer Blick **auf** das Gebiß des Patienten!

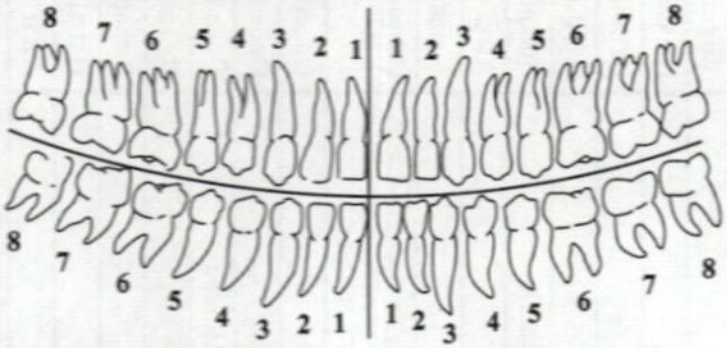

Zweiziffriges Zahnschema nach der Féderation Dentaire Internationale (London 1970); **heute allgemein gültig.** Jeder Quadrant des bleibenden Gebisses bekommt eine Kennziffer (1 bis 4). Dabei verfährt man im Uhrzeigersinn, man beginnt oben rechts (vom Patienten aus gesehen) und endet unten rechts.

	Kennziffer 1															Kennziffer 2	
Rechts	18	17	16	15	14	13	12	11	21	22	23	24	25	26	27	28	Links
	48	47	46	45	44	43	42	41	31	32	33	34	35	36	37	38	
	Kennziffer 4															Kennziffer 3	

Was führt Sie zum Arzt? / Doktora gelmenizin sebebi?

Name/Vorname	Soyadı/Adı
Geburtsdatum	Doğum tarihi
Adresse	Adres
Beruf	Meslek
Versicherung	Sigorta
Geschäft	İş yeri
Allgemeines:	**Genel:**
Gewichtsabnahme	Zayıflama
Gewichtszunahme	Şişmanlamak
Appetit + / Appetit –	İştah/az iştah
Durst	Susamak
Schlafstörung	Uyuyamamak
Müdigkeit	Yorgunluk
Lustlosigkeit	İsteksizlik
Traurigkeit	Üzüntü
Schwindel	Baş dönmesi
Übelkeit und Erbrechen	Bulantı ve kusma
Fieber	Ateş
Schwitzen	Terleme
Arbeitsunfähigkeit	Çalışamamazlık
Blässe	Ter
Frühere Krankheiten	Önceden geçirdigi hastaliklar
Frühere Operationen	Önceden geçirdigi ameliyatlar
Frühere Hospitalisationen	Önceden hastanede yattımı?
Wie lange schon?	**Ne zamandanberi?**
Tage	Birkaç gündenberi
Wochen	Haftalar
Monate	Aylar

Was haben Sie dagegen unternommen?	**Siz ne yaptiniz?**
Medikamente genommen	Ilaç alınması
Das Bett gehütet	Yatakta yatmak
Mich selbst behandelt	Kendi kendine tedavi olmak
Nicht gearbeitet	Çalısmamak
Haar:	**Saç:**
Jucken	Kaşıntı
Schuppen	Kepek
Haarausfall	Saç dökülmesi
Augen:	**Göz:**
Brennen	Yanma
Sehstörungen	Görme bozukluğu
Nase:	**Burun:**
Schnupfen	Nezle
Schmerzen	Ağrı
Mund (Zunge):	**Ağız:**
Brennen	Yanma
Schluckbeschwerden	Yutkunma zorluğu
Zahnschmerzen	Diş ağrısı
Ohren:	**Kulak:**
Schmerzen	Ağrı
Rauschen	Çınlama
Hörstörung	İşitme bozukluğu
Ausfluß aus dem Gehörgang	Kulak akıntısı
Kopf:	**Baş:**
Schmerz	Ağrı
Gangunsicherheit	Yürüme zorluğu
Schwindel	Baş dönmesi

Hals:	**Boyun:**
Schmerz	Ağrı
Husten	Öksürük
Nackenschmerzen	Ense ağrısı
Lunge:	**Akciğer:**
Schmerzen (beim Atmen)	Ağrı (nefes alırken)
Atemnot	Nefes darlığı
Auswurf	Balgam
Hämoptoe	Balgamda kan
Pneumonie	Akciğer iltihabı
Bronchitis	Bronşit
Thoraxschmerzen	Göğüs ağrısı
Herz:	**Kalp:**
Herzschmerz und Druck	Kalp ağrısı ve baskı
Unregelmäßiger Puls	Nabzın düzensiz olması
Herzklopfen	Kalp çarpıntısı
Synkope	Baygınlık
Hypertonie	Tansyon yüksekliği
Claudicatio	Yürürken baldırlarda ağrı
Bauch:	**Karın:**
Erbrechen	Kusma
Bauchweh	Karın ağrısı
Bauchkrämpfe	Karın krampı
Durchfall	İshal
Verstopfung	Kabızlık
Blut im Stuhl	Dışkıda kan (Büyük abdestte kan)
Würmer	Solucan
Sodbrennen	Midede ekşime yanma
Nausea	Bulantı
Ikterus	Sarılık
Hepatitis	Karaciğer iltihabı
Dysphagie	Yutma güçlüğü

Unterleib:	**Bel:**
Brennen beim Wasserlassen	Küçük abdestte yanma hissi
Kann nicht wasserlassen	Küçük abdest yapamamak
Häufiges wasserlassen	Sık sık küçük abdest yapmak
Ausfluß	Akıntı
Hodenschmerz	Yumurtalık ağrısı
Periodenunregelmäßigkeit	Adetin gayri muntazam olması
Schwangerschaft	Hamilelik
Letzte Periode	Son adetini gördüğü zaman
Wieviele Geburten	Doğum sayısı
Urogenital:	**Bevliye**
Hämaturie	Küçük abdestte kan
Schmerzen in der Nierenloge	Böbrek ağrısı
Nierenentzündung	Böbrek iltihabı
Arme:	**Kollar:**
Gelenkschmerzen	Mafsal ağrısı (Eklem ağrısı)
Beine:	**Bacaklar:**
Bewegungsstörungen	Yürüme zorluğu
Hüftschmerzen	Kalça ağrısı
Knieschmerzen	Diz ağrısı
Fußschmerzen	Ayak ağrısı
Geschwollene Beine	Bacakların şişmesi
Krampfadern	Varis
Rückenschmerzen	Sırt ağrısı
Haut:	**Cilt:**
Entzündung	İltihap
Jucken und Brennen	Kaşıntı ve yanma
Rötung	Kızartı
Ausschlag	Döküntü

KATHETERGRÖSSEN/NADELGRÖSSEN

1 French = 1 Charrière (Charr) = 1/3 mm

French	mm
34	11,3
32	10,7
30	10,0
28	9,3
26	8,7
24	8,0
22	7,3
20	6,7
19	6,3
18	6,0

French	mm
3	1,0
4	1,35
5	1,67
6	2,0
7	2,3
8	2,7
9	3,0
10	3,3
11	3,7
12	4,0
13	4,3
14	4,7
15	5,0
16	5,3
17	5,7

Bei Instrumenten, die **oval** geformt sind: Lege einen Streifen Papier peripher um das Instrument und lese den Wert an der Skala ab.

0 5 10 15 20 25 30 35 40

Gauge (gg.)	Außendurchmesser mm	inch
35	0,13	0,005
34	0,18	0,007
33	0,20	0,008
32	0,23	0,009
31	0,25	0,010
30	0,30	0,012
29	0,33	0,013
28	0,36	0,014
27	0,41	0,016
26	0,46	0,018
25	0,51	0,020
24	0,56	0,022
23	0,64	0,025
22	0,71	0,028
21	0,81	0,032
20	0,89	0,035
19	1,07	0,042
18	1,27	0,050
17	1,50	0,059
16	1,65	0,065
15	1,83	0,072
14	2,11	0,083
13	2,41	0,095
12	2,77	0,109
11	3,05	0,120
10	3,40	0,134
9	3,76	0,148
8	4,19	0,165
7	4,57	0,180
6	5,16	0,203

Berechnung der Tropfgeschwindigkeit von Infusionen

Errechnet wird:
Anzahl der Tropfen pro Minute (Tropfgeschwindigkeit)

Vorgegeben ist:
Gewünschte Infusionsmenge in Litern (l)
Gewünschte Infusionsdauer in Std. (h)

Erklärung zur Darstellung der Kurve:
(Beispiel: Es sollen 1,5 l in 6 h infundiert werden)

1. Suche auf der **unteren waagerechten** Skala den Punkt 1,5 (Infusionsmenge).
2. Fahre nach oben, bis die **Querlinie** „Infusionsdauer 6 Stunden" (Skala oben und rechts) geschnitten wird.
3. Fahre von diesem Schnittpunkt nach **links**, wo das **Ergebnis:** „65 Tropfen pro Minute" abgelesen werden kann.

Kurve gilt für:

1 ml Flüssigkeit = 16 Tropfen

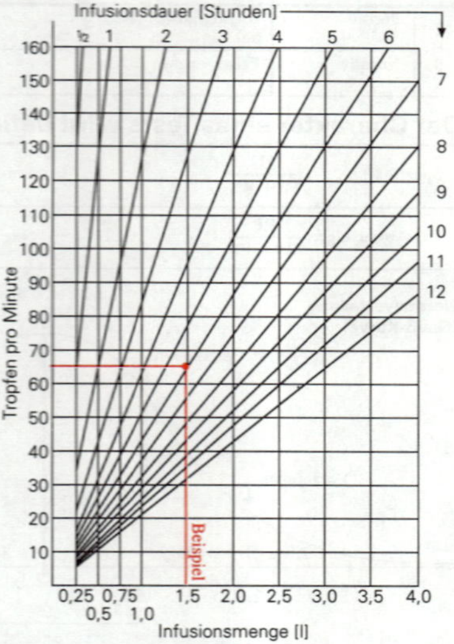

Errechnet wird: Anzahl der Tropfen pro Minute (Tropfgeschwindigkeit)
Vorgegeben ist: Gewünschte Infusionsmenge in Millilitern (ml)
Gewünschte Infusionsmenge in Stunden (h)

Milliliter	Stunden																	
	0,5	1	2	3	4	5	6	7	8	9	10	11	12	14	16	18	20	24	48
100	66	33	16	11	8	6	5	4	3	–	–	–	–	–	–	–	–	–	–
200	133	66	33	22	16	13	11	10	9	7	–	–	–	–	–	–	–	–	–
250	166	83	42	24	17	16	14	13	11	10	9	–	–	–	–	–	–	–	–
300	200	100	50	33	25	20	17	15	13	12	11	–	–	–	–	–	–	–	–
400	266	133	66	44	33	27	22	19	17	14	13	12	11	–	–	–	–	–	–
500	333	166	83	55	41	33	28	24	21	19	17	15	14	12	10	9	8	7	–
1000	666	333	166	111	83	66	56	48	42	37	33	30	28	24	21	19	16	14	7
2000	–	667	333	222	167	133	111	95	83	74	67	61	56	48	42	37	33	28	14
3000	–	–	500	333	250	200	167	142	125	111	100	91	83	71	63	56	50	42	21
4000	–	–	666	444	333	267	222	190	167	148	133	121	111	95	83	74	67	56	28
5000	–	–	833	555	417	333	278	238	208	185	167	152	139	119	104	93	83	69	35

Tabelle gilt für: 1 ml Flüssigkeit = 20 Tropfen

Formel: $\frac{\text{Infusionsmenge in Millilitern}}{\text{Infusionsdauer in Stunden} \cdot K} = \text{Tropfen pro Minute}$

K bei 16 Tr/ml: 3,75
K bei 20 Tr/ml: 3

Patientenkollektiv

		Krank	Gesund
TEST	Positiv	Richtig-positiv (RP) Sensitivität	Falsch-positiv (FP)
	Negativ	Falsch-negativ (FN)	Richtig-negativ (RN) Spezifität

Der Charakter eines Tests wird definiert durch:

Spezifität: $\frac{RN}{FP + RN}$	Sensitivität: $\frac{RP}{RP + FN}$
Pos. Voraussage: $\frac{RP}{RP + FP}$	Neg. Voraussage: $\frac{RN}{FN + RN}$

Normalverteilung (Gauß-Kurve)

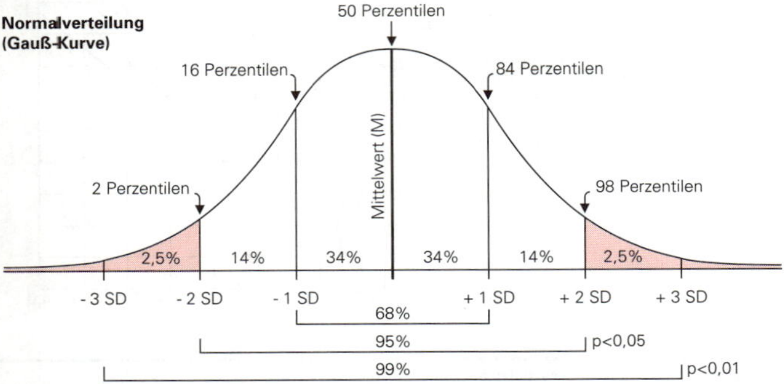

M ± 2 Standardabweichungen (SD) = 95 % der Werte bei „Gesunden“

Mittelwert (M) = $\frac{\text{Summe von } x}{n}$ SEM = $\frac{SD}{\sqrt{n}}$

Nullhypothese (H_0)	Ist richtig	Ist falsch
Wird zurückgewiesen	Fehler der 1. Art Irrtumswahrscheinlichkeit α (α-error)	Kein Fehler Konfidenzwahrscheinlichkeit $1-\alpha$
Wird angenommen	Kein Fehler Konfidenzwahrscheinlichkeit $1-\beta$*	Fehler der 2. Art Irrtumswahrscheinlichkeit β (β-error)

Epidemiologische und demographische Parameter

Mortalität = $\frac{\text{Zahl der Gestorbenen}}{\text{mittlere Gesamtbevölkerung}}$	Inzidenz = $\frac{\text{Zahl der neu Erkrankten}}{\text{mittlere Gesamtbevölkerung}}$
Letalität = $\frac{\text{Zahl der Gestorbenen}}{\text{Zahl der beendeten Erkrankungen}}$	Prävalenz = $\frac{\text{Zahl der Erkrankten**}}{\text{mittlere Gesamtbevölkerung}}$

* = „power“

** Anzahl zu einem bestimmten Zeitpunkt

Meßgröße	Einheit	Symbol	Äquivalenzen
Länge	Meter	m	
Fläche	Quadratmeter	m^2	
Volumen	Kubikmeter	m^3	= 1000 dm^3 = 1000 l
	Liter	l	
Masse	Kilogramm	**kg**	
Stoffmenge	Mol	**mol**	
Stoffmengenkonzentration (Molarität)	Mol durch Kubikmeter	**mol/m^3**	= 10^3 · mol/l
Katalytische Aktivität	Katal	**kat**	= mol/s
Kraft	Newton	**N**	= 0,102 kgp (kgf)
Energetische Leistung	Watt	**W**	= **J/s**
Energie, Arbeit, Wärmemenge	Joule	**J**	= 0,239 cal_{th}
	Kilojoule	**kJ**	= 0,239 $kcal_{th}$
Thermodynamische Temperatur	Kelvin	**K**	1 **K** = 1 °C
	Celsius	°C	0 °C = 273,15 **K**
Druck	Pascal	**Pa**	= 0,0075 mm Hg (Torr)
	Kilopascal	**kPa**	= 7,5 mm Hg (Torr)
	Bar	bar	= 100 **kPa** (10^5 **Pa**)
	Physikalische Atmosphäre	atm	= 101,3 **kPa**
Geschwindigkeit	Meter durch Sekunde	**m/s**	
Beschleunigung	Meter durch Sekunde²	**m/s^2**	
Frequenz	Hertz	**Hz**	
Elektrische Stromstärke	Ampère	**A**	
Elektrische Ladung	Coulomb	**C**	
Elektrische Spannung	Volt	**V**	
Elektrische Kapazität	Farad	**F**	
Elektrischer Widerstand	Ohm	**Ω**	
Elektrischer Leitwert	Siemens	**S**	
Lichtstärke	Candela	**cd**	
Beleuchtungsstärke	Lux	**lx**	
Wellenlänge	Ångström	Å	= 0,1 nm = 10^{-10} m
Radioaktivität	Becquerel	**Bq**	= 0,27 · 10^{-10} Ci
	Curie (alt)	Ci	= 3,7 · 10^{10} **Bq**
Absorbierte Dosis	Gray	**Gy**	= 100 rd
	Rad (alt)	rd	= 0,01 **Gy**
Exposition (exposure)	Röntgen	R	= 2,58 · 10^{-4} **C/kg**
Dosisäquivalenz	Sievert	Sv	= 100 rem
	rem (alt)	rem	= 0,01 **Sv**

Vorsilben bei SI-Einheiten

Faktor	Vorsilbe	Symbol	Faktor	Vorsilbe	Symbol	Faktor	Vorsilbe	Symbol
10^{18}	Exa	E	10^6	Mega	M	10^{-9}	Nano	n
10^{15}	Peta	P	10^3	Kilo	k	10^{-12}	Pico	p
10^{12}	Tera	T	10^{-3}	Milli	m	10^{-15}	Femto	f
10^9	Giga	G	10^{-6}	Micro	μ	10^{-18}	Atto	a

Bestimmung	Normalwerte		
	Konventionell	SI-Einheiten	Hausintern
Albumin (vgl. S. 207)	3,5–5,0 g/dl	35–50 g/l	
Aceton/Acetoacetat	0,3–2,0 mg/dl	< 0,3 mmol/l	
Ammoniak	80–110 µg/dl	47–65 µmol/l	
Anionenlücke (vgl. S. 129)	8–12 mval/l	8–12 mmol/l	
Bilirubin: total (vgl. S. 151)	0,3–1,0 mg/dl	5–17 µmol/l	
indirekt	0,2–0,7 mg/dl	3,4–12 µmol/l	
direkt	0,1–0,3 mg/dl	1,7–5,0 µmol/l	
Blutbild (S. 208)			
Blutgase (S. 131)			
Blutgerinnung (S. 224)			
Chlorid	95–105 mval/l	95–105 mmol/l	
Cholesterin (vgl. S. 102)	140–250 mg/dl	3,6–6,4 mmol/l	
Cholesterin HDL (vgl. S. 102)	30–75 mg/dl	0,78–1,94 mmol/l	
C-reaktives Protein	< 10 mg/l		
Eisen	70–140 µg/dl	13–25 µmol/l	
Eiweiß gesamt (vgl. S. 207)	6–8,5 g/dl	60–85 g/l	
Ferritin	15–200 ng/ml	15–200 µg/l	
Folsäure	6–15 ng/ml	14–34 nmol/l	
Glukose	70–110 mg/dl	4,0–6,0 mmol/l	
Glukosebelastung (vgl. S. 251)			
Harnsäure	3,0–7,0 mg/dl	180–420 µmol/l	
Harnstoff	15–40 mg/dl	2,5–6,7 mmol/l	
Hormone (vgl. S. 243)			
Kalium	3,5–5,0 mval/l	3,5–5,0 mmol/l	
Kalzium total	8,5–10,6 mg/dl	2,12–2,65 mmol/l	
ionisiert	4,0–5,0 mg/dl	1,0–1,25 mmol/l	
Komplement CH50	150–250 U/ml	1,5–2,5 g/l	
C3	55–120 mg/dl	0,55–1,2 g/l	
C4	20–50 mg/dl	0,2–0,5 g/l	
Kreatinin (vgl. S. 163)	0,6–1,5 mg/dl	60–130 µmol/l	
Laktat	0,6–1,8 mval/l	0,6–1,8 mmol/l	
Lipidelektrophorese (vgl. S. 102)			
Liquor (vgl. S. 180)			
Magnesium	1,5–2,1 mval/l	0,75–1,05 mmol/l	
Medikamentenspiegel (vgl. S. 304–333)			
Natrium	135–145 mval/l	135–145 mmol/l	
Osmolarität	285–295 mosm/l	285–295 mosm/l	
Phosphor	3,0–4,5 mval/l	1,0–1,5 mmol/l	
Triglyzeride	50–250 mg/dl	0,6–3,0 mmol/l	
Tumormarker (vgl. S. 233)			
Urin (vgl. S. 164)			
Vitamin B_{12}	40–150 mg/dl	0,45–1,5 mmol/l	

Hinweis: Es werden häufig gebrauchte Laborwerte aufgeführt und deren Normalwerte angegeben. Eine Interpretation von Normalwerten muß die folgenden Parameter miteinbeziehen: Entnahmetechnik, angewandte analytische Methode, Transportzeit, Alter und Geschlecht des Patienten.

Normalwerte der Enzyme

Wegen der Vielfalt der analytischen Methoden wird auf die Angabe von Normalwerten verzichtet.

Abkürzung	Bestimmung	Umrechnung
	Aldolase	
	α-Amylase	
	Cholinesterase	
CK	Kreatinphosphokinase	
CK-MB	Herztyp des Isoenzyms der CK	
γ-GT	γ-Glutamyltransferase	
HBDH	Hydroxybutyratdehydrogenase	
LAP	Leuzinaminopeptidase	
LDH	Laktatdehydrogenase	
	Lipase	
	5'-Nukleotidase	
AP	Phosphatase: alkalisch	
	sauer	
	prostataspezifisch	
	Transaminasen	
SGOT/ASAT	Aspartataminotransferase	
SGPT/ALAT	Alaninaminotransferase	

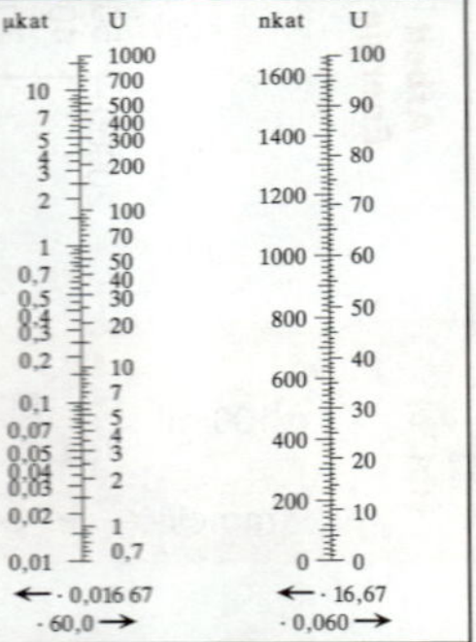

Alkoholbestimmung im Plasma (Blutalkoholbestimmung)

Umrechnung ‰ in mmol/l:

Faktor: 21,71

(0,8 ‰ · 21,71 = 17,37 mmol/l)

Umrechnung mmol/l in ‰:

Faktor: 0,04607

(17,37 mmol/l · 0,04607 = 0,8 ‰)

Alkoholintoxikation

Intoxikationsgrad	mg/dl	mmol/l	‰
Leicht	80–200	17–43	0,8–2,0
Mittel	200–400	43–87	2,0–4,0
Schwer	> 400	> 87	> 4,0

Antabusreaktion

Unter den fogenden Medikamenten sind ‚Antabus'-artige Reaktionen beschrieben: Calciumcarbimid, Cefamandol, Cefmenoxim, Cefoperazon, Chloralhydrat, Chloramphenicol, Chlorpropamid, Disulfiram, Furazolidon, Moxalactam, Metronidazole, Nitrofurantoin, Tinidazol, Tolbutamid

Schätzung der Alkoholkonzentration

Männer: $$\text{Alkohol (in \%)} = \frac{0{,}8 \cdot \text{ml Alkohol}}{0{,}68 \cdot \text{Gewicht [kg]}}$$

Frauen: $$\text{Alkohol (in \%)} = \frac{0{,}8 \cdot \text{ml Alkohol}}{0{,}55 \cdot \text{Gewicht [kg]}}$$

Umrechnungsfaktor: 1 mg/l = 0,1 (Gewichts-) %
Abbau pro Stunde: 0,015–0,02 %/h

[Deom A (1992) Schweiz Ges Klin Chem]

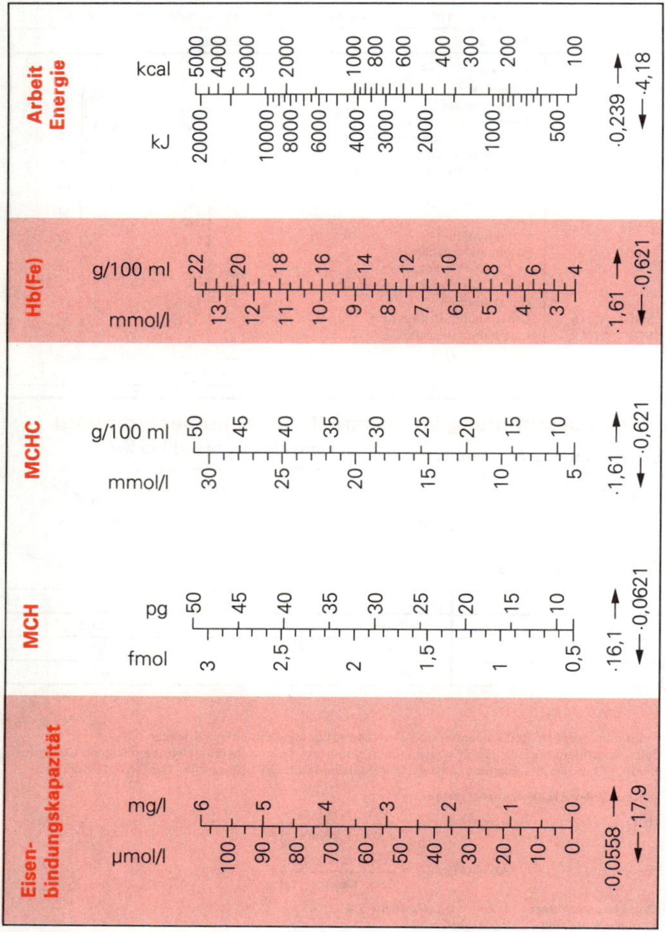

[Deom A (1992) Schweiz Ges Klin Chem]

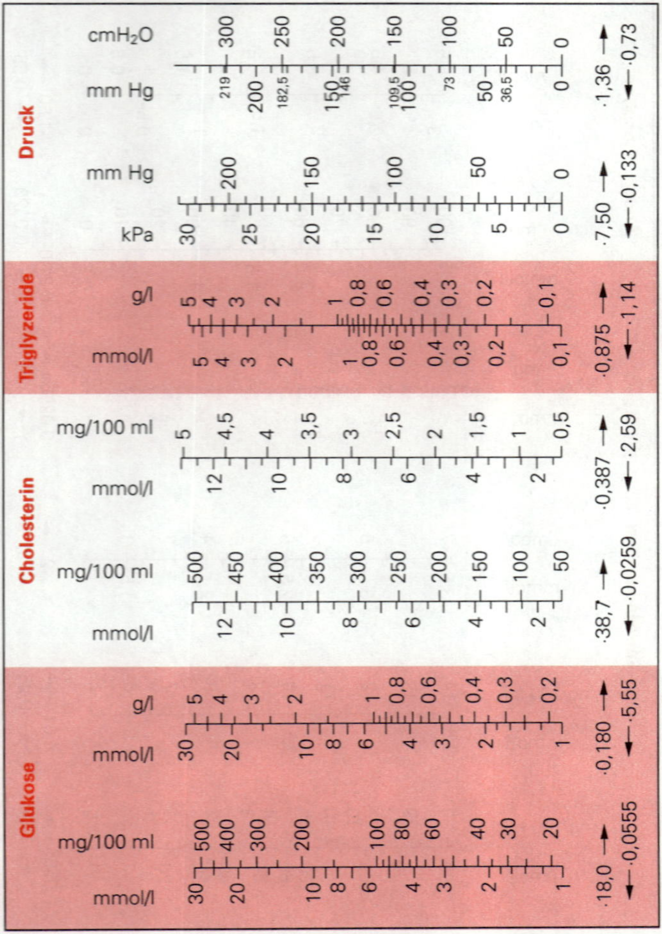

[Deom A (1992) Schweiz Ges Klin Chem]

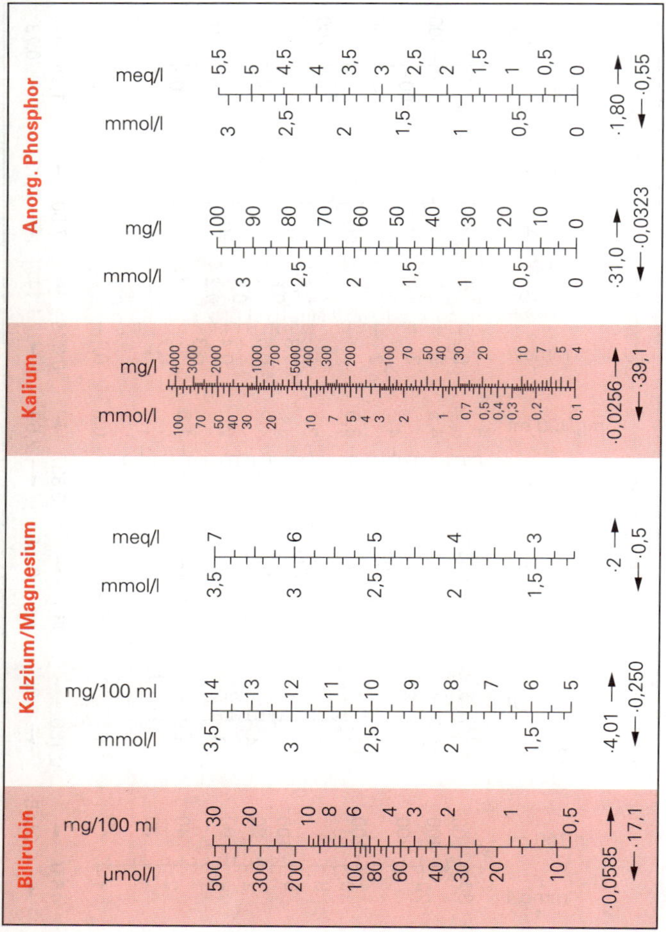

[Deom A (1992) Schweiz Ges Klin Chem]

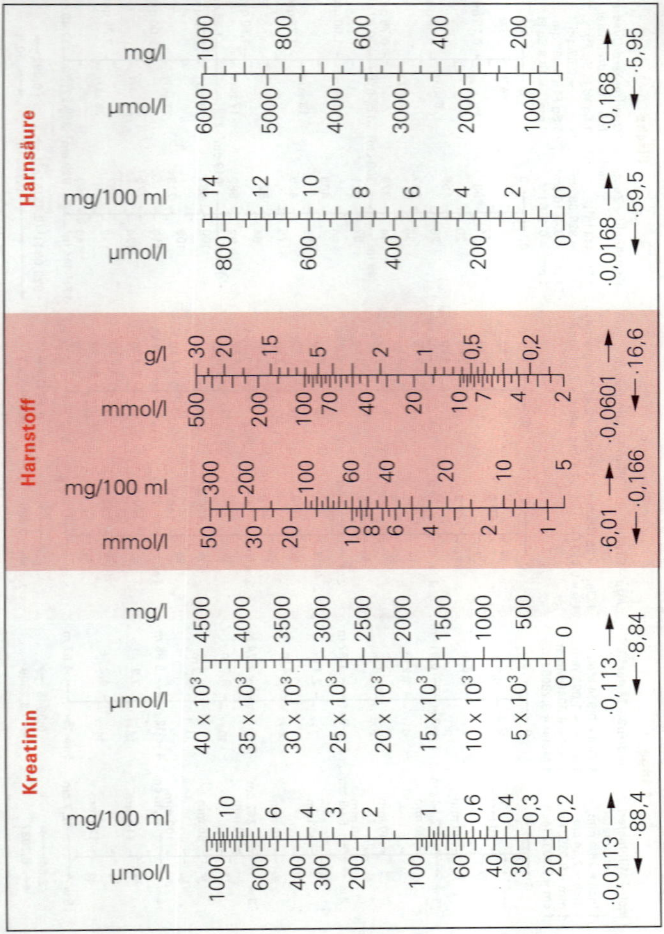

Länge

Inch – Millimeter/Zentimeter

1 Inch = 25,4 mm
1 Inch = 2,54 cm
1 mm = 0,03937 Inch
1 cm = 0,3937 Inch

Yard/Fuß – Meter

1 Yard = 0,914 Meter
1 Meter = 1,093 Yard
1 Fuß = 0,3048 Meter
1 Meter = 3,2808 Fuß

Gewicht

Unze – Gramm

1 Unze = 28 Gramm
1 g = 0,035 OZ

Pfund – Kilogramm

1 Pfund = 0,45 Kilogramm
1 Kilogramm = 2,2 Pfund

Fläche

Foot²/Inch² – Zentimeter²

1 Ft² (144 In²) = 929,03 cm²
1 In² = 6,4516 cm²
1 cm² = 0,155 In²

Quadrat-Yard/Quadratfuß – Quadratmeter

1 Sq Yd (9 Sg Ft) = 0.82 qm
1 Sq Ft = 0,092 qm
1 qm = 10,8 Sq Ft

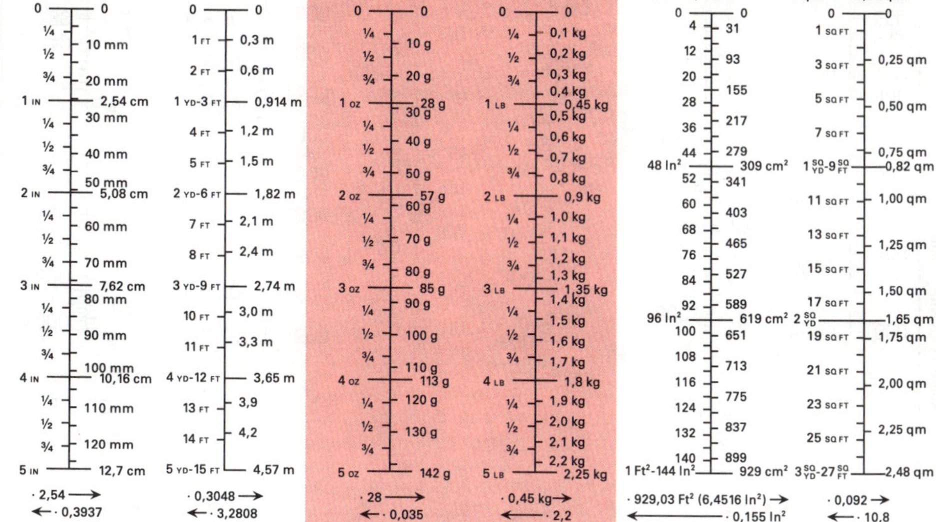

Volumen

Unit	U.S. Fluid Ounce	U.S. Liquid Pint	U.S. Liquid Quart	Cubic Inch	Kubik-zenti-meter	Dezi-liter	Liter
1 U.S. FL OZ =	1	,0625	,03125	1,8047	29,524	,2957	,0296
1 U.S. LIQ PT =	16	1	,5	28,875	473,18	4,7316	,4732
1 U.S. LIQ QT =	32	2	1	57,75	946,35	9,4633	,9463
1 Cubic Inch =	0,5541	,03463	,01732	1	16,387	,1639	,0164
1 Kubik-zentimeter =	cm³	cm³	cm³	cm³		cm³	cm³
1 Milliliter =	0,0338	,00211	,00106	,06102	1	,01	,001
1 Deziliter =	3,3815	,2113	,1057	6,1025	100	1	,1
1 Liter =	33,815	2,1134	1,0567	61,025	1000	10	1

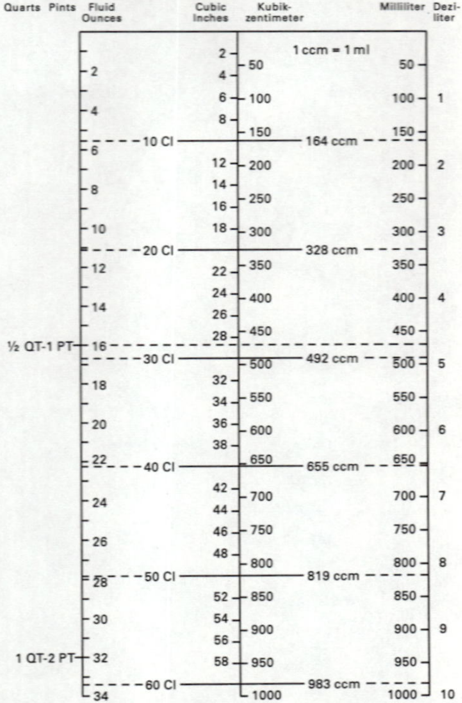

Temperatur

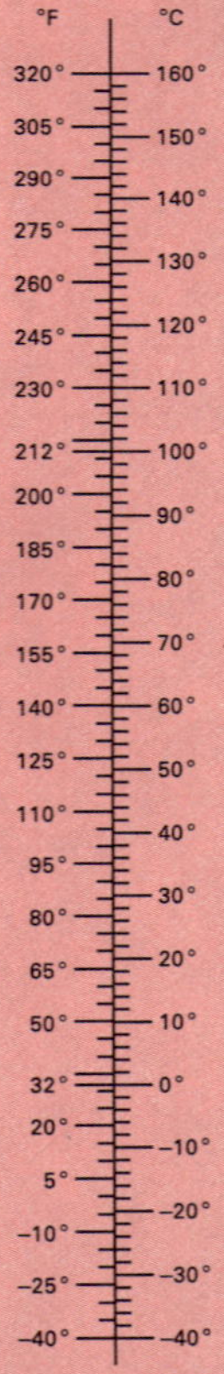

32° Fahrenheit = 0° C
0° Fahrenheit = 17,8° C

$$°C = \frac{°F-32}{1,8}$$

Volumen

2

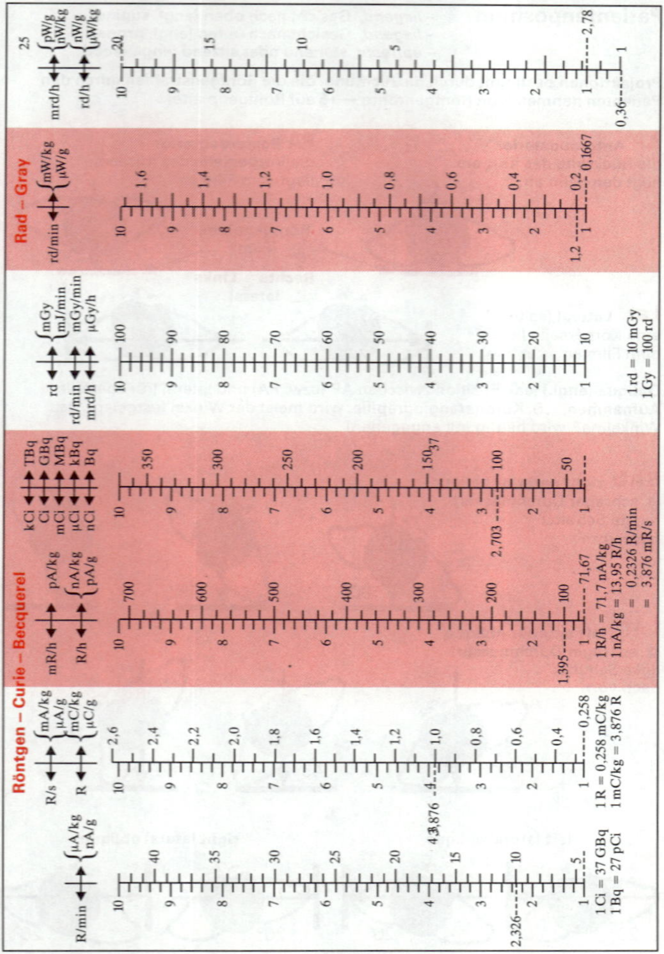
Röntgen – Curie – Becquerel
Rad – Gray
R/min
µA/kg
nA/g
R/s
R
mA/kg
µA/g
mC/kg
µC/g
mR/h
R/h
pA/kg
nA/kg
pA/g
kCi
Ci
mCi
µCi
nCi
TBq
GBq
MBq
kBq
Bq
rd
rd/min
mrd/h
mGy
mJ/min
mGy/min
µGy/h
rd/min
mW/kg
µW/g
mrd/h
rd/h
pW/g
nW/kg
nW/g
µW/kg
1 Ci = 37 GBq
1 Bq = 27 pCi
1 R = 0,258 mC/kg
1 mC/kg = 3,876 R
1 R/h = 71,7 nA/kg
1 nA/kg = 13,95 R/h
= 0,2326 R/min
= 3,876 mR/s
1 rd = 10 mGy
1 Gy = 100 rd

Patientenposition

– *liegend,* Gesicht nach oben (engl. **supine**)
– *liegend,* Gesicht nach unten (engl. **prone**)
– *aufrecht,* stehend oder sitzend (engl. **erect**)

Projektionen bestimmt durch die Richtung, die die Röntgenstrahlen durch den Patienten nehmen (von Röntgenröhre ⟶▌auf Röntgenplatte)

AP Anteroposterior
die Rückseite des Körpers liegt dem Film an

PA Posteroanterior
die Vorderseite des Körpers liegt dem Film an

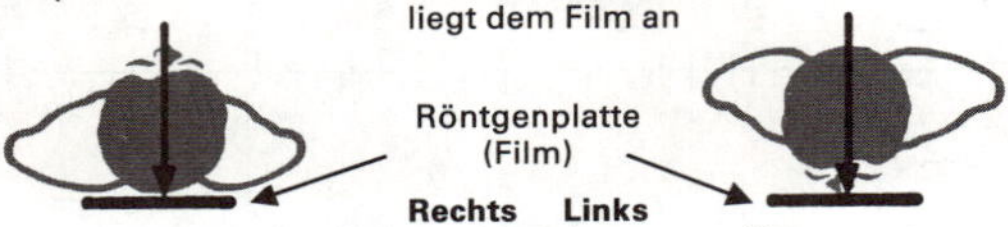

Lat. Lateral (seitlich)
eine Körperseite liegt dem Film an

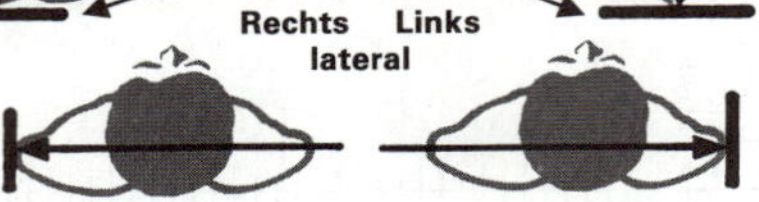

Oblique (engl.) jede Position zwischen AP (bzw. PA) und lateral (für spezielle Aufnahmen, z. B. Koronarangiographie, wird meist der Winkel festgelegt, das Winkelmaß wird häufig mit angegeben)

RAO right anterior oblique
(1. schräger Durchmesser)
rechte Schulter nach vorn

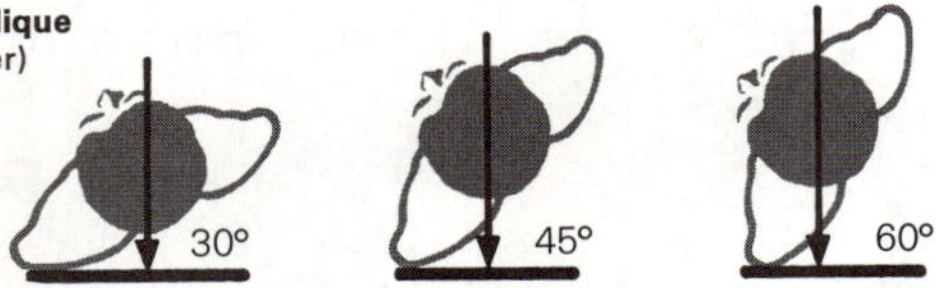

LAO left anterior oblique
(2. schräger Durchmesser)
linke Schulter nach vorn

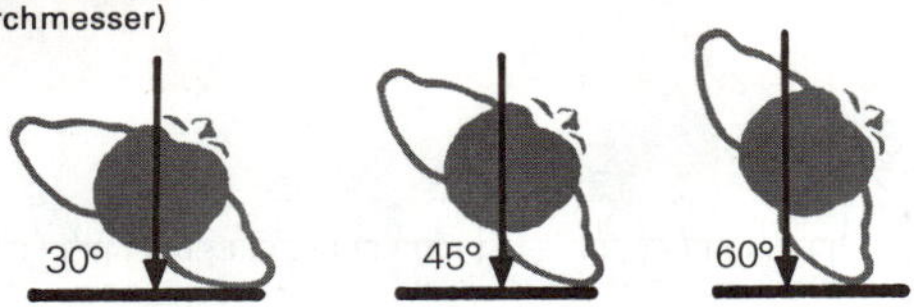

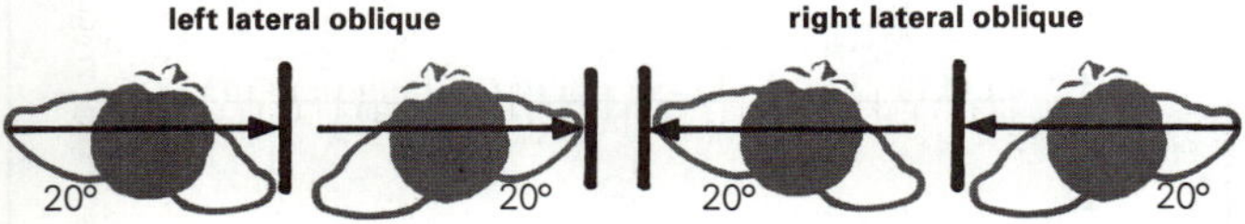

Checkliste zur Beurteilung einer Röntgenthoraxaufnahme

Technik
Die Routineröntgendiagnostik des Thorax sollte nur mit Hartstrahltechnik (mindestens 120 KV) erfolgen. Hierbei stets Thorax in 2 Ebenen (also auch seitlich) anstreben.
Seitliche Aufnahme bringt Zugewinn, da z. B.:
Atelektasen oft nur in einer Ebene sichtbar sind, retrokardiale und retrosternale Prozesse sowie Hilusveränderungen sich oft nur auf der seitlichen Aufnahme manifestieren.

Technische Beurteilung
- Zentrierung (symmetrische Sternoklavikulargelenke, mittelständige Processus spinosi)
- Belichtung (im Herzschatten gerade noch sichtbarer 4. BWK)
- Die Lunge sollte im Röntgenbild bis zur Peripherie (subpleural) beurteilbar sein
  - Inspirationslage (Zwerchfelle sollten bei ausreichender Inspiration zwischen 10. und 11. Rippe dorsal stehen)
  - Ganze Lunge abgebildet (Pleurakuppen, Pleurasinus)
  - Konturen scharf (keine Veratmung)
  - Patient: Alter, Geschlecht, liegend, stehend, p.-a., seitlich
  - Erkrankte Lungenpartie sollte filmnah liegen

Diagnostisches Vorgehen

- **Systematische Analyse des Rö.-Bildes entsprechend morphologischen Strukturen**
- Versuch, alle wesentlichen Linien und Strukturen in ihrem Verlauf zu verfolgen und **zu erklären** (s. S. 24)
- Abstand zum Film (2 m) bringt Zugewinn
- **Freie Analyse,**
  Diagnose über Gesamteindruck
- Stets zu empfehlen:
  „Negative Befunde" zu einem zweiten Zeitpunkt nochmals überprüfen

Regionen im Thoraxröntgenbild, bei denen sich der Diagnostiker „leicht" bzw. „schwer" tut

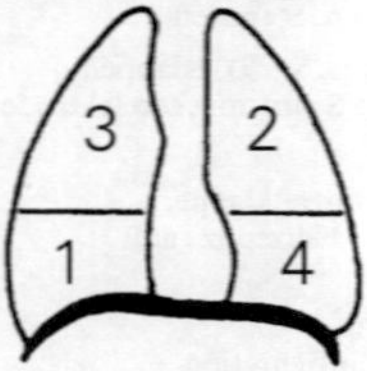

1 wenige diagn. Irrtümer
4 häufige diagn. Irrtümer

Schema häufiger diagnostischer Fehlerquellen

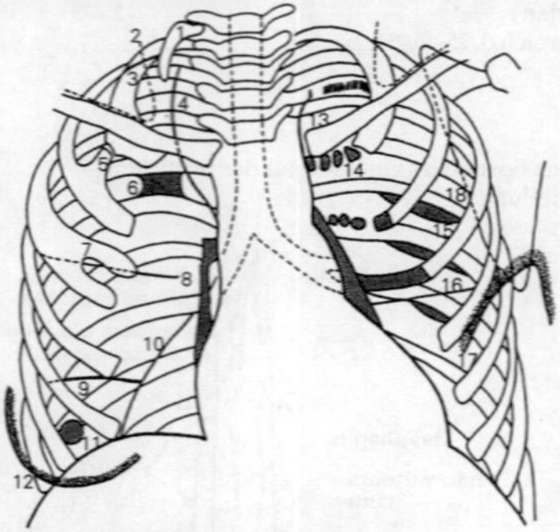

1 Halsrippe
2 Sternocleidomastoideuskontur
3 Begleitschatten der 1. und 2. Rippe
4 Lobus azygos
5 Gelenkige Knochenbrücke zwischen 1. und 2. Rippe vorn
6 Feste Knochenbrücke zwischen 5. und 6. Rippe hinten
7 Gabelung der 3. Rippe
8 Interlobärlinie zwischen Ober- und Mittellappen
9 Tiefsitzende akzessorische Interlobärlinien der Unterlappenspitze
10 Lobus cardiacus
11 Mamille
12 Mammaschatten
13 A. subclavia
14 Verkalkter Rippenknorpel
15 Sulcus costae
16 Interlobärlinie eines akzessorischen linken Mittellappens
17 Pectoralisschatten
18 Skapularand

[Aus Freye K, Lammers W (1985) Radiologisches Wörterbuch. de Gruyter, Berlin]

Systematische Analyse morphologischer Strukturen

Thoraxform/Knochen: harmonisch, konisch, gleichmäßig abfallende Rippen; Empyhsematiker: faßförmig, gespreizte, horizontal verlaufende Rippen; Wirbelsäulen-/Sternum-/Rippendeformierung/Halsrippe/Frakturen

Weichteile Hals/Thorax: Luft, Fremdkörper, Verkalkung

Pleura: Pneu/Erguß
Schwarten, Geschwülste, Interlobärspalten, Sinus

Zwerchfellkuppen: Wölbung (bei 90 % aller Individuen rechts höher als links), glatte Begrenzung, Abflachung, Adhäsionen

Mediastinum: Verbreiterung, Verschiebung

Trachea: Lage, Durchgängigkeit, Stenose (natürliche Stenose im Bereich Larynx, leichte Deviation nach re. in Nähe Aorta),
Bifurkationswinkel (normal 56°, Bereich 41–71°)

Aorta thoracalis: Größe, dilatiert, elongiert?
normal bei ausreichender Inspiration (s. oben) bis 1 QF unterhalb Klavikula reichend, Kalkeinlagerung, Ektasien, Stenosen

Herz: Größe, Silhouette (s. S. 29), Klappen (s. unten), Koronarkalk, Schrittmacherelektrode, künstliche Klappe

DD: Kalk Aorten- oder Mitralklappe:
Linie zwischen Hilus und Herzspitze auf seitlicher Aufnahme →
Ao oberhalb, M unterhalb

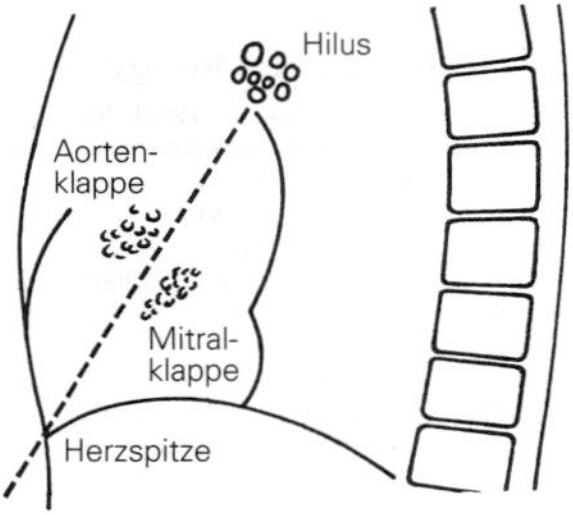

Hili (s. S. 26): Größe, Konfiguration
- Pulmonalarterienhaupt- und -nebenäste (normal A. pulmonalis re. < 15 mm)
- Pulmonalvenen (münden **unterhalb** Arterien im li. Vorhof, im Oberlappen Arterien und Venen parallel, Venen **lateral** von Arterien)
- In 97 % Hilus links höher als rechts (Bereich 0,75–2,25 cm)
- Vergrößerte Lymphknoten
- Verkalkte Lymphknoten

Lungengefäße (s. S. 32)
- Umverteilung, Umverteilungsphänomene besonders gut auch auf der seitlichen Aufnahme sichtbar, Kalibersprung, Verteilung

Identifizierbare mediastinale Linien

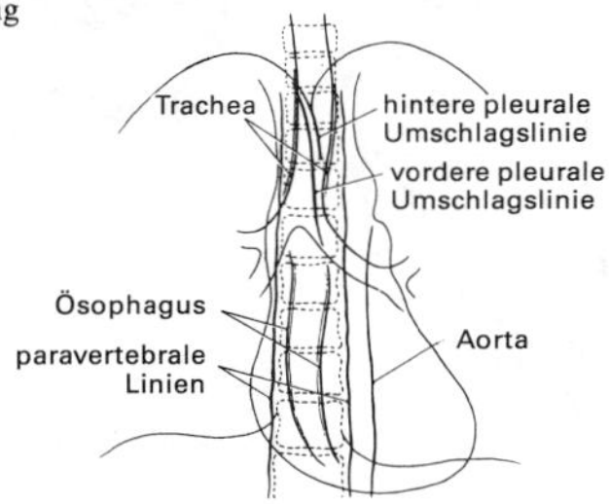

[Aus Burgener A, Kormano M (1985) Differential diagnosis in conventional radiology. Thieme, Stuttgart]

Lungen: Parenchym/Interstitium
Luftbronchogramm, Silhouettenzeichen, Verkalkung, interstitielle/alveoläre Infiltrate (s. unten), Kerley-Linien (s. S. 32, 33), Doppelschienenphänomen bei Bronchitis

Unterschied interstitielle und alveoläre Verschattung

Schattenmuster interstitieller Erkrankungen:
1. Trübung, milchglasartig, flächenhaft
2. Lungenzeichnung verstärkt, retikulär
   (siehe ILO-Klassifikation: Symbole „s“, „t“, „u“; s. S. 118)
3. Fleckschatten, mikronodulär, nodulär
   (siehe ILO-Klassifikation: Symbole „p“, „q“, „r“; s. S. 118)
4. Hili meist nicht vergrößert, oft „unscharf“
5. Zwerchfellhochstand
6. Zysten („honeycombing“)
7. Herz u. U. verformt (Rechtsbelastung)

Alveoläre Verschattung:
1. Unscharfe Konturen
2. Tendenz zum Konfluieren
3. Segmentale/lobäre Verteilung
4. „butterfly pattern“, symmetrisch re. und li. parahilär
5. Luftbronchogramm
6. Peribronchiale, azinäre rundliche Verdichtungen
7. Rascher Zeitablauf

Allgemeine Bemerkung:
Rundliche Verdichtungen sind früh zu erkennen und werden oft überschätzt.
Lineare Verdichtungen werden oft spät erkannt und damit oft unterschätzt.
Im normalen Röntgenthoraxbild findet man keine rundlichen Verdichtungen, aber reichlich lineare Verdichtungen.

Lungenveränderungen

Topographie
Lage, Form, Begrenzung, ein/mehrere Lungenlappen, einzelne Segmente (s. S. 27, 28)

Charakter

Verschattung (relative Abnahme des Luftgehalts)
– **flächenhaft** (besonders Parenchym: Infiltrate, Neubildungen, Atelektasen)
  homogen – inhomogen
  scharf – unscharf begrenzt
  (Rund-/Keilschatten)

– **linear**/streifig retikulär: (besonders Veränderung Lungengrundgerüst, Blut-/Lymphgefäße, Bronchien)

– **fleckförmig:** (Parenchym oder Interstitium)

Aufhellungen
(relative Zunahme des Luftgehalts)
Hyperplasie, Mißbildung, Minderdurchblutung, Erweiterung Bronchialbaum, Bronchiektasen, Zysten, Untergang Lungenparenchym (Emphysem), Einschmelzung von Lungengewebe

Zur Diagnostik der Lymphknotenvergrößerung

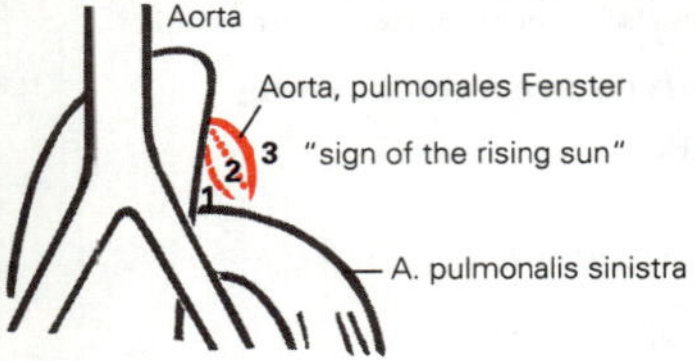

Lymphknoten im aortopulmonalen Fenster

Umschlagfalte zwischen Aorta descendens und rechter Pulmonalarterie
- ist konkav (1) (Normalbefund);
- sofern gestreckt verlaufend (2); Verdacht auf Lymphknotenvergrößerung,
- sofern konvex (3), Lymphknotenvergrößerung sicher („sign of the rising sun").

Topographie der Hili

(Thoraxaufnahme im seitlichen Strahlengang)

Auf einer (technisch einwandfreien) Aufnahme kann man die ersten Aufzweigungen der Pulmonalgefäße identifizieren.

Ist dies nicht möglich, ist ein pathologischer Befund anzunehmen, z. B.: Neoplasie, Lymphome, vask. Stauung.

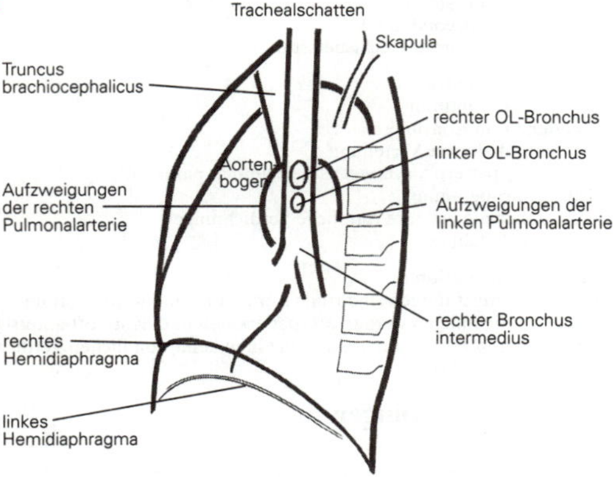

DD. Betonte Azygosvene oder Lymphknoten?

Problemstellung:
Auf der p. a. Aufnahme „rundliche" Verschattung in Position der Azygos Vene. →
Lymphom oder prominente (gestaute) Vene?

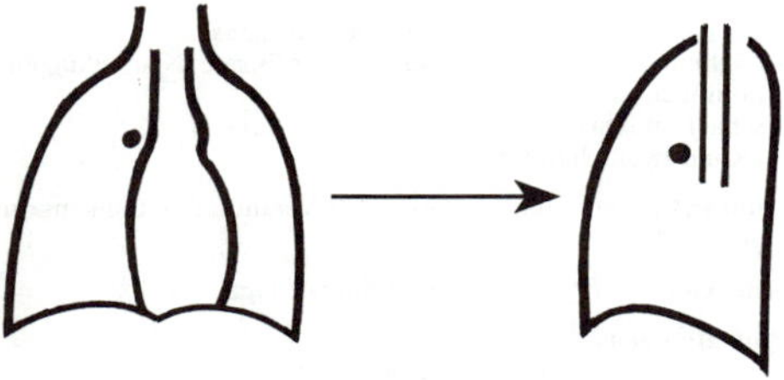

Lösung:
Versuch, die „rundliche" Verschattung auf der seitlichen Aufnahme zu identifizieren:
Lymphknoten liegt **vor** der Trachea.
Nur ein Lymphom wäre in beiden Ebenen zu identifizieren, nicht jedoch ein Gefäß.

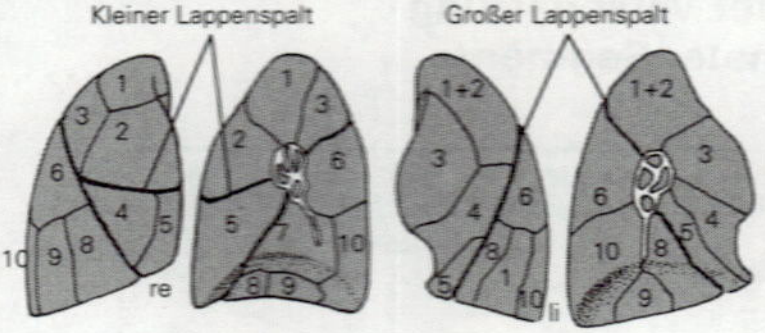
Kleiner Lappenspalt
Großer Lappenspalt
1
2
3
4
5
6
7
8
9
10
1+2
re
li

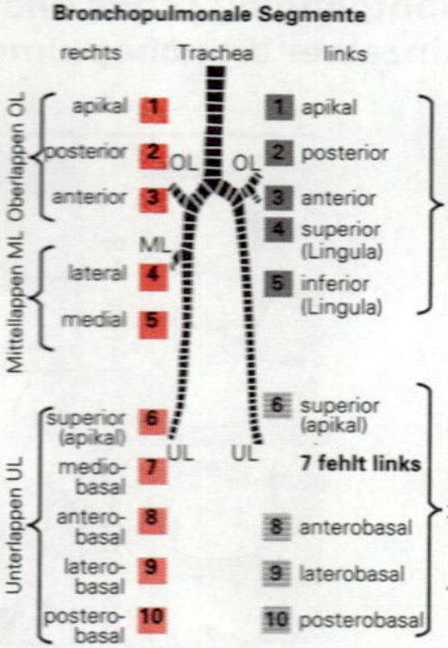
Bronchopulmonale Segmente
rechts
Trachea
links
Oberlappen OL
apikal 1
posterior 2
anterior 3
Mittellappen ML
lateral 4
medial 5
Unterlappen UL
superior (apikal) 6
mediobasal 7
anterobasal 8
laterobasal 9
posterobasal 10
OL
OL
ML
UL
UL
1 apikal
2 posterior
3 anterior
4 superior (Lingula)
5 inferior (Lingula)
Oberlappen OL
6 superior (apikal)
7 fehlt links
8 anterobasal
9 laterobasal
10 posterobasal
Unterlappen UL

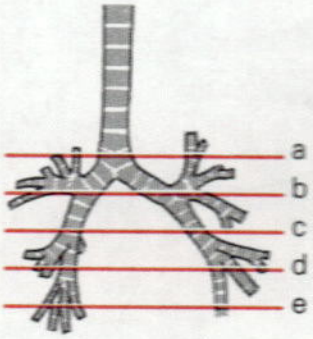
a
b
c
d
e

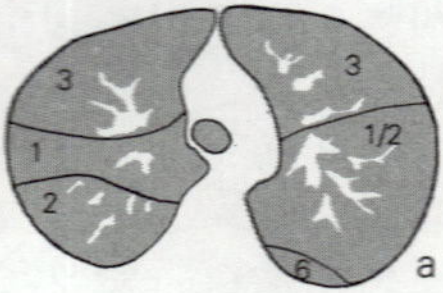
3
1
2
3
1/2
6
a

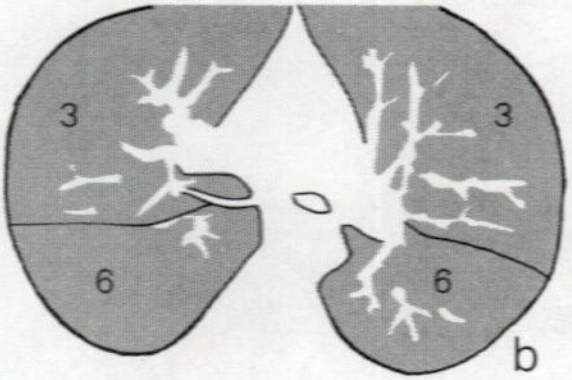
3
6
3
6
b

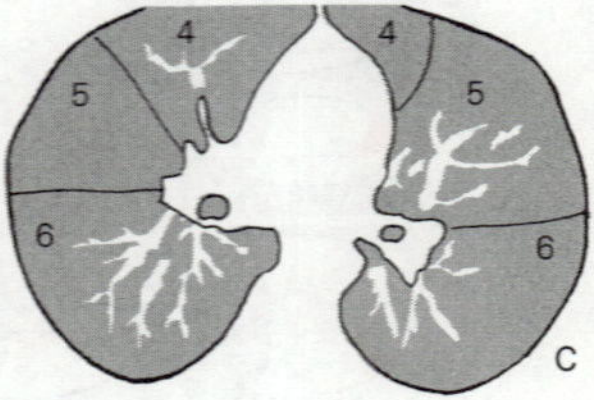
4
5
6
4
5
6
c

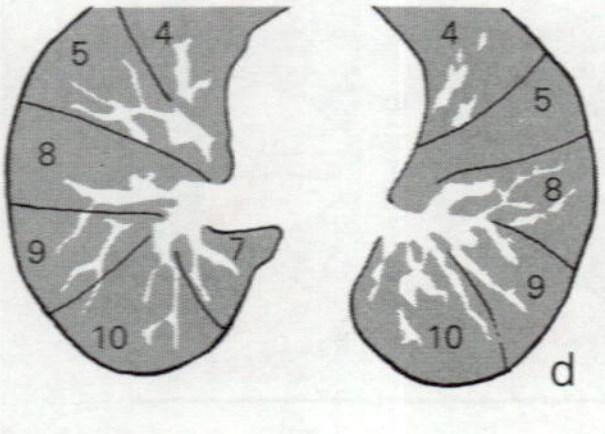
5
4
8
9
7
10
4
5
8
9
10
d

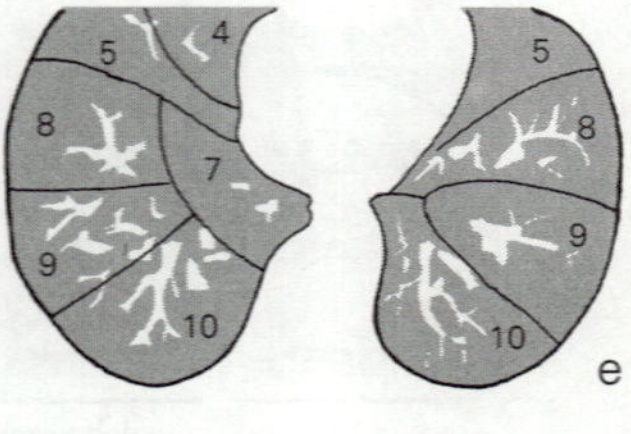
5
4
8
7
9
10
5
8
9
10
e

Röntgenologisches Bild der Verschattung einzelner bronchopulmonaler Segmente

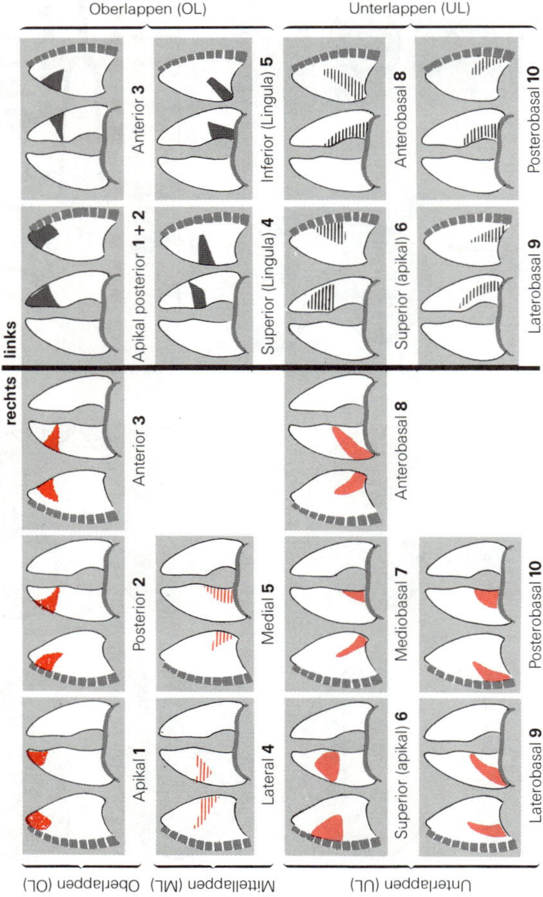

Randbildende Herzkonturen in den vier röntgenologischen Standardpositionen

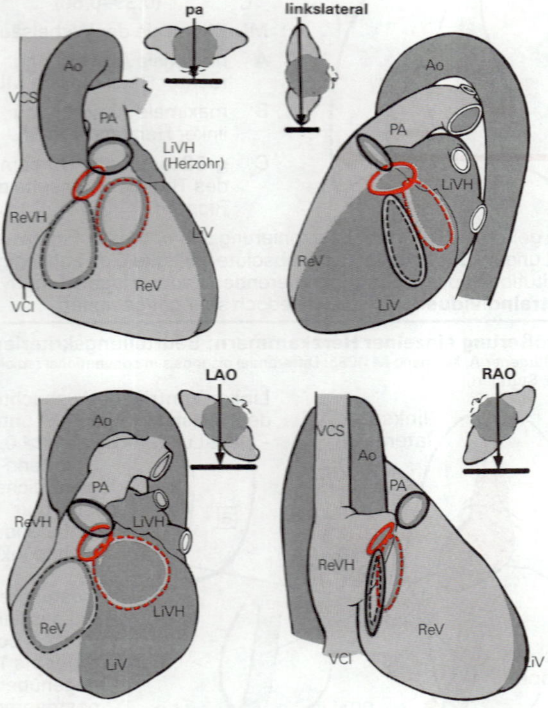

Aortenklappenposition

Mitralklappenposition

Pulmonalklappenposition

Trikuspidalklappenposition

Ao	Aorta
PA	Pulmonalarterie
LiVH	Linker Vorhof
LiV	Linker Ventrikel
ReVH	Rechter Vorhof
ReV	Rechter Ventrikel
VCS	Vena cava superior
VCI	Vena cava inferior

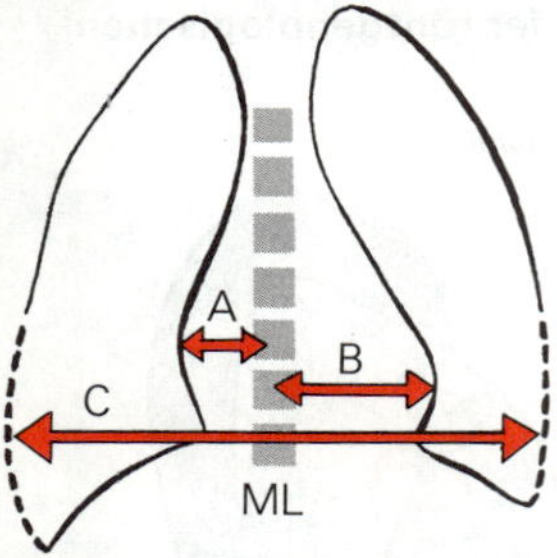

Herz-Lungen-Quotient

$\frac{A+B}{C} < 0{,}5$ (Mittelwert 0,45) (0,39–0,50)

ML Mittellinie der Wirbelsäule

A maximale Abweichung rechter Herzrand von ML

B maximale Abweichung linker Herzrand von ML

C **größter** innerer Durchmesser des Thorax, Innenseite der Rippen!

Maße gelten nur bei guter Positionierung und optimaler Einatmung. Herz-Lungen-Quotient hat keine absolute Gültigkeit, da abhängig vom Konstitutionstyp und von konkurrierenden Erkrankungen (Emphysem). Als **intraindividueller** Vergleich jedoch sehr gut geeignet.

Vergrößerung einzelner Herzkammern: Beurteilungskriterien.
[Nach Burgener A, Kormano M (1985) Differential diagnosis in conventional radiology. Thieme, Stuttgart]

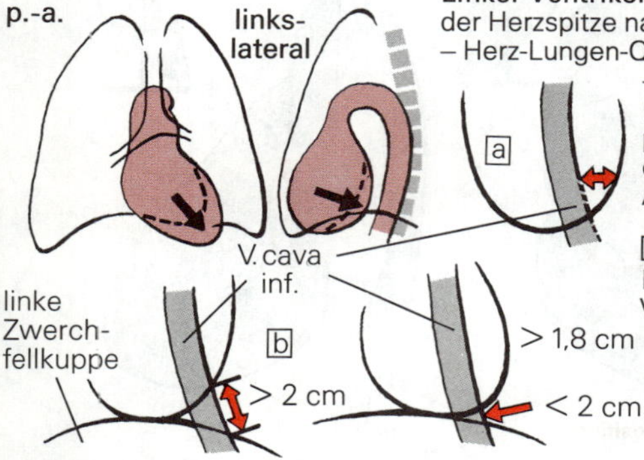

Linker Ventrikel – Ausbuchtung der Herzspitze nach links unten – Herz-Lungen-Quotient > 0,5 – Hoffmann-Rigler-Zeichen positiv (nur orientierender Anhaltspunkt):

[a] posteriorer Rand des linken Ventrikels buchtet **mehr als 1,8 cm** gegenüber dem posterioren Rand der Vena cava inferior nach dorsal aus (Meßpunkt: 2 cm oberhalb der Kreuzungsstelle der beiden)

und/**oder:**

[b] posteriorer Rand des linken Ventrikels kreuzt posterioren Rand der Vena cava inferior **weniger als 2 cm** oberhalb der linken Zwerchfellkuppe

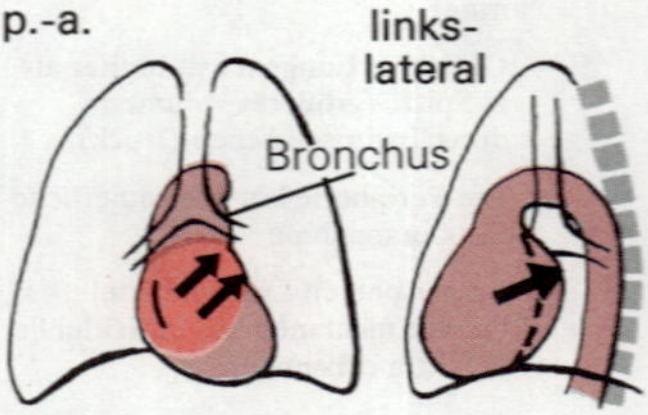

Linker Vorhof

– Verdrängung des Ösophagus nach hinten (Breischluck) – prominentes linkes Herzohr – dichter „Kernschatten" (Übereinanderprojektion rechter und linker Vorhof) – rechtsseitige Doppelkontur (re./li. Vorhof) – angehobener linker Hauptbronchus → Bronchuswinkel gespreitzt, normal 56° (41–71°) → linker unterer Lungenlappen kollabiert bei extremer Vergrößerung infolge von Obstruktion des linken unteren Lappenbronchus

---

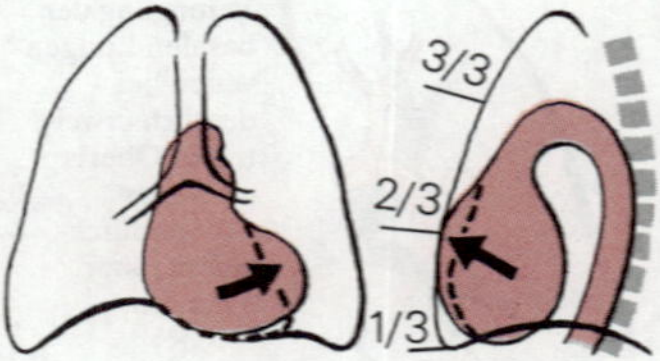

Rechter Ventrikel

– Herzvergrößerung nach links mit angehobener (oft abgerundeter) Herzspitze (durch Verdrängung li. Ventrikel) – Ausfüllung des Retrosternalraums (> 1/3) – rechter Vorhof kann nach rechts verlagert werden – linker Ventrikel kann nach hinten verlagert werden – selten als alleiniger Befund, Ausnahme: Pulmonalstenose, Fallot-Tetralogie u. a.

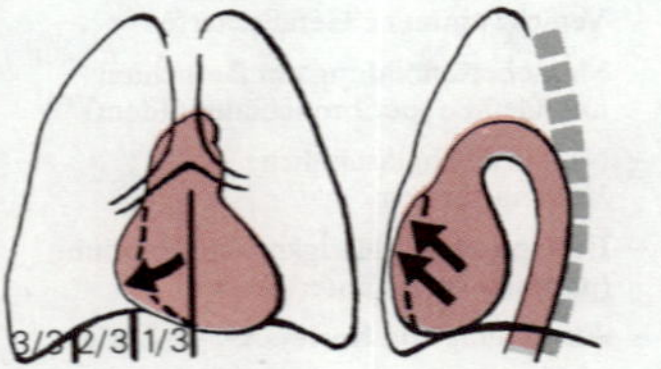

Rechter Vorhof

– Herzschatten nimmt mehr als ein Drittel des rechten Hemithorax ein – abgerundete re. Herzkontur – Retrosternalraum kann ausgefüllt sein – selten als Einzelbefund

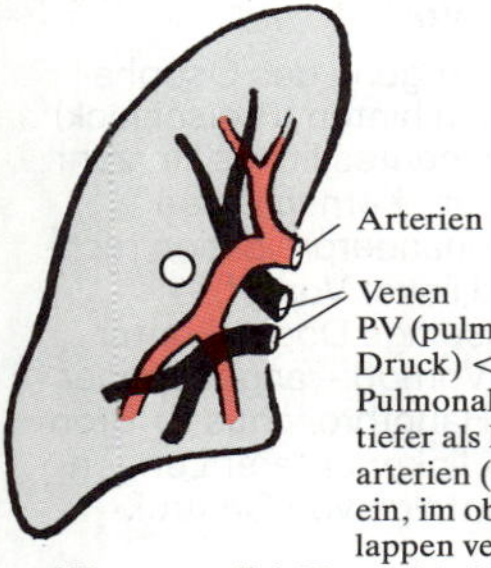

PV (pulmonalvenöser Druck) < 10 mmHg
Pulmonalvenen treten tiefer als Pulmonalarterien (in die Vorhöfe) ein, im oberen Lungenlappen verlaufen Arterien und Venen parallel, Venen dabei **lateral** zu den Arterien

Normal

- Gefäße in Lungenbasis breiter als in Spitze (größeres Volumen durch hydrostatischen Druck)
- Zur Peripherie hin kontinuierliche Kaliberabnahme
- Im peripheren Lungendrittel Gefäße nicht mehr als individuelle Struktur erkennbar

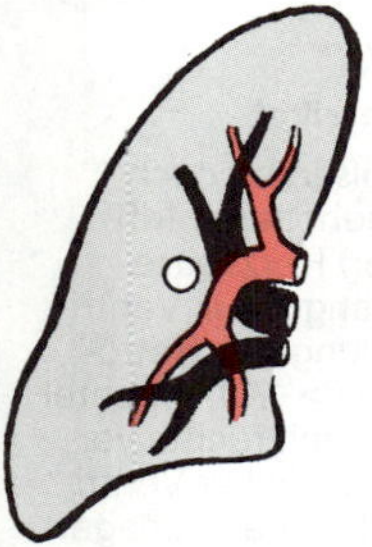

Frühe Umverteilung

- Erweiterung der Oberlappenvenen → Gefäße in oberer und unterer Lunge gleich stark gefüllt

PV 10-15 mmHg

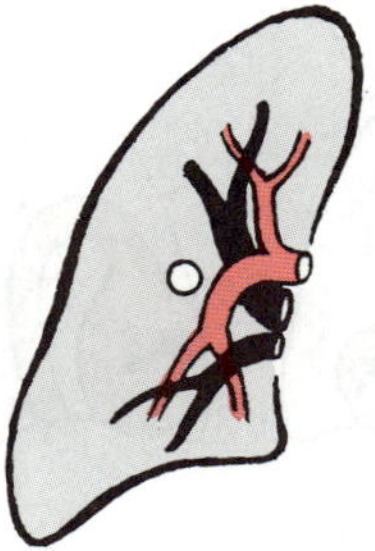

Umverteilung

Verengung der basalen Lungenvenen bei deutlich erweiterten Oberlappenvenen (Venendurchmesser über 3 mm im 1. ICR)

PV 15-20 mmHg

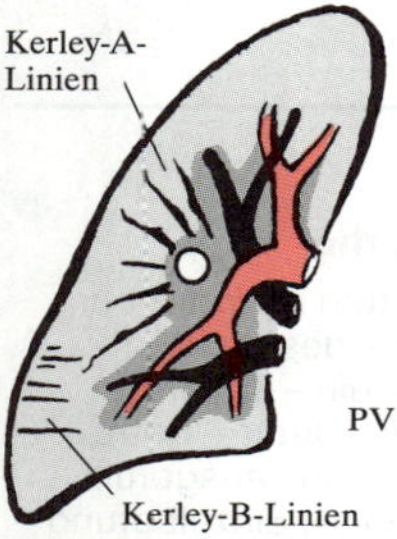

PV 20-25 mmHg

Umverteilung und interstitielles Ödem

- Perivaskuläres Ödem, hilusnah und/oder peripher
- Verschwommene Gefäßschatten
- Manschettenbildung um Bronchien und Gefäße (peribronchiales Ödem)
- Nebel-/milchglasähnliche Verschattungen
- Evtl. pleurale Flüssigkeitsansammlung (phrenikokostal, interlobulär)
- Ausbildung von **Kerley-A-, -B-Linien**

[Modifiziert nach Burgener A, Kormano M (1985) Differential diagnosis in conventional radiology. Thieme, Stuttgart]

Kerley-Linien:

durchfeuchtete interlobuläre Septen, dichter als Gefäßstrukturen, keine Verzweigungen

Kerley-B-Linien:

pleuranahe (meist basal, kaudal), horizontale, scharfe Linien, senkrecht zur Pleura stehend, bis 1 cm lang

Kerley-A-Linien:

hilifugal, evtl. gekrümmt, bis 4 cm lang

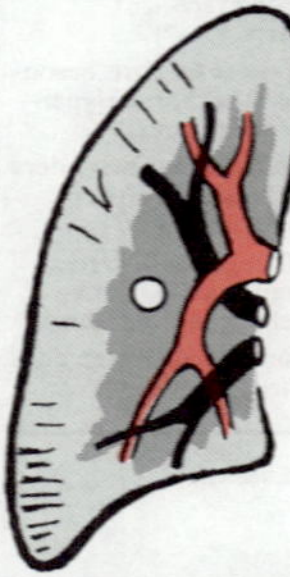

PV
25-35 mmHg

Intraalveoläres Ödem:

- homogene konfluierende Fleckschatten
- positives Bronchogramm im Verdichtungsareal (Sichtbarwerden von Luft infolge Flüssigkeitsauffüllung benachbarter Alveolen)

Zusätzliche, nicht pathognomonische Hinweise: Pleuraerguß, Hämosiderose (nodulär), Fibrose, aneurysmatische Lungenvenen, Rechtsherzhypertrophie

Röntgenzeichen bei Drucksteigerung in den Pulmonalarterien (pulmonale Hypertonie)

(pulmonalarterielle Hypertonie, z. B. primär, nach Lungenembolie, Antwort auf langdauernde pulmonalvenöse Hypertension)

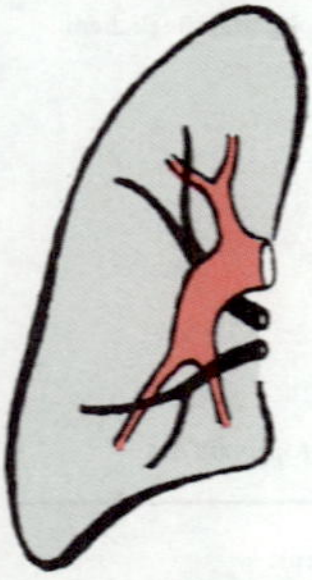

PA
(pulmonalarterieller Druck)
> 50 mmHg

(PV < 10 mmHg)

Pulmonalarterielle Hypertonie:

- Erweiterung von Lungenarterienhauptstamm und -ästen (normal A. pulmonalis re. < 15 mm)
- Kalibersprung zentrale zu peripheren Lungengefäßen (überschreitet meist Quotient 7 : 1): Gefäßabbruch, erhöhte Strahlentransparenz der peripheren Lungenabschnitte

PV pulmonalvenöser Druck
PA pulmonalarterieller Druck

Synopsis der Skelettradiologie

[Modifiziert nach Voegeli E (1981) Grundelemente der Skelettradiologie. Huber, Bern]

Osteopenie **quantitative Verminderung** des Knochengewebes, erhöhte Strahlentransparenz (cave: falsche Aufnahme, Überexposition)

Osteoporose

- **Erhöhte Strahlentransparenz** des Knochens („brilliant")
- Zahlenmäßige Reduktion der Spongiosabälkchen (grobsträhnige Spongiosa) außerhalb der Zug- und Drucklinien (**Spongiolyse**)
- Aufsplitterung der Kortikalis von innen her (Spongiosierung der Kortikalis)
- **Verstärktes,** optisches **Hervortreten der Kortikalis** (an der Wirbelsäule dadurch „Rahmenstruktur der Wirbelkörper")
- Herabgesetzte Belastbarkeit des Knochens → **Infraktionen** (an der Wirbelsäule: Keil-, Fisch-, Plattwirbel)

Osteomalazie

- Radiologische Zeichen prinzipiell gleich wie bei Osteoporose

Abweichend:

- **Looser-Umbauzonen** (Pseudofrakturen, inkomplette Ermüdungsfrakturen, oft symmetrisch im Becken, z. B. Os pubis, Os ischii, Schenkelhals, Rippen, verlaufen senkrecht zur Kortikalis, bei Vielzahl und symmetrischer Anordnung: Milkman-Syndrom)
- **Knochenverbiegungen** (Thoraxglockenform, Kartenherzform Becken, Kyphoskoliose)
- Konturenschärfe der Spongiosabälkchen (schummrig, verwaschen)

Hyperparathyreoidismus

- Subperiostale Knochenresorption (früh: Radialseite der Mittelphalangen Dig. II und III)
- Akroosteolysen („tuft arrosions")
- Osteoporose (s. dort, besonders beim primären Hyperparathyreoidismus)
- Braune Tumoren (besonders beim sekundären Hyperparathyreoidismus)
- Verkalkungen in Arterien, Weichteilen und Gelenkknorpel (Chondrokalzinose)
- Bandförmige Sklerosen an den Wirbelkörpern

Osteolyse **Zerstörung von Knochengewebe** (Tumor: primär, metastatisch; entzündlich)

- Spongiosa rascher zerstört als Kompakta
- Zeit bis zerstörter Knochen im Röntgenbild sichtbar ungefähr 10 Tage

Osteolyseformen

Geographisch (scharfe Grenze zur Umgebung)
Mottenfraß (unscharfe Grenze zur Umgebung)
Permeativ (schwierig bestimmbare Grenze zwischen krank und gesund)

Osteosklerose Knochenneubildung, Zunahme Knochendichte, verminderte Strahlendurchlässigkeit

1 **Reaktive Knochenneubildung** durch schon vorhandene Knochenbildungselemente (Osteoblasten) als Reaktion auf Reize unterschiedlicher Genese (Entzündung, Tumor, Trauma) ist ein unspezifisches Zeichen!
   - Verdichtung schon vorhandener Knochenelemente (Spongiosa, Kompakta) folgt ursprünglichem Organisationsprinzip des Knochens

1a **Endostale reaktive Knochenneubildung**
   (z. B. geographische Lyse mit sklerotischem Randsaum)

1b **Periostale reaktive Knochenneubildung**
   solide
   unterbrochen
   - lamellär
   - radiär (strahlenartig, sun burst)
   - amorph

2 **Knochenneubildung durch Tumorzellen**
   (chondrogene, osteogene Tumoren)
   Tumormatrix – Mineralisation
   - ungeordnete Neubildungsnester unabhängig vom ursprünglichen Organisationsprinzip des Knochens

---

Osteonekrose Absterben von Knochen (Ischämie, z. B. Trauma, Embolie, Kompression von Blutgefäßen):

- Änderung der Knochendichte → erhöhte Strahlendurchlässigkeit
- in der Umgebung Osteoporose bzw. Reparation (Sequester)
- fleckförmiges Bild von Osteolyse und Osteosklerosen

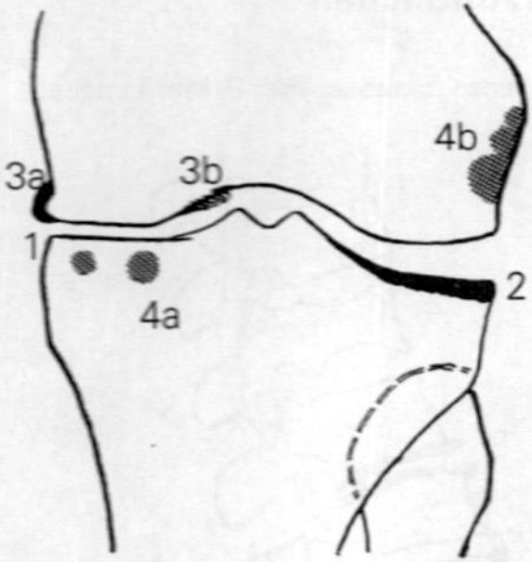

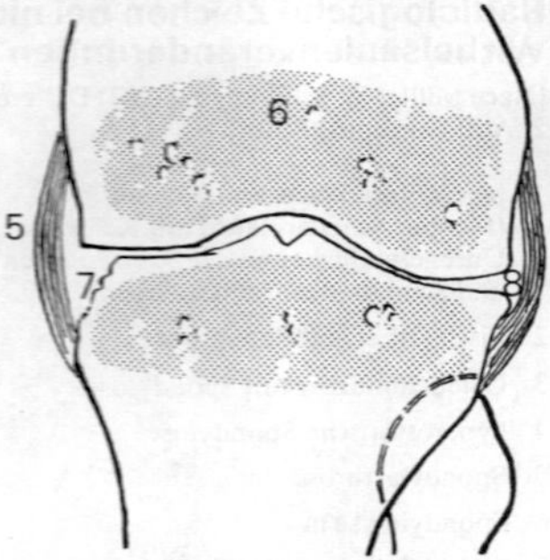

Gonarthrose

1 Gelenkspaltverschmälerung
2 subchondrale Sklerosierung
3a Osteophyten
3b Binnenrandwulst
4a subchondrale bzw. gelenknahe zystoide Spongiosadefekte
4b randständige Resorptionsdefekte

Früh

Verlauf

Spät

Gonarthritis

5 Weichteilschwellung (Ausspannung der Gelenkkapsel durch Erguß oder Synovialschwellung)
6 gelenknahe Osteoporose
7 Usuren, Destruktionen
8 Gelenkspaltverschmälerung

Cave: Die radiologischen Zeichen einer Arthritis sind oft erst nach Tagen bis Wochen sichtbar. Zur Frühdiagnostik empfiehlt sich deshalb die viel empfindlichere Szintigraphie.

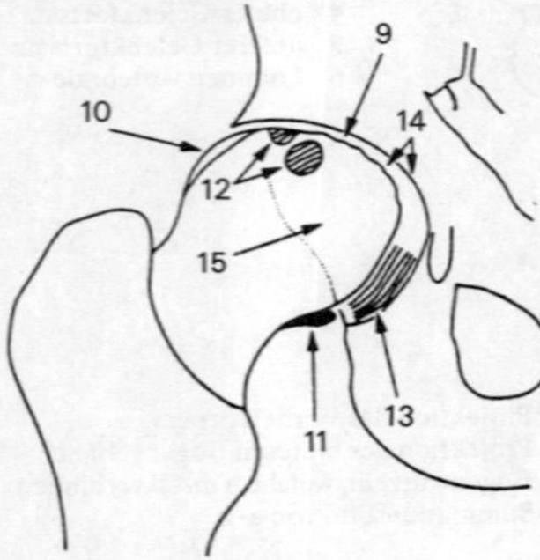

Koxarthrose
[Nach Freye K, Lammers W (1982) Radiologisches Wörterbuch. de Gruyter, Berlin]

9 wellige Kontur der Gelenklinie
10 Verdoppelung der Gelenklinie
11 Verkalkung der Gelenkkapsel
12 zystoide Defekte
13 reaktive Knorpel-/Knochenneubildung
14 Inkongruenz der Gelenkflächen
15 Deformierung des Gelenkkörpers Gelenkspaltverschmälerung

Radiologische Zeichen bei nichtentzündlichen Wirbelsäulenveränderungen

[Nach Müller W, Schillung F (1982) Differentialdiagnose rheumatischer Erkrankungen, 2. Aufl. Aesopus, Basel]

1 jugendliche Wachstumsstörung (Morbus Scheuermann) mit Keilwirbel, Unregelmäßigkeiten der Schlußplatten und Schmorl-Knorpelknötchen*
2 Fischwirbel bei Osteoporose
3 Osteochondrose mit Spondylose
4 hyperostotische Spondylose
5 Spondylarthrose
6 Spondylolyse mit
7 Spondylolisthesis
8 Baastrup-Interspinalarthrose

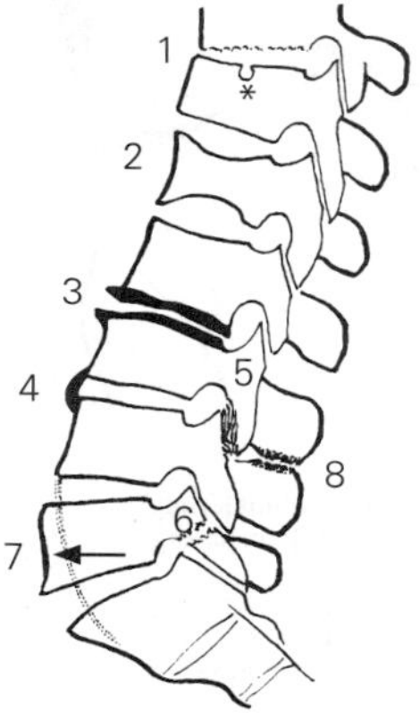

Radiologie des Wirbels

[Nach Schinz HR, et al. (1979) Lehrbuch der Röntgendiagnostik, Bd 3. Thieme, Stuttgart]

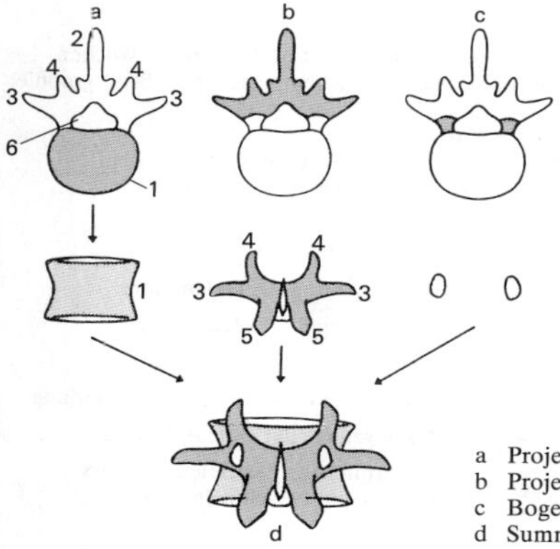

1 Wirbelkörper
2 Processus spinosus
3 Processus transversus
4 oberer Gelenkfortsatz
5 unterer Gelenkfortsatz
6 Foramen vertebrale

a Projektion des Wirbelkörpers
b Projektion der hinteren Bogengebiete
c Bogenwurzeln, welche a mit b verbinden
d Summationsbild von a–c

- **Osteosklerotische (osteoplastische)** Metastasen (häufig Prostata, Mamma, Magen, Pankreas u. a.)
- **Osteolytische (osteoklastische)** Metastasen (häufig Bronchial-, Schilddrüsen-Ca., Hypernephrom, Mamma-Ca., Ovarial-, Kolon-, Gallenblasen-Ca., primäres Leber-Ca.
- Gemischt osteolytisch-osteoplastische Metastasen

Primärtumor in:	Knochenmetastasen (% der Fälle)
Mamma	61
Prostata	50
Lunge (Bronchial-Ca.)	33
Niere	25
Schilddrüse	20
Leber	17
Pankreas	14
Harnblase	12
Magen	12
Corpus und Cervix uteri	11

Vorzugslokalisation
- Wirbelsäule 70 % (LWS mehr als BWS oder HWS)
- Femur 50 %
- Humerus 17 %
- Rippen 10 %
- Schädelkalotte 9 %
- Becken 9 %
- Schultergürtel 6 %
- Tibia 1 %

Solitäre Knochenmetastasen ~ 25 %

Typische Verteilung von Knochenmetastasen

Die einzelnen Skelettregionen werden in unterschiedlicher Häufigkeit von Knochenmetastasen betroffen.
Bei Patientinnen mit Mammakarzinom werden mit abnehmender Häufigkeit das Becken, die Wirbelsäule, das Femur, die Rippen und dann der Schädel von Knochenmetastasen betroffen. Skelettmetastasen treten bei Patienten mit Prostatakarzinom (mit abnehmender Häufigkeit) an der Lendenwirbelsäule, am Kreuzbein, am Becken, an der oberen Femur- und Humerushälfte, an den Rippen, am Schulterblatt und am Schädel auf.

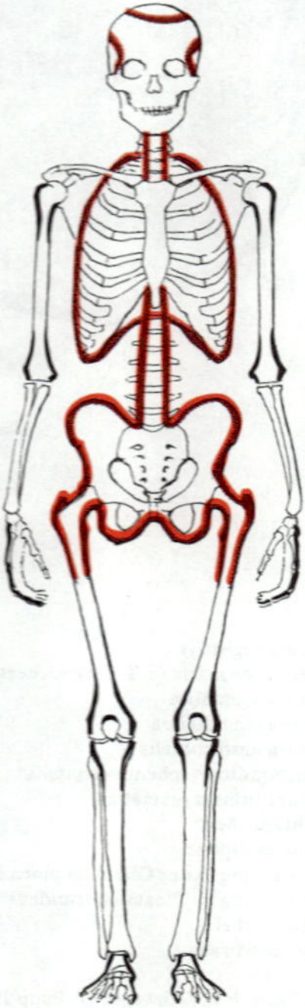

Typische Verteilung von Knochenmetastasen
sehr häufig : Becken, Wirbelsäule, Femur
häufig : Rippen, Schädel
selten : Extremitäten

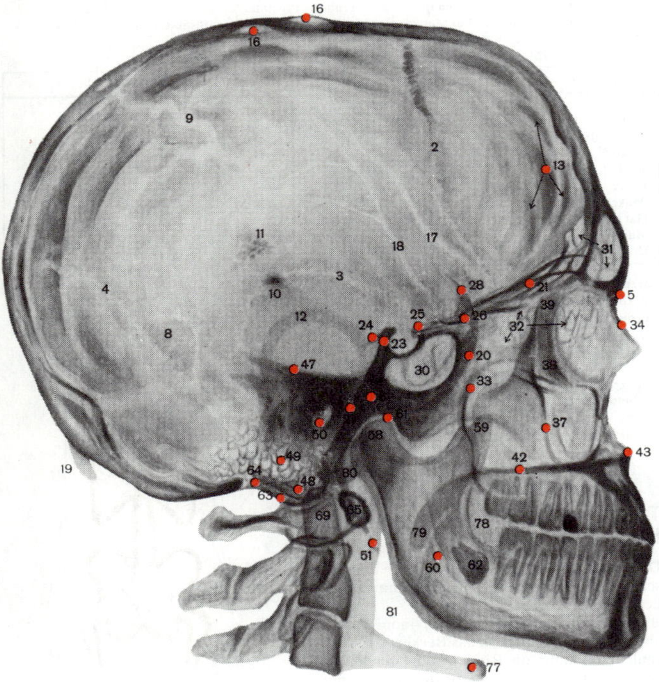

1 Sutura sagittalis
2 Sutura coronaria (z. T. verknöchert)
3 Sutura squamosa
4 Sutura lambdoidea
5 Sutura nasofrontalis
6 Synchondrosis sphenooccipitalis*
7 Sutura frontozygomatica
8 Nahtknochen*
9 Canales diploici
10 Verkalkung in der Glandula pinealis*
11 Verkalkung im Plexus chorioideus*
12 Ohrmuschel
13 Juga cerebralia
14 Falxverkalkung*
15 Emissarium frontale*
16 Pacchioni-Granulation (Foveola granul.)*
17 Sulcus sphenoparietalis
18 Sulcus a. mening. med.
19 Okzipitalsporn*
20 Vorderwand der Fossa cranii media
21 Orbitadach
22 Boden der Fossa cranii occipitalis
23 Dorsum sellae
24 Verkalkung am Tentoriumansatz*
25 Proc. alae parvae ossis sphenoidalis
26 Planum sphenoidale
27 Clivus
28 Ala magna et parva ossis sphenoidalis
29 Crista galli
30 Sinus sphenoidalis
31 Sinus frontalis
32 Cellulae ossis ethmoidalis
33 Wand des Sinus maxillaris

[Nach Gerlach J, Viehweger G, Pupp JS. Mit freundlicher Genehmigung Boehringer, Ingelheim]

2

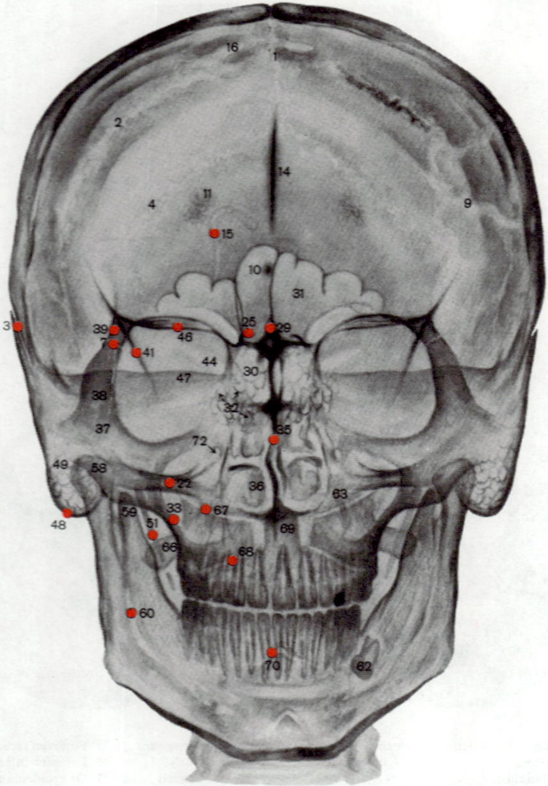

34 Os nasale
35 Septum nasi
36 Concha nasalis inferior
37 Os zygomaticum
38 Proc. frontosphenoidalis ossis zygomatici
39 Proc. zygomatic. ossis frontalis
40 Margo aditus orbitae
41 Linea innominata
42 Palatum durum
43 Spina nasalis anterior
44 Fissura orbitalis cerebralis
45 Canalis fasciculi optici
46 Ala parva ossis sphenoidalis
47 Pars petrosa ossis tempor.
48 Proc. mastoideus
49 Cellulae mastoideae
50 Meatus acusticus externus
51 Proc. styloideus
52 Eminentia arcuata

[Nach Gerlach J, Viehweger G, Pupp JS. Mit freundlicher Genehmigung Boehringer, Ingelheim]

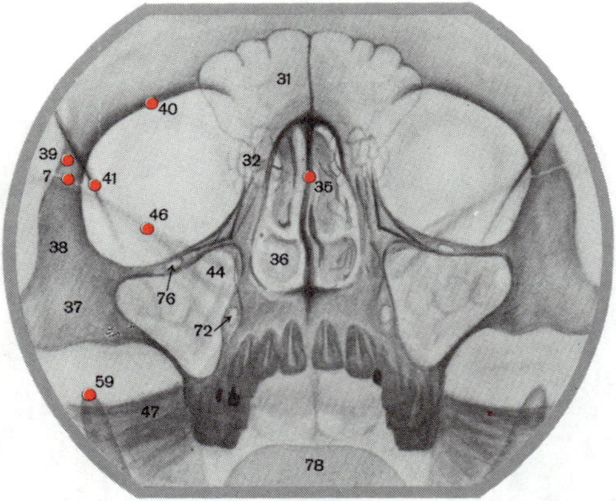

Nasennebenhöhlen

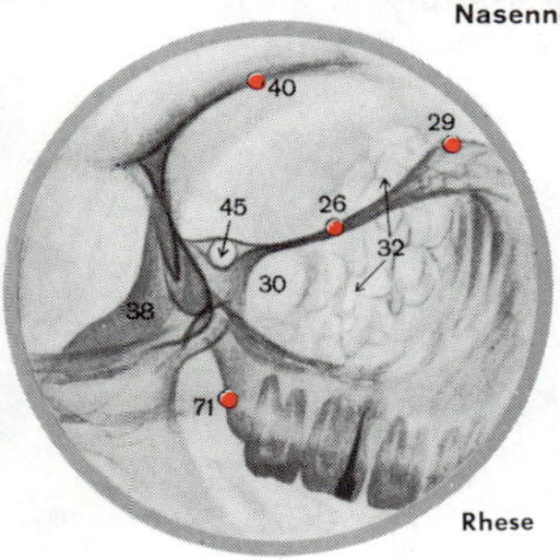

Rhese

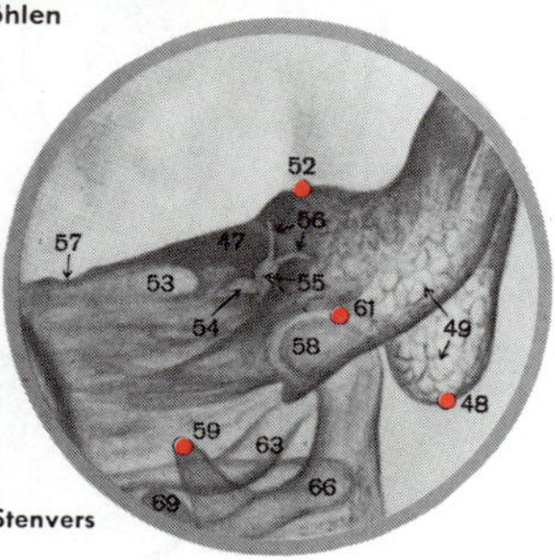

Stenvers

53 Meatus et Porus acusticus internus
54 Cochlea
55 Vestibulum
56 Oberer und seitlicher Bogengang
57 Incisura trigemini
58 Capitulum mandibulae
59 Proc. muscularis mandibulae
60 Canalis mandibulae
61 Articul. mandibularis
62 Dens retentus*
63 Condylus occipitalis
64 Foramen occipitale magnum
65 Arcus ventralis atlantis
66 Proc. transversus atlantis
67 Articul. atlanooccipitalis
68 Articul. atlantoaxialis
69 Dens axis
70 Gespaltener Dornfortsatz
71 Proc. pterygoideus
72 Canalis rotundus
73 Foramen ovale
74 Foramen spinae
75 Foramen lacerum
76 Foramen infraorbitale
77 Os hyoideum mit Cornua majora
78 Zunge
79 Uvula
80 Ohrläppchen
81 Cavum pharyngis
82 Trachea

* Inkonstant bzw. variabel.

[Nach Gerlach J, Viehweger G, Pupp JS. Mit freundlicher Genehmigung Boehringer, Ingelheim]

[Nach Wegener OH. Ganzkörper-Computertomographie, mit freundlicher Genehmigung der Autoren sowie der Schering AG, Berlin]

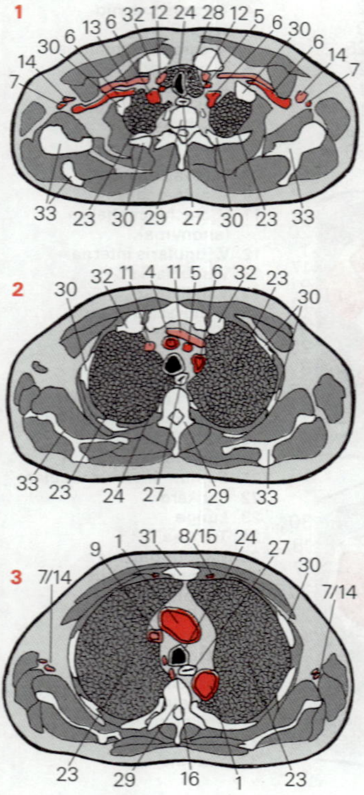

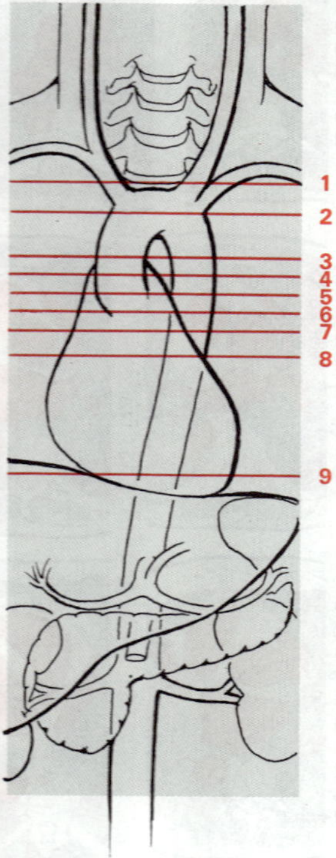

Hounsfield-Einheiten (HE)

Wasser	0 HE	Blut, geronnen	50–100 HE
Liquor	10 HE	Knochen	> 500 HE
Hirngewebe	30–40 HE	Fett	-50 bis -100 HE
Blut, flüssig	40–50 HE		

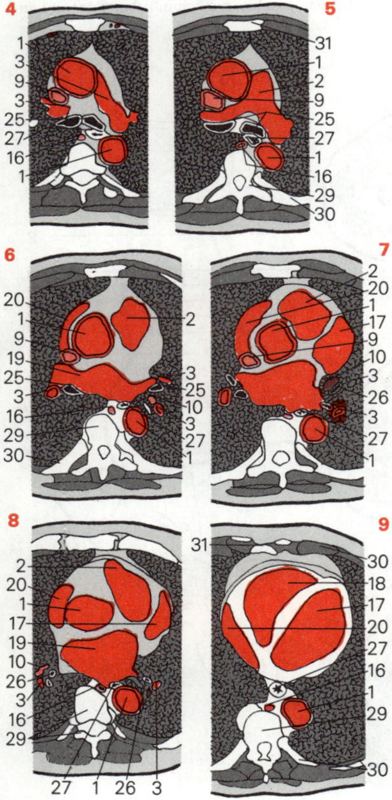

Arterien

1 Aorta
2 Truncus pulmonalis
3 A. pulmonalis
4 Truncus brachiocephalicus
5 A. carotis communis
6 A. subclavia
7 A. axillaris
8 A. thoracica interna

Venen

9 V. cava superior
10 V. pulmonalis
11 V. brachiocephalica (anonyma)
12 V. jugularis interna
13 V. subclavia
14 V. axillaris
15 V. thoracica interna
16 V. azygos

Organe

17 Herz, linker Ventrikel
18 Herz, rechter Ventrikel
19 Herz, linker Vorhof
20 Herz, rechter Vorhof
21 Septum interventriculare
22 Perikard
23 Lunge
24 Trachea
25 Hauptbronchus
26 Lappenbronchus
27 Ösophagus
28 Schilddrüse

Skelett

29 Wirbelsäule
30 Rippe(n)
31 Sternum
32 Clavicula
33 Scapula

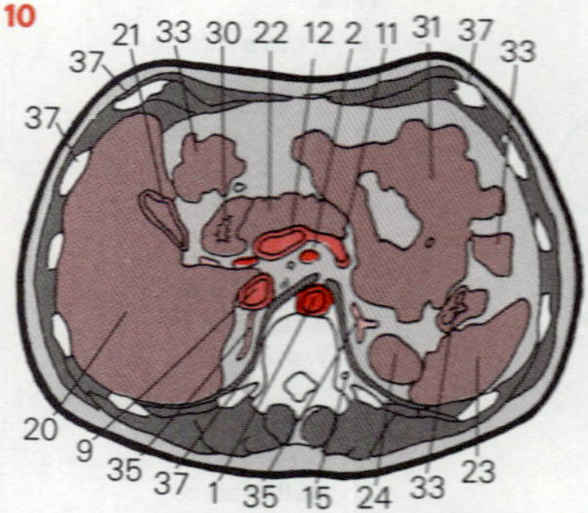

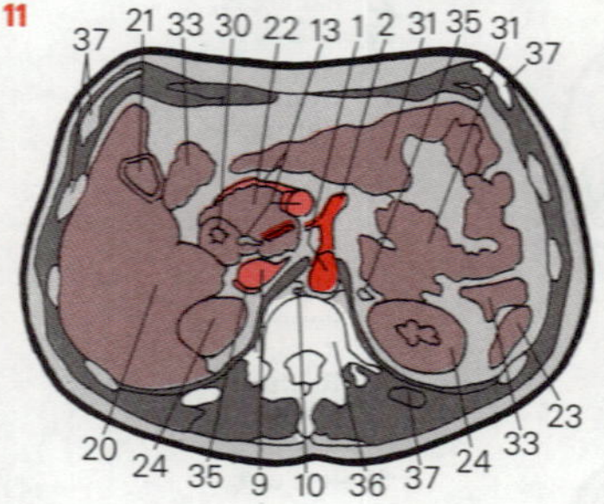

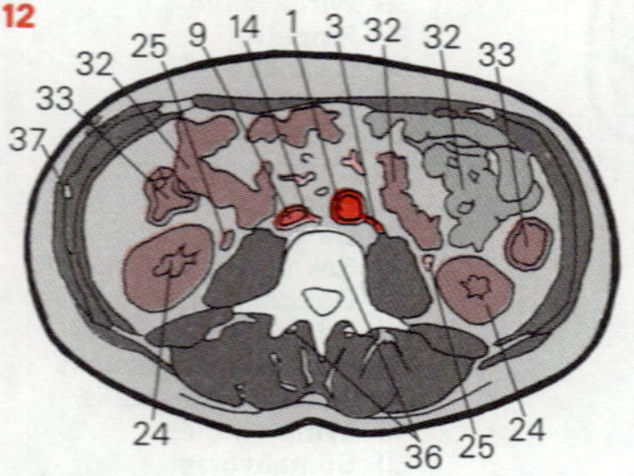

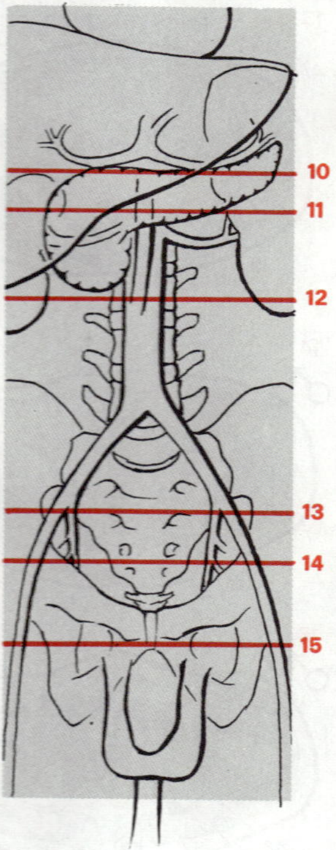

Arterien

1 Aorta abdominalis
2 A. mesenterica superior
3 A. lumbalis
4 A. iliaca interna
5 A. iliaca externa
6 A. femoralis
7 A. pudenda
8 A. penis dorsalis

13

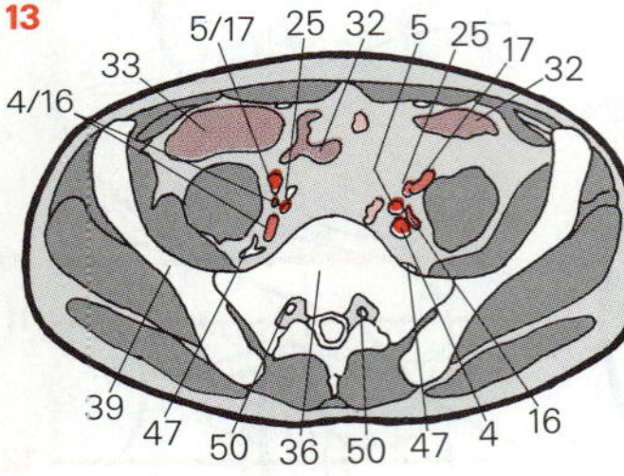

14 ♂

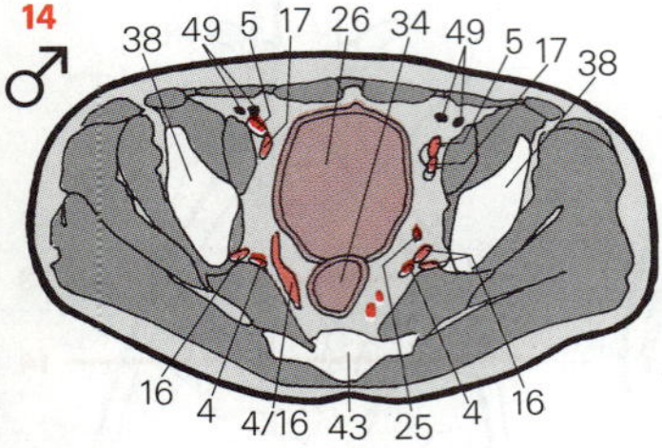

15 ♂

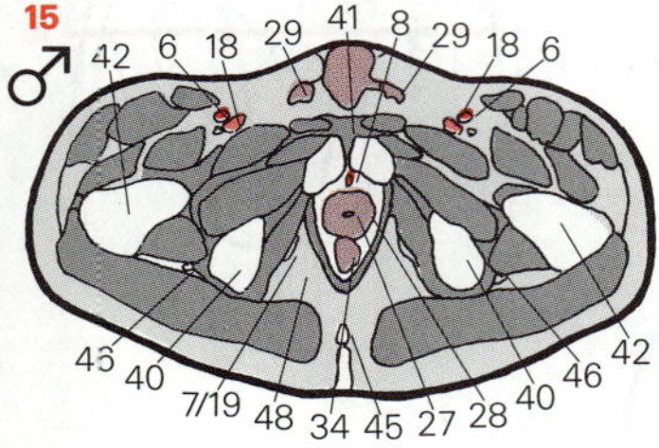

Venen

9 V. cava inferior
10 V. azygos
11 V. lienalis
12 V. portae
13 V. mesenterica superior
14 V. lumbalis
15 V. vertebralis
16 V. iliaca interna
17 V. iliaca externa
18 V. femoralis
19 V. pudenda

Organe

20 Leber
21 Gallenblase
22 Pankreas
23 Milz
24 Niere
25 Ureter
26 Harnblase
27 Urethra
28 Prostata
29 Funiculus spermaticus
30 Duodenum
31 Jejunum
32 Ileum
33 Kolon
34 Rektum
35 Nebenniere

Skelett u. a.

36 Wirbelsäule
37 Rippe(n)
38 Os coxae
39 Os ilium
40 Tuber ossis ischii
41 Symphyse
42 Femur
43 Os sacrum
44 Sakroiliakalgelenk
45 Os coccygis
46 Nervus ischiadicus
47 Plexus lumbosacralis
48 Fossa ischiorectalis
49 Lymphknoten
50 Spinalwurzel

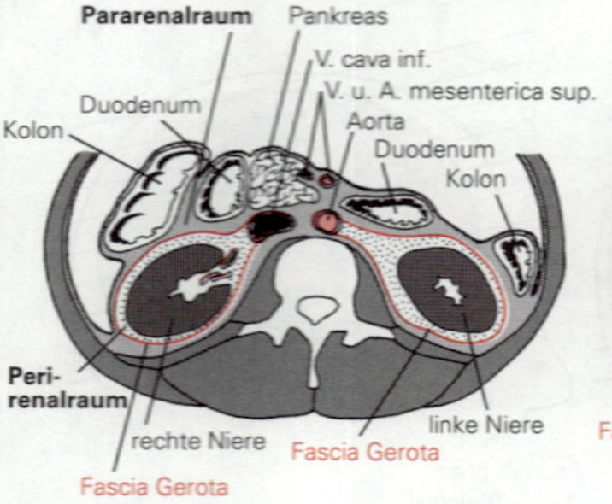

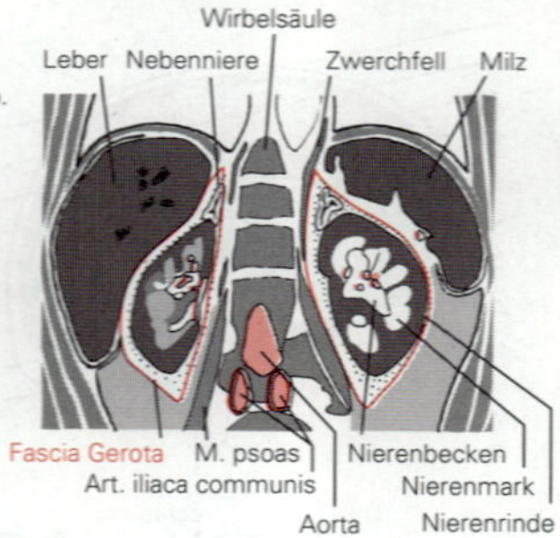

Retroperitoneale Faszienräume

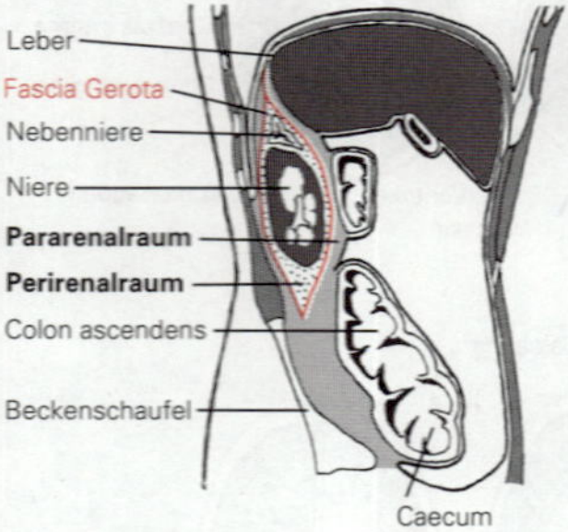

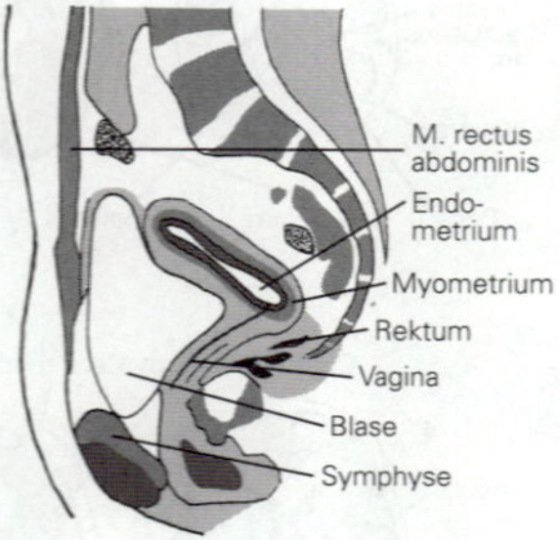

CT-Anatomie des (linken) Acetabulums bei axialer Schnittführung

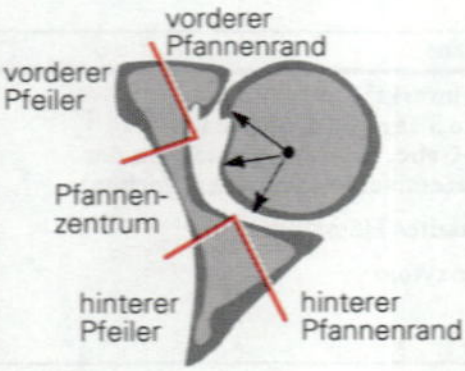

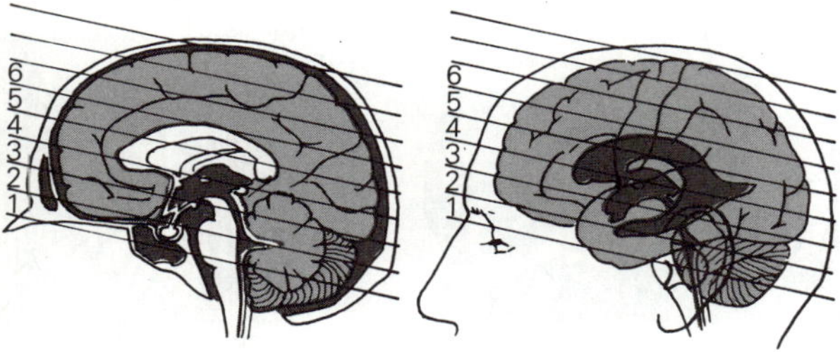

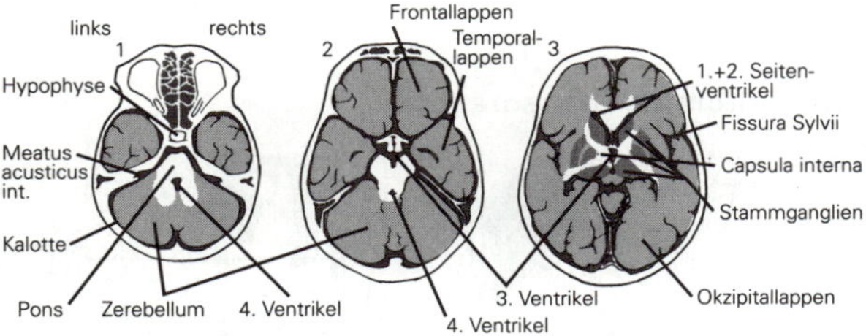

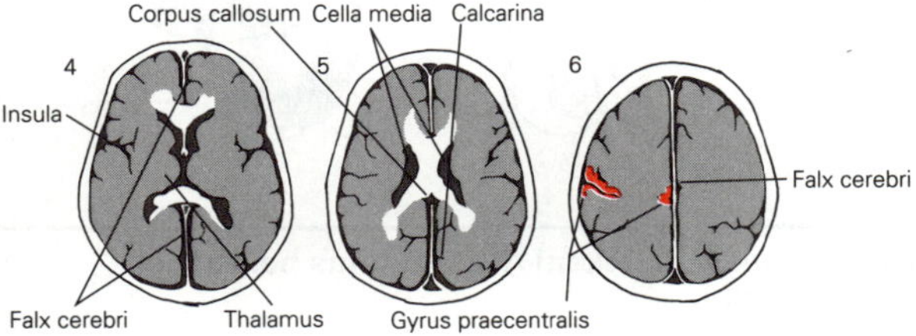

Läsionen

Hyperdens	Hypodens	Isodens
Frische Blutungen Verkalkungen Knochen Metastasen Meningeome	Infarkte (ab dem 3. Tag) Tumoren Entzündungsherde Demyelinisierungsherde Fett Luft Alte Blutungen Hirnödem Traumafolgen	Hirninfarkt (erste 3 Tage, 2. Woche nach KM-Gabe, in Abhängigkeit von der Kollateralversorgung über Wochen) Subakutes Hämatom Astrozytom

Gehirn

– Demyelinisierende Läsionen	Primäres bildgebendes Verfahren bei nicht sicherer klinischer Diagnose Bei fortbestehender Klinik und unauffälliger Erstuntersuchung spätere Zweituntersuchung Bei Erstschüben (Patientenalter < 40 Jahre)
– Tumoren	Nach unauffälliger oder nicht diagnostischer CT-Untersuchung (KM) Primärindikation im Hirnstammbereich bei therapeutischer Konsequenz
– Temporallappenepilepsie	Nach unauffälliger oder nicht diagnostischer CT-Untersuchung (KM) Primärindikation bei Pharmakoresistenz
– Vaskuläre Läsionen	Nach unauffälliger oder nicht diagnostischer CT-Untersuchung (KM) Primärindikation im Hirnstammbereich

Mediastinaltumoren

– Primäre und sekundäre Tumoren – Entzündungen	Nach nicht diagnostischer oder unauffälliger CT-Untersuchung Vor CT bei Abklärung Gefäßinfiltration Evtl. primär zur Abklärung der Operationsfähigkeit

Abdomen

– Oberbauch Leber	Hämangiom, Adenom, FNH
– Retroperitoneale Organe	Tumoren zur präoperativen Abklärung nach CT (freie Schichtebenenwahl) Gefäßdiagnostik bei KM-Unverträglichkeit
– Becken	Tumor-Staging (nach CT)

KM = Kontrastmittel

Wirbelsäule

– Intramedulläre Prozesse	Primäres bildgebendes Verfahren
– Extramedulläre Prozesse	Bei intraspinalen Raumforderungen primäres bildgebendes Verfahren (vor CT und Myelographie) Bei kleineren Läsionen ggf. Gd-DTPA
– Bandscheibenprozesse	Bei klinisch eindeutiger Segmentzuordnung primär CT Bei Diskrepanz zwischen klinischer Symptomatik und CT → MR Bei unklarer Segmentzuordnung MR als Suchverfahren primär möglich

Gefäße

– Aneurysmen	Alternativ zu CT mit KM	groß- und mittelkalibrige Gefäße
– Dissektionen	Primärindikation	
– Thromben	Alternativ zu CT mit KM	
– Aortenisthmusstenose	Primärindikation	

Muskuloskelettales System

Gelenke	– Knorpel	MR bestes nichtinvasives bildgebendes Verfahren	Kiefergelenkarthropathie MR bei Therapierelevanz
			Gelenkknorpel und Menisci anderer Gelenke MR nur im Anschluß an konventionelle Diagnostik bei Therapierelevanz
	– Bänder	Nichtinvasive Darstellung der Bänder	Knie MR bei therapierelevanten und mit anderen nicht-invasiven Verfahren nicht abklärbaren Fällen
Knochen	– Nekrosen	MR höchst sensitives bildgebendes Verfahren	MR zur Früherkennung bei Therapierelevanz, wenn nicht durch andere Verfahren oder Klinik klärbar
	– Tumoren	MR hochsensitiv, aber nicht spezifisch (keine DD: maligne – benigne)	MR bei Therapierelevanz, wenn nicht durch andere Verfahren abklärbar (nach konventioneller Röntgendiagnostik einschließlich Tomographie, aber vor CT)
	– Metastasen	Darstellung des Knochenmarks	MR bei negativer konventioneller Röntgen- und nuklearmedizinischer Diagnostik sowie positiver Klinik und Therapierelevanz

Muskel	Nachweis von neuromuskulären Systemerkrankungen, MR zur Biopsieplanung

[Modifiziert nach Lissner J, Seiderer M (1990) Klinische Kernspintomographie. Enke, Stuttgart]

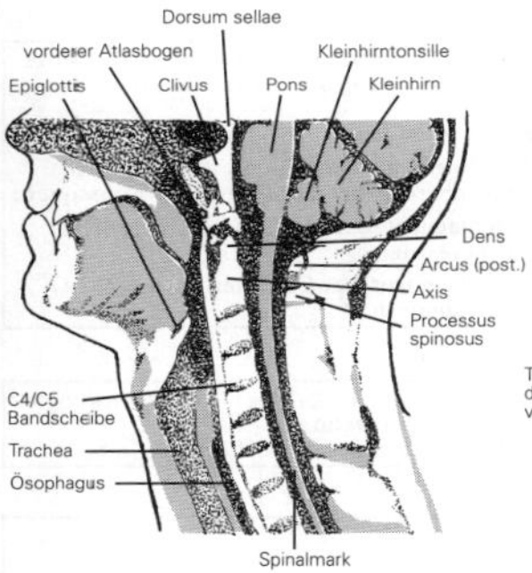

HWS (T_1-Bild)

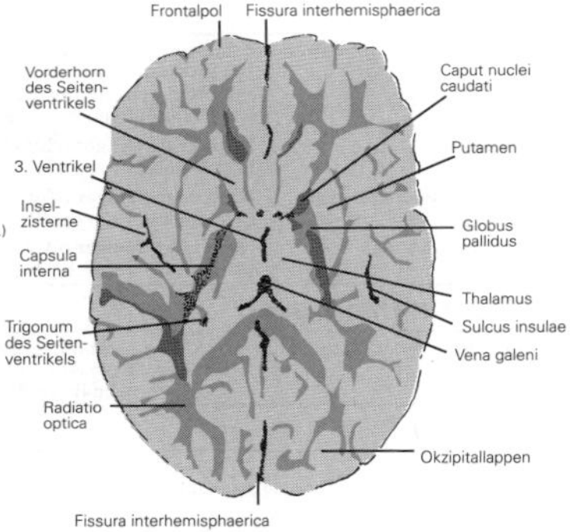

Schädel axial (Protonenbild)

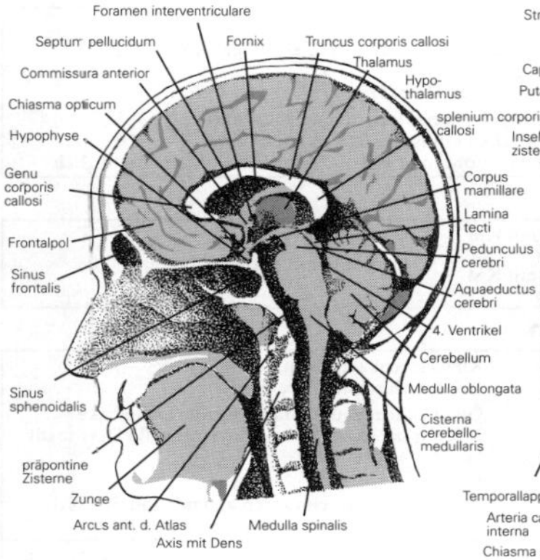

Schädel sagittal (Spinechobild)

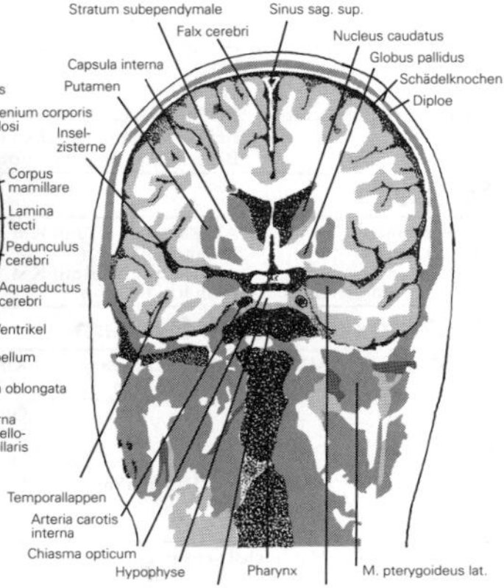

Schädel koronar (T_1-Bild)

Signalverhalten von Hirnstrukturen

	T_1-Bild	Protonenbild	T_2-Bild
Liquorraum	Dunkel	Grau	Hell
Gefäß	Dunkel	Dunkel	Dunkel
Graue Substanz	Grau	Hellgrau	Hellgrau
Weiße Substanz	Hellgrau	Grau	Grau
Fett	Weiß	Hell	Hell
Knochen/Luft	Dunkel	Dunkel	Dunkel

Schichtebenen

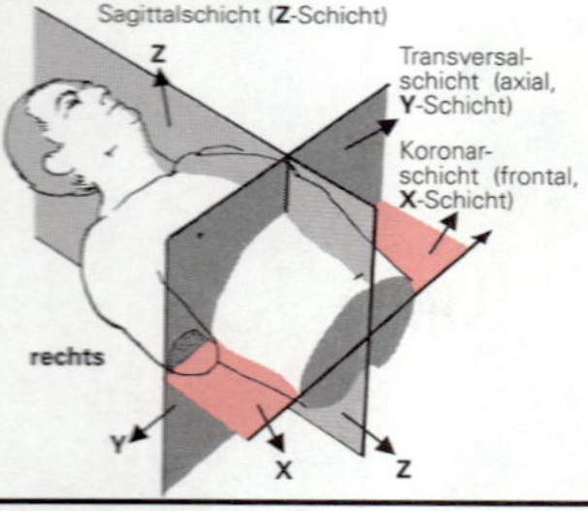

Weibliches Becken – Normalanatomie

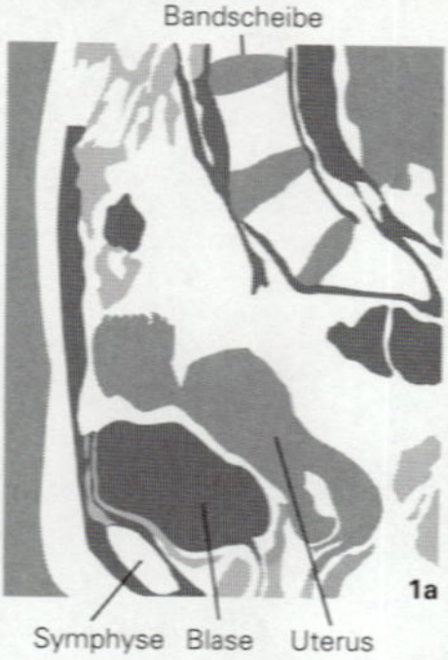

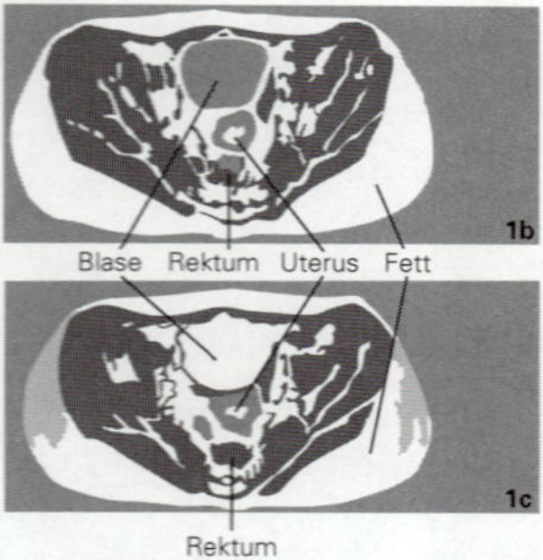

1a: T_1 **1b**: Protonenbild **1c**: T_2

Retroperitoneum, Gradientenecho

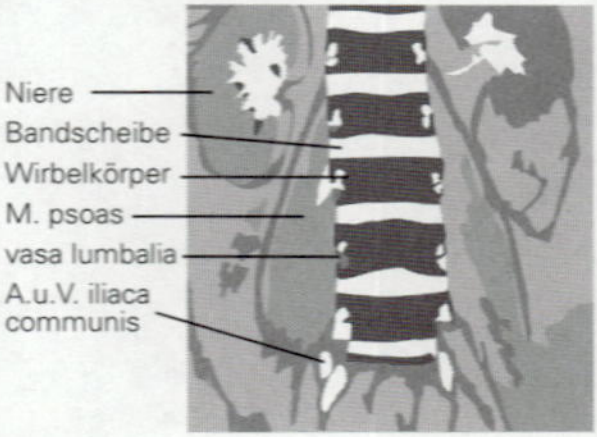

Kniegelenk sagittal (T_1)

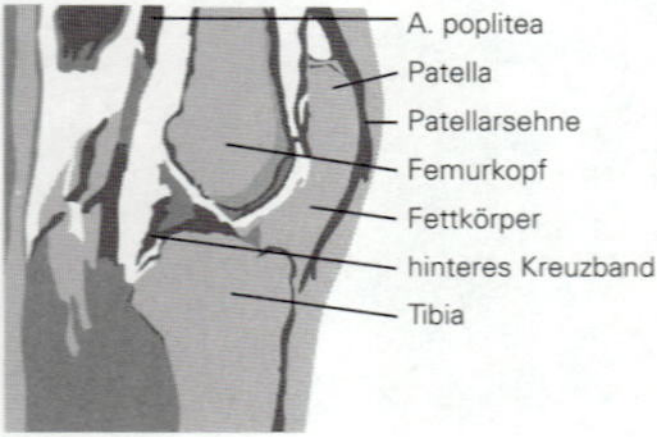

NYHA	Kriterium
I	**Große Belastungen ohne Beschwerden** (außergewöhnlich anstrengende körperliche Belastungen können zu Beschwerden führen)
II	Beschwerden bei höheren, nicht ungewohnten Belastungen (z. B. **Bergaufgehen**), leichte Belastungen beschwerdefrei
III	Beschwerden schon bei leichteren Belastungen (z. B. Gehen **in der Ebene**), in Ruhe beschwerdefrei
IV	Beschwerden **in Ruhe:** keine der oben genannten Belastungen möglich

* NYHA-Klasse: New York Heart Association (Kriterien für Angina pectoris und Dyspnoe).

Abschätzung des kardiovaskulären Risikos vor nichtkardialer Op.

[Nach Goldmann N et al. (1977) N Engl J Med 297:845]

		Punkte
Anamnese	a) Alter > 70 J b) Herzinfarkt ≦ 6 Monate zuvor	5 10
Klinische Untersuchung	a) 3. HT, gefüllte Halsvenen b) Wesentliche Aortenstenose	11 3
EKG	a) Kein Sinusrhythmus oder supraventrikuläre ES im letzten EKG vor Op. b) Mehr als 5 vES/min irgendwann vor Op.	7 7
Schlechter Allgemeinstatus	$pO_2 < 60$ oder $pCO_2 > 50$ mm Hg K < 3,0 oder $HCO_3 < 20$ mEq/l Harnstoff > 50 oder Kreatinin > 3,0 mg/dl GOT ↑, Zeichen für chronische Lebererkrankung oder Patient aus nichtkardialen Gründen bettlägerig	3
Art der vorgesehenen Op.	a) Intraperitoneal, intrathorakal oder an Aorta b) Notfall-Op.	3 4
Maximal mögliche Punktzahl		53

Zu erwartende schwere Komplikationen*

Klasse	Punktzahl	Risiko	z. B. periop. Infarkt, Lungenödem, ventrikuläre Tachykardie ohne Todesfolge	Kardial bedingter Tod
I	0–5	Gering	0,5–0,7 %	0,2 %
II	6–12	Gering bis mittelgradig	2–5 %	1–2 %
III	13–25	Mittelgradig bis hoch	11–12 %	2–4 %
IV	≥26	Sehr hoch	bis 22 %	26–56 %

* Zirkaangaben nach verschiedenen Arbeiten in der Literatur

Bei 45° Halsvenenfüllung über diese Ebene hinaus **pathologisch:** Kriterium für Rechtsherz-(volumen)-belastung

Normal: Halsvenen ungefüllt, da Blutsäule bei normalem Druck im rechten Vorhof (5–6 mm Hg = 8 cm H_2O) nur bis Klavikula reicht.

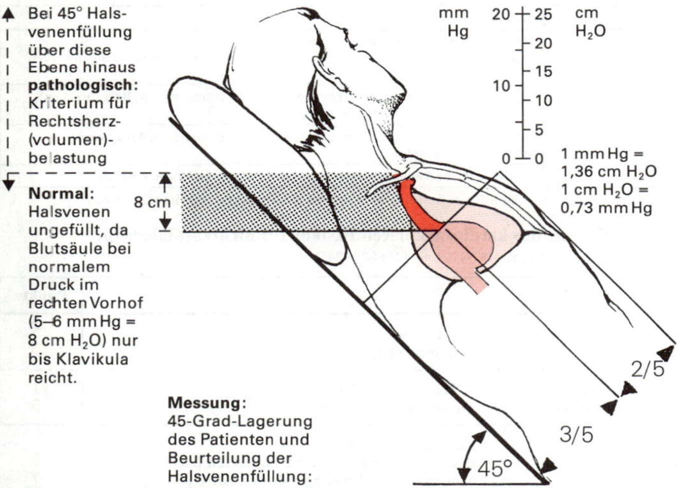

Messung:
45-Grad-Lagerung des Patienten und Beurteilung der Halsvenenfüllung:

Halsvenendruck erhöht (bei 45 Grad gefüllt).
Ursachen: erhöhter rechter Vorhofdruck = **manifeste** Rechtsherzinsuffizienz; DD: Pericarditis constrictiva. Obstruktion V. cava superior u. a. Durch Vergrößerung bzw. Verkleinerung des Winkels und Bestimmung Distanz Nullinie bis Höhe der Halsvenenfüllung kann der Druck abgeschätzt werden.

Bestimmung Nullebene (Ebene rechter Vorhof):
4. ICR, senkrecht unter Lot durch den Thorax, Höhe Grenze zwischen 2. und 3. Fünftel des Thoraxdurchmessers.

Hepatojugulärer Reflux

Prüfung: Patient mit 45° geneigtem Oberkörper lagern, mit der Handfläche Druck (ca. 30–60 s) auf Abdomen (re. oberer Quadrant oder Mitte) ausüben; Patient soll informiert sein und ruhig weiteratmen.

Beurteilung:

Volumenbelastung durch Auspressen des Splanchnikusgebiets

Normal: **Korrektur** innerhalb weniger Herzschläge, Halsvenen nicht mehr sichtbar **bzw.** inspiratorisch kollabiert (negativer Intrathorakaldruck → venöser Rückfluß verbessert)

Positiv: **(pathologisch):** Halsvenen ständig sichtbar, bleiben auch inspiratorisch gestaut

Ursachen: **Latente** Rechtsherzinsuffizienz
DD: konstriktive Perikarditis, Obstruktion V. cava superior

Auskultationsareale

[Nach Shah PM, Slodki SJ, Luisada AA (1964) A review of the „classic" areas of auscultation of the heart. Am J Med 36:293]

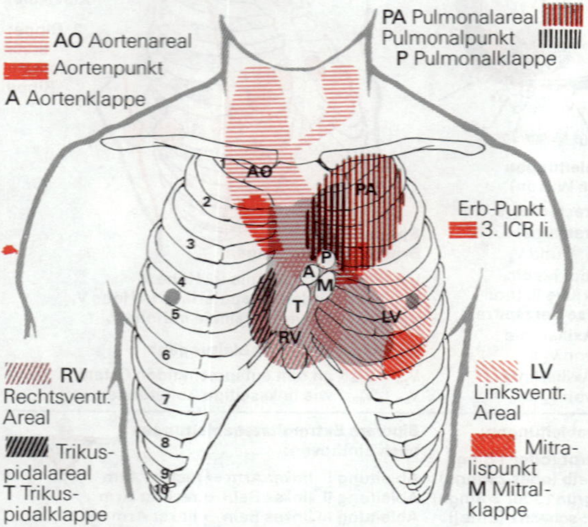

Herztöne und Extratöne

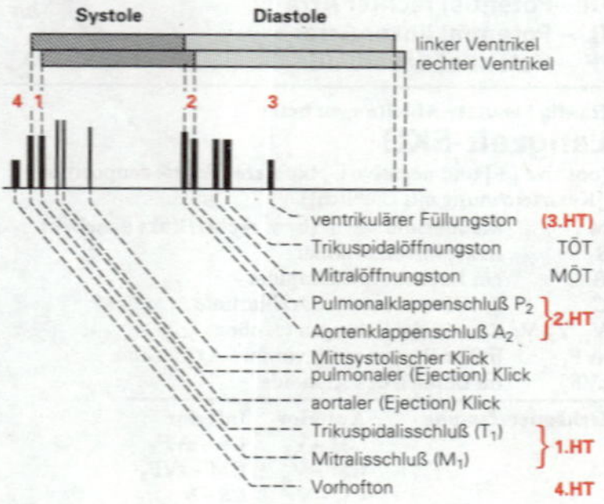

Lautstärke Geräusch

Grad

1/6: erst nach Konzentration gerade noch hörbar.

2/6: sofort bei Beginn der Auskultation zu hören, nicht durch aufgesetzten Handrücken.

3/6: deutlich hörbar (auch durch aufgesetzten Handrücken).

4/6: laut, von zartem Schwirren begleitet, bis zum Handgelenk fortgeleitet.

5/6: sehr laut mit starkem Schwirren, nur bei aufgelegtem Schallkopf zu hören.

6/6: sehr laut, noch zu hören, wenn Schallkopf einige Zentimeter entfernt (Distanzgeräusch).

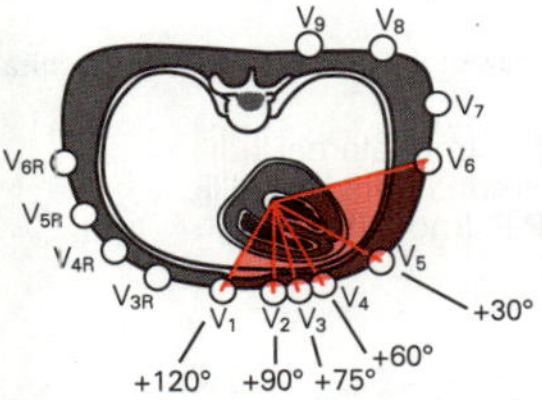

Brustwandableitungen
(unipolar nach Wilson)

V_1 – 4. ICR parasternal re.
V_2 – 4. ICR parasternal li.
V_3 – zwischen V_2 und V_4
V_4 – 5. ICR in der Medioklavikularlinie li. (normalerweise Herzspitze)
V_5 – vordere Axillarlinie in Höhe von V_4 li.
V_6 – mittlere Axillarlinie in Höhe von V_4 li.

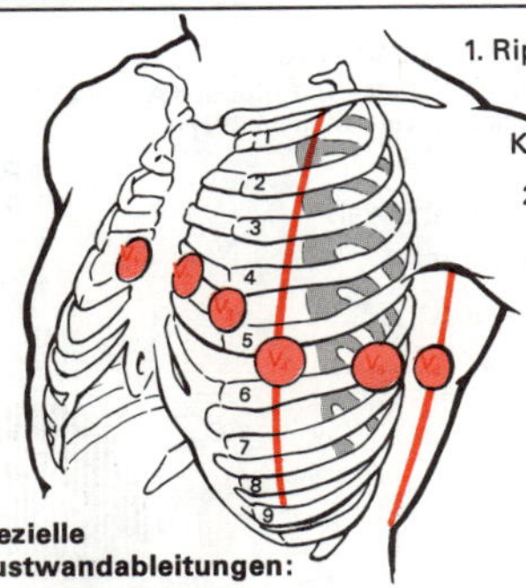

1. Rippe nicht tastbar (unter Klavikula)

2. Rippe: erste tastbare Rippe

Spezielle Brustwandableitungen:

V_7 – hintere Axillarlinie in Höhe V_4
V_8 – linke mittlere Skapularlinie in Höhe V_4
V_9 – linke Paravertebrallinie in Höhe V_4

Rechtspräkordiale Ableitungen:

V_{3R} } V_{5R} an den entsprechenden Orten
V_{4R} } V_{6R} wie linksseitige Ableitungen

Extremitätenableitungen:

rechter Arm: **rot** (oder 1 Ring)
linker Arm: **gelb** (oder 2 Ringe)
linkes Bein: **grün** (oder 3 Ringe)
(rechtes Bein: schwarz [Erde])

Bipolare Extremitätenableitungen nach Einthoven:

Ableitung I linker Arm → rechter Arm
Ableitung II linkes Bein → rechter Arm
Ableitung III linkes Bein → linker Arm

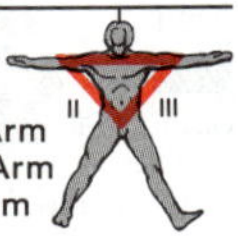

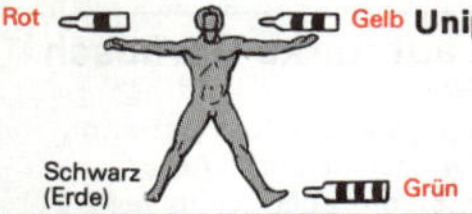

Unipolare Ableitungen nach Goldberger:
(a [augmented]: verstärkt)

aVR – Potential rechter Arm
aVL – Potential linker Arm
aVF – Potential linker Fuß

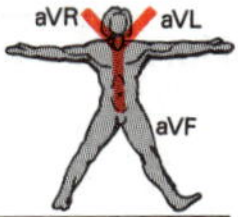

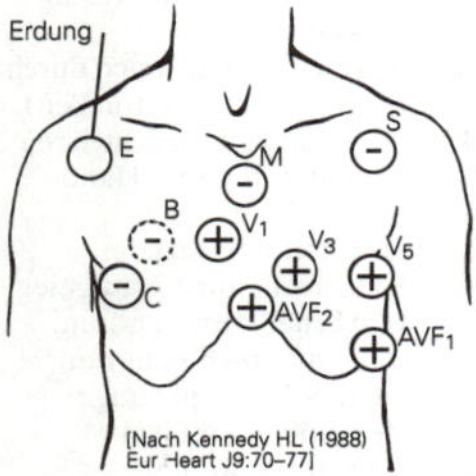

Häufig benutzte Ableitungen beim

Langzeit-EKG

(positive [+] und negative [–] bipolare Elektrodenpositionen [Kennzeichnung mit C üblich])

M	Manubrium sterni (bzw. rechts/links daneben)
S	links, infraklavikulär
B	am Rücken, infraskapular
C	5. ICR re., vordere Axillarlinie
V_1, V_3, V_5	Standardableitungen (s. oben)
aVF_1	linker Rippenrand, vordere Axillarlinie
aVF_2	im Bereich des Xiphoids

Ischämieerfassung	Anterior	Inferior
	CM – V_5	CS – aVF_1
	CM – V_3	CM – aVF_2
	CC – V_5	CS – V_1
	CB – V_5	CM – V_1

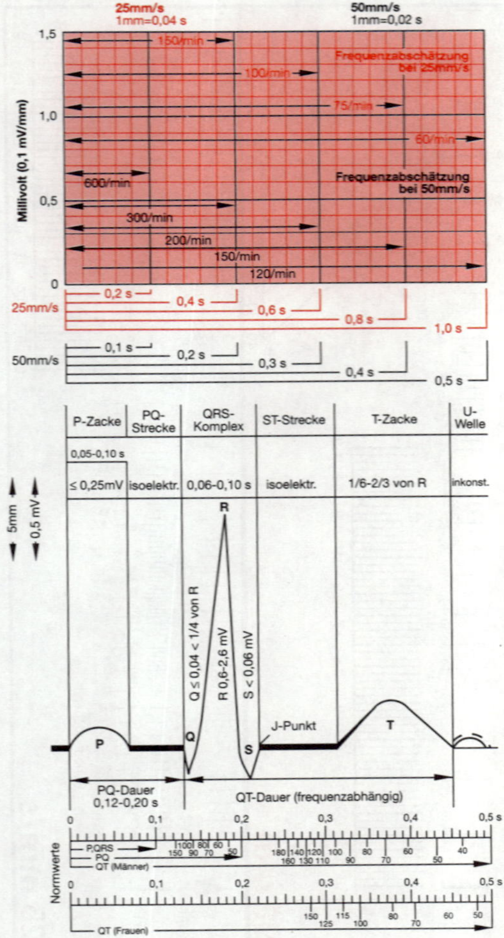
25mm/s
1mm=0,04 s
50mm/s
1mm=0,02 s
1,5
1,0
0,5
0
Millivolt (0,1 mV/mm)
150/min
100/min
75/min
60/min
Frequenzabschätzung bei 25mm/s
600/min
Frequenzabschätzung bei 50mm/s
300/min
200/min
150/min
120/min
25mm/s
0,2 s
0,4 s
0,6 s
0,8 s
1,0 s
50mm/s
0,1 s
0,2 s
0,3 s
0,4 s
0,5 s
P-Zacke
PQ-Strecke
QRS-Komplex
ST-Strecke
T-Zacke
U-Welle
0,05-0,10 s
≤ 0,25mV
isoelektr.
0,06-0,10 s
isoelektr.
1/6-2/3 von R
inkonst.
5mm
0,5 mV
R
Q ≤ 0,04 < 1/4 von R
R 0,6-2,6 mV
S < 0,06 mV
J-Punkt
T
P
Q
S
PQ-Dauer
0,12-0,20 s
QT-Dauer (frequenzabhängig)
0
0,1
0,2
0,3
0,4
0,5 s
P,QRS
PQ
QT (Männer)
100
80
60
150
90
70
50
180
140
120
100
80
60
40
160
130
110
90
70
50
Normwerte
QT (Frauen)
150
125
115
100
80
70
60
50

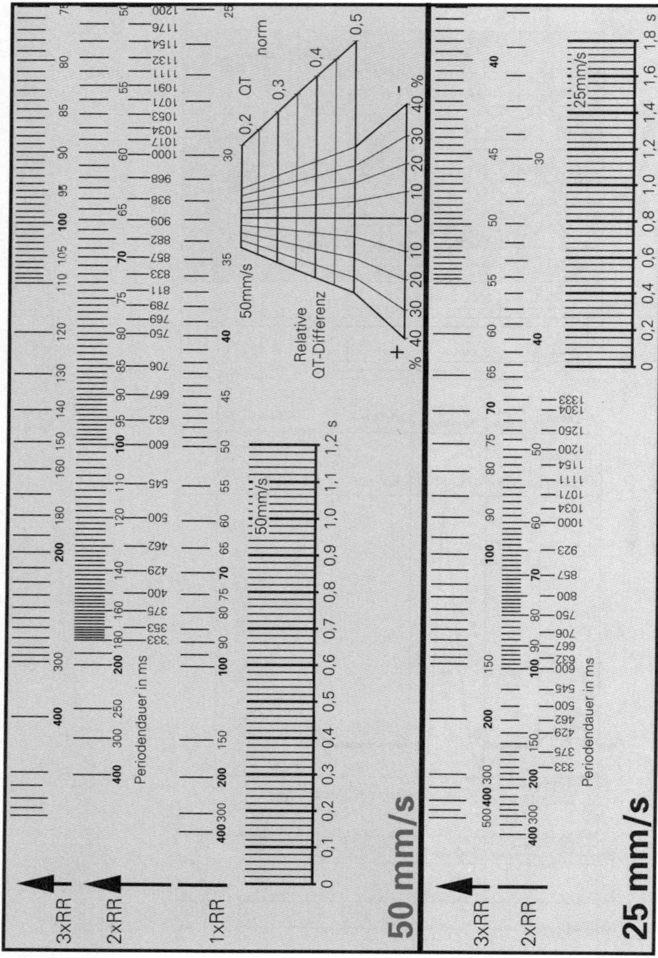
3xRR
2xRR
1xRR
Periodendauer in ms
50mm/s
QT norm
Relative QT-Differenz
50 mm/s
25mm/s
25 mm/s

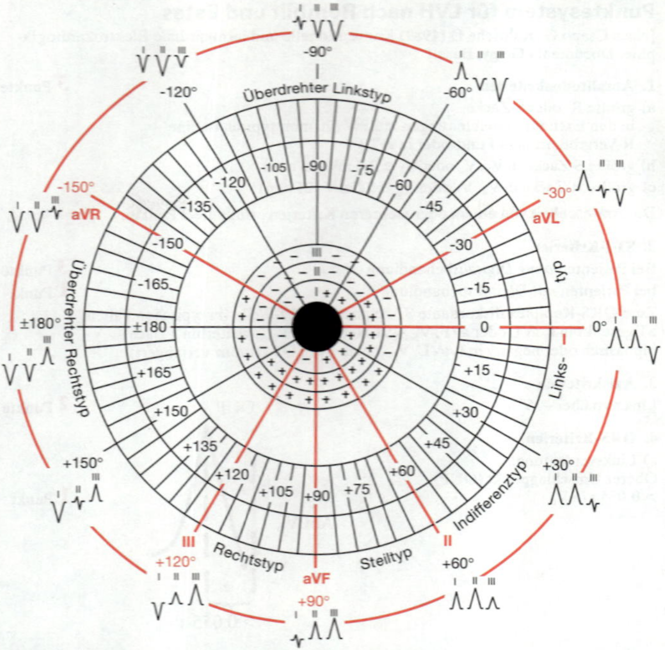

Abweichung QT-Dauer vom Normalwert* (auf Folie)

Vorgehen:

1. Normwert QT-Dauer (QT_{Norm}) für jeweilige Pulsfrequenz ablesen (s. 95)
2. Isoelektrische Linie mit waagerechter Linie, welche zum abgelesenen QT_{Norm}-Wert gehört, zur Deckung bringen, so daß das Ende von T unter der bezifferten schrägen Linie liegt (s. Abb.). Der Anfang von Q zeigt dann auf den gesuchten Prozentwert (Beispiel in Abb.: QT_{Norm} = 0,4 s, relative QT-Differenz = + 10 %.

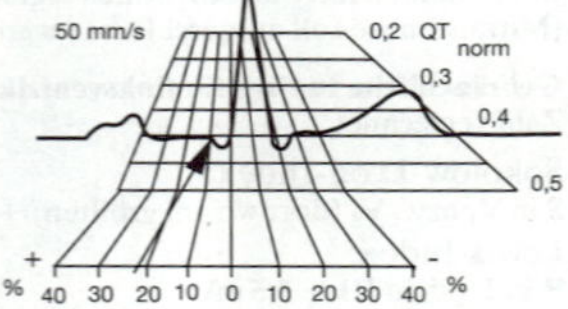

*In Anlehnung an Cardiometer, Typ D, Siemens, mit freundlicher Genehmigung.

Punktesystem für LVH nach Romhilt und Estes

[Nach Csapo G, Kalusche D (1989) Konventionelle und intrakardiale Elektrokardiographie. Documenta Geigy, Basel]

1. Amplitudenkriterien — **3** Punkte

a) größte R- oder S-Zacke in den Extremitätenableitungen ≥ 2 mV (20 mm; typisch ist eine R-Vergrößerung in I und/oder in aVL)

b) größte S-Zacke in V_1, V_2 oder V_3 ≥ 2,5 mV (25 mm)

c) größte R-Zacke in V_4, V_5 oder V_6 ≥ 2,5 mV (25 mm)

Die Anwesenheit von **einem** oder mehreren Kriterien erfüllt die 3 Punkte.

2. ST-T-Kriterien

Bei Patienten *ohne Digitalis*behandlung oder — **3** Punkte

bei Patienten *mit Digitalis*behandlung — **1** Punkt

Zum QRS-Komplex diskordante ST-Segment- und T-Welle (in typischen Fällen: ST gesenkt in I, aVL oder aVF; V_{5-6} [ST-Hebung in V_{2-3}, weiterhin T flach, biphasisch oder negativ in I, aVL, V_{5-6}] evtl. aVF; QT-Distanz verlängert).

3. Axiskriterien

Linkstyp über –15° — **2** Punkte

4. QRS-Kriterien

a) Linksverspätung:
Oberer Umschlagpunkt (OUP) > 0,055 s in V_6 — **1** Punkt

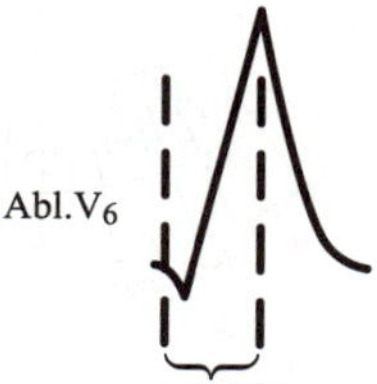

b) QRS-Dauer > 0,09 s — **1** Punkt

Maximale Punktzahl: **10** — **10** Punkte

Linksventrikuläre Hypertrophie	≥ **5** Punkte
Verdacht auf linksventrikuläre Hypertrophie	**4** Punkte

Bei Patienten mit Sinusrhythmus ergibt P sinistroatriale 3 zusätzliche Punkte (Mitralstenose soll ausgeschlossen werden).

Gebräuchliche Indizes für linksventrikuläre Hypertrophie (alle Amplituden als positive Zahl verrechnet

Sokolow-Lyon-Index:

S in V_1 bzw. V_2 (dort wo am größten) + R in V_5 bzw. V_6 > **3,5 mV**

Lewis-Index:

R in I + S in III > **2,5 mV**

Punktesystem für RVH

1. Amplitudenkriterien — **3** Punkte

a) V_1: R hoch (> 0,7 mV), S klein (< 0,2 mV);
bei unvollständigem Rechtsschenkelblock V_1: R > 1,0 mV;
bei vollständigem Rechtsschenkelblock V_1: R > 1,5 mV

b) V_{5-6}: R klein, S tief (> 0,7 mV)

2. ST-T-Kriterien — **3** Punkte

Zum QRS diskordante ST-T in V_{1-3}: ST-Strecke gesenkt, T-Welle negativ oder biphasisch

3. Axiskriterien — **2** Punkte

Rechtstyp: QRS > 120° (wenn > 150°, II überwiegend negativ)

4. QRS-Kriterien

a) Rechtsverspätung: OUP > 0,03 s in V_1 — **1** Punkt

b) QRS-Dauer zwischen 0,09 und 0,11 s — **1** Punkt

Maximale Punktzahl: **10** — **10** Punkte

Rechtsventrikuläre Hypertrophie	≥ **5** Punkte
Verdacht auf rechtsventrikuläre Hypertrophie	**4** Punkte

Sokolow-Lyon-Index: (SLJ) für rechtsventrikuläre Hypertrophie: R in V_2 bzw. V_1 und S in V_5 bzw. V_6 (dort wo am größten) > 1,05 mV

Vorhof-belastung	**Veränderungen der P-Welle** **Konfiguration**	**Repräsentative Abl. (hier bes. deutlich)**	**Abl. V_1**
Links (P mitrale = P sinistroatriale)	Verbreitert, doppelgipfelig (> 0,11 s) 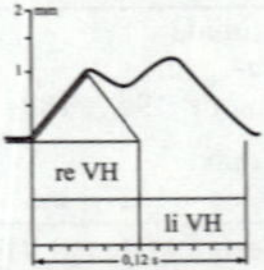	I, II, aVL, V_4–V_6 **Macruz**-Quotient (gemessen in II) = $\frac{\text{P-Dauer (ms)}}{\text{PR-Dauer (ms)}}$ > 1,6 (normal 1,0–1,6)	Negativer 2. Anteil 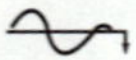
Rechts (P pulmonale = P dextroatriale)	Spitz, hoch (> 3 mm) 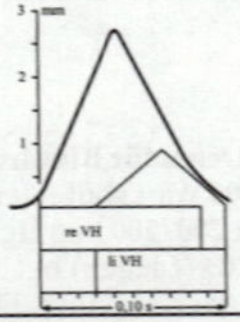	II, III, aVF	Positiv 
Beide Vorhöfe (P cardiale = P biatriale)	Verbreitert und/oder spitz, hoch	I, II, III, aVL, aVF, V_4–V_6	Biphasisch (spitz **und** verbreitert) 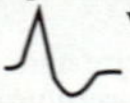

Nomogramm zur Ermittlung der Soll-Leistung (75 % (!) der Maximalleistung) für Frauen und Männer in Abhängigkeit von Alter und Gewicht (**WHO-Nomogramm**) (besonders für ansteigende Ergometrie im Liegen)

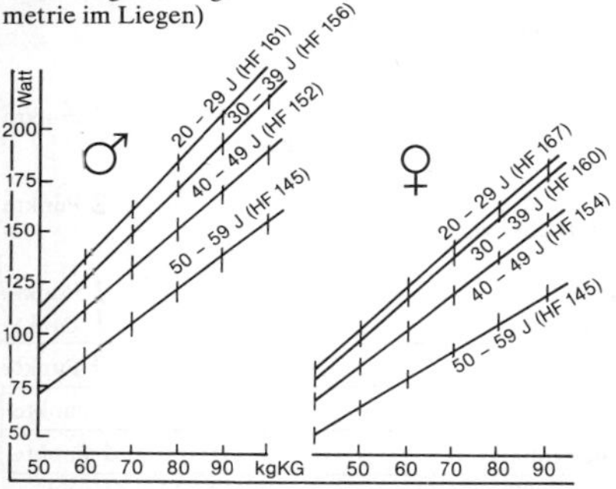

Oder: Berechnung (maximale Solleistung in Watt) (100 %):

(Männer): 3 W/kg Körpergewicht für 20- bis 30jährige, **Abzug von 10 % pro Lebensdekade.**

(Frauen): 2,5 W/kg Körpergewicht, Abzug von 10 % pro Lebensdekade.

Oder: Nomogramm zur Bestimmung des Soll-Wertes der Arbeitskapazität nach Bühlmann. Die ermittelten Werte ergeben in Abhängigkeit von Körpergröße, Alter und Geschlecht die **maximale** Soll-Leistung (**100 %**)

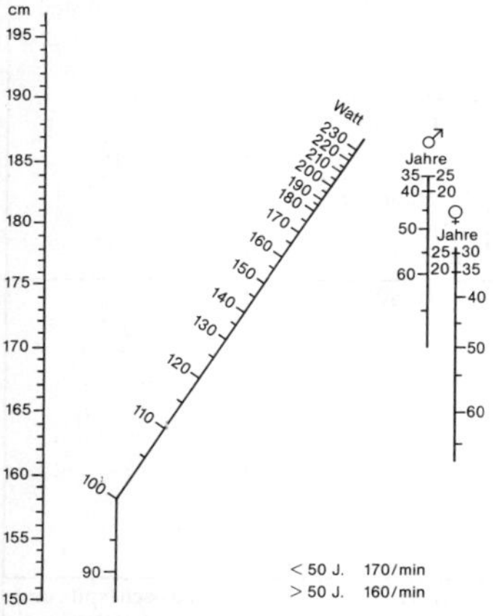

	Alter (Jahre)				
	20-29	30-39	40-49	50-59	60-69
Maximale Herzfrequenz	190	182	179	171	164
Submax. 85 %	162	155	152	145	139

[Ellestad MH et al. (1979) American Heart Association Committee Report: Standard for adult exercise testing laboratories. Circulation 59:421 A]

Faustregel für Blutdruck:
Bei **100** Watt sollte der arterielle Blutdruck **200/100** mm Hg (Sitzen) und **210/105** (Liegen) bei 30- bis 50jährigen nicht überschreiten. Für über 50jährige gilt ein Grenzwert von **215/105** (Sitzen).

[Referenzwerte nach Löllgen H, Ulmer HV (Hrsg) (1985) Empfehlungen zur Durchführung und Bewertung ergometrischer Untersuchungen. Klin Wochenschr 63:651]

Nomenklatur

[Internationale Nomenklaturkommission, Leningrad 1970; nach Kaltenbach M, Roskamm H (Hrsg) (1980). Vom Belastungs-EKG zur Koronarangiographie. Springer, Berlin]

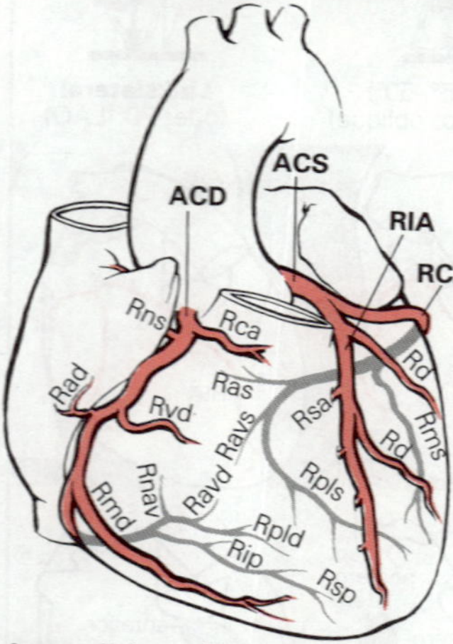

Ausgeglichener Versorgungstyp

Abkürzung	
ACD	**A. coronaria dextra**
Rca	R. coni arteriosi
Rns	R. nodi sinuatrialis
Rad	Rr. atriales dextri
Rvd	R. ventricularis dexter (ant.)
Rmd	R. marginalis dexter
Rip	R. interventricularis posterior
Rsp	Rr. septales post.
Rnav	R. nodi atrioventricularis
Rpld	R. posterolateralis dexter
Ravd	R. atrioventricularis dexter
ACS	**A. coronaria sinistra**
RCX	**R. circumflexus**
Ras	R. atrialis sinister
Ravs	R. atrioventricularis sinister
Rpls	R. posterolateralis sinister
Rip	R. interventricularis posterior
Rms	R. marginalis sinister
Rsp	R. septalis posterior
Rls	R. lateralis sinister
Rnav	R. nodi atrioventricularis
RIA	**R. interventricularis anterior**
Rd	R. diagonalis
Rsa	R. septalis anterior

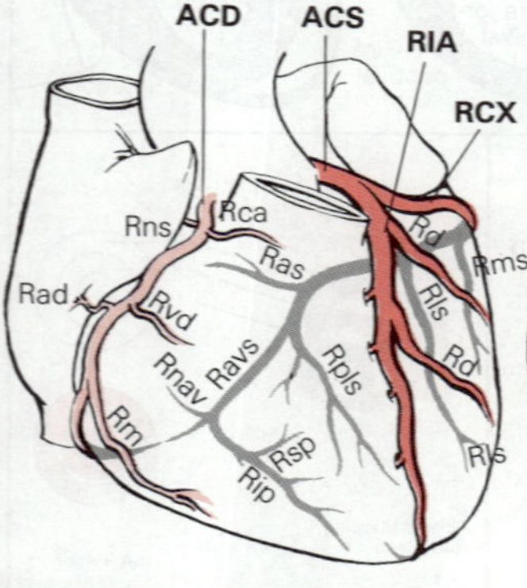

Koronarer Linksversorgungstyp

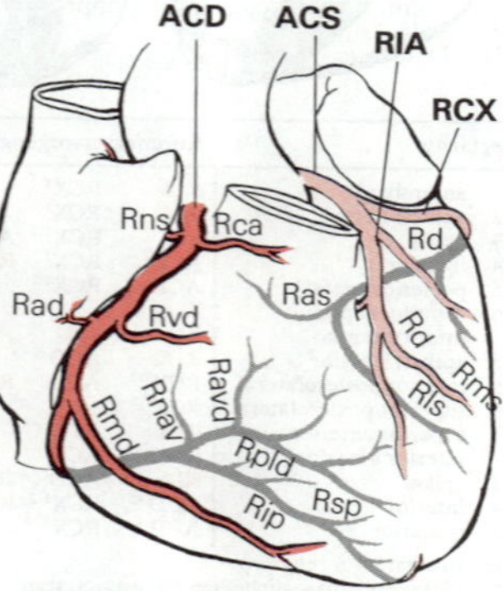

Koronarer Rechtsversorgungstyp

MYOKARDSZINTIGRAMM

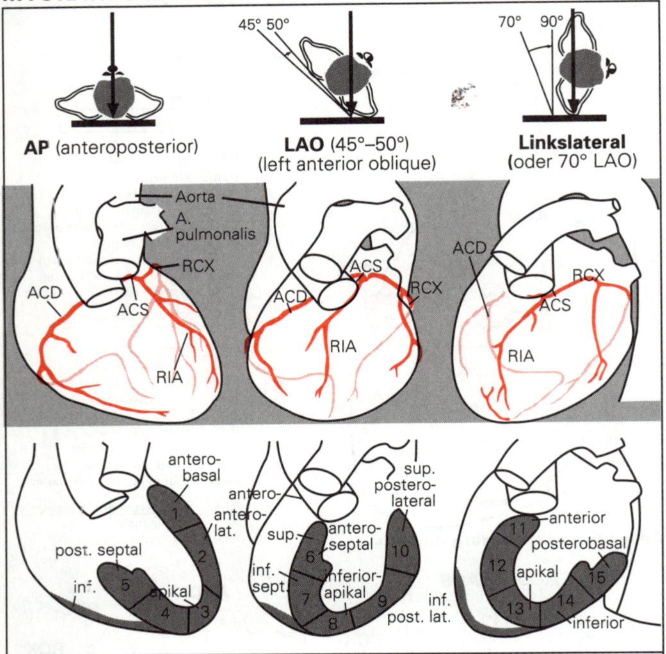

Segmente		Koronarversorgung*		
1	anterobasal	RIA	RCX[1]	
2	anterolateral	RIA	RCX[1]	
3	apikal	RIA	RCX[1,2]	ACD
4	inferior	ACD	RCX[2]	RIA
5	posterior septal	ACD	RCX[2]	
6	superior septal	RIA		
7	inferior septal	RIA		
8	apikal/inferior	RIA	ACD	
9	inferior posterolateral	RCX[1,2]	ACD	RIA
10	superior posterolateral	RCX[1,2]		
11	superior anterior	RIA	ACD	
12	inferior anterior	RIA	ACD	
13	apikal	RIA	ACD	RCX[2]
14	inferior	ACD	RCX[1,2]	RIA
15	posterior	ACD	RCX[1]	

[1] bei Rechtsversorgungstyp
[2] bei Links- und ausgeglichenem Versorgungstyp
*nach Rigo P et al. (1980) Circulation 61:973

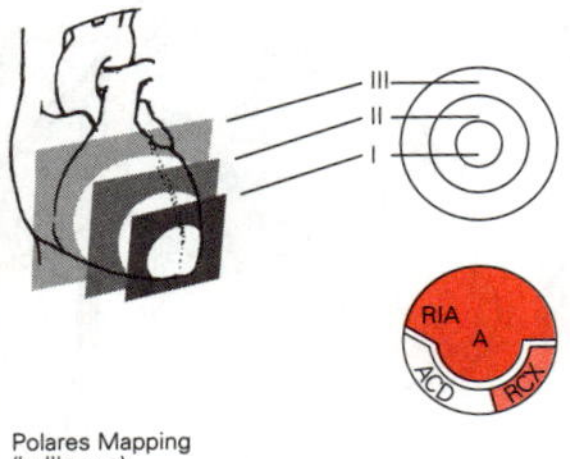

Polares Mapping
(bull's eye)

A = Apex

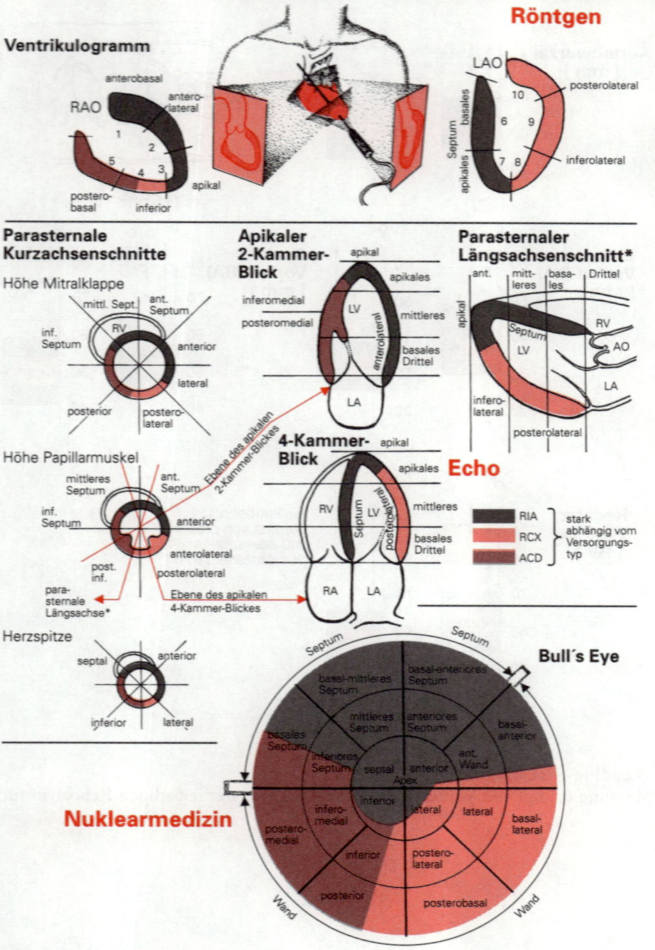

Röntgen
Ventrikulogramm
RAO
anterobasal
antero-lateral
1
2
3
4
5
apikal
postero-basal
inferior
LAO
posterolateral
10
6
9
7
8
inferolateral
Septum basales
apikales
Parasternale Kurzachsenschnitte
Höhe Mitralklappe
mittl. Sept.
ant. Septum
RV
inf. Septum
anterior
lateral
posterior
postero-lateral
Höhe Papillarmuskel
mittleres Septum
ant. Septum
inf. Septum
anterior
anterolateral
post. inf.
posterolateral
para-sternale Längsachse*
Ebene des apikalen 4-Kammer-Blickes
Ebene des apikalen 2-Kammer-Blickes
Herzspitze
septal
anterior
inferior
lateral
Apikaler 2-Kammer-Blick
apikal
apikales
inferomedial
posteromedial
LV
mittleres
anterolateral
basales Drittel
LA
4-Kammer-Blick
apikal
apikales
RV
Septum
LV
posterolateral
mittleres
basales Drittel
RA
LA
Echo
Parasternaler Längsachsenschnitt*
ant.
mitt-leres
basa-les
Drittel
apikal
Septum
LV
RV
AO
LA
infero-lateral
posterolateral
RIA
RCX
ACD
stark abhängig vom Versorgungs-typ
Bull´s Eye
Septum
Septum
basal-mittleres Septum
basal-anteriores Septum
mittleres Septum
anteriores Septum
basal-anterior
basales Septum
inferiores Septum
septal
anterior
Apex
ant. Wand
inferior
lateral
infero-medial
lateral
basal-lateral
postero-medial
inferior
postero-lateral
posterior
posterobasal
Wand
Wand
Nuklearmedizin

Aortenwurzel [mm]

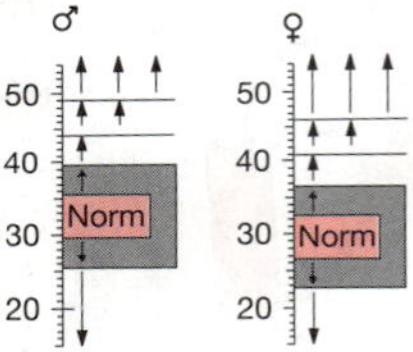

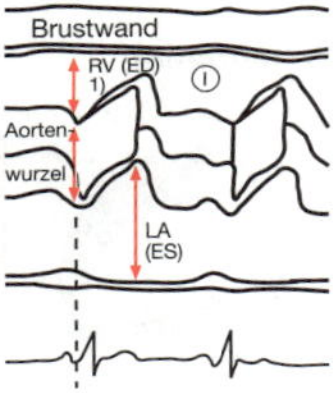

Linker Vorhof (LA) [mm]

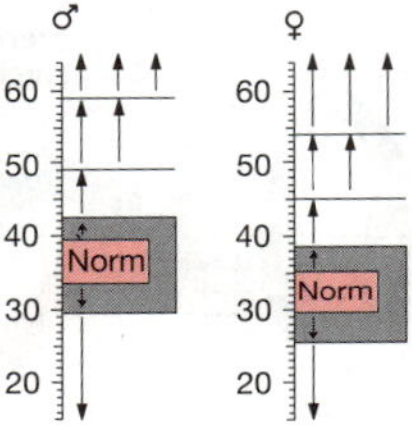

Rechter Vorhof (RA) [mm]

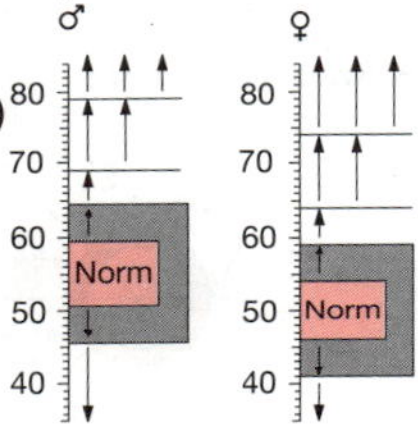

Rechter Ventrikel [RV]

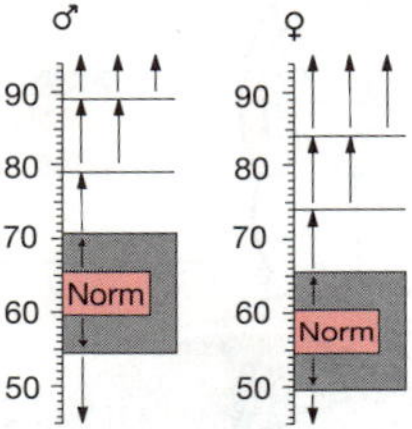

Ausflußbahn:
Summe von präaortalem (RV_1) und präseptalem (RV_2) Durchmesser [mm]

„Leading-edge-Methode“:
Messung erfolgt von Vorderkante zu Vorderkante der jeweiligen Echostruktur.

Linksventrikulärer (LV) Durchmesser

ED enddiastolisch (Messung bei QRS-Beginn)
ES endsystolisch

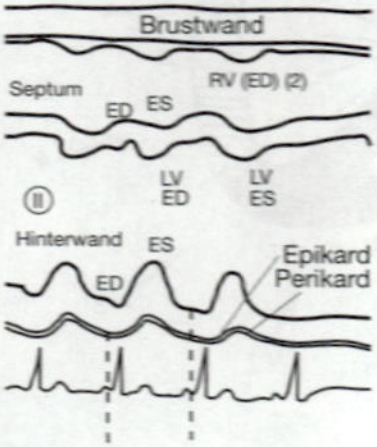

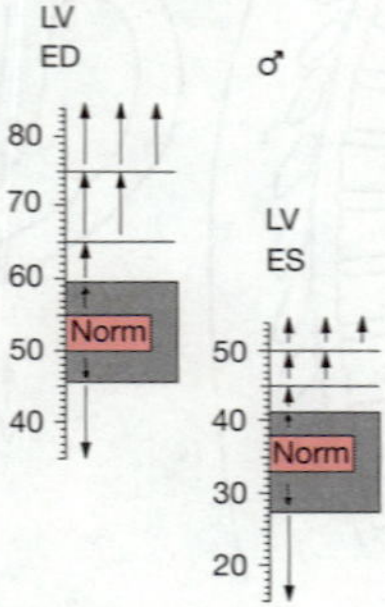

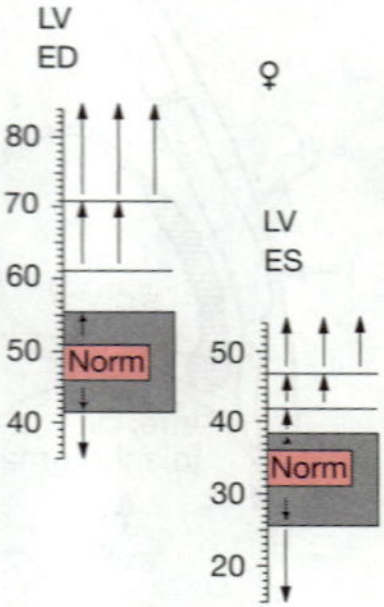

(segmentale) Verkürzungsfraktion (VF) $= \frac{LV_{ED} - LV_{ES}}{LV_{ED}}$

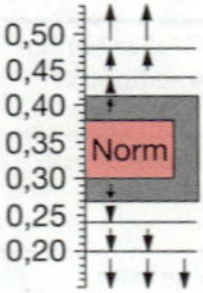

Myokarddicke (ED): Septum und Hinterwand (mm)

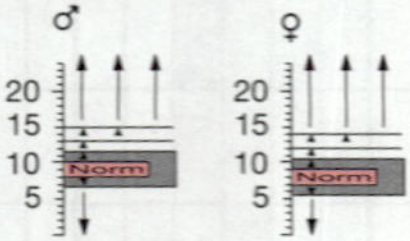

Systolische Dickenzunahme (%)

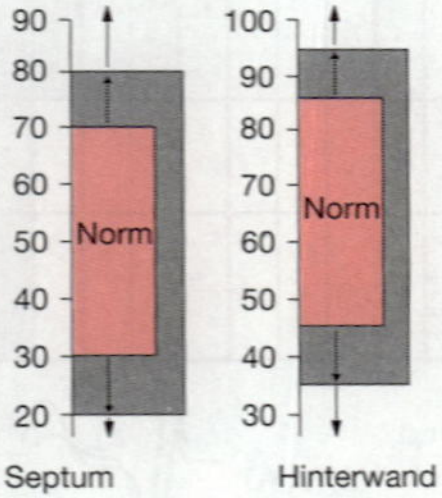

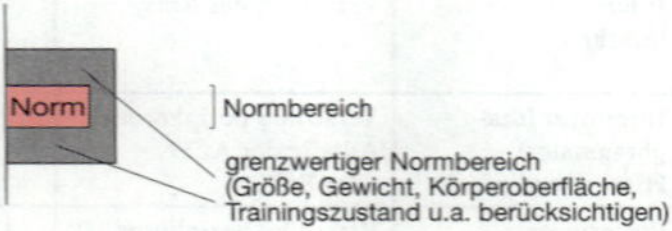

Normwerte modifiziert nach
Bubenheimer, P., (1982), Herz und Gefäße 2: 251

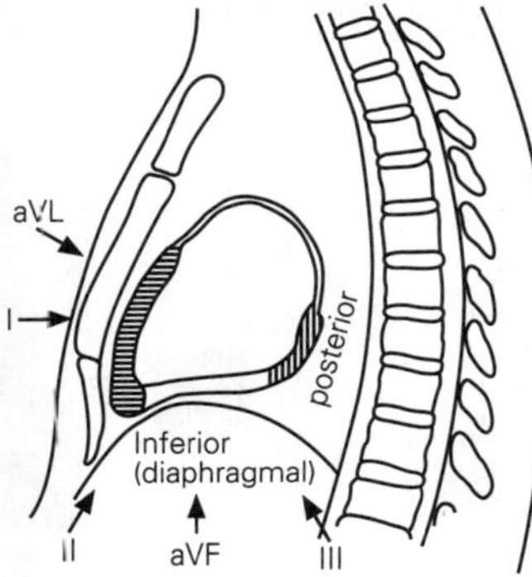

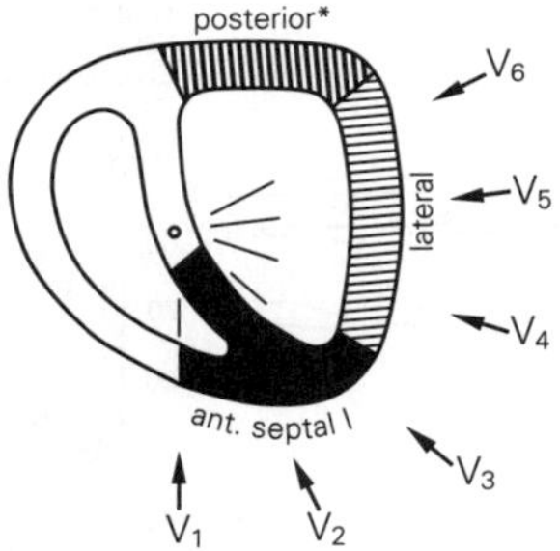

Infarktlokalisation	Zu erwartender Koronarbefund (s. S. 61)	EKG-Veränderungen in:													
		I	II	III	aVR	aVL	aVF	V_1	V_2	V_3	V_4	V_5	V_6	V_7	V_8
Großer Vorderwandinfarkt	Proximaler Verschluß des RIA	░	░			░		▓	░	░	░	░	▓		
Anteroseptalinfarkt	Verschluß von peripheren RIA-Anteilen und Rsa							░	░	░	▓				
Apikaler Vorderwandinfarkt	Verschluß peripherer RIA-Anteile		▓							░	░				
Anterolateralinfarkt	Verschluß peripherer RIA-Anteile und Einbeziehung des Rd	░	▓			░				▓	░	░	░		
Inferolateralinfarkt	Verschluß des Rms		░	░			░					░	░	▓	▓
Inferiorer (diaphragmaler) Hinterwandinfarkt	Verschluß peripherer Anteile der ACD oder RCX		░	░			░								▓
Posteriorer (basaler) Hinterwandinfarkt	Verschluß peripherer Anteile und Aufzweigungen des RCX, insbesondere des Ravs							(*)	*	(*)					▓

░ immer betroffen, eindeutige Kriterien (Q)

▓ oft zusätzlich betroffen, nicht eindeutige Kriterien (T-Negativierung)

* posteriorer Infarkt → indirekte Zeichen: besonders hohe R-Zacken in (V_1) V_2 (V_3) (Verhältnis R zu S > 1) sowie hohe spitz-positive T-Wellen

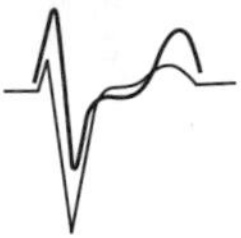

Zeitlicher Verlauf typischer Veränderungen nach akutem Myokardinfarkt

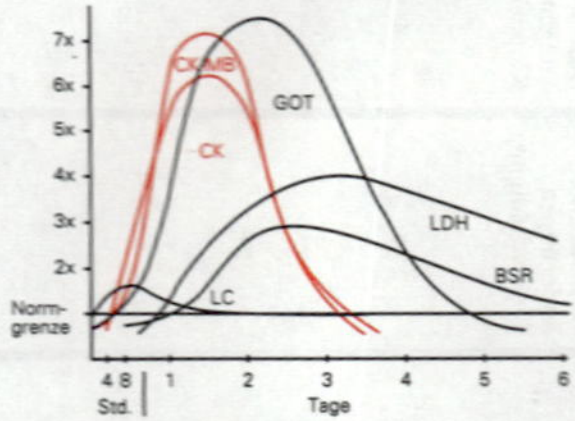

CK	Kreatinphosphokinase
CK-MB	Isoenzym von CK (Herztyp) (Hinweis für Infarkt: CK-MB > 6 % des Gesamt-CK)
GOT	Glutamat-Oxalacetat-Transaminase
LDH	Lactatdehydrogenase
LC	Leukozyten
BSR	Blutsenkungsreaktion

Beginn verwertbarer Aktivitätsänderung		Maximum der Aktivitätsänderung	Durchschnittliches Vielfache der Norm im Maximum	Durchschnittliche Normalisierung
CK	4– 8 h	16–36 h	7 (2–25)	3.– 6. Tag
CK-MB	4– 8 h	16–32 h	7 (–30)	2.– 3. Tag
GOT	4– 8 h	16–48 h	7 (2–25)	3.– 6. Tag
LDH	6–12 h	24–60 h	3,3 (2– 8)	7.–15. Tag
HBDH	6–12 h	30–72 h	3,5 (2– 8)	10.–20. Tag

Infarkthinweise im EKG	1.–3. h ~ 40 %	4.–6. h ~ 50 %	7.–9. h ~ 90 %	10.–12. h bis 100 %

Killip-Klassifikation der Herzinsuffizienz beim akuten Infarkt [nach Killip T, Kimball JT (1967) Treatment of myocardial infarction in a coronary care unit. Am J Cardiol 20:457]. **I**: keine Zeichen einer Herzinsuffizienz (keine RG's [feuchte Rasselgeräusche], kein 3. HT [Herzton]); **II**: geringe bis mittelgradige Herzinsuffizienz: RG's bis zu 50 % über beiden Lungenfeldern oder 3. HT; **III**: schwere Herzinsuffizienz, häufig Lungenödem: RG's über 50 % beider Lungenfelder, 3. HT; **IV**: kardiogener Schock.

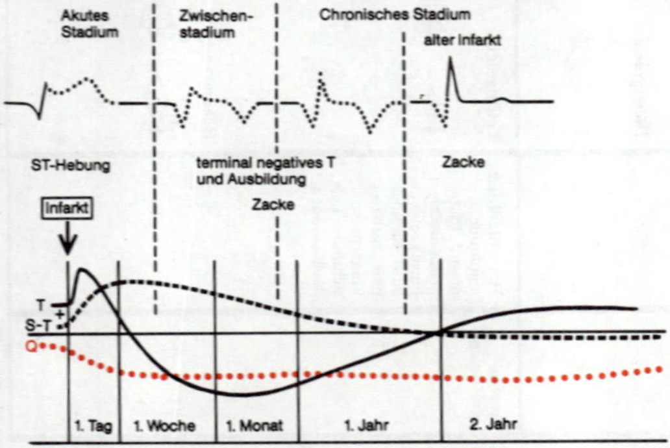

Vitium	Klinische Untersuchung	Auskultation		Punctum maximum	EKG	Röntgen
Aorten-stenose	Pulsus tardus Schwirren (Jugulum, 2. ICR rechts, 4. ICR links)	**Leichtgradig** 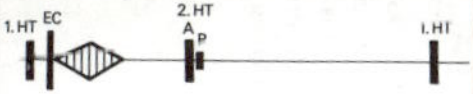 **Höhergradig** 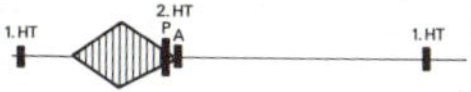	**Systolikum Crescendo/ Decrescendo vom 1. HT abgesetzt,** oft frühsystolischer Klick. **Je ausgeprägter, desto später Geräuschmaximum, A_2 wird leiser, paradoxe Spaltung 2. HT**	2. ICR re., parasternal, Herzspitze, Jugulum, Erb	Oft unauffällig, Linkshypertrophie, Linksschädigung P sinistrocardiale, selten Linksschenkelblock	Oft unauffällig, Linksherzvergrößerung (linker Ventrikel), Klappenkalk, Lungenstauung
Aorten-insuffizienz	Hohe Blutdruckamplitude, diastol. Blutdruck niedriger, Pulsus celer et altus, Kapillarpuls, tastbarer Fingerpuls, sichtbarer Puls der Karotiden	**Leichtgradig** 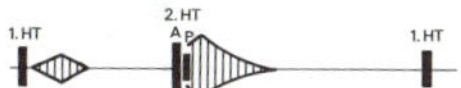 **Höhergradig** 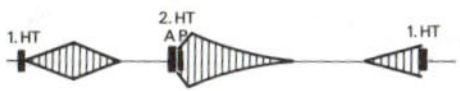	**Hochfrequentes diastolisches Decrescendogeräusch. Leicht:** 1. HT o.B., evtl. frühsystol. Klick, leises frühsystol. Geräusch, 2. HT normal bis betont, frühdiastol. Decrescendo **Schwer: 1. u. 2. HT abgeschwächt,** frühmesosystol. Crescendo/ Decrescendo 3., 4. HT, an der Herzspitze evtl. Präsystolikum (Austin-Flint)	Erb, besonders im Sitzen, Neigung nach vorne (Spitze)	Nur höhergradige Formen, Linkslage, P sinistrocardiale, Linkshypertrophie, T-Veränderungen, Linksschädigung	Mit Fortschreiten li. Ventrikel ↑, Aortenektasie, später auch li. Vorhof ↑ (Mitralisation), Lungenstauung, Klappenkalk

Mitral-stenose	Gelegentlich Schwirren über Herzspitze, spätsystolisch/frühdiastolisch	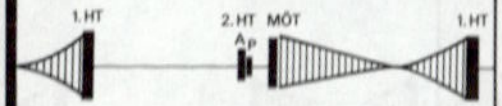	**Paukender 1. HT Systole frei 2. HT o.B. MÖT,** daran anschließend niederfreq. diastol. Decrescendogeräusch, bei SR präsystol. Crescendo; **je früher MÖT, desto ausgeprägter Vitium.** **Zeichen für pulmonale Hypertonie:** P_2 betont, **Pulmonalinsuffizienzgeräusch**	Herzspitze (Linksseitenlage)	P sinistrocardiale, Vorhofflattern/-flimmern, Steil-/Rechtstyp, inkompletter Rechtsschenkelblock, selten Rechtsherzhypertrophie, Rückbildungsstörungen	**Linker Vorhof ↑,** Zeichen Lungenstauung s. S. 32, 33 **Zeichen für pulmonale Hypertonie:** Pulmonalbogen ↑, rechter Ventrikel ↑ **Klappenkalk**
Mitral-insuffizienz	Herzspitzenstoß verbreitert, lateralisiert, hebend, systolisches Schwirren über Spitze	**Leichtgradig** 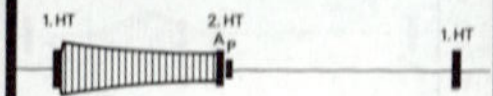 **Höhergradig** 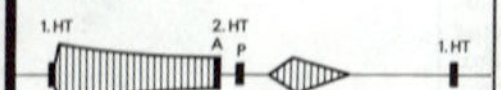	**Mit 1. HT einsetzendes Holosystolikum (bandförmig),** evtl. 3. HT. **Leicht:** Geräusch früh-/mittelsystolisch, hochfrequent, hell, blasend, Diastole frei, 1. u. 2. HTnormal. **Höhergradig: 1. HT abgeschw.** Mittel-/niederfrequentes Holosystolikum (rauher), breite Spaltung 2. HT; **frühdiast. niederfreq. Crescendo-/Decrescendogeräusch** (relative Mitralstenose) **3., 4. HT**	5. ICR links parasternal, Spitze, Fortleitung → li. lateral in mittlere Axillarlinie	Wenn leicht, meist o.B., Linkslage, P sinistrocardiale, Vorhofflimmern, Linkshypertrophie, gelegentlich Rechtshypertrophie	Wenn leicht, meist o.B.; li. Ventrikel ↑, li. Vorhof ↑, Lungenstauung

1. HT	1. Herzton
2. HT	2. Herzton
C	Klick
EC	Ejektionsklick
Pulm. EC	Pulmonaler Ejektionsklick
MÖT	Mitralöffnungston
TÖT	Trikuspidalöffnungston

Vitium	Klinische Untersuchung	Auskultation		Punctum maximum	EKG	Röntgen
Mitral-segel-prolaps		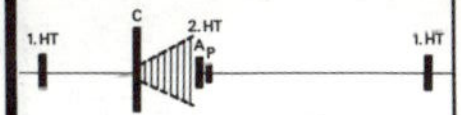	**Sehr verschiedenartig,** ein oder mehrere **mittsystolische Klicks,** oft anschließend Systolikum. Änderung mit Körperposition: Stehen Δ Verlagerung in frühe Systole, Hocke Δ Verlagerung in späte Systole	2.–5. ICR links, Herz-spitze	Meist normal, ventrikuläre, supra-ventrikuläre Extrasystolen, gelegentlich T-Negativierung II, III, aVF	Nur bei bedeutsamer Mitral-insuffizienz Veränderungen
Pulmonal-stenose	Evtl. systolisches Schwirren 1.–3. ICR links parasternal	**Leichtgradig** 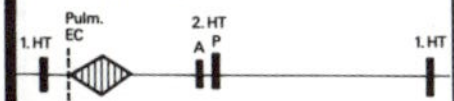 **Höhergradig** 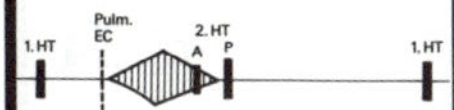	1. HT o.B., **vom 1. HT abgesetzt, spindelförmiges Systolikum,** pulmonaler Ejektions-klick Wenn höhergradig, Systolikum über A_2 herausreichend, Abstand A_2 P_2 größer	1.–3. ICR links para-sternal, Fortlei-tung nach links-lateral	Oft unauffällig, inkompletter Rechtsschenkel-block, Rechts-hypertrophie, höhergradig Rechtstyp, über-drehter Rechts-lage, P dextro-cardiale	Schon bei leichten Formen **Pulmonalbogen betont, höhergradig** re. Venrikel ↑, li., re. Pulmonal-arterie erweitert, Pulmonalbogen + + +, reduzierte periphere Lungengefäße
Pulmonal-insuffizienz		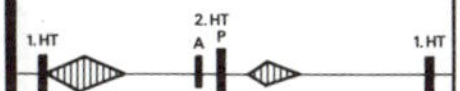	1. HT o.B., leises Früh-/Mitt-systolikum, gespaltener 2. HT, P_2 betont; davon abgesetzt früh-/mittdiastol. Geräusch. Je höher Stenose, desto näher Systolikum an P_2	3.–4. ICR links	Inkompletter Rechtsschenkel-block	Rechter Ventrikel ↑, Pulmonal-bogen ↑, pulmo-nale Hypertonie, Mitralstenose
Trikuspidal-stenose (meist begleitend zu anderen Vitien)	**Obere und untere Einflußstauung** (meist gleichzeitig Mitral-stenose), Bela-stungsdyspnoe, präsystolischer **Jugularvenenpuls**	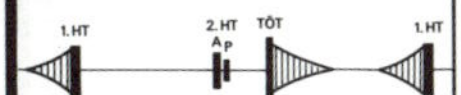	Präsystolisches Crescendo, 1. HT betont. TÖT mit anschließendem Decrescendo-diastolikum, bei Inspiration lauter	4.–5. ICR links	Oft Vorhof-flimmern, P dextrocardiale	Rechter Vorhof ↑

Trikuspidalinsuffizienz (meist begleitend zu anderen Vitien)	**Obere und untere Einflußstauung,** systol. **Leber-/Venenpulse,** Aszites, Rechtsherzinsuffizienz	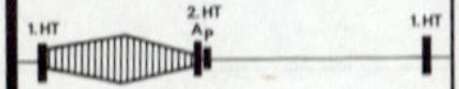	Hochfrequentes Holosystolikum, fehlt bei schweren Formen bzw. Rechtsherzinsuffizienz, bei Inspiration lauter	4.–5. ICR links, bei Dilatation re. Ventrikel bis Herzspitze	Entsprechend begleitendes Vitium, Vorhofflimmern	Rechter Ventrikel ↑, rechter Vorhof ↑, obere Hohlvene ↑, Vena azygos ↑
Vorhofseptumdefekt		**Kleinerer** Defekt 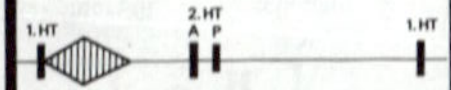 **Größerer** Defekt 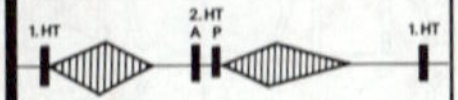	1. HT unauffällig, früh-/mittsyst. spindelförmiges Systolikum, **konstante Spaltung 2. HT.** Großer Defekt: früh-/mittdiast. spindelförmiges Diastolikum	2.–4. ICR links	Meist **inkompletter Rechtsschenkelblock** (kompl. Rechtsschenkelblock), evtl. P dextrokardiale, p-biatriale, Rechtshypertrophie, **Ostium-primum-Defekt: (überdrehter) Linkstyp. Ostium-secundum-Defekt: meist Steil-/Rechtstyp**	Rechter Ventrikel ↑, erweiterte periph. Lungengefäße, Durchleuchtung: „tanzende Hili"
Ventrikelseptumdefekt	Höhergradig: Zyanose, Uhrglasnägel, Trommelschlegelfinger	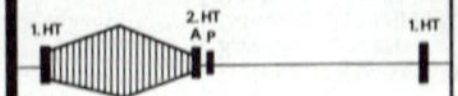	1. HT unauffällig, hochfreq. protosyst. Crescendo/Decrescendo. 2. HT nicht fix gespalten. (evtl. relative Mitralstenose)	3.–5. ICR li. parasternal	Linkshypertrophie, P sinistrocardiale	Bei mittelgradigem Defekt: Herzvergrößerung, re. Ventrikel ↑, li. Vorhof ↑, li. Ventrikel ↑, Durchleutung: „tanzende Hili"
Ductus arteriosus apertus (Botalli)	Diastolischer Blutdruck niedrig, Trommelschlegelfinger, Uhrglasnägel	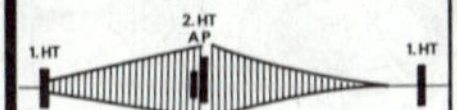	Mittel-/hochfrequentes Systolikum/Diastolikum **(Maschinengeräusch),** höhergradig: betonter P_2	1.–2. ICR li. parasternal, links-lateral	Linkshypertrophie, P sinistrocardiale, Vorhofflimmern; **pulmonale Hypertonie:** Rechtsbelastung, Rechtshypertrophie	Nur bei großem Shunt: li. Vorhof ↑, li. Ventrikel ↑, periph. Lungengefäße erweitert

3

Klappentyp	Kugelkäfigprothese	Käfigscheiben (Hubscheiben-)prothese	Kippscheibenprothese	Doppelflügelprothese	Bioprothese
	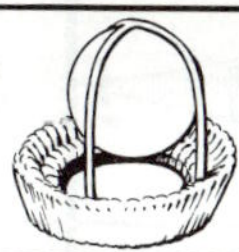	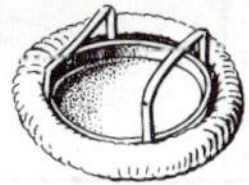	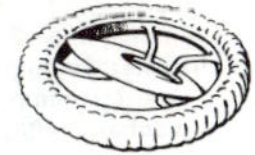	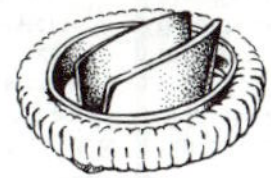	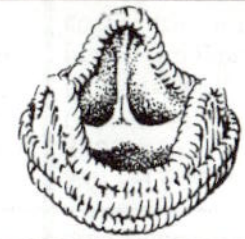
Abgebildetes Modell	Starr-Edwards	Kay-Shiley	Björk-Shiley	St.-Jude-Medical	Carpentier-Edwards
Verwandte Modelle	Harken, Cooley-Cutter, Smeloff-Cutter McGovern, Braunwald-Cutter, De Bakey	Cross-Jones, Hufnagel, Kay-Suzuki, Kay-Shiley, Starr-Edwards (Modell 6500) Beall, Harken, Cooley-Bloodwell-Cutter, Cooley-Cutter	Wada-Cutter, Lillehei-Kaster, Hall-Kaster Omniscience, Omnicarbon, Medtronic-Hall	Duromedics	Hancock, Ionescu-Shiley, Mitroflow, Liotta, Xenomedica, Angel-Shiley
Schema der Blutströmung	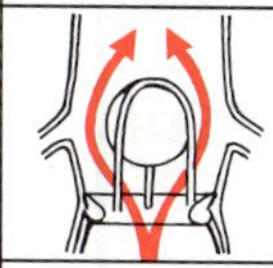	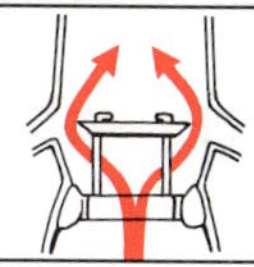	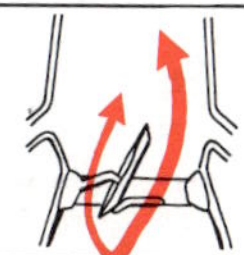	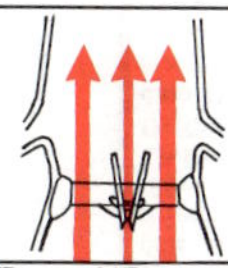	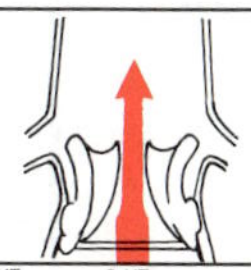
Mitralposition (Mitralposition) Aus-kultation	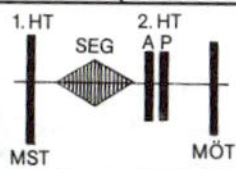 2. HT-MÖT-Intervall 0,07-0,11 (bis 0,15) s MÖT lauter als MST 2-3/6 syst. Austreibungsgeräusch Kein diast. Geräusch	Kugelklappe („Kugel im Käfig"), Hubscheibenklappe („Scheibe im Käfig") auskultatorisch gleich	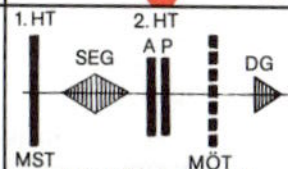 2. HT-MÖT-Intervall 0,05-0,09 s MÖT sehr hörbar 2/6 syst. Austreibungsgeräusch üblich 1-2/6 diast. Durchflußger. „Rumpeln" nicht selten	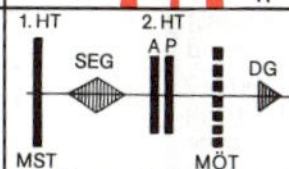 MÖT nur selten hörbar (0,09 ± 0,02 s nach 2. HT) 2/6 syst. Austreibungsgeräusch häufig Leises diastolisches Durchflußgeräusch möglich	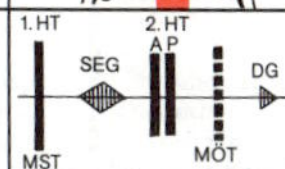 2. HT-MÖT-Intervall 0,10 s MÖT hörbar in 50 % der Patienten 1-2/6 apikales Austreibungsgeräusch in 50 % Diastolisches Rumpeln in 50 bis 70 %
Echo Δ p mean (mm Hg) tp/2 (ms) MÖF (cm²)	3–10 80–170 2,8–1,3		2–5 60–120 3,7–1,8	2–4 50–110 4,4–2,0	3–8 70–150 3,1–1,5

Aortenposition										
Aorten-position	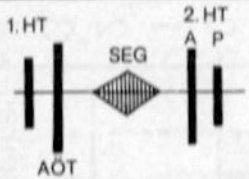	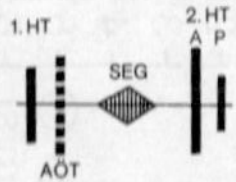			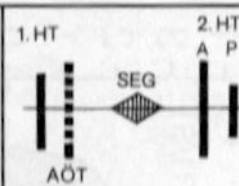			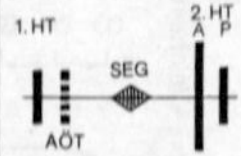		
Aus-kultation	AÖT ca. 0,07 s nach 1. HT Öffnungston lauter als Schlußton (2. HT_A) Rauhes 2/6 syst. Austreibungsgeräusch Kein diastolisches Geräusch	AÖT ca. 0,04 s nach 1 HT AÖT selten hörbar AST immer hörbar (2. HT_A) 2/6 syst. Austreibungsger. Gelegentlich Diastolikum			AÖT leise, nicht metallisch AST laut, metallisch-hell (2. HT_A) Gewöhnlich leises syst. Austreibungsgeräusch			AÖT selten 0,03–0,08 s nach 1. HT hörbar AST betont, nicht metallisch (2. HT_A) Meistens 2/6 Austreibungsgeräusch Kein Diastolikum		
Echo										
Vmax (m/s)	2,0–4,0	1,0–3,0			1,0–2,8			1,5–3,5		
Δpmax (mm Hg)	15–60	5–40			5–30			10–50		
AÖF (cm²)	0,8–1,6	1,0–2,6			1,2–4,1			1,0–2,0		
Klappengröße (mm)		**21**	**25**	**27**	**21**	**25**	**27**	**21**	**25**	**27**
Δpmean (mm Hg)		19	7	6	4	2	0	34	19	10
AÖF (cm²)		1,5	2,4	2,6	2,1	3,2	4,1	1,1	1,5	2,0

Abkürzungen:
1. HT 1. Herzton
2. HT 2. Herzton — 2. HT_A Aortenschließungston; 2. HT_P Pulmonalanteil des 2. HT

AÖT Aortenöffnungston
AST Aortenschließungston
MÖT Mitralöffnungston
MST Mitralschließungston
SEG Systolisches Ejektionsgeräusch
DG Diastolisches Geräusch

Δ Druckgradient an Klappe
tp/2 Druckhalbwertszeit
MÖF Mitralöffnungsfläche
AÖF Aortenöffnungsfläche

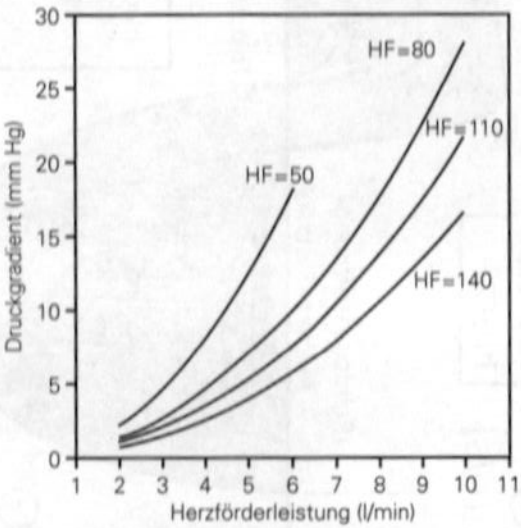

Druckgradient bei einer Aortenklappenprothese von 1,5 cm² in Abhängigkeit von Herzfrequenz (HF) und Herzförderleistung (CO)

Echomaße für jeweils abgebildete Klappe [modifiziert nach Bubenheimer P. (1990) Herz und Gefäße 10:2 und Harrison EC, et al. (1988) Ann Emerg Med 17:194]

Systolische und diastolische Flußgeschwindigkeiten des gesunden und kranken Herzens

*[Modifiziert nach Bubenheimer P, Kneissl GD (1990) Dopplerechokardiographie – edition medizin, Weinheim]

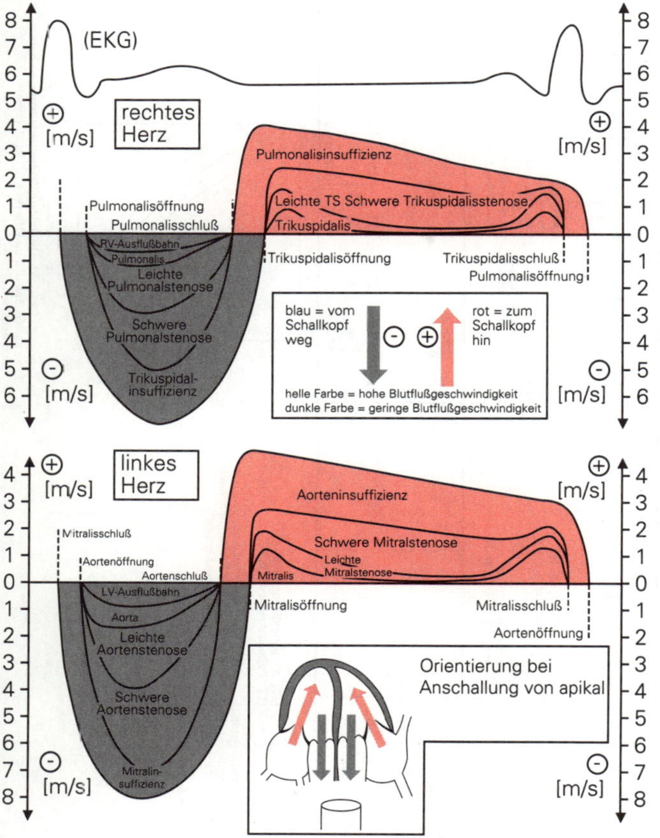

Risiko für Endokarditis:

Mäßig	Die meisten kongenitalen Vitien, z. B. Ventrikelseptumdefekt, Aortenstenose, Pulmonalstenose, offener Ductus arteriosus Botalli, Fallot-Tetralogie, systemisch-pulmonale Shunts Alle erworbenen rheumatischen und nichtrheumatischen Herzfehler, z. B. Mitralstenose, Mitralinsuffizienz, Aortenstenose, Aorteninsuffizienz Hypertrophische Kardiomyopathie mit Obstruktion
Hoch	Patienten mit Klappenprothese, Status nach bakterieller Endokarditis
Sehr gering, keine Prophylaxe empfohlen	Vorhofseptumdefekt vom Sekundumtyp Mitralsegelprolaps ohne Mitralinsuffizienz Status nach Bypass-Operation, nach Ligatur offener Ductus Botalli, nach Schrittmacher

Dosierungsschema für Erwachsene [nach den Empfehlungen der Deutschen Gesellschaft für Herz- und Kreislaufforschung (1987) Z Kardiol 76:451]

Eingriffsort	**Mäßiges Risiko** Einzeldosis 1 Std. vor Eingriff (oral)	**Hohes Risiko** Einzeldosis + 1 zusätzliche Dosis (intravenös)
a) Oropharynx: alle zahnärztlichen Eingriffe, die mit Zahnfleischbluten einhergehen, z. B. Zahnsteinentfernung und Zahnextraktion, ferner Operationen oder Instrumentation der oberen Luftwege, z. B. Bronchoskopie	Penizillin V 2 Mill. Einh. p.o. **Bei Penizillinallergie:** Clindamycin, 600 mg p.o.	Penizillin G 2 Mill. Einh. i.v. + Gentamicin 80 mg i.v. **Bei Penizillinallergie:** Vancomycin, 1 g i.v.
b) Verdauungs- und Urogenitaltrakt: z. B. Blasenspiegelung, Blasenkatheterisierung, Gastroskopie mit Biopsie, Rektoskopie mit Biopsie, Kolonoskopie, Darmoperationen, Entbindung	Amoxicillin, 2–3 g p.o **Bei Penizillinallergie:** Ofloxacin, 400 mg p.o.	Ampicillin, 2 g i.v. + Gentamicin 80 mg i.v. **Bei Penizillinallergie:** Vancomycin, 1 g i.v.

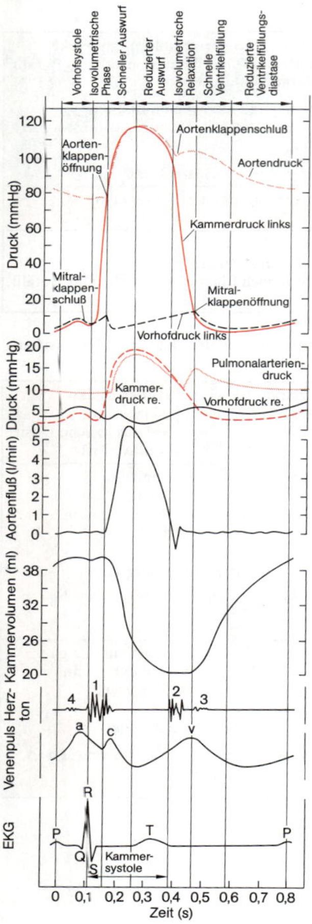

Berechnungen:

① CO (**cardiac output,** Herzminutenvolumen) = SV · Freq. (Schlagvolumen · Herzfrequenz)

② CI (**cardiac index,** kardialer Index) = $\frac{\text{CO}}{\text{KOF}}$ $\left(\frac{\text{cardiac output}}{\text{Körperoberfläche}}\right)$

③ SV (stroke volume, **Schlagvolumen**) = $EDV_{LV}-ESV_{LV}$ (enddiastolisches Volumen minus endsystolisches Volumen), jeweils linker Ventrikel

④ SVI (**stroke volume index,** Schlagvolumenindex) = $\frac{\text{SV}}{\text{KOF}}$ $\left(\frac{\text{Schlagvolumen}}{\text{Körperoberfläche}}\right)$

⑤ EF (**ejection fraction,** Austreibungsfraktion) = $\frac{EDV_{LV}-ESV_{LV}}{EDV_{LV}} = \frac{SV}{EDV_{LV}}$

⑥ $\overline{AP}$ (**Arterieller Mitteldruck**) = $\frac{\text{syst. Druck} + 2 \cdot \text{diast. Druck}}{3}$ bzw.
(diast. Druck plus 1/3 Druckamplitude)
(diast. Druck + $\frac{\text{syst.–diast.}}{3}$)

⑦ RCWI = $CI \cdot PAP_m \cdot 0{,}0136$

⑧ LCWI = $CI \cdot MAP \cdot 0{,}0136$

⑨ RVSWI = $\frac{CI \cdot PAP_m \cdot 13{,}6}{HF}$

⑩ LVSWI = $\frac{CI \cdot MAP \cdot 13{,}6}{HF}$

⑪ SVR (**Peripherer Gesamtwiderstand**):
$\frac{\overline{AP} - CVP \text{ (oder RAP)}}{CO} \cdot 80$
$\left[\frac{\text{Arterieller Mitteldruck – zentraler Venendruck (oder Mitteldruck re. Vorhof)}}{\text{Herzminutenvolumen}} \cdot 80\right]$

⑫ PVR (**Pulmonaler Gefäßwiderstand**):
$\frac{\overline{PA} - PCP}{CO} \cdot 80$
$\left[\frac{\text{Pulmonalarterienmitteldruck – Pulmonalkapillardruck}}{\text{Herzminutenvolumen}} \cdot 80\right]$

[Nach Berne RM, Levy MN (1977) Cardiovascular physiology. Mosby, St Louis]

Abkürzung:	Parameter englisch	Parameter deutsch	Einheit	Normwerte[a]
Kardiale Volumina				
CO	Cardiac output ①	Herzminutenvolumen (HMV)	l/min	5–6
CI	Cardiac index ②	Kardialer Index	l/min/m²	2,6–4,2
SV	Stroke volume ③	Schlagvolumen	ml/beat	60–70
SVI (SI)	Stroke volume index ④ (stroke index)	Schlagvolumenindex	ml/beat/m²	30–65
EDV	Enddiastolic volume	Enddiastolisches Volumen	ml	–
EDVI	Enddiastolic volume index	Enddiast. Volumenindex	ml/m²	50–90
ESV	Endsystolic volume	Endsystolisches Volumen	ml	–
ESVI	Endsystolic volume index	Endsyst. Volumenindex	ml/m²	9–32
EF	Ejection fraction ⑤	Austreibungsfraktion	%	60–75
Kardiale Drücke				
CVP	Central venous pressure	Zentraler Venendruck (ZVD)	cm H_2O	5–12
$\overline{RA}$ (RAP_m)	Right atrial	**Rechter Vorhof**		
	pressure, mean	Mitteldruck	mm Hg	2–8
	a-wave	a-Welle	mm Hg	2–10
	v-wave	v-Welle	mm Hg	2–10
RVP_s	Right ventricular pressure,	**Rechter Ventrikel**		
	systolic	Systolisch	mm Hg	15–30
RVEDP	Right ventricular enddiastolic pressure	Enddiastolisch	mm Hg	2–8
$\overline{PA}$ (PAP_m)	Pulmonary artery	**Pulmonalarterie**		
	Pressure, mean	Mitteldruck	mm Hg	9–18
PAP_s	Systolic	Systolisch	mm Hg	15–30
PAP_{ED}	Enddiastolic	Enddiastolisch	mm Hg	4–12
PCP (PCWP)	Pulmonary capillary	**Pulmonalkapillardruck**		
	(wedge) pressure	Mitteldruck	mm Hg	5–12
$\overline{LA}$ (LAP_m)	Left atrial	**Linker Vorhof**		
	pressure, mean	Mitteldruck	mm Hg	2–12
	a-wave	a-Welle	mm Hg	3–15
	v-wave	v-Welle	mm Hg	3–15
LVP_s	Left ventricular pressure,	**Linker Ventrikel**		
	systolic	Systolisch	mm Hg	100–140
LVEDP	Left ventricular enddiastolic pressure	Enddiastolisch	mm Hg	3–12
$\overline{AP}$ ($\overline{SA}$)	Mean (systemic) arterial	**Aorta**		
(SAP) (MAP)	pressure ⑥	Arterieller Mitteldruck	mm Hg	70–105
SAP_s	Systemic arterial pressure	System. arterieller Druck		
	Systolic	Systolisch	mm Hg	100–140
SAP_d	Diastolic	Diastolisch	mm Hg	60–90
Herzarbeitsindizes				
RCWI	Right cardiac work index ⑦	Rechtsherzarbeitsindex	kg·m/min/m² KOF	0,6
LCWI	Left cardiac work index ⑧	Linksherzarbeitsindex	kg·m/min/m² KOF	3,8
RVSWI	Right ventricular stroke work index ⑨	Rechtsventrikulärer Schlagarbeitsindex	g·m/m² KOF	8–12
LVSWI	Left ventricular stroke work index ⑩	Linksventrikulärer Schlagarbeitsindex	g·m/m² KOF	51–61
Widerstände				
SVR	Systemic vascular ⑪ resistance	Peripherer Gefäßwiderstand (in den Gefäßen)	dyn·s·cm^{-5}	700–1600
PVR	Pulmonary vascular resistance ⑫	Pulmonaler Gefäßwiderstand *auch Angabe in **Wood-Einheiten** (1 Wood-Einheit ≈ 80 dyn·s·cm^{-5})	dyn·s·cm^{-5}	100–230*

[a] [Nach Grossman W (ed) (1980) Cardiac catherization and angiography. Lea & Febiger, Philadelphia]

Swan-Ganz-Ballonkatheter

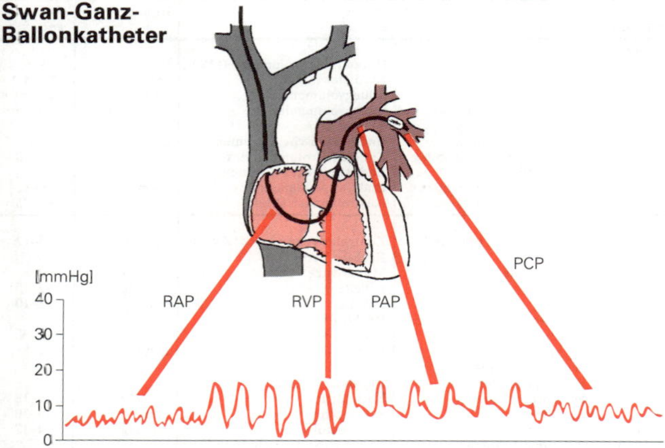

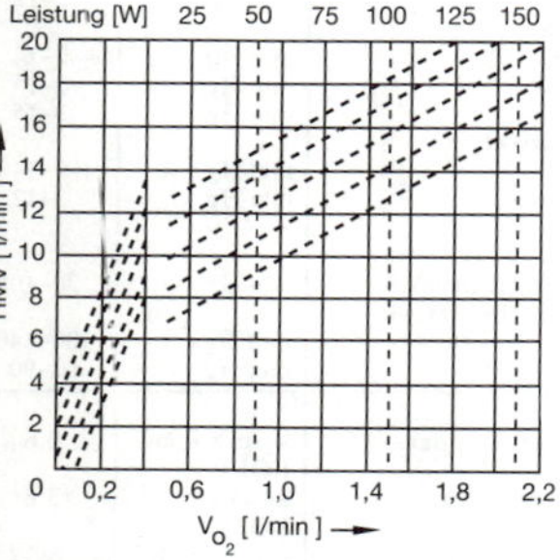

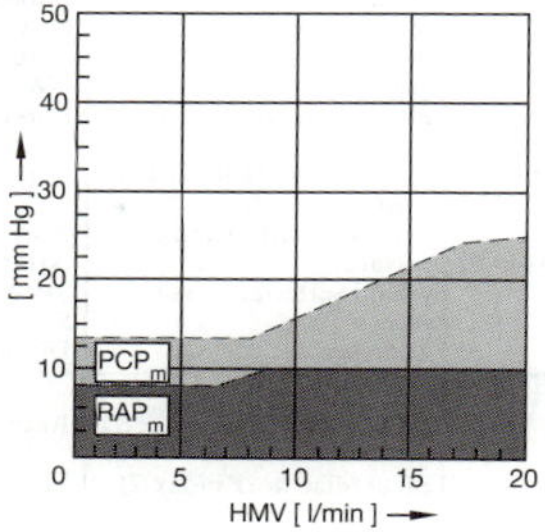

Herzminutenvolumen (HMV) bzw. Sauerstoffaufnahme (V_{O_2}) in bezug zur Leistung (in Watt); Fahrradergometer im Liegen

Mittlerer Pulmonalkapillardruck (PCP_m) und Mitteldruck rechter Vorhof (RAP_m) in bezug zum Herzminutenvolumen (HMV); Ruhe und Belastung (Fahrradergometer im Liegen)

Oberer Grenzwert Normalbefund PCP_m

Oberer Grenzwert Normalbefund RAP_m

[Werte jeweils modifiziert nach Ekelund LD, Holmgren A (1967) Central hemodynamics during exercise Circ Res 20/21:1; zitiert nach Görnandt L (1989) Rechtsherzeinschwemmkatheteruntersuchung. In: Roskamm H, Reindell H (Hrsg) Herzkrankheiten. Springer, Berlin, 1989 S. 322–328]

Formen[a]	**Dilatativ**	**Hypertroph**	**Restriktiv**
	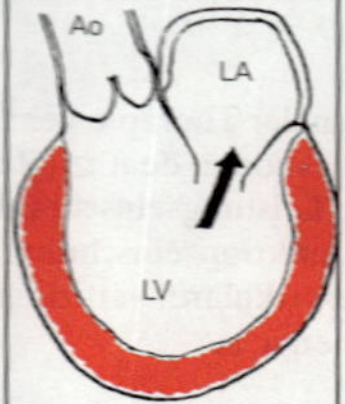	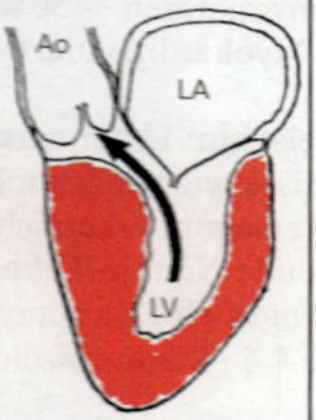	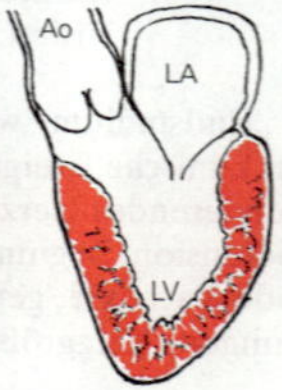
Hypertrophie	Exzentrisch	Konzentrisch, meist asymmetrisch	Konzentrisch, meist symmetrisch
systolische Pumpinsuffizienz	+++	–	+
Ejektionsfraktion (EF)	↓↓↓	n – ↑	n – ↓
Diastolische Stauungsinsuffizienz	+	++	++
Füllungsdruck (PCP)	↑	↑↑	↑↑
Echokriterien			
LV_{ED} (vgl. S. 15)	↑↑↑	n – (↓)	(n) – ↓
VF	↓↓(↓)	n – ↑	↓(↓)
Wanddicken			
– Septum	n – ↓	↑↑↑	↑(↑)
– Hinterwand	n – ↓	n – ↑	↑(↑)
Echoabkürzungen und Normmaße s. S. 14, 15		– **Asymmetrisch** (exzentrisch) ~ 90 % Meist basales Septum ↑↑; Septum-Hinterwand-Quotient > 1,5[b] mit/ohne Obstruktion[c] – **Symmetrisch** ~ 5 %	
LA	n (rel. MI, Mitralinsuffizienz) ↑	↑↑	↑↑
RV	↑ (fortgeschrittenes Stadium	n	n
Mitralklappe	Septum-E-Punkt Abstand ↑↑ Oft rel. MI durch Dehnung Mitralklappe	**SAM** (systolic anterior movement): Zeichen für Obstruktion EF-slope abgeflacht	EF-slope steil
Aortenklappe	Reduzierte, zeitlich verzögerte Öffnung	Mesosystolische Inzisur Muskuläre Stenose bei Obstruktion	

[a]Einteilung nach: Report of the WHO/ISFC task force on definition and classification of cardiomyopathies. Br. Heart J 44:672, 1980 und Circulation 64:437A, 1981
[b]Auch idiopathische hypertrophe Subaortenstenose (**IHSS**).
[c]Hypertrophe obstruktive Kardiomyopathie **HOCM**).

Indikation: „Endstadien" bei Herzerkrankungen (Häufigkeit derzeit Kardiomyopathien ~ 50 %, koronare Herzerkrankung ~ 40 %; Vitien, Myokarditis u.a.)

Auf „Endstadium" weist hin: Unter maximaler Therapie gehäuft und progredient klinische Ereignisse wie wiederholt „sudden death" (Reanimation), rezidivierendes Herzversagen, erhebliche Leistungseinschränkung, chronische Hypotension, beginnende Nieren-/Leberfunktionseinschränkung, zunehmende Kachexie, geringes HMV, supraventrikuläre, ventrikuläre Rhythmusstörungen, Herzgröße ↑ ↑, Stauungszeichen u. a.

Kontraindikationen (vgl. Organspende S. 74)
[Nach Copeland JG, et al. (1987) Selection of patients for cardiac transplantation. Circulation 75:1]

- **Alter**
  > 55–65 J., Indikation zunehmend erweitert
  (auch junge Patienten), abhängig vom „physiologischen" Alter
- **Schwere pulmonale Hypertonie**
  ($PA_s > 65–70$ mm Hg, PCP > 40 mm Hg),
  pulmonaler Gefäßwiderstand (PVR) > 6 (Trend bis > 8) Wood-Einheiten
  (~ 500 $dyn \cdot s \cdot cm^{-5}$);
  wichtig, ob PVR reversibel
- **Irreversibler Leber-, Nierenschaden**
- **Aktive systemische Infektion**
- **Systemerkrankung**
  (Trend: weniger streng)
- **Anamnese mit Verhaltensstörungen, psychiatrische Erkrankungen**
  (Trend: weniger streng, Compliance!)
- **Lungeninfarkte, unklare Lungenprozesse**
  (meist nur noch zeitweilige KI)
- **Insulinpflichtiger Diabetes**
  (keine KI mehr)
- **Periphere arterielle Verschlußkrankheit, zerebrovaskuläre Erkrankung**
  Nur relative KI (z. B. chirurgisch zu korrigieren?)
- **Peptisches Magen-, Duodenalulkus**
  (Nur zeitweilige KI)
- **Fehlender psychosozialer Rückhalt**
  (Trend: weniger streng, Compliance!)

KI = Kontraindikation

Reizleitungssystem des Herzens

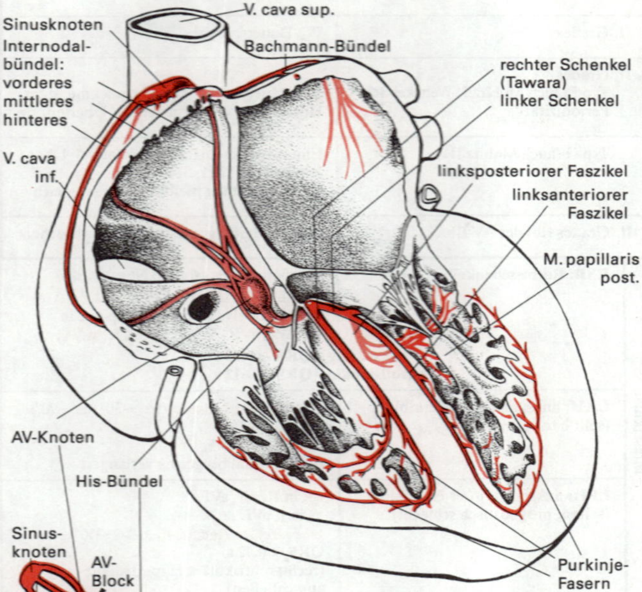

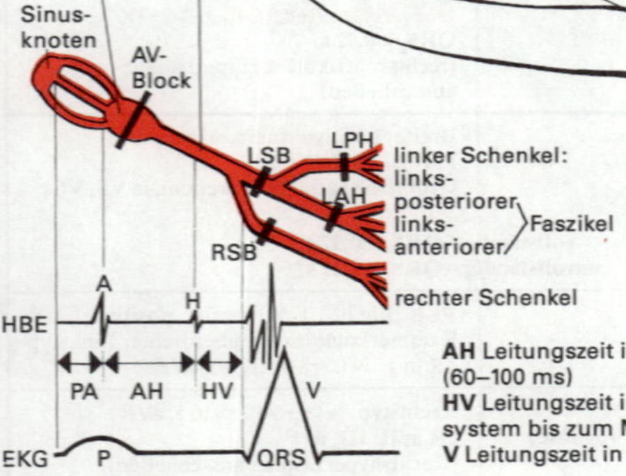

HBE His-Bündel-Elektrokardiogramm (Normalwerte)

PA Zeit, welche der Erregung in den Vorhofbezirken in der Nähe des AV-Knotens entspricht (25–50 ms)

AH Leitungszeit im AV-Knoten (60–100 ms)

HV Leitungszeit im infranodalen Leitungssystem bis zum Myokard (30–50 ms)

V Leitungszeit in den Kammern

	Blockbilder im EKG	Diagnostische Kriterien
	AV-Block = atrioventrikulärer Block	
	I. Grades	PQ-Dauer > 0,20 s
	II. Grades Typ I (auch Mobitz I, Wenckebach-Periodizität)	PQ-Dauer verlängert sich zunehmend bis Höchstwert, dann Ausfall AV-Überleitung
	Typ II (auch Mobitz II)	Einmaliger/mehrfacher Ausfall AV-Überleitung (z. B. 2 : 1, 3 : 1 usw.) Bei Überleitung bleibt PQ-Dauer gleich
	III. Grades (totaler AV-Block)	AV-Überleitung vollständig unterbrochen
bifaszikulär	**RSB:** Rechtsschenkelblock	Verspätung der größten Negativitätsbewegung (> 0,03 s) in V1 (V2) Breite positive Kammerkomplexe in III, aVF, aVR, V1, V2 (R < R' in V1)
bifaszikulär	**vollständig – QRS ≥ 0,12 s** **unvollständig – QRS < 0,12 s**	
bifaszikulär	**LAH:** linksanteriorer Hemiblock (sehr häufig)	Überdrehter Linkstyp (α −30° bis −90°) qR in I, aVL rS in II, III, aVF, V6 QRS normal bis gering verlängert
bifaszikulär	**LPH:** linksposteriorer Hemiblock (selten, prognostisch schlecht)	qR in II, III, aVF rS in I, aVL Überdrehter Rechtstyp, α > +110° QRS < 0,12 s (rechtsventrikuläre Hypertrophie ausschließen)
unifaszikulär	**LSB:** Linksschenkelblock	Breite, positive Kammerkomplexe I, aVL, V5, V6 Größte Negativitätsbewegung in V5, V6 > 0,055 s
unifaszikulär	**vollständig – QRS ≥ 0,12 s** **unvollständig – QRS < 0,12 s**	
unifaszikulär	**LAH + RSB** (relativ häufig)	RSB-Bild in V1, V2: breite, positive Kammerkomplexe + überdrehter Linkstyp qR in I, aVL, rS in II, III, aVF
unifaszikulär	**LPH + RSB** (sehr selten, schlechte Prognose)	Rechtstyp, α > +90°, rS in I, aVR, qR in II, III, aVF (Rechtshypertrophie ausschließen)

Lown-Klassen

Lown-Klasse	Definition
0	Keine ventrikulären Extrasystolen (VES)
1 a	Gelegentliche VES (< 1/min, < 30/h)
1 b	Gelegentliche VES (> 1/min, < 30/h)
2	Häufige VES (> 30/h)
3	Multiforme (oder polytope) VES (Einige Autoren bezeichnen einen Bigeminus als 3 b)
4	Repetitive VES
4 a	Paarweise VES (Couplets)
4 b	Salven von VES (3 und mehr aufeinanderfolgende VES) (auch Kammertachykardie, -flimmern, in Original-Lown-Klassifikation nicht enthalten)
5	Früh einfallendes VES (VES stößt an/unterbricht T-Welle des vorherigen, normalen Kammerkomplexes)

WHO-Klassifikation der Kalziumantagonisten

[Nach Vanhoutte PM (1987) Am J Cardiol 59:3A–8A]

Klasse		Typ		Substanzen
A	selektive Blockade langsamer Ca-Kanäle	I	Verapamil u. Derivate	**Verapamil,** Gallopamil, Tiapamil
		II	Dihydropyridine	**Nifedipin,** Nitrendipin, Nicardipin, Nimodipin, Nisoldipin, Felodipin, Isradipin, Amlodipin
		III	Diltiazem	**Diltiazem**
B	keine selektive Blockade langsamer Ca-Kanäle	IV	Diphenylpiperazin	Flunarizin, Cinnarizin
		V	Prenylaminderivate	Prenylamin, Fendilin
		VI	andere	Perhexilin, Caroverin u. a.

Klassifizierung der Antiarrhythmika nach Vaugham-Williams

[Vaugham-Williams E M (1975) Pharmacol Ther B 1:115]

Klasse	Hauptsächlicher Wirkungsort: Sinusknoten	Vorhof	AV-Knoten	His-Purkinje/Kammern	EKG-Veränderungen: PQ-Zeit	QRS-Dauer	QT-Zeit	Extrakardiale Nebenwirkungen
I **„Membranstabilisierer" (auch „Lokalanästhetika", „Antifibrillanzien"): direkter Membraneffekt mit spezifischer Hemmwirkung auf den raschen Natriumeinstrom („fast response"), dadurch Verminderung der maximalen Anstiegsgeschwindigkeit des AP (Aktionspotentials), daneben auch in unterschiedlicher Form Beeinflussung des Kaliumausstroms in Repolarisation; nach letzterem Punkt Unterteilung in**	↓ Verlangsamung ↑ geleg. auch Frequenzsteigerung							
IA: Verlängerung des Aktionspotentials **– Chinidin**	↓/↑	↓	=↑	↓↓	=	↑	↑↑	Gastrointest. Beschwerden, Ohrensausen, Synkopen, Blutbildschädigungen
– Procainamid	↓	=↓	↓	↓/↓↓	=	↑	↑	Durchfälle, Erbrechen, Psychosen, Leukopenie, hämolyt. Anämie
– Disopyramid	↓/↑	↓	=/↑↓	(=)/↓(↓)	=	↑	↑↑	Mundtrockenheit, gastrointest. Beschwerden, Sedierung, Cholestase, Miktionsstörungen
– Ajmalin	↓/=	↓	↓/=	↓/↓↓	=/↑	↑	↑	Übelkeit, Kopfschmerzen Appetitlosigkeit, Cholestase, Leberschädigung
IB: Verkürzung des Aktionspotentials **– Lidocain**	=	=	=	=/↓	=	=	=/↓	Benommenheit, Schwindel, zentralnervöse Symptome
– Mexiletin	=		=	=/↓	=	=	=	Zentralnervöse Beschwerden, Hypotension, gastrointest. Beschwerden, Tremor, Doppelsehen
– Diphenylhydantoin	=↓	=	=↑	=↓(↑)	=	=	↓↓	Gingivahyperplasie, Nystagmus, Ataxie, Lymphadenopathie
– Tocainid	=		=	(↓)	=	=	=/↓	ZNS-Störungen: Tremor, Benommenheit, Halluzinationen, Übelkeit, Agranulozytose, Lupus erythematodes

IC: **Keine signif. Wirkung auf die Aktionspotentialdauer** – **Flecainid**	=/↑	↓	↓	↓	↑	↑↑	↑	Doppelsehen, Schwindel, Kopfschmerz, Alkoholtoleranz ↓
– **Propafenon**	↓	↓	=/↓↓	↓/↓↓	↑	↑	↑	Mundtrockenheit, salziger Geschmack, Kopfschmerzen, gastrointest. Beschwerden, Orthostase
– **Lorcainid**	=/↓	↓	=/(↓)	=/(↓)	=/↑	↑	↑	Schwindel, Parästhesie, Übelkeit, Alpträume, Tremor, Erbrechen
– **Aprindin**	=↓	↓	↓(↓)	↓/↓↓	↑	↑↑	↑	Tremor, Doppelsehen, Psychosen, Leberschädigung, Agranulozytose
II **Betablocker – Blockierung der Katecholaminwirkung auf Reizbildung und Erregungsleitung, daneben z. T. unspezifische Membranwirkung** – z. B. **Propranolol** (weitere Betablocker s. S. 86)	↓	=/↓	↓↓	=	=/↑	=	↓	Schwindel, Nausea, Diarrhö
III **Aktionspotential- und Refraktärphasenverlängerer Ruhepotential und Phase 0 des AP bleiben unbeeinflußt** – **Amiodaron**	↓	(↓)	↓↓	↓	↑	↑	↑↑	Hyper-, Hypothyreose, Korneaablagerungen, Photosensibilität, Lungenfibrose
– **Sotalol** (Betablocker)	↓	(↓)	↓↓	(↓)	=	=	↑	Nausea, Diarrhö, Schwindel, Durchblutungsstörungen, Alpträume, Hypotonie
IV **Kalziumantagonisten – spezifische Hemmwirkung auf langsamen (Natrium-) Kalziumeinstrom in die Myokardzelle** – **Verapamil**	↓/↑	↓/=	↓↓	=	=/↑	=	=	Hypotonie, gastrointestinale Beschwerden
– **Diltiazem**	=/↓	=	↓↓	=	↑	=	=	Übelkeit, Müdigkeit, Schwindel
– **Gallopamil**	↓/↑		↓↓	=	↑	=	=	Schwindel, gastrointestinale Beschwerden

Bretylium (in D nicht auf dem Markt), Gruppe III (II): präsynaptischer Betablocker (Verhinderung der Noradrenalinfreisetzung)

Substanz Präparatenamen	**ISA**	**Kardio-selek-tivität** β_1	**MSA**	**H: hydrophil L: lipophil**	**HWZ (h)***
Acebutolol	+	+	+	(L)	3–4 7–13
Alprenolol	++	–	+	L	2–3
Atenolol	–	+	–	H	6–9
Betaxolol	–	+	(+)	L	16–22
Bisoprolol	–	+	–	L/H	10–12
Bopindolol	+	–	(+)	L	8
Bunitrolol	+	–	–	(L)	5–6 2–3
Bupranolol	–	–	+	L	1–3
Carazolol	–	–	(–)	(L)	1–2
Carteolol	+	–	–	H	5–7
Carvedilol[a]	–		+	(L)	7
Celiprolol	+	+	–		4–5
Esmolol[b]	–	+	–	H	9
Labetalol[a]	–	–	+	(L)	3–4
Mepindolol	+	–	(+)	(L)	4–6
Metipranolol	–	–(+)	–	(L)	2–5
Metoprolol	–	+	–	(L)	3–4
Nadolol	–	–	–	H	14–25
Oxprenolol	++	–	(+)	(L)	2–3
Penbutolol	+	–	(+)	L	4–5 1–3 20
Pindolol	++(+)	–	(–)	(L)	3–4
Practolol	++	+	–	H	6–8
Propanolol	–	–	+(+)	L	3–6
Sotalol[c]	–	–	–	H	10–15 5–12
Talinolol	–	+		H	17
Timolol	–/(+)	–	–	(L)	3–4

ISA intrinsische sympathomimetische Aktivität
MSA membranstabilisierende Aktivität
*Unterschiedliche Angaben in Literaur.
[a] Gleichzeitig α_1-Blockade.
[b] Nur i.v.
[c] Zusätzlicher antiarrhythmischer Effekt.

Stets angegeben			Evtl. Zusatzangaben	
1	2	3	4	5
Ort der Stimulation	Ort der Impulswahrnehmung (wo sensierend?)	Stimulationsart (wie gesteuert?)	Programmierbare Funktionen	Besondere Tachyarrhythmiefunktionen
V (ventricle) (re.) Kammer	**V** (re.) Kammer	**T** (triggered) Getriggert	**P** Programmierbar (Frequenz- und/oder Stimulationsleistung)	**B** (bursts) Salven
A (atrium) (re.) Vorhof	**A** (re.) Vorhof	**I** (inhibited) Inhibiert	**M** Multiprogrammierbar (mehr als 3 Funktionen)	**N** (normal rate competition) Kompetitive Stimulation mit Normalfrequenz
D (double) (re.) Vorhof + Kammer	**D** (re.) Vorhof + Kammer	**D** Vorhof getriggert und Ventrikel inhibiert	**C** (communicating) Möglichkeit nichtinvasiver Unterbrechung	**S** (scanning) Abtastfunktion
	O (none) Diese Funktion nicht vorhanden	**O** Diese Funktion nicht vorhanden	**O** Diese Funktion nicht vorhanden	**E** (external) Externe Steuerung
S (single chamber) Nur eine Kammer, spezielle Herstellerangabe	**S** (single chamber) Nur eine Kammer, spezielle Herstellerangabe	**R** (reverse) Funktionsumkehrung (Stimulation reagiert eher auf Tachyarrhythmie als auf Bradyarrhythmie)	**Identifikationskode**	

[Intersociety Commission for Heart Disease, nach Parsonnet V et al. (1981) A revised code for pacemaker identification. Circulation 64:60 A]

PM-Kontrolluntersuchungen

- **EKG**
  Eigenrhythmus, PM-Rhythmus, PM-Impuls partiell/total effektiv (Stimulationsverlust), PM-Periodendauer konstant (wenn nicht → Sensingdefekt) Frequenzabfall, Frequenzschwankungen (**Batterieerschöpfung**) Parasystolie, Extrasystolie (→ zu hohe Eigenfrequenz bei fixfrequentem Schrittmacher, medikamentöse Korrektur notwendig?)
  (beachte: Hysterese: festgesetzte Verlängerung des Basisintervalls nach einer spontanen Herzaktion)
- **Evtl. Röntgen** bei Verdacht auf Dysfunktion: Batterielage, Elektrodenverlauf, Kontinuität, Bruch, Knick, Dislokation, Adapterdiskonnektion, Myokardpenetration, transseptale Penetration
- Wenn Eigenfrequenz über PM-Frequenz:
  - Karotisdruckversuch, β-Blocker (cave: Nebenwirkungen)
  - **Magnet-EKG:** Umschaltung von Demand auf fixfrequente Arbeitsweise (cave: gelegentlich Kammerflimmern → Defibrillator)
  - **Funktionsanalysen** (spezielle Überwachungsgeräte):
    a) Impulsintervall (= Stimulationsintervall, = Periodendauer, = Impulsabstand) = zeitlicher Abstand zwischen 2 PM-Impulsen in ms
    (Zunahme = Frequenzabfall → **Batterieerschöpfung**)
    b) Konstanz des Impulsintervalls (Inkonstanz → **Batterieerschöpfung**)
    c) Impulsdauer (= Impulsbreite, meist 0,3–1,5 ms, Verlängerung → **Batterieerschöpfung**)
- **Spezialuntersuchungen:** Stimulationsschwelle, Sensingschwelle, Impulsamplitude, Impulsform (Oszillogramm), antegrade, retrograde Leitung, atrioventrikulärer, ventrikuloatrialer „Crosstalk", Störsignalbeantwortung)
- Evtl. Belastungstest
- Evtl. Langzeit-EKG

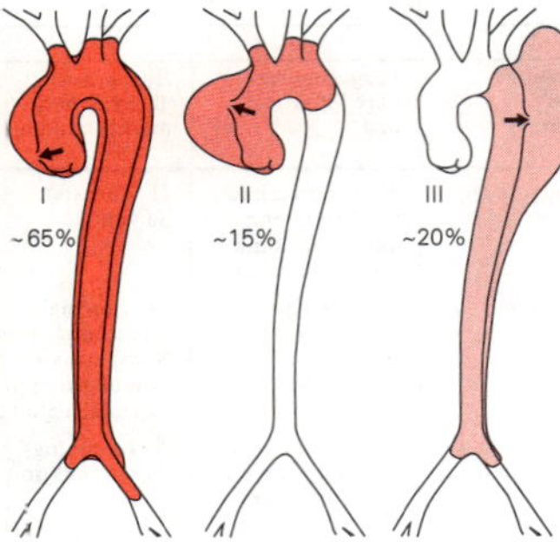

Klassifikation der Dissektion der Aorta nach De Bakey

Typ I: Die Dissektion umfaßt die Aorta ascendens, den Aortenbogen und dehnt sich nach distal unterschiedlich weit aus.
Typ II: Die Dissektion ist auf die Aorta ascendens begrenzt.
Typ III: Die Dissektion entspringt entweder im Bereich oder distal der linken Arteria subclavia und dehnt sich unterschiedlich weit nach distal aus.

Die Pfeile weisen auf die Stelle des Intimaeinrisses, % Häufigkeit.

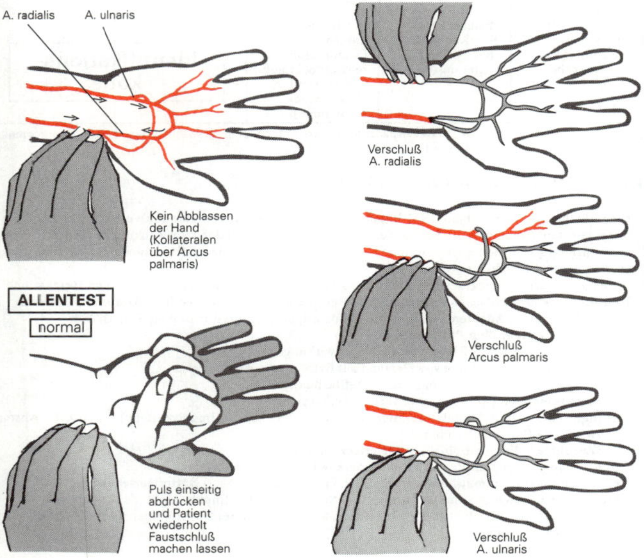

Einteilung der peripheren arteriellen Verschlußkrankheit (PAVK) nach Fontaine

Stadium	Einteilungskriterium	Untergruppen nach Gehstrecke	Untergruppen nach Ratschow-Lagerungsprobe (siehe unten)
I	**Objektiv faßbare Durchblutungsstörung ohne subjektive Symptome**		**Ia** Ratschow negativ **Ib** Ratschow positiv (Einteilung in a und b bei Stadium I nicht überall üblich)
II	**Claudicatio intermittens**	**IIa** schmerzfreie Gehstrecke über 200[a] m **IIb** schmerzfreie Gehstrecke unter 200[a] m	**IIa** Ratschow negativ **IIb** Ratschow positiv
III	**Ruheschmerz**		
IV	**Akrale Läsion** (Gangrän)		

[a] Auch 100 m bzw. 300 m zur Unterteilung üblich.

Lagerungsprobe nach Ratschow

Beurteilung		Durchblutungsstörung			
		Nicht vorhanden	Leicht	Mittel	Schwer
Patient in Rückenlage 2 min: Flexion, Extension im Wechsel 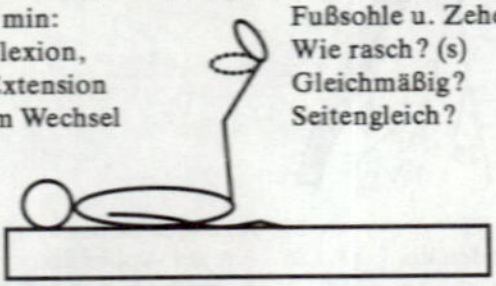	**Abblassen** von Fußsohle u. Zehen Wie rasch? (s) Gleichmäßig? Seitengleich?	Kein Abblassen	> 60	< 60	Schon bei Hochheben der Beine
Aufsitzen lassen 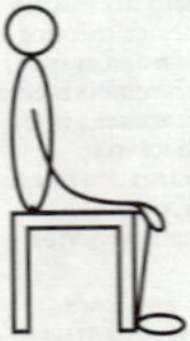	**Rötung** von Fußrücken u. Zehen Wie rasch? (s) Gleichmäßig? Seitengleich?	5–10	10–30	30–60	> 60
	Füllung der Vorfußvenen Wie rasch? (s) Seitengleich?	bis 15	20–30	30–60	> 60
	Nachröte	∅	+	++	+++

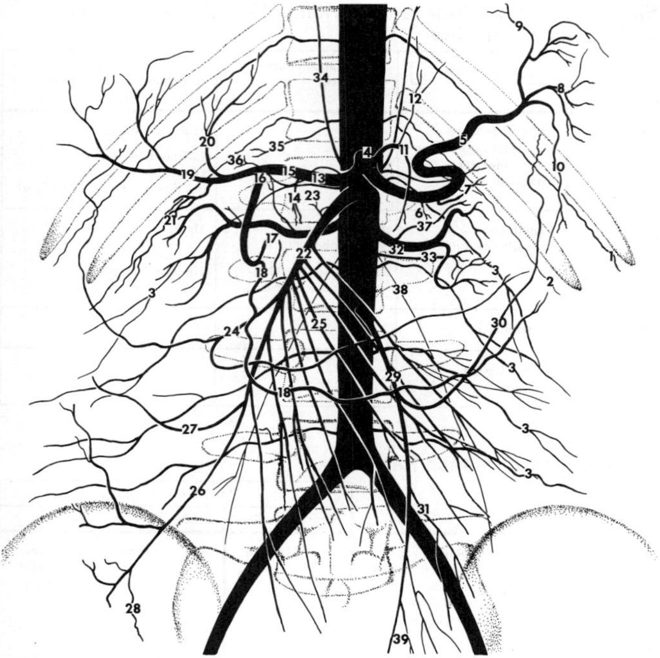

1 A. intercostalis
2 A. subcostalis
3 A. lumbalis
4 **Truncus coeliacus**
5 **A. lienalis**
6 A. pancreatica dorsalis
7 A. pancreatica magna
8 Endäste der A. lienalis
9 A. gastrica brevis
10 A. gastroepiploica sinistra
11 **A. gastrica sinistra**
12 Äste zum Ösophagus von 11
13 **A. hepatica communis**
14 A. gastrica dextra
15 **A. hepatica propria**
16 **A. gastroduodenalis**
17 A. pancreaticoduodenalis superior
18 A. gastroepiploica dextra
19 Ramus dexter der A. hepatica propria
20 Ramus sinister der A. hepatica propria
21 A. cystica
22 **A. mesenterica superior**
23 A. pancreaticoduodenalis inferior
24 A. colica media
25 Aa. jejunales
26 A. ileocolica
27 A. colica dextra
28 Ast zur Appendix
29 **A. mesenterica inferior**
30 A. colica sinistra
31 A. sigmoidea
32 **A. renalis**
33 A. renalis accessoria
34 A. phrenica inferior
35 A. suprarenalis superior
36 A. suprarenalis media
37 A. suprarenalis inferior
38 A. testicularis (A. spermatica interna) oder A. ovarica
39 A. rectalis superior

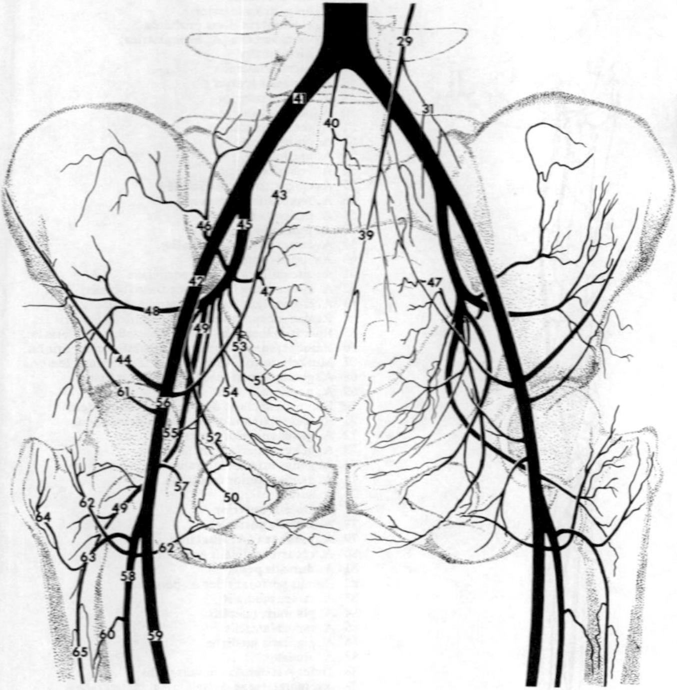

40 A. sacralis media
41 **A. iliaca communis**
42 **A. iliaca externa**
43 A. epigastrica inferior
44 A. circumflexa ilium profunda
45 A. iliaca interna (A. hypogastrica)
46 A. iliolumbalis
47 A. sacralis lateralis
48 A. glutaea superior
49 A. glutaea inferior
50 A. pudenda interna
51 A. rectalis media
52 A. obturatoria
53 A. uterina
54 A. vesicalis inferior
55 A. epigastrica superficialis
56 **A. femoralis (communis)**
57 A. pudenda externa
58 **A. profunda femoris**
59 **A. femoralis (superficialis)**
60 Aa. perforantes
61 A. circumflexa ilium superficialis
62 A. circumflexa femoris medialis (tibialis)
63 A. circumflexa femoris lateralis (fibularis)
64 Ramus ascendens der A. circumflexa femoris lat.
65 Ramus descendens der A. circumflexa femoris lat.

[Aus Muller RF, Figley MM, Rogoff SM, deWeese JA Arteries of the abdomen, pelvis and lower extremity. Kodak Publication No. M4-2. © Eastman Kodak Company. Reprinted courtesy of Eastman Kodak Company]

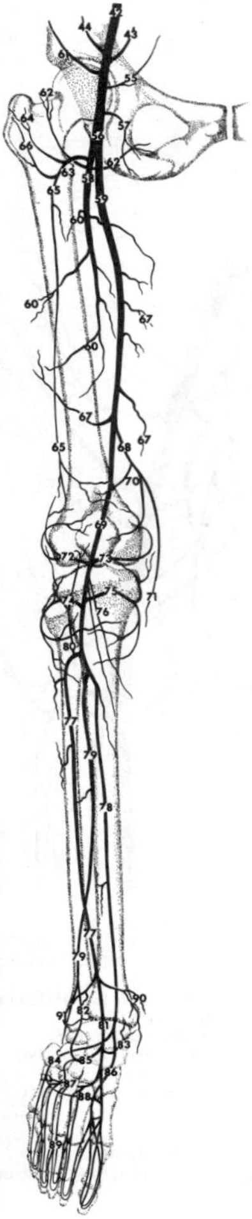

42 **A. iliaca externa**
43 A. epigastrica inferior
44 A. circumflexa ilium profunda
45 A. iliaca interna (A. hypogastrica)
46 A. iliolumbalis
47 A. sacralis lateralis
48 A. glutaea superior
49 A. glutaea inferior
50 A. pudenda interna
51 A. rectalis media
52 A. obturatoria
53 A. uterina
54 A. vesicalis inferior
55 A. epigastrica superficialis
56 **A. femoralis (communis)**
57 A. pudenda externa
58 **A. profunda femoris**
59 **A. femoralis (superficialis)**
60 Aa. perforantes
61 A. circumflexa ilium superficialis
62 A. circumflexa femoris medialis (tibialis)
63 A. circumflexa femoris lateralis (fibularis)
64 Ramus ascendens der A. circumflexa femoris lat.
65 Ramus descendens der A. circumflexa femoris lat.
66 Ramus transversus der A. circumflexa femoris lat.
67 Muskeläste von Aa. femoralis u. profunda femoris
68 A. genus descendens (A. genus suprema)
69 **A. poplitea**
70 Ramus articularis der A. genus descendens
71 Ramus saphenus der A. genus descendens
72 A. genus superior lateralis
73 A. genus superior medialis
74 A. genus inferior lateralis
75 A. genus inferior medialis
76 A. suralis
77 **A. tibialis anterior**
78 **A. tibialis posterior**
79 **A. peronaea (A. fibularis)**
80 A. recurrens tibialis anterior
81 **A. dorsalis pedis**
82 Ramus perforans der A. peronaea
83 A. tarsea medialis
84 A. plantaris lateralis
85 A. tarsea lateralis
86 A. plantaris medialis
87 A. arcuata
88 Tiefer Ast der A. dorsalis pedis
89 Aa. metatarseae dorsales, Aa. metatarseae plantares, Aa. digitales dorsales et plantares
90 A. malleolaris anterior medialis
91 A. malleolaris anterior lateralis

Röntgenanatomie der großen Venen der unteren Extremität

[De Weese JA Rogoff SM, Tobin CE Radiographic anatomy of major veins of the lower limb. Kodak Publication M4-5. Reprinted courtesy of Eastman Kodak. © Eastman Kodak Company. Rochester, New York]

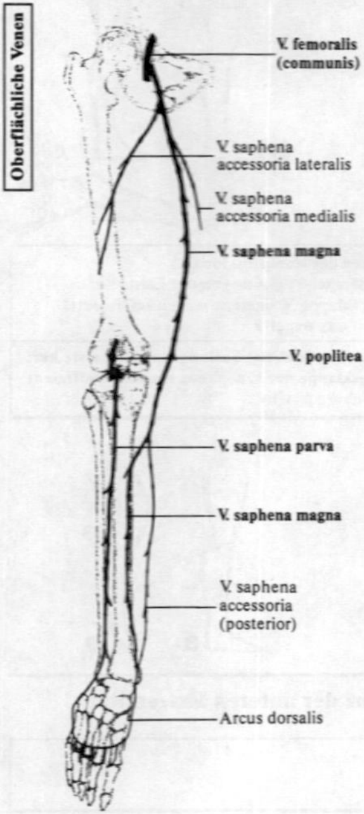

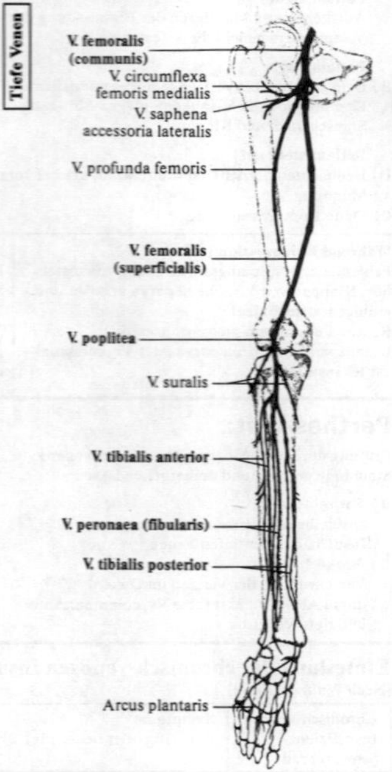

Häufige anatomische Varianten

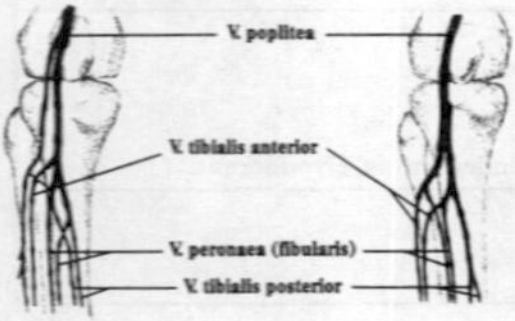

Normaler Verlauf der Venen

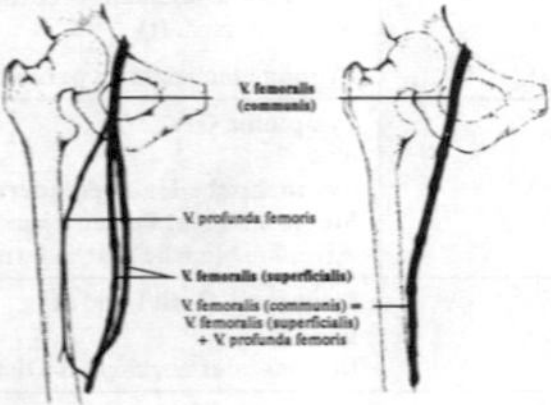

Trendelenburg-Test:

Prüfung der Schlußfähigkeit der Mündungsklappen

Patient steht
Aufsuchen und Markieren der Einmündung der V. saphena magna in die V. femoralis

Patient liegt
a) Bein anheben bis Varizen leer, Leerstreichen der Varizen, Kompression der V.-saphena-magna-Mündung durch Stauschlauch und Klemme

Patient steht auf
b) Beobachten der Varizen während 10–15 s bei komprimierter Mündung
c) Dann Kompression weg

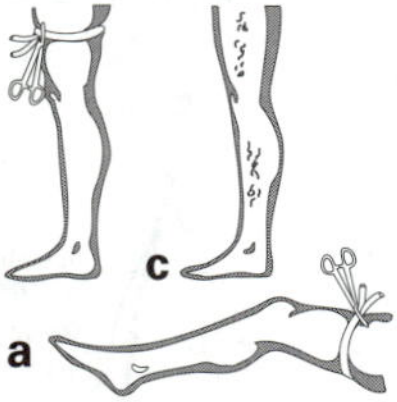

Während Kompression (b) Fehlende bzw. nur langsame Füllung von distal her: Klappen von V. saphena parva und Vv. communicantes **suffizient** Rasche Füllung von proximal nach distal: Klappe von V. saphena parva oder Vv. communicantes **insuffizient**	**Nach Lösen der Kompression** (c) Keine zusätzliche Füllung von der Leiste her Mündungsklappe V. saphena magna **suffizient:** **Trendelenburg negativ** **Rasche bzw. zusätzliche Füllung von der Leiste her: Mündungsklappe der V. saphena magna insuffizient** **Trendelenburg positiv**

Perthes-Test:

Prüfung der Durchgängigkeit der tiefen Venen; Staubinde anlegen und umhergehen lassen

a) Pathologisch:
ausbleibende Varizenentleerung bei Insuffizienz der tiefen Venen

b) Normal:
Verschwinden der Varizen im Gehen durch Abfluß über intakte Vv. communicantes und tiefe Venen

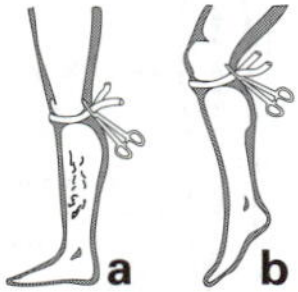

Einteilung der chronisch-venösen Insuffizienz der unteren Extremität

[Nach Widmer, Basel]

Chronisch-venöse Insuffizienz Schweregrad	Symptome (einseitig oder beidseitig)
I	Knöchel- oder Unterschenkelödeme; Schwere- und Spannungsgefühl der Beine; ziehende Schmerzen (eventuell Verstärkung bei Menstruation und Schwangerschaft) Corona phlebectatica paraplantaris
II	Symptome Grad I und dystrophische Hautveränderungen: Siderosklerose, Purpura jaune d'ocre, Atrophie blanche, Pachydermie, Akroangiodermatitis, Hypodermitis
III	Symptome Grad I und II und florides oder abgeheiltes Ulcus cruris

Schellong-Test

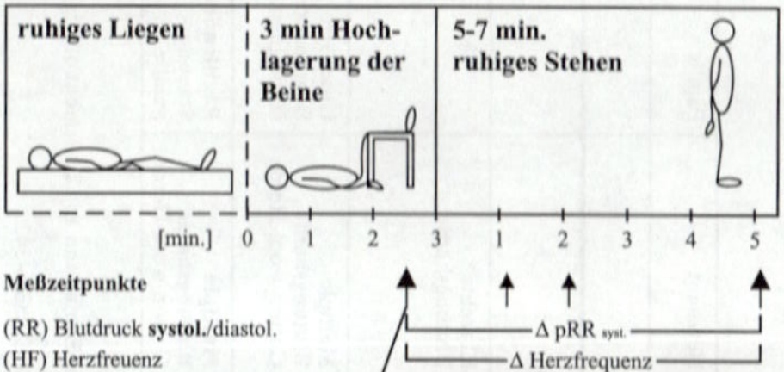

Vorgehen:	0-Punkt = Werte im Liegen, Werte im Stehen (Δ) von hieraus abtragen

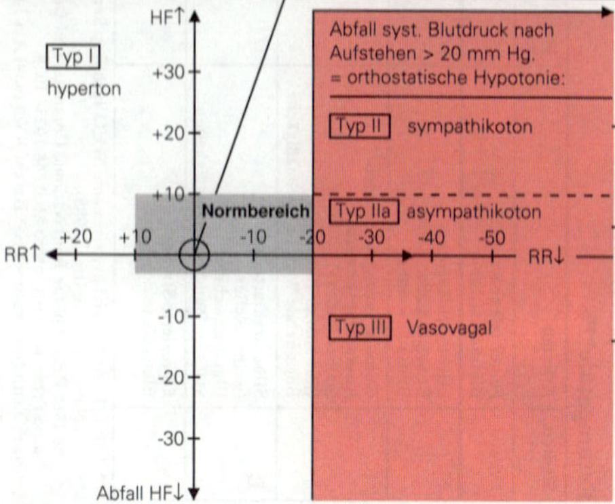

Einteilung

II	**ΔHF ↑↑ >10**	**Störgröße: Venenpooling Autonomes Nervensystem normal**	**Ursachen:** funktionell, erniedrigtes Blut-/Plasmavolumen, Varikose **Me.-induziert:** Nitrate, Neuroleptika u. a., Schwangerschaft, lange Bettruhe, nach Injektion	**Therapie: Venenpooling verkleinern:** Bandagierung, Training, Dehydroergotamin, Etilefrin, in schweren Fällen Kochsalzzulage, Mineralokortikoide (Fludrocortison)
IIa	**ΔHF ↑ ≤ 10**	**Störgröße: Autonomes Nervensystem Venenpooling normal**	**Ursachen:** periphere / zentrale Neuropathie, Diabetes, iatrogen nach Sympathektomie u.a.	**Therapie: arterioläre Vasokonstriktion:** Art, Sympathikomimetika, Prostaglandinsynthesehemmer, Fludrocortison, gelegentlich auch Betablocker mit hoher sympathikomimetischer Wirkung bzw. periphere Vasokonstriktion (Pindolol)
III	**ΔHF ↓**	**vaso vagal**	nach sympath. Aktivierung u.a.	Hinlegen, Beinehochlagerung, Anticholinergika

[Nach Thulesius (1976) Cardiology 61 [Suppl 1]:180-190]

WHO-Einteilung*
(Nach syst. u. diastol. Blutdruck)

	Systolisch (mm Hg)	Diastolisch (mm Hg)***
Hypertonie	≥ 160	≥ 95
Grenzwert-hypertonie	141–159	91–94
Normal	≤ 140	≤ 90

Einteilung Joint National Committee**
(Nur noch diastol. Blutdruck)

Diastolisch (mm Hg)		Häufigkeit	Therapiebeginn
> 115	**„Schwere"** Hypertonie	20–30 %	In der Regel sofort
105–114	**„Mittelschwere"** Hypertonie		Kontrollen und individuell, Beginn innerhalb weniger Tage
90–104	**„Milde"** Hypertonie	70–80 %	Siehe Schema S. 100
< 90	Normal		

Isolierte systolische Hypertonie: syst. > 140 (> 65 J. > 160), diast. < 90 mm Hg

Einteilung nach Grad von Schäden an Zielorganen (WHO*)

Grad I Keine Organveränderungen

Grad II Mindestens einer der folgenden Befunde:
- Linksherzhypertrophie im Thoraxröntgenbild, Elektrokardiogramm oder Echokardiogramm
- Hypertensive Retinopathie mit generalisierter oder regionaler Engstellung der Arterien am Augenhintergrund (Keith-Wagener I–II)
- Proteinurie

Grad III **Hochdruckbedingte Zielorganschäden:**
- Hypertensive Herzkrankheit, Linksherzinsuffizienz, Hirnblutung, hypertensive Enzephalopathie, maligne hypertensive Retinopathie mit Blutungen, Exsudaten oder Papillenödem (Keith-Wagener III–IV)
- **Organkomplikationen durch Hochdruck und andere Faktoren:** Koronare Herzkrankheit (Angina pectoris, Herzinfarkt), Hirninfarkt durch Thrombose, transitorische ischämische Attacke, disseziterendes Aortenaneurysma, arterielle Verschlußkrankheit, Niereninsuffizienz

Retinopathie***

Stadium	Arterien	Verhältnis Art. / Vene	Netzhaut	Papille
Normal	Feiner gelber Reflex Blutsäule sichtbar	3/4		
I	Leichte Schlängelung Breiterer gelber Reflex Blutsäule sichtbar	1/2		
II	**Gunn-Kreuzungsphänomen** **Kupferdrahtarterien** (gelber Reflex) Blutsäule sichtbar Beginnende Wandunregelmäßigkeiten	1/3	Einzelne Blutungsherde	
III	**Silberdrahtarterien** (weißer Reflex) Blutsäule sichtbar Stärkere Wandunregelmäßigkeiten	1/4	Multiple **Blutungsherde** Cotton-wool-Herde	Unscharfe Begrenzung (Prominenz)
IV	**Fibrosierte Stränge** Blutsäule unsichtbar		**Multiple Blutungsherde** Cotton-wool-Herde	**Papillenödem** Stauungspapille

* WHO (1978) Arterial hypertension. WHO Tech Rep Ser 628.
** Joint National Committee (1988). The 1988 Report of the Joint National Committee on Detection, Evaluation and Treatment of High Blood Pressure. Arch Intern Med 148:1023–1038.
*** Nach Keith NM, Wagener HP, Barker NW (1939) Am J Med Sci 197:332–343.

Stufenschema zur Behandlung der arteriellen Hypertonie*

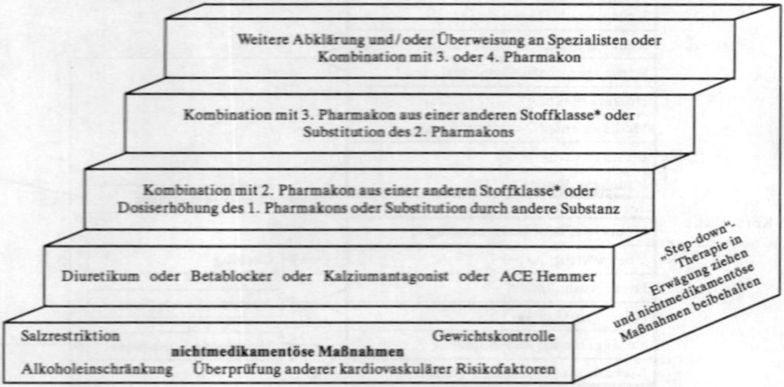

*Antihypertensiva, wie Diuretika, Betablocker, Kalziumantagonisten, ACE-Hemmer, Alphablocker, zentral angreifende Alpha$_2$-Agonisten, Rauwolfiaalkaloide und Vasodilatatoren

Empfehlungen zur Kombinationstherapie**

Zweierkombination (empfohlen, wenn mit Monotherapie RR nicht unter 140/90 mm Hg)

Diuretikum
plus
Betablocker oder Kalziumantagonist oder ACE-Hemmer oder α_1-Blocker

oder

* Kalziumantagonist
plus
Betablocker oder ACE-Hemmer

(*wenn kombiniert, Ca-Antagonist vom Dihydropyridintyp [Nifedipin u.a.] wählen)

Dreierkombination

Diuretikum plus Betablocker plus Vasodilatator
oder
Diuretikum plus ACE-Hemmer plus Ca-Antagonist
oder
Diuretikum plus α_2-Stimulator plus Vasodilatator

(Vasodilatatoren: Kalziumantagonisten, ACE-Hemmer, postsynaptische α_1-Blocker, Dihydralazin)

Alternativen:
Reserpin plus Diuretikum
oder
α_2-Stimulator plus Diuretikum

* [Joint National Committee (1988). The 1988 Report of the Joint National Committee on Detection, Evaluation, and Treatment of High Blood Pressure. Ann Intern Med 148:1023–1038]

** (Deutsche Liga zur Bekämpfung des hohen Blutdrucks e.V., Heidelberg, 9. Aufl. 1990)

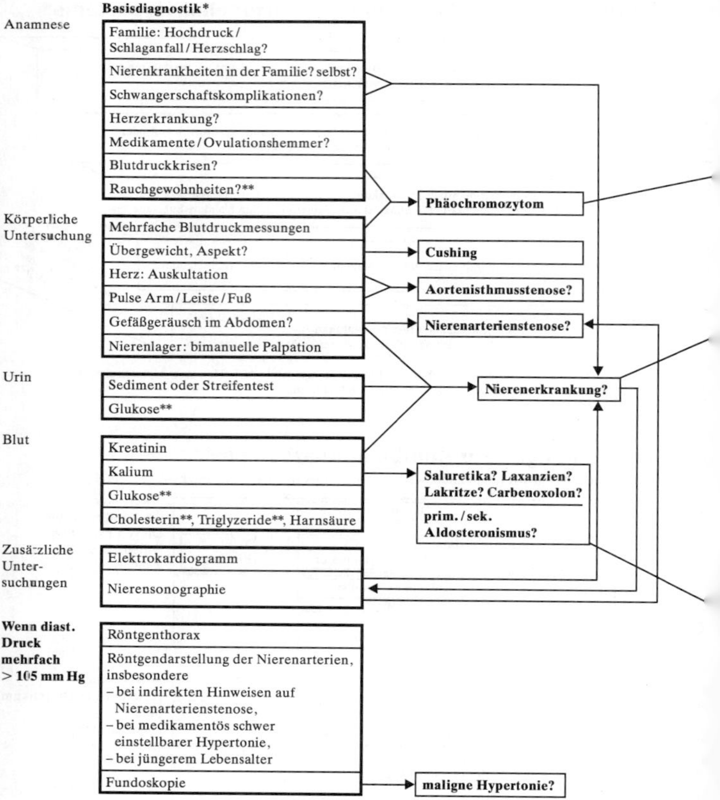
Basisdiagnostik*
Anamnese
Familie: Hochdruck / Schlaganfall / Herzschlag?
Nierenkrankheiten in der Familie? selbst?
Schwangerschaftskomplikationen?
Herzerkrankung?
Medikamente / Ovulationshemmer?
Blutdruckkrisen?
Rauchgewohnheiten?**
Körperliche Untersuchung
Mehrfache Blutdruckmessungen
Übergewicht, Aspekt?
Herz: Auskultation
Pulse Arm / Leiste / Fuß
Gefäßgeräusch im Abdomen?
Nierenlager: bimanuelle Palpation
Urin
Sediment oder Streifentest
Glukose**
Blut
Kreatinin
Kalium
Glukose**
Cholesterin**, Triglyzeride**, Harnsäure
Zusätzliche Untersuchungen
Elektrokardiogramm
Nierensonographie
Wenn diast. Druck mehrfach > 105 mm Hg
Röntgenthorax
Röntgendarstellung der Nierenarterien, insbesondere
– bei indirekten Hinweisen auf Nierenarterienstenose,
– bei medikamentös schwer einstellbarer Hypertonie,
– bei jüngerem Lebensalter
Fundoskopie
Phäochromozytom
Cushing
Aortenisthmusstenose?
Nierenarterienstenose?
Nierenerkrankung?
Saluretika? Laxanzien? Lakritze? Carbenoxolon?
prim. / sek. Aldosteronismus?
maligne Hypertonie?

Hinweis auf sekundäre Hypertonie / Abklärung

Hinweis auf Phäochromozytom:
- Blutdruckkrisen (50 % Dauerhochdruck)
- Anfallsweise vegetative Beschwerden (Kopfschmerz, Herzklopfen, Gesichtsblässe, Schweißausbrüche, Zittern, Brechreiz, Tachykardie
- Augenhintergrund Stadium III, IV
- Gewichtsverlust, Glukoseintoleranz
- Extremer Blutdruckanstieg bei Narkose, Op.

→ Abklärung
- Vanillinmandelsäure / Katecholamine im 24-h-Urin
- Evtl. Bestimmung im Plasma, Stimulations-, Suppressionstest
- CT Abdomen

Hinweise für renoparenchymatöse oder renovaskuläre Hypertonie:
- Urineiweiß ↑, Serumkreatinin ↑
- Nierenanamnese (Ödeme, Nephritis, Harnwegsinfekte, Nierensteine, Trauma mit Nierenbeteiligung, Zystenniere u.a.)
- Alter < 30, > 55 Jahre
- Diastolisch > 120 mm Hg
- Fehlendes Ansprechen auf ausreichend hoch dosierte und kombinierte Therapie
- Augenhintergrund Stadium III, IV
- Strömungsgeräusch (systolisch / diastolisch) über Nieren

→ Abklärung
- Ausscheidungsurographie / Frühurographie (Seitendifferenz),
- Radioisotopennephrographie / seitengetrennte Nieren-clearance
- Digitale Subtraktionsangiographie
- Intravenöse Angiotomographie
- Nierenarteriographie

Hinweis Mineralokortikoidhochdruck (Aldosteronismus):
- Hypokaliämie (< 3,5 mmol / l)
- Ausschluß Diuretika- / Laxanzieneinfluß

→ Abklärung bei Hinweis:
- Wiederholte Kaliumbestimmung nach Absetzen der Diuretika / Laxanzien (einige Wochen), kochsalzreiche Kost
- Bestimmung Renin (tief) und Aldosteron (hoch) im Plasma

* Empfehlungen zur Basisdiagnostik des Hochdrucks, Deutsche Liga zur Bekämpfung des hohen Blutdrucks e.V., Heidelberg (1990) (Abdruck mit freundlicher Genehmigung).

** Zur Hochdruckdiagnostik nicht unbedingt erforderlich, aber zur Erfassung weiterer kardiovaskulärer Risikofaktoren empfehlenswert.

Kontrollen und Behandlung bei „milder Hypertonie"*

Definition: diastol. Blutdruck 90–104 mmHg (vgl. S. 96).

Ziel: diagnostisch: sichere Klassifikation der Patienten
therapeutisch: Senkung diastol. Blutdruck unter 90 mmHg (und systol., falls erhöht)

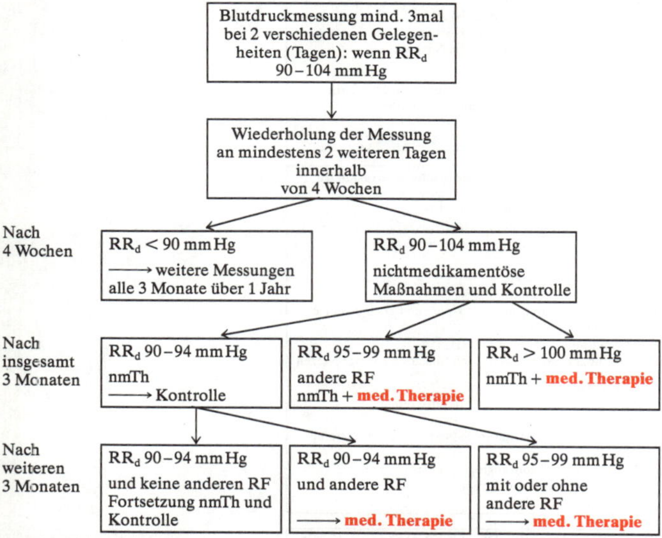

* WHO/ISH (1989) Guidelines for the „Management of Mild Hypertension. Clin Exp Hypertens [A]11(5/6):1203–1216.

RF kardiovaskuläre Risikofaktoren; nmTh nichtmedikamentöse Therapie.

Differentialtherapie/Hypertonie

Differentialtherapie	Empfehlung
Ältere Patienten (> 65 J.)	Ca-Antagonisten und Diuretika bevorzugen
KHK	β-Blocker und Ca-Antagonisten bevorzugen
Herzinsuffizienz	Diuretika und ACE-Hemmer bevorzugen
Diabetes mellitus	Nichtselektive Betablocker und Diuretika nicht zu empfehlen
Gicht	Zurückhaltung mit Diuretika
Obstruktive Ventilationsstörungen	Ca-Antagonisten, ACE-Hemmer und postsynaptische α_1-Blocker bevorzugen, Betablocker kontraindiziert
Niereninsuffizienz	Bei Serumkreatinin über 2,0 mg/dl; Gabe von Schleifendiuretika Kaliumsparende Diuretika können zu Hyperkaliämie führen Verzögerte Elimination mancher Antihypertensiva (z. B. Atenolol, Nadolol, Sotalol, Captopril, Enalapril, Lisinopril, Perindopril) beachten
Gravidität	Relativ β_1-selektive Rezeptorenblocker und Methyldopa einsetzen, deren Unschädlichkeit für die fetale Entwicklung nachgewiesen ist
Hyperlipidämie, PAVK	Es liegen bisher keine Langzeitstudien vor, die eine gesonderte therapeutische Empfehlung rechtfertigen

HYPERTONIETHERAPIE / NEBENWIRKUNGEN

	Betablocker	Labetalol	Saluretika	Reserpin	K-sparende Saluretika	Spironolacton	Dihydralazin	Minoxidil	Prazosin	Urapidil	Clonidin, Guanfacin	Guanethidin	Methyldopa	ACE-Hemmer	Nifedipin, Nitrendipin	Diltiazem, Verapamil
Granulozytopenie														●		
Proteinurie														●		
Hyperurikämie			○													
Hyperglykämie			●													
Hypokaliämie			●●													
Hyperkaliämie					●	●								●		
Ödeme								○○○							○○	
Exantheme														○○		
Flush															○○	○
Hypertrichose								○○○								
Gynäkomastie						○										
Ejakulations-/Potenzstörungen	○		○	○		○					○	○○	○			
Müdigkeit	○			○○○						○	○○		○○			
Depressive Verstimmung, Depression				●									●			
Geschmacksstörungen														○		
Mundtrockenheit											○○					
Kopfschmerzen							○		○	○					○○	
Obstipation															○	○○
Durchfälle				○								○○				
Bronchospasmus	●	●														
Kältegefühl in den Extremitäten	○	○														
Blutdruckkrisen b. plötzl. Absetzen											●		●			
Orthostatische Hypotonie		●●●	○						●●	●●		●●●	●	●		
Bradykardie	●●	●									○○					
Tachykardie							●●	●●●							○	
Herzklopfen							○	○	○						○○	
Stenokardie							●●	●●							○	
Insuffizienz b. vorgesch. Herzen	●	●														●

Zeichenerklärung:

harmlos/lästig	gefährlich/potentiell gefährlich
○ selten ○○ öfter ○○○ häufig	● selten ●● öfter ●●● häufig

Qualitative und quantitative Einstufung der unerwünschten Wirkungen von Antihypertensiva. In der Tabelle sind nicht alle, sondern bevorzugt wichtige bzw. häufige Nebenwirkungen angegeben. Immer ist zu berücksichtigen, daß unerwünschte Wirkungen dosisabhängig sind und sich unter Kombinationstherapie sowohl verstärken als auch aufheben können. Eine Kombinationstherapie sollte möglichst so gewählt werden, daß sich unerwünschte Wirkungen gegenseitig aufheben und nicht verstärken.

Einteilung (nach Fredrickson/WHO)	II a	II b	IV	I	III	V
Lipoproteinmuster (Ultrazentrifuge)	LDL	LDL + VLDL	VLDL	Chylomikronen	LDL + VLDL Remnants	Chylomikronen VLDL
Lipidelektrophorese	↑ Betalipoproteine	↑ Beta- + ↑ Prä-betalipoproteine	↑ Präbeta-lipoproteine	↑ Chylomikronen	↑ Beta- + ↑ Prä-beta-LP, Remnants	↑ Chylomikronen ↑ Präbeta-LP
Cholesterin	↑↑↑	↑↑↑	n – ↑	n – ↑	↑↑	n – ↑
Triglyzeride	n	↑↑	↑↑↑	↑↑↑	↑↑↑	↑↑↑
Auftreten	Fam. Hyper-cholesterinämie	Gemischte Hyperlipidämie	Fam. Hyper-triglyzeridämie	Fam. Lipoprotein-lipasemangel	Fam. Dys-β-Lipo-proteinämie	Gemischte Hyperlipidämie
Häufigkeit	Häufig	Häufig	Häufig	Selten	Selten	Selten
Sekundäre Hyperlipidämie (folgende Krankheiten jeweils ausschließen)	M. Cushing Hypothyreose Anorexie Steroidtherapie Nephrot. Syndrom Hepatom	M. Cushing Steroidtherapie Nephrot. Syndrom	Diabetes mellitus Äthylismus Akromegalie Ovulationshemmer Urämie Adipositas Akute Hepatitis Plasmozytom	System. Lupus erythematodes	Plasmozytom Hypothyreose Diabetes mellitus	
Symptome	Xanthelasmen an Sehnen		Eruptive Xanthe-lasmen	Eruptive Xanthe-lasmen Pankreatitis	Tuberöse palmare Xanthelasmen	
Vorzeitige Atherosklerose	+	+	+		+	
Therapie	Cholesterinarm, reich an ungesättigten Fettsäuren, wenig gesättigten Fettsäuren. Nikotinsäure	Gewichtsreduktion, Kalorien- und Alkoholreduktion	Wenig Kalorien, Kohlenhydrate, Alkohol. Ovulationshemmer absetzen. Clofibrat	Fettfreie Diät, MCT, wenig Alkohol	Gewichts- und Alkoholreduktion, kalorienarme Ernährung. Clofibrat	Gewichtsreduktion, kalorien- und alkoholarme Ernährung

LDL low density lipoproteins, VLDL very low density lipoproteins, MCT mittelkettige Triglyzeride

Substanzgruppe	Präparate (Auswahl)	Wirkung auf Lipide Cholesterin	Triglyzeride	HDL-Chol.	Unerwünschte Wirkungen/Bemerkungen
Ionen-austauscher	Colestyramin Colestipol Divistyramin	↓10–30%	↑ 0–20%	↑ 0–10%	Häufig Magen-Darm-Störungen: Nausea, Flatulenz, Obstipation. Erhöhung der Transaminasen und der alkalischen Phosphatase möglich; Verminderung fettlöslicher Vitamine, wenn eine hochdosierte Behandlung über lange Zeit erfolgt. Durch medikamentöse Interaktion kommt es zur verminderten Resorption anderer Medikamente
Fibrate	Clofibrat Bezafibrat Etofibrat Fenofibrat Gemfibrozil Beclobrat Etofyllinclofibrat	↓10–20%	↓25–60%	↑ 0–30%	Selten milde Magen-Darm-Störungen: Nausea, Diarrhö; Myalgien, Impotenz und Erhöhung des Gallensteinrisikos. Erhöhung der Transaminasen, bzw. CK, Verminderung der alkalischen Phosphatase möglich. Medikamentöse Interaktion: Wirkungsverstärkung der Antikoagulanzien vom Cumarintyp. Bei Niereninsuffzienz: Reduktion der Dosis
Nikotinsäure-derivate	Nicotinsäure Acipimox	↓15–25%	↓20–35%	↑15–20%	Flush zu Beginn der Behandlung, Pruritus, Schmerzen im Epigastrium, Erbrechen, Diarrhö. Erhöhung der Transaminasen und der Harnsäure möglich. Verminderung der Glukosetoleranz
Probucol	Probucol	↓10–15%	0	↓ 0–30%	Selten milde Magen-Darm-Störungen: Nausea, Flatulenz, Diarrhö, Myositis. Mäßige Eosinophilie möglich. QT-Verlängerung im EKG. Sehr lange biologische Halbwertszeit
HMG-CoA-Reduktase Hemmer	Lovastatin Simvastatin Pravastatin	↓25–35%	↓10–30%	↑ 0–15%	Sehr selten Magen-Darm-Störungen: Nausea, Unwohlsein im Abdomen. Erhöhung der Transminasen bzw. CK möglich. Über medikamentöse Interaktionen ist zurzeit noch zu wenig bekannt. Die Kombination mit Fibraten oder Nikotinsäure ist zu vermeiden (Rhabdomyolyserisiko)

Empfehlungen der Arbeitsgruppe Lipide. Schweizerische Stiftung für Kardiologie (1989) Schweiz. Ärztezeitg. 70:1

3

Empfehlungen zur Behandlung bei Hyperlipidämie

Gesamtcholesterin erhöht, Triglyzeride normal

Lipidsenkende Medikamente s. S.103

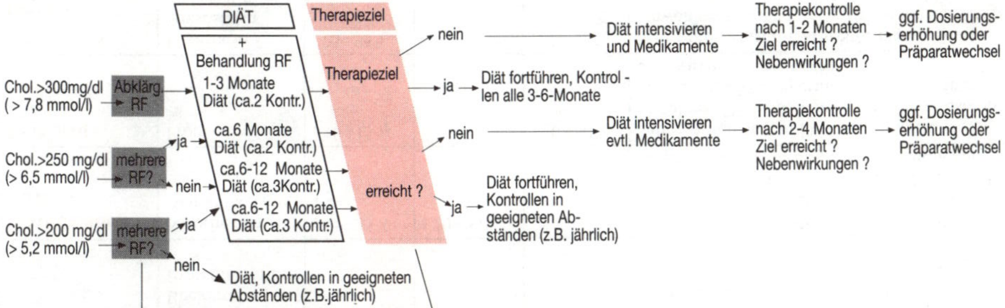

Risikofaktoren (RF)

- Bluthochdruck
- Nikotinkonsum
- Diabetes mellitus
- Übergewicht
- Niedriges HDL-Chol. (< 35 mg/dl)
- Harnsäure ↑
- Lebensstil
- Familienanamnese: kardiovaskuläre Erkrankung besonders wenn in jüngerem Lebensalter aufgetreten
- Bereits manifeste KHK des Patienten, besonders wenn in jüngerem Alter aufgetreten
- Z. n. Revaskularisationsverfahren bei dem Patienten (Bypass, PTCA)
- Cholesterin ↑↑ in jüngerem Alter
- Männliches Geschlecht

Therapieziele

	ohne weitere ausgeprägte RF		Mit einem ausgeprägten oder mehrfachen RF	
	mg/dl	mmol/l	mg/dl	mmol/l
LDL-Cholest.**	< 155	< 4	< 135	< 3,5
Gesamt-cholest.	<200-<215	<5,2-<5,7	< 200	< 5,2
HDL-Cholest.	> 35	>0,9	> 35	>0,9
Serum-TG***	< 200	< 2,3	< 200	< 2,3

** Friedewald-Formel:(nur gültig bis TG < ca.400 mg/dl)

$$\text{LDL-Cholesterin (mg/dl)} = \frac{\text{Gesamt-Cholesterin (mg/dl)} - \text{HDL-Cholesterin (mg/dl)} - \text{TG (mg/dl)}}{5}$$

*** Die Beziehung zwischen TG und KHK ist nur unzulänglich geklärt, deshalb Grenzwerte z.Zt. noch willkürlich festgelegt. Bei Chylomikronämiesyndrom und bei der schweren familiären Hypertriglyzeridämie Therapieziel: Risiko mindern für akute Pankreatitis
→ TG<1000mg/dl (<11mmol/l), besser noch < 500mg/dl (< 5,6 mmol/l)

Gesamtcholesterin erhöht/ normal
Triglyzeride erhöht *

Lipidsenkende Medikamente s. S.103

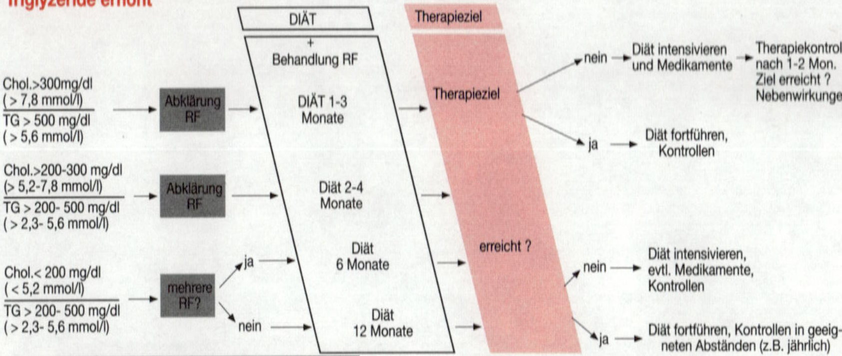

Diät / Empfehlungen

Hypertriglyzeridämie	Hypercholesterinämie
↓ Übergewicht	
↓ Alkohol	
↓ Einfache Kohlenhydrate (Zucker)	
↑ Komplexe Kohlenhydrate (Stärke)	↑ Komplexe Kohlenhydrate (Stärke)
	↓ Gesättigte Fettsäuren
	↑ Ungesättigte Fettsäuren
	↓ Cholesterinzufuhr unter 300 mg/die
	↑ Faserreiche Ernährung

Angaben (zum Teil modifiziert) nach:

Study group European Atherosclerosis Society
Strategies for the prevention of coronary heart disease.
Eur. Heart (1987) 8: 77-88

Schweizerische Stiftung für Kardiologie,
Empfehlungen der Arbeitsgruppe Lipide.
Schweiz. Ärzteztg. (1989) 70:1

Abschätzung des täglichen Zigarettenkonsums

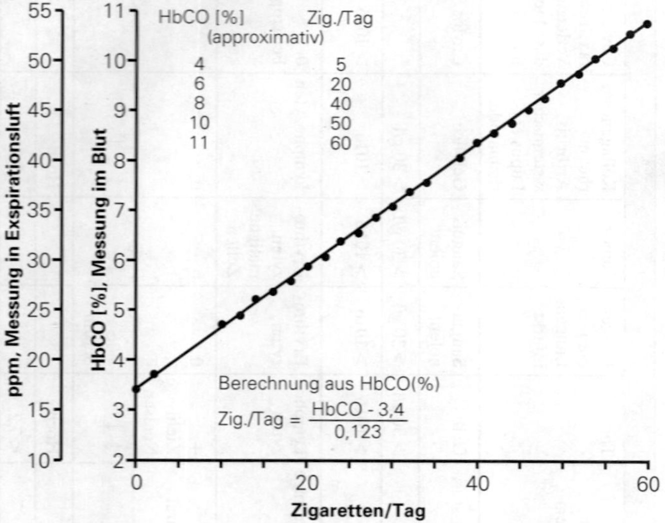

Zigarettenäquivalenz

1 Zigarillo = 2 Zig.
1 Pfeife = 2,5 Zig.
1 Zigarre = 4 Zig.

Abschätzung des Zigarettenkonsums der letzten 24–36 h.
[Modifiziert nach Vanuxem D et al. (1980) Respiration 40 : 136 sowie Jarvis MJ et al. (1986) Thorax 41: 886–887]

4

Typ	Transsudat	Exsudat					
Ätiologie	Herzinsuffizienz, Leberzirrhosc, nephrot. Syndrom, Meigs-Syndrom	Meta-pneumonisch, Pleuraempyem	Tbc	Lungen-embolie, Lungen-infarkt	Tumor	Kollagenose, rheum. Arthritis, systemischer Lupus ery-thematodes	Chylotho-rax, Tumor, Verletzung des Ductus thoracicus
Aussehen	Serös-klar, öfters rechtsseitig	Serös-trüb, eitrig	Gelb	Sangui-nolent	Sangui-nolent	Gelblich	Chylös
Eiweiß	Unter 30 g/l	Über 30 g/l	> 30 g/l	> 30 g/l	> 30 g/l	> 30 g/l	
Spez. Gewicht	Unter 1016	Über 1016	> 1016	> 1016	> 1016	> 1016	> 1016
Zellen	0	Polymorphkernige Leukozyten	Lympho-zyten	Erythro-zyten	Erythro-zyten, maligne Zellen	Lymphozyten	0 Fetttropfen
Bakterio-logie	0	+/− Gram-Präparat	+ Ziehl-Neelsen	0	0	0	0
Glukose	Wie Serum	(↓)	↓↓	Wie Serum	↓	↓↓↓	
LDH	Tief	Hoch	Hoch			Hoch	
pH	Wie Serum	< 7,2	< 7,2			< 7,2	

Abkürzungen:		Normwerte
IRV	inspiratorisches Reservevolumen	2,5 l
AZV	Atemzugvolumen	500 ml
ERV	exspiratorisches Reservevolumen	1,8 l
RV	Residualvolumen	1,2 l
IK	inspiratorische Kapazität	3,0 l
FRK	funktionelle Residualkapazität	3,0 l
VK	Vitalkapazität	4,8 l
RV	Residualvolumen	1,2 l
TLK	totale Lungenkapazität	6,0 l

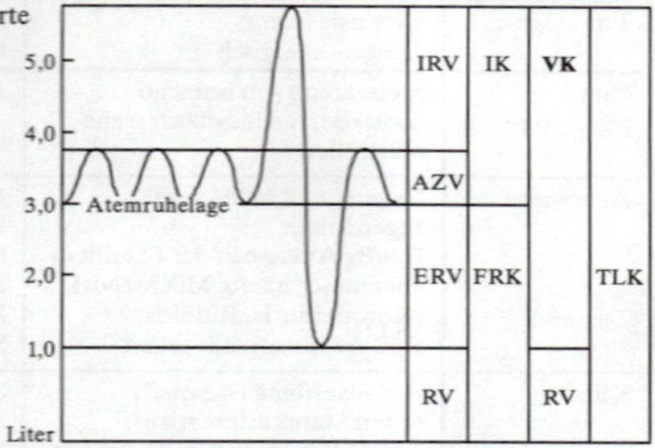

Sollwerte nach EGK. (Europäische Gemeinschaft für Kohle und Stahl) [Quanjer PH (ed) (1983) Standardised lung function testing. Bull Eur Physiopathol Respir [Suppl] 5]

Tiffeneau-Test:

Forciertes Exspirationsvolumen in der ersten Sekunde (**FEV_1**)
Unterschied: obstruktive – restriktive Ventilationsstörungen

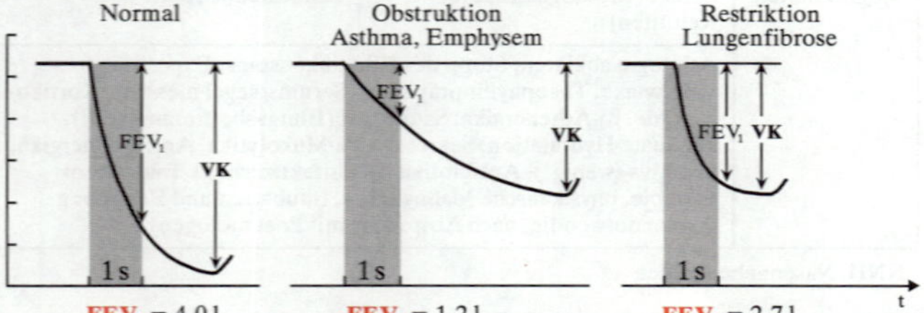

Normal	Obstruktion	Restriktion
FEV_1 = 4,0 l	**FEV_1** = 1,2 l	**FEV_1** = 2,7 l
VK = 5,0 l	**VK** = 3,0 l	**VK** = 3,0 l
% = 80 ± 5	% = 40	% = 90

Heute übliche Darstellung der Spirometrie als Fluß-Volumen-Kurve ($\dot{V}$/V)

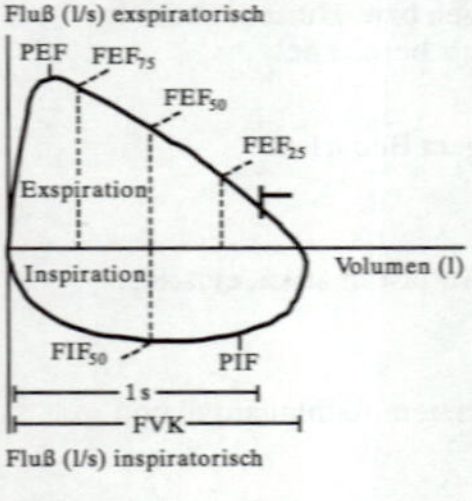

PEF = exspiratorischer Spitzenfluß (= Peakflow = PEFR)
FEF_{75} = forcierter exspiratorischer Fluß bei 75 % verbleibender VK (= MEF_{75})
FEF_{50} = forcierter exspiratorischer Fluß bei 50 % verbleibender VK (= MEF_{50})
FEF_{25} = forcierter exspiratorischer Fluß bei 25 % verbleibender VK (= MEF_{25})
FEV_1 = forciertes exspiratorisches Volumen in der 1. s (= Einsekundenkapazität = Tiffeneau-Test)
FIF_{50} = forcierter inspiratorischer Fluß bei 50 % der VK
PIF = inspiratorischer Spitzenfluß
FVK = forcierte Vitalkapazität (exspiratorisch) (= FVC)

Typ	Extrinsic factor Exogen-allergisch	Intrinsic factor Endogen-nichtallergisch
Patho-physiologie	Freisetzung von broncho-konstriktiven Substanzen aus Mastzellen	Auslösung vagaler Reflexe durch „gereizte" Mukosarezeptoren
Anamnese	Beginn im Kindes- und Jugendalter. Häufig Allergie in der Familien-anamnese; häufig Milchschorf, Neurodermitis, Rhinitis. Salizylatsensitivität selten	Kleinkindesalter und Erwachsenenalter. Selten Allergie in der Familien-anamnese; selten Milchschorf, Neurodermitis, Rhinitis. Salizylatsensitivität häufig
Klinik	Anfallsasthma (saisonal); selten Status asthmaticus. NNH[a]-Infekte selten, Polyposis nasi selten. Günstiger Verlauf	Dauerasthma; häufig Status asthmaticus. NNH[a]-Infekte häufig, Polyposis nasi häufig. Ungünstiger Verlauf
Labor	IgE erhöht, Hauttests positiv, Inhalationstests positiv	IgE normal, Hauttests negativ, Inhalationstests negativ
Prinzipielle Therapie-möglichkeiten	Hyposensibilisierung wirksam, Mastzellinhibitoren mit gutem Effekt (Cromoglicinsäure, Ketotifen)	Hyposensibilisierung unwirksam, Mastzellinhibitoren mit schlechtem Effekt
	Ätiologie abklären, Stopp des Nikotinkonsums, Expositions-prophylaxe, Theophyllinpräparate (Serumspiegel messen), Kortiko-steroide, β_2-Adrenergika, Sauerstoff (Blutgasbestimmungen!), adäquate Hydratation, Sekretolytika/Mukolytika, Anticholinergika, Sedativa (wenig!), Antibiotika (bei Infektzeichen), Inhalations-therapie, physikalische Maßnahmen, Intubation und Beatmung (selten notwendig, nach Absprache mit Pneumologen)	

[a] NNH Nasennebenhöhlen

EINTEILUNG NACH KLINISCHEM SCHWEREGRAD.

[Nach Schulze-Werninghaus G, Debelic M (Hrsg) (1988) Asthma. Grundlagen, Diagnostik, Therapie. Springer, Berlin]

I **Beginnendes Asthma:**
Charakterisiert durch gelegentliche Atembeklemmungen bzw. Husten, auch als allergische Bronchitis oder allergische Tracheobronchitis bezeichnet.

II **Leichtes Asthma:**
Gelegentliche anfallsweise Atemnot mit unregelmäßigem Bedarf an Bronchodilatatoren.

III **Mäßiggradiges Asthma:**
Variable Anfallsluftnot mit regelmäßigem Bedarf an Antiasthmatika, einschl. gelegentlicher Kortikosteroide.

IV **Schweres Asthma:**
Häufige oder fortdauernde Anfallsluftnot bis zu schwerstem Asthmaanfall und ständigem Kortisonbedarf.

Medikamentöse Stufentherapie des Asthma bronchiale (Langzeitbehandlung)

[Deutsche Liga zur Bekämpfung der Atemwegserkrankungen (1988) Dtsch Med Wochenschr 41: 1609–1612]

1. Stufe	2. Stufe	3. Stufe	4. Stufe
β_2-Sympathikomimetika oder inhalative Glukokortikoide oder DNCG/Ketotifen[a/b]	β_2-Sympathikomimetika plus inhalative Glukokortikoide oder β_2-Sympathikomimetika plus DNCG/Ketotifen[a/b]	β_2-Sympathikomimetika plus inhalative Glukokortikoide plus Theophyllin oder β_2-Sympathikomimetika plus DNCG[a] plus Theophyllin	β_2-Sympathikomimetika plus Theophyllin plus inhalative Glukokortikoide plus orale Glukokortikoide

[a] DNCG: Dinatrium cromoglicicum.
[b] In erster Linie bei exogen-allergischem Asthma bronchiale.

Medikamentöse Stufentherapie der chronischen obstruktiven Bronchitis (Langzeitbehandlung)

1. Stufe	2. Stufe	3. Stufe	4. Stufe
β_2-Sympathikomimetika	β_2-Sympathikomimetika plus Theophyllin oder β_2-Sympathikomimetika plus inhalative Glukokortikoide oder β_2-Sympathikomimetika plus Parasympathikolytika	β_2-Sympathikomimetika plus Theophyllin oder (und) Parasympathikolytika plus inhalative Glukokortikoide	β_2-Sympathikomimetika plus Theophyllin oder (und) Parasympathikolytika plus inhalative Glukokortikoide plus orale Glukokortikoide
Expektoranzien und Antibiotika			

Empfehlungen zur Diagnostik, Stadieneinteilung und operativen Therapie des Bronchialkarzinoms

[Deutsche Gesellschaft für Thorax-, Herz- und Gefäßchirurgie, Deutsche Gesellschaft für Pneumologie und Tuberkulose (1988) Thorac Cardiovasc Surg 36:295–306]

Basisdiagnostik:
Anamnese, klinische Untersuchung, Labor, EKG, Röntgenuntersuchung des Thorax, Funktionsuntersuchung, Sputumzytologie, Bronchoskopie mit Zytologie/Biopsie

Staging-Untersuchungen:
Computertomographie, Oberbauchsonographie, Skelettszintigraphie, CT

Stadieneinteilung des Bronchialkarzinoms (UICC, AJCC 1987)

T – Primärtumor

TX Primärtumor kann nicht beurteilt werden, oder Nachweis von malignen Zellen im Sputum oder bei Bronchialspülungen, jedoch Tumor weder radiologisch noch bronchoskopisch sichtbar.

T0 Kein Anhalt für Primärtumor.

Tis Carcinoma in situ.

T1 Tumor 3 cm oder weniger in größter Ausdehnung, umgeben von Lungengewebe oder viszeraler Pleura, kein bronchoskopischer Nachweis einer Infiltration proximal eines Lappenbronchus (Hauptbronchus frei).

T2 Tumor mit einem der folgenden Kennzeichen hinsichtlich Größe oder Ausdehnung:
- Tumor mehr als 3 cm in größter Ausdehnung,
- Tumor mit Befall des Hauptbronchus, 2 cm oder weiter distal der Karina,
- Tumor infiltriert viszerale Pleura,
- assoziierte Atelektase oder obstruktive Entzündung bis zum Hilus, aber nicht der ganzen Lunge.

T3 Tumor jeder Göße mit direkter Infiltration einer der folgenden Strukturen: Brustwand (einschließlich Tumoren des Sulcus superiror), Zwerchfell, mediastinale Pleura, Perikard; **oder** Tumor im Hauptbronchus weniger als 2 cm distal der Karina, aber Karina selbst nicht befallen, **oder** Tumor mit Atelektase oder obstruktiver Entzündung der ganzen Lunge.

T4 Tumor jeder Größe mit Infiltration einer der folgenden Strukturen: Mediastinum, Herz, große Gefäße, Trachea, Ösophagus, Wirbelkörper, Karina; **oder** Tumor mit malignem Pleuraerguß.

N – Regionäre Lymphknoten

NX Regionäre Lymphknoten können nicht beurteilt werden.

N0 Keine regionären Lymphknotenmetastasen.

N1 Metastasen in ipsilateralen peribronchialen Lymphknoten und/oder in ipsilateralen Hiluslymphknoten (einschließlich einer direkten Ausbreitung des Primärtumors).

N2 Metastasen in ipsilateralen mediastinalen und/oder subkarinalen Lymphknoten.

N3 Metastasen in kontralateralen mediastinalen, kontralateralen Hilus-, ipsi- oder kontralateralen Skalenus- oder supraklavikuläen Lymphknoten.

M – Fernmetastasen

MX Das Vorliegen von Metastasen kann nicht beurteilt werden.

M0 Keine Fernmetastasen.

M1 Fernmetastasen.

TNM-Kategorien

1.	Präop. Untersuchungsprogramm	→ **cTNM** (klinische Untersuchungsebene)	→ endgültig für inoperable Patienten
↓			
2.	Thorakotomie	→ **sTNM** (chirurgische Untersuchungsebene)	→ endgültig für probethorakotomierte Patienten
↓			
3.	Pathohistologische Aufarbeitung des unter kurativer Zielsetzung entnommenen Resektats	→ **pTNM** (pathol.-anat. Untersuchungsebene)	→ endgültig für kurativ resezierte Patienten
↓			
4.	Autopsie	→ **aTNM** (Stadieneinteilung aufgrund autoptischer Befunde)	→ Stadierungs-Überprüfung

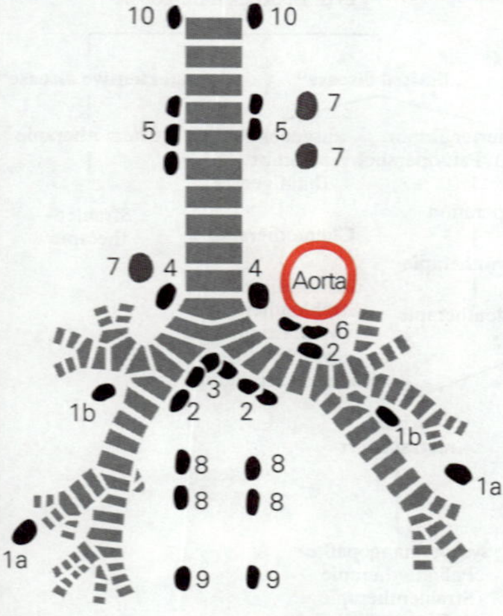

Lymphknotenverteilung

- 1a bronchopulmonal
- 1b Lappenspalt
- 2 Hilus (Hauptbronchus)
- 3 Bifurkation
- 4 tracheobronchial
- 5 paratracheal
- 6 subaortal
- 7 vorderes Mediastinum
- 8 paraösophageal
- 9 Lig. pulmonale
- 10 Hals-LK

4

Histologie

NSCLC (non-small cell lung cancer):
Plattenepithel-Ca.
Adeno-Ca.
Großzelliges undifferenziertes Ca.
Andere, seltene Tumoren

SCLC (small cell lung cancer):
kleinzelliges Bronchial-Ca.

Einteilung SCLC:

„limited disease" (LD):
Tumor auf 1 Thoraxhälfte begrenzt, keine größeren Atelektasen, kein Pleuraerguß, keine Einflußstauung, keine Rekurrensparese

„extensive disease" (ED):
Tumorausbreitung auf kontralaterale Thoraxhälfte, größere Atelektasen, Pleuraerguß, Einflußstauung, Rekurrensparese, Befall supraklavikulärer LK, Fernmetastasen

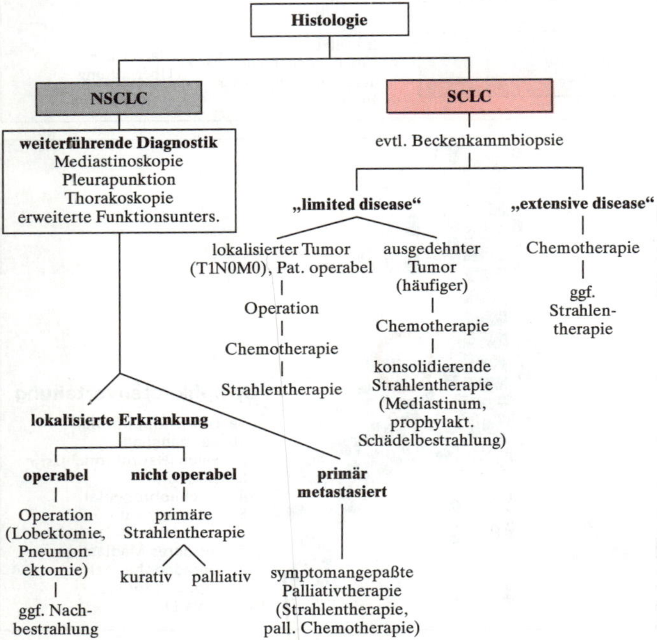

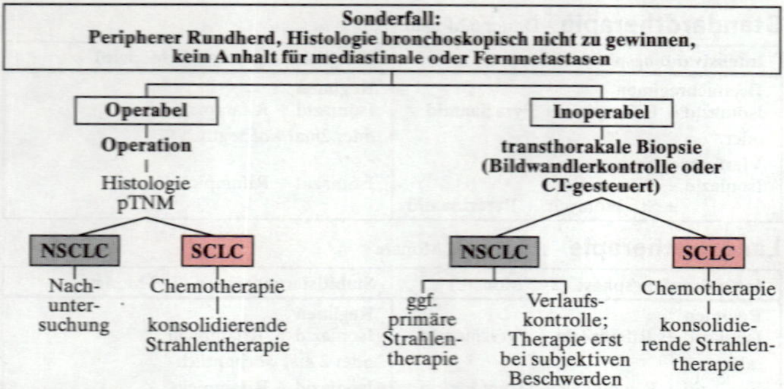

Schema zur präoperativen Funktionsdiagnostik

(bei Patienten mit Bronchialkarzinom) [Deutsche Gesellschaft für Thorax und Gefäßchirurgie, Deutsche Gesellschaft für Pneumologie und Tuberkulose (1988): Empfehlungen zur Diagnostik, Stadieneinteilung und operativen Therapie des Bronchialkarzinoms. Thorac Cardiovasc Surg 36: 295–306]

Zentraler Meßwert: FEV_1 (präoperativ), ggf. ergänzt durch regionale Analyse mittels quantitativer Perfusionsszintigraphie

FEV_1

1. Stufe der Funktionsdiagnostik: geplante Operation:

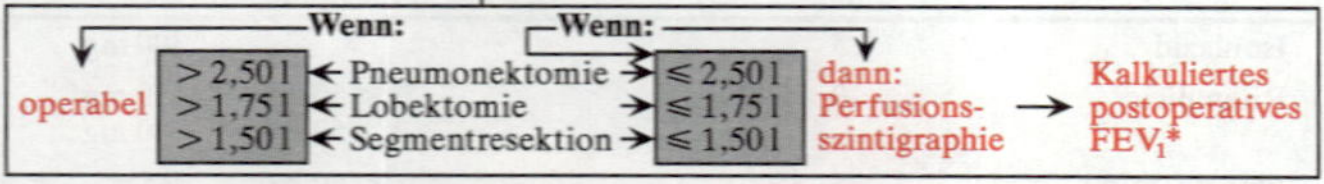

2. Stufe der Funktionsdiagnostik: Kalkuliertes postoperatives FEV_1*

	Operabel	Hohes Risiko	Nicht operabel
Pneumonektomie	> 1,5 l	1,0–1,5 l	< 1,0 l
Lobektomie	> 1,5 l	0,8–1,2 l	< 0,8 l
Segmentresektion	> 1,2 l	0,8–1,2 l	< 0,8 l

weitere Zusatzuntersuchungen (z. B. Mikrokatheter) erforderlich

*** Berechnung des postoperativen FEV_1:**

$$FEV_{1\,(postop.)} = FEV_{1\,(präop.)} \cdot \frac{100 - A - 0{,}37 \cdot B}{100}$$

A Perfusion des Resektats
B Perfusion der zu operierenden Seite
0,37 Konstante für die frühe postoperative Phase

Beispiel: Patient hat Tumor im rechten Oberlappen und präop. FEV_1 von 1,4 l. Perfusion in Projektion auf rechten OL ist völlig aufgehoben. Restliche Perfusion der rechten Lunge beträgt 40 %.

Bei re. OL-Resektion berechnet sich:

$$FEV_{1\,(postop.)} = 1{,}4 \cdot \frac{100 - 0 - 40 \cdot 0{,}37}{100} = 1{,}19\,l$$

Somit: postop. FEV_1 1,19 l: hohes Risiko für Lobektomie

Standardtherapie – Dauer 6 Monate

Intensivanfangsphase (2 Monate)	**Stabilisierungsphase** (4 Monate)
Dreifachregimen Isoniazid + Rifampicin + Pyrazinamid oder **Vierfachregimen** Isoniazid + Rifampicin + Streptomycin + Pyrazinamid	**Regimen** Isoniazid + Rifampicin oder 2mal wöchentlich Isoniazid + Rifampicin

Langzeittherapie – Dauer 9–12 Monate

Intensivanfangsphase (2–3 Monate)	**Stabilisierungsphase** (7–9 Monate)
Regimen Isoniazid + Rifampicin + Pyrazinamid oder Isoniazid + Rifampicin + Streptomycin oder Isoniazid + Rifampicin + Protionamid	**Regimen** Isoniazid + Rifampicin oder 2 mal wöchentlich Isoniazid + Rifampicin

[Nach: Deutsches Zentralkomitee zur Bekämpfung der Tuberkulose (1983)
Die Chemotherapie der Tuberkulose]

Dosierung für Kinder und Erwachsene bei tägl. Einnahme

(Vgl. S. 198)

Antituberkulotikum	Kinder und Erwachsene [mg/kg KG]	Erwachsene Tagesdosis	
Isoniazid	5		300 mg
Rifampicin	10	< 50 kg > 50 kg	450 mg 600 mg
Pyrazinamid	25–35	< 50 kg > 50 kg > 75 kg	1,5 g 2,0 g 2,5 g
Streptomycin	15–20	< 50 kg > 50 kg	0,75 g 1,0 g
Ethambutol*	25 – 2 Monate später 20		0,8–2,0 g
Protionamid	5–15		0,5–1 g

* Nicht für Kinder unter 10 Jahren.

Dosierung der Tuberkulosemittel für Kinder und Erwachsene, deren Dosierung bei intermittierender Gabe von der bei täglicher Gabe abweicht

Antituberkulotikum	Kinder [mg/kg KG]	Erwachsene [mg/kg KG]	Tagesdosis [mg]
Isoniazid	15	15	900
Rifampicin	15	10	450–600 (600–900)

Tuberkulindiagnostik

[Deutsches Zentralkomittee zur Bekämpfung der Tuberkulose (1988) Tuberkulindiagnostik. Prax Klin Pneumol 42:3–5]

Es soll nur noch mit gereinigtem Tuberkulin (GT) getestet werden.

1. **Stempeltest:**
   Tuberkulin Tine Test PPD (Lederle)
   Tubergen-Test (Behring-Werke)
   Tuberkulintest PPD (Merieux)

   Alle 3 Testkörper führen zu einer Reaktion von der Stärke, die etwa 5 IE GT beim Intrakutantest entspricht.

2. **Intrakutantest nach Mendel-Mantoux:**

   Gereinigtes Tuberkulin (GT) in den Stärken 10, 100 (und 1000) erhältlich.
   0,1 ml der Stärke 10 enthält 10 IE;
   0,1 ml der Stärke 100 enthält 100 IE.

   Streng intrakutan 0,1 ml der gewünschten Verdünnung der frisch hergestellten Lösung injizieren.

   Ablesen der Tuberkulinteste:
   Frühestens nach 72 Stunden, spätestens nach einer Woche.

   Die Reaktion ist **positiv** bei einer **tastbaren Induration ab 6 mm Durchmesser.**

   Sonderfall bei Säuglingen:
   Hier perkutaner Tuberkulintest mit Perkutan-Tuberkulin-Salbe „S".
   Positiver Ausfall beim Auftreten von wenigstens 3 Papeln.

   Praktisches Vorgehen:
   Beginn mit einem Stempeltest (entspricht 5 GT);
   falls negativ,
   GT 10, ggf. auch
   GT 100.

   Ein negativer Ausfall bei Testung mit GT 100 macht das Vorliegen einer Tuberkulose unwahrscheinlich.

Internationale Klassifikation (ILO 1980)

[Nach Thürauf J, Erlangen. Abdruck mit freundlicher Genehmigung der Fa. Boehringer Ingelheim]

Diese Klassifikation wird zur Beurteilung bei Silikose oder Asbestose verwendet. In Analogie dazu können aber auch interstitielle Lungenerkrankungen oder Pleuraprozesse ausgewertet und klassifiziert werden.

Bildgüte [+] = gut [±] = annehmbar [±̲] = mangelhaft [u] = unbrauchbar

Schatten

Streuung	0/–	1/0	2/1	3/2
12-Stufen-Skala	**0/0**	**1/1**	**2/2**	**3/3**
(vgl. Standardfilm)	0/1	1/2	2/3	3/+

An 1. Stelle steht die „erste“ Klassifikationswahl, an 2. Stelle die als möglich erachtete Alternative.
Übergangsformen werden gekennzeichnet, z. B. 1/2 oder 2/1.

Definition der Streuung

- Kategorie 0: Rundliche oder irreguläre Schatten fehlen, bzw. sind geringer ausgeprägt als in Kategorie 1
- Kategorie 1: Rundliche oder irreguläre Schatten sind sicher nachweisbar, jedoch gering an Zahl
- Kategorie 2: Rundliche oder irreguläre Schatten sind zahlreich vorhanden, normale Lungenstrukturen jedoch noch identifizierbar
- Kategorie 3: Rundliche oder irreguläre Schatten sind sehr zahlreich vorhanden, normale Lungenstrukturen teilweise oder vollständig ausgelöscht

Verbreitung *(Lungenfelder)*

rechts oben =	**RO**	**LO**	= links oben
rechts Mitte =	**RM**	**LM**	= links Mitte
rechts unten =	**RU**	**LU**	= links unten

Größe *klein*

Form: rundlich (Durchmesser) [p] =  1,5 mm [q] =  1,5–3 mm [r] = 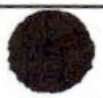 3–10 mm

unregelmäßig (Breite) [s] =  1,5 mm [t] =  1,5–3 mm [u] =  3–10 mm

gemischt (z. B.) [p/s] [q/t]

groß [A] = 1–5 cm ∅ (+∅) [B] = 5 cm – [RO] [C] = > [RO]

Typ: [wd] =  scharf begrenzt [id] =  unscharf begrenzt

Pleura-verdickung

diffus Verbreitung [0] = fehlt; < 1 [1] = < ¼ der lateralen Brustw.
[2] = ¼–½ der lateralen Brustwand [3] = > ½ der lateralen Brustw.
Dicke [a] = < 5 mm [b] = 5–10 mm [c] = > 10 mm
Lokalisation [R] = rechtsseitig [L] = linksseitig

Plaques Verbreitung [0] = fehlt; < 1 [1] = < 2 cm max. Länge
[2] = 2–10 cm max. Länge [3] = > 10 cm max. Länge
Dicke [a] = < 5 mm [b] = 5–10 mm [c] = > 10 mm
Lokalisation (Brustwand/Zwerchfell) [R] = rechtsseitig [L] = linksseitig

Kostophrenischer Winkel Adhärenz [R] = rechtsseitig [L] = linksseitig

Pleura-verkalkung
Grad [0] = fehlt; < 1 [1] = < 2 cm ∅ (+∅) [2] = 2–10 cm ∅ [3] = > 10 cm ∅
Lokalisation (Brustwand/Zwerchfell/Sonstiges) [R] = rechtsseitig [L] = linksseitig

Symbole

- ax Konfluenz kleiner Schatten
- bu bullöses Empyhsem
- ca Cancer der Lunge
- cn Kalzifikation in kleinen Schatten
- co Cor, Größe/Form-veränderungen
- cp Cor pulmonale
- cv Kaverne
- di Distorsion (Verziehung)
- ef Effusion (Pleuraerguß)
- em Emphysem
- es Eierschalenhilus (Verkalkungen)
- fr Fraktur der Rippe(n)
- hi Hilus/Mediastinallymphknoten-vergrößerung
- ho Honigwabenlunge
- idd Zwerchfellunschärfe (>1/3 Zwerchfellhälfte)
- idh Herzkonturunschärfe (>1/3 Herzrand)
- kl Kerley-Linien (basal, perihilär)
- me Mesotheliom der Pleura
- od sonstige Auffälligkeiten/Erkrankungen (ergänzende Bemerkungen angeben!)
- pi Pleuraverdickung (interlobär/mediastinal)
- px Pneumothorax
- rp rheumatoide Pneumokoniose (Caplan-Syndrom)
- tba Tuberkulose, aktiv
- tbu Tuberkulose, inaktiv

[Marsden AK (1989) Br Med J 299:442]

Keine Ansprechbarkeit – Anrufen – Schütteln 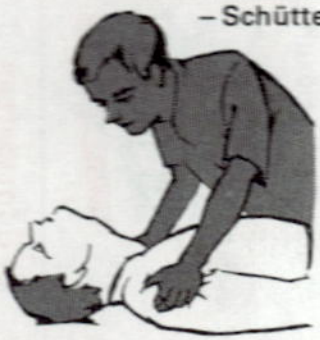	**Atemwege öffnen** – Kopf nach hinten – Unterkiefer nach vorn oben – Mundhöhle ausräumen 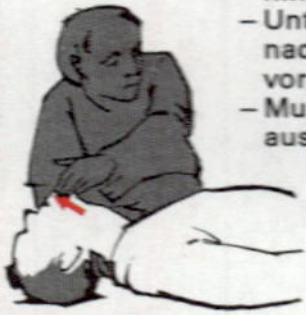	**Hilfe holen** ☎ __________ __________ Einschließlich Defibrillator Intubationsgeräte Sauerstoff Reanimationswagen
Keine Atmung – Sehen – Hören – Fühlen 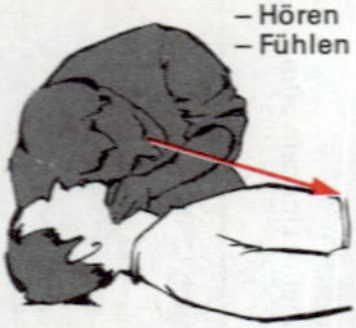	**Beatmung** – Mund zu Nase – 2 initiale Stöße – 10–12/min	**Erwägen** – Heimlich-Manöver bei Verlegung der Atemwege – Mund-zu-Maske-Beatmung
Kein Puls – A. carotis 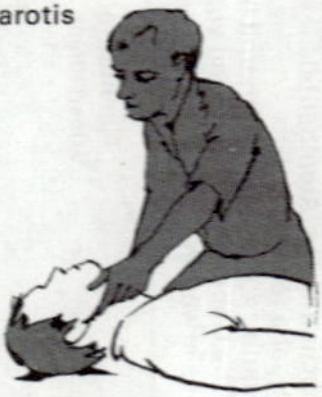	**Compression** – auf harter Unterlage – 2 Querfinger oberhalb Xiphoid – Gestreckte Arme – 4–5 cm – 80–100/min	2 Helfer 1:5
Erwägen – Präkordialer Hieb bei Herzstillstand unter Monitorüberwachung 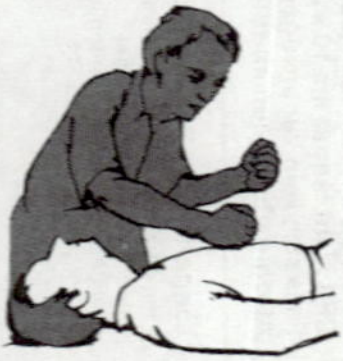	**Defibrillation** Falls flache Kurve: Schalter, Leitungen und Steuerung prüfen initial 200 J Cave: Nicht auf transdermalen Nitroglycerin Pflastern defibrillieren.	**Elektrodenposition**

Elektrokardiogramm

[Chamberlain DA (1989) Br Med J 299:446]

Elektromechanische Disssoziation

QRS ohne palpablen Puls

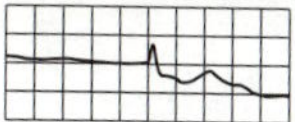

↓ Adrenalin 1 mg i.v.

↓ Spezifische Therapie erwägen

wegen – Hypovolämie
– Pneumothorax
– Herztamponade
– Lungenembolie

↓ Kalziumchlorid erwägen (10 ml einer 10%igen Lösung)

wegen: – Hyperkaliämie
– Hypokalzämie
– Kalzium-antagonisten

Kammerflimmern

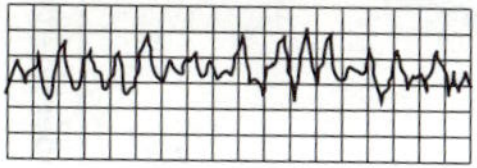

↓ Mit 200 J defibrillieren

↓ Mit 200 J defibrillieren

↓ Mit 360 J defibrillieren

↓ Adrenalin 1 mg i.v.

↓ Mit 360 J defibrillieren

↓ Lidocain 100 mg i.v.

↓ Wiederholtes Defibrillieren mit 360 J

Erwägen: – andere Elektrodenpositionen
– anderen Defibrillator
– andere Antiarrhythmika

Anscheinend Asystolle Isoelektrisches EKG

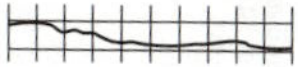

Wenn Kammerflimmern ausgeschlossen werden kann / nicht ausgeschlossen werden kann

↓ Mit 200 J defibillieren

↓ Mit 200 J defibrillieren

↓ Mit 360 J defibrillieren

↓ Adrenalin 1 mg i.v.

↓ Atropin 2 mg i.v.

↓ Pacing erwägen:

– falls P-Zacken oder sonstige elektrische Aktivität vorhanden
– transkutan
– transvenös

Sauerstoff geben

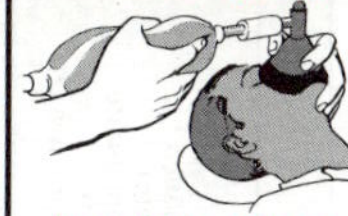

Atemwege sichern

Wenn notwendig, intubieren

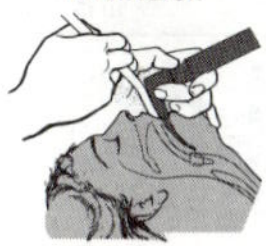

Endotracheale Medikamentengabe:

– Adrenalin
– Atropin
– Lidocain

Große Vene punktieren

– Ellenbeuge
– Vorderarm
– Nur 0,9%iges NaCl als Infusionslösung

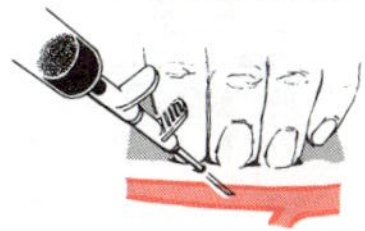

CPR fortsetzen

Schutz vor Infektionen: Handschuhe, Taschenmaske, Atembeutel.
CPR bis zu 2 min nach jeder Arzneimittelgabe fortsetzen.
CPR nicht länger als 10 s unterbrechen, außer zur Defibrillation und Intubation.
Falls sich kein Venenzugang legen läßt, die Gabe doppelter Dosen von Adrenalin, Lidocain oder Atropin über einen endotrachealen Tubus erwägen.

Längerfristige Reanimation

1 mg Adrenalin i.v., alle 3–5 min
1 mÄq/kg Natriumbikarbonat
oder gemäß Blutgasbefunden in Erwägung ziehen

Nachbetreuung nach CPR

Überprüfen:
– arterielle Blutgase, Körpertemperatur
– Elektrolyte, Ausschluß-Intoxikation
– Thoraxröntgen

Monitor beobachten und Patient in einer Intensivstation behandeln

Führung des Telefongesprächs

Anrufer		Name, Adresse, Telefonnummer
Patient	Wer	Alter, Gewicht, Geschlecht, Standort
	Was	Giftbezeichnung (Packungsaufdruck), Einnahme (Weg)
	Wieviel	Genauestmögliche Dosis (evtl. Abschätzung)
	Wann	Zeitpunkt der Einnahme, gesichert oder nur vermutet
	Zustand	Erste Symptome, getroffene Maßnahmen, Atmung, Kreislauf, Bewußtsein
	Ratschlag	Sofortmaßnahmen vor Eintreffen der Ambulanz

Vergiftungsindikation	Antidot
Amphetamine	Ammoniumchlorid
Arsen, organische und anorganische Quecksilbersalze	Dimercaptopropan-Sulfonat-Na (DMPS)
Atropin, Antihistaminika	Mestinon, Physostigmin, Prostigmin
Barium	Natriumsulfat
Benzodiazepine	Flumazenil
Blausäure (Zyanwasserstoff)	Amylnitrit, Hydroxocobalamin (Vit. B_{12}), Kelozyanor (Dicobaltedetat) Natriumnitrit, Natriumthiosulfat
Digoxin	Digoxinantikörper, Diphenylhydantoin
Eisen	Deferoxamin
Extrapyramidale Symptome	Biperiden
Herbizide, Paraquat	Bentonit
Hyperthermie, maligne	Dantrolen
Isoniazid (INH)	Pyridoxin (Vitamin B_6)
Kohlenmonoxid	Sauerstoff
Kumarine	Vitamin K_1
Methämoglobinämie (Nitrit)	Methylenblau
Methanol, Glykole	Äthylalkohol
Opiate, Opioide	Naloxon, Lorfan
Paracetamol	N-Acetyl-L-cystein, Methionin
Phosgen	Hexamethylentetramin
Phosphorsäureester (Azetylcholinesterasehemmer)	Atropinsulfat, Toxogonin
Radioisotope, Schwermetalle	Ca-Na_2-EDTA, Dimercaprol (BAL), Penicillamin

Aktivkohleverabreichung bei Intoxikationen

Durch gleichzeitige Verabreichung von Aktivkohle kann die Resorption der meisten Chemikalien verzögert werden. Einige Stoffe werden nur unwesentlich gebunden (s. Tab.). Bei verschiedenen Medikamenten-Intoxikationen ist die Verabreichung von Aktivkohle auch nach erfolgter Resorption oder nach erfolgter Resorption oder nach parenteraler Verabreichung sinnvoll (Stoffe mit kleinem Verteilungsvolumen, schwacher Plasmaeiweißbindung und/oder bekanntem enterohepatischem Kreislauf und/oder mit bekannter Sekretion in den Gastrointestinaltrakt) (s. Tab.).

Elimination auch nach erfolgter Resorption oder parenteraler Verabreichung beschleunigt	Unwesentliche Absorption an Aktivkohle
Antidepressiva	Äthanol
Carbamazepine	Alkali
Dapson	Borsäure
Digitoxin	Zyanid
Digoxin	DDT
Glutethimide	Laugen (Natronlauge, Kalilauge)
Meprobamate	Malathion
Methyl-Proscillaridin	Methanol
Methotrexat	Mineralsäuren
Nadolol	N-Acetylcystein
Phencyclidin (PCP)	Na-Metasilicat
Phenobarbital	N-Methyl-Carbamat
Phenylbutazon	Salze (Lithiumsalze, Eisensulfat)
Phenytoin	Quecksilber
Salizylate	
Theophyllin	

Blasenbildung bei Intoxikationen

Amitriptylin, Barbiturate, Bisse (Schlange, Spinne), CO, Diphenoxylat, Glutethimid, Meprobamat, Methadon, Methaqualon, Nitrazepam, trizyklische Antidepressiva.

Fötor bei Intoxikationen

Medikament	Fötor
Äthanol	Alkoholisch
Amylnitrit	Fruchtig
Chloralhydrat	Stechend
Arsen	Knoblauchartig
Chloroform	Acetonartig, fruchtig
Zyanide	Bittermandelartig
Ethchlorvynol	Stechend
Isopropanol	Acetonartig, fruchtig
Malathion	Knoblauchartig
Mercaptane	Faulende Eier
Methanol	Alkoholisch
Organophosphate	Knoblauchartig
Paraldehyd	Stechend
Parathion	Knoblauchartig
Phosphor	Knoblauchartig
Salizylate	Acetonartig
Schwefelwasserstoff	Faulende Eier
Tellur	Knoblauchartig
Thallium	Knoblauchartig

Röntgendichte Medikamente

Regelmäßig röntgendicht:

Acetazolamid
Acetylcarbromal
Barium
Bromisoval
Busulfan
Kalziumhaltige Stoffe
Carbromal
Chloralhydrat
Eisenhaltige Stoffe
Jodhaltige Stoffe
Kaliumhaltige Stoffe

Inkonstant röntgendicht:

Antihistaminika
Phenothiazine
Trizyklische Antidepressiva

Ort	Erw. Kinder	24-h- Dienst	Tel. Nr.	Adresse
Berlin	E	x	030/3035466 /2215 /436 Zentrale: 3035-1	Abteilung Reamination, Universitätsklinikum Rudolf Virchow, Standort Charlottenburg Spandauer Damm 130 1000 Berlin 19
Berlin	E/K	x	030/3023022 Fax:030/34307021	Beratungsstelle für Vergiftungserscheinungen und Embryonaltoxikologie des Bezirksamtes Charlottenburg Pulsstraße 3–7 1000 Berlin 19
Berlin	E/K	x	0372/3669418 /3653353	Zentraler toxikologischer Auskunftsdienst am Institut für Arzneimittelwesen Große Seestraße 4 1120 Berlin
Bonn	K	x	0228/2606211 /26061	Informationszentrale gegen Vergiftungen an der Universitäts-Kinderklinik Adenauer-Allee 119 5300 Bonn
Braunschweig	E	x	0531/62290 Zentrale /6880	Medizinische Klinik II des Städtischen Klinikums Salzdahlumer Straße 90 3300 Braunschweig
Bremen	E/K	x	0421/4975268 /4973688	Kliniken der Freien Hansestadt Bremen, Zentralkrankenhaus, St.-Jürgen-Straße, Klinikum für Innere Med. – Intensivstation – St.-Jürgen-Straße 2800 Bremen 1
Freiburg	K	x	0761/2704361 /2704301 /2701	Universitätskinderklinik Freiburg Informationszentrum für Vergiftungen Mathildenstraße 1 7800 Freiburg
Gießen	E	o	0641/7024135 /7024136	Rudolf-Buchheim-Institut für Pharmakologie der Justus-Liebig-Universität Frankfurter Straße 107 6300 Gießen
Göttingen	E	o	0551/395300 /395314	Zentrum Pharmakologie und Toxikologie der Universität Göttingen Robert-Koch-Straße 40 3400 Göttingen
Göttingen	K	x	0551/396239 /396241 Zentrale: /391	Universitätsklinik und Poliklinik Robert-Koch-Straße 40 3400 Göttingen
Hamburg	E	x	040/6385–3345 /6385–3346	Giftinformationszentrale Hamburg, I. Medizinische Abteilung des Krankenhauses Barmbek Rübenkamp 148 2000 Hamburg 60
Homburg/Saar	K	x	06841/162257 /162846	Beratungsstelle für Vergiftungsfälle im Kindesalter Universitäts-Kinderklinik 6650 Homburg/Saar

Ort	Erw. Kinder	24-h-Dienst	Tel. Nr.	Adresse
Kiel	E	x	04 31/5 97 42 68 Zentrale: /59 70 Fax: 04 31/5 97 14 70	Zentralstelle zur Beratung bei Vergiftungsfällen an der I. Medizin. Universitätsklinik Schittenhelmstraße 12 2300 Kiel
Koblenz	E	x	02 61/49 96 48	Städtisches Krankenhaus Kemperhof I. Medizinische Klinik Koblenzer Straße 115–155 5400 Koblenz
Ludwigshafen	E	x	06 21/50 34 31 Zentrale: /50 30 Fax 06 21/5 03 20 02	Klinikum der Stadt Ludwigshafen Entgiftungszentrale I. Medizinische Klinik Bremser Straße 79 6700 Ludwigshafen
Mainz	E	x	0 61 31/23 24 66 (7) Zentrale: /1 71	Beratungsstelle bei Vergiftungserscheinungen, II. Medizinische Klinik und Poliklinik der Universität Langenbeckstraße 1 6500 Mainz
Marburg	E	o	0 64 21/28 22 90 /28 22 91 /28 69 68	Institut für Toxikologie und Pharmakologie Pilgrimstein 2 3550 Marburg
München	E	x	0 89/41 40 22 11 Fax 089/41 40–2467	Giftnotruf München, Toxikologische Abt. der II. Medizinischen Klinik Rechts der Isar der Technischen Universität Ismaninger Straße 22 8000 München 80
Münster	E	x	02 51/83 62 45 /83 61 88	Medizinische Klinik und Poliklinik der Westfälischen Wilhelms-Universität, Giftzentrale, Bt 01, Ebene 10, Zentralklinikum Albert-Schweitzer-Straße 33 4400 Münster
Münster			02 51/83 55 10 Fax 02 51/83 55 24	Beratungsstelle für spezielle Vergiftungen Institut für Pharmakologie und Toxikologie der Westfälischen Wilhelms-Universität Domagkstraße 12 4400 Münster
Nürnberg	E	x	09 11/3 98 24 51	II. Medizinische Klinik des Städtischen Klinikums, Toxikologische Intensivstation Flurstraße 17 8500 Nürnberg
Papenburg	K	o	0 49 61/8 30 (Zentrale)	Marienhospital – Kinderabteilung – Hauptkanal rechts 75 2990 Papenburg
Würzburg	E	o	09 31/2 01 39 80 /2 01 39 81	Institut für Toxikologie und Pharmakologie der Universität Versbacher Landstraße 9 8700 Würzburg
Wien (A)	E/K	x	02 22/43 43 43 /43 68 68	Vergiftungsinformationszentrale I. Medizinische Universitätsklinik Spitalgasse 23 A-1090 Wien
Zürich (CH)	E/K	x	01/2 51 51 51 Nicht dringende Anfragen: 01/2 51 66 66	Schweizerisches Tox-Zentrum Klosbachstraße 107 CH-8030 Zürich

Abschätzung der Suizidalität

[Kielholz P (1971) Diagnose und Therapie der Depressionen für den Praktiker, 3. Aufl. Lehmanns, München]

1. Selbstmordhinweise
- Vorkommen von Suiziden in der Familie oder näheren Umgebung (Suggestivwirkung)
- Frühere Suizidversuche, direkte oder indirekte Suiziddrohungen
- Äußerung konkreter Vorstellungen über die Art der Durchführung und Vorbereitungshandlungen zu einem Suizid oder auch „unheimliche Ruhe"
- Selbstvernichtungs-, Sturz- und Katastrophenträume

2. Krankheitsgepräge
- Beginn oder Abklingen depressiver Phasen, Mischzustände
- Ängstlich agitiertes Gepräge, Affekt- und Aggressionsstauungen
- Schwere Schuld- und Insuffizienzgefühle
- Biologische Krisenzeiten (Pubertät, Gravidität, Wochenbett, Klimakterium)
- Langdauernde Schlafstörungen
- Unheilbare Krankheiten oder Krankheitswahn
- Alkoholismus und Toxikomanie

3 Umweltbeziehungen
- Zerrüttete Familienverhältnisse während der Kindheit („broken home")
- Verlust oder primäres Fehlen mitmenschlicher Kontakte (Liebesenttäuschung, Vereinsamung, Ausgestoßensein)
- Verlust der Arbeit, Fehlen eines Aufgabenkreises, finanzielle Sorgen
- Fehlen religiöser Bindungen

5

Wirkungsprofile der Antidepressiva

[Nach Kielholz P (1966) Psychiatrische Pharmakotherapie. Huber, Bern]

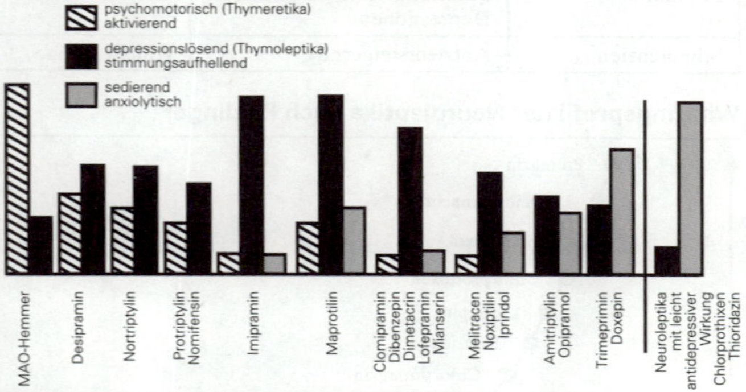

Nebenwirkungen von Tri- und Tetrazyklika

	Orthostase	Anticholinerg	Chinidinartig	Adrenerg
Amitriptylin	+++++	+++++	+	+
Doxepin	+++	+++	±	0
Imipramin	++++	++++	+	+++
Nortriptylin	++	++	+	+++
Desipramin	++	++	+	+++++
Maprotilin	+	+	+	+++++
Trazodon	+	+	–	0
Trimipramin	+	++		+
Amoxapin	+	+		+++
Protriptylin	+	+++		+++

Psychopharmakaübersicht

Einteilung	Hauptwirkung	Hauptvertreter
Minor tranquilizer	Hypnotikafreie Beruhigungsmittel **ohne** antipsychotische Wirkung	Benzodiazepine Meprobamat
Major tranquilizer (Neuroleptika)	Hypnotikafreie Beruhigungsmittel **mit** antipsychotischer Wirkung	Phenothiazine Butyrophenone Thioxanthene Reserpin
Thymoleptika	Stimmungsaufhellende Antidepressiva	Trizyklische Antidepressiva
Thymeretika	Hemmungslösende Antidepressiva	MAO-Hemmer
Lithium	„Glättung" bei zyklischen Depressionen	Diverse Salze
Stimulanzien	Antriebssteigernd	Amphetamine

Wirkungsprofil der Neuroleptika nach Pöldinger

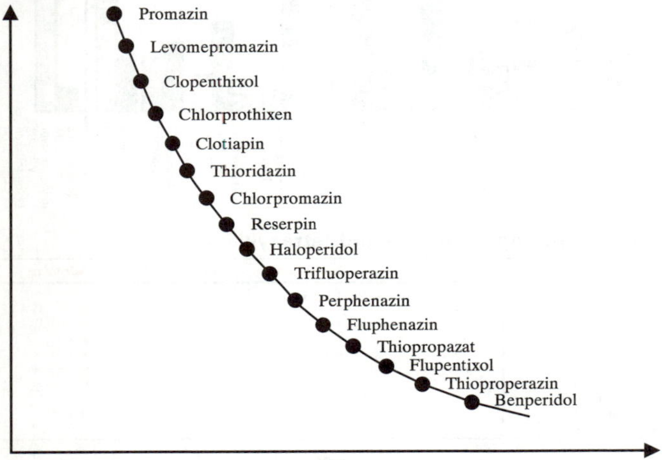

Kurzprüfung der zerebralen Leistungsfähigkeit

Fragen	Punkte
Orientierung	
1. Was ist heute für ein Datum? Wochentag? Monat? Jahr? Jahreszeit?	5
2. Wo sind wir jetzt? Spital (Krankenhaus)? Abteilung? Stadt? Land?	5
Merkfähigkeit	
3. Merken Sie sich: Zitrone, Schlüssel, Ball* (ca. je 1 Sek. vorsprechen, nachsprechen lassen, bis Patient Wörter behalten kann)	3
Aufmerksamkeit	
4. Von 100 laufend 7 abzählen (93, 86, 79, 72, 65) oder **Natur** rückwärts buchstabieren (Rutan)	5
Kurzzeitgedächtnis	
5. Wiederholen der unter 3. gemerkten Wörter	3
Sprache	
6. Benennen: Bleistift (Kugelschreiber), Uhr dem Patienten zeigen	2
7. Nachsprechen: keine und, wenn oder aber	1
8. Drei-Stufen-Kommando: Nehmen Sie das Blatt in die linke Hand, falten Sie es in der Mitte, legen Sie es auf den Boden	3
9. Schreiben Sie irgendeinen Satz (muß Subjekt und Prädikat enthalten, sowie Sinn ergeben. Orthographiefehler zählen nicht)	1
10. Zeichnen Sie mit geschlossenen Augen folgende Figur nach: 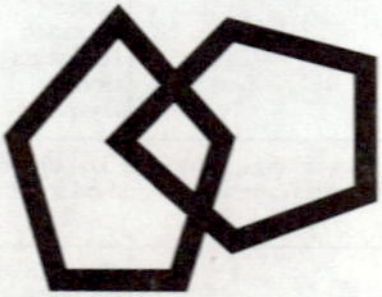	1

* Bei Testwiederholung andere Wörter wählen

Total

0–23: Verdacht auf organische Läsion

[Modifiziert nach Mini-Mental-State von Folstein]

	Opiate	**Hypnotika**	**Tranquil-lanzien**	**Alkohol**	**Stimulan-zien**	**Halluzino-gene**	**Cannabis**
Vertreter	Heroin Kokain Crack Morphium Opium Methadon	Barbiturate Glutethimid	Benzo-diazepine Meprobamat	Äthanol C_2H_5OH	Amphet-amine Sympathi-komimetika Appetit-zügler	LSD* PCP* Meskalin Psilocybin	δ-9-Tetra-hydro-cannabinol (THC)
Atmung	↓ Hypoxie Toxisches Lungenödem	↓ Hypoxie, evtl. resp. Azidose		Foetor aethylicus Aspirations-pneumonie		↓	↓ Mund-trockenheit
Bewußt-sein	↓ bis Koma				Evtl. Delir	Evtl. Delir, Koma	
Pupille	Miose Cave: Pethidin macht Mydriase	Miose		Mydriase Nystagmus	Mydriase	Mydriase Nystagmus	Mydriase Konjunk-tivale Reizung
Kreislauf	↓ Kokain macht kardiovask. Komplika-tionen	↓ Hypothemie	↓	↓/↑ Gerötetes Gesicht	↑ Fieber	↑ Palpitationen	↑
Psych. Sym-ptome	Euphorie Halluzina-tionen	Halluzina-tionen Erregung		Verwaschene Sprache Koordina-tions-störungen	Ideenflucht Angst Verfol-gungs-Ideen	Halluzina-tionen Angst Verwirrung Wahnideen Gewalttätig-keit (PCP)	Halluzina-tionen Euphorie
Therapie Intoxika-tion	**Erhaltung und Schutz der Vitalfunktionen** Atemwege, Kreislaufstützung, Sauerstoff, Magenspülung, Dialyse, Hämoperfusion, Hypothermieschutz, Rhabdomyolyse						
	Naloxon		Flumazenil	Thiamin			
Entzugs-sym-ptome	Mydriase Myalgien Bauch-krämpfe Nausea Erbrechen Gähnen Schwitzen Tränenfluß Insomie	Autonome Hyperaktivität Nausea, Erbrechen, Angst Schlafstörungen, Tremor Grand-mal-Epilepsie Grand-mal-Epilepsie		Autonome Hyper-aktivität Schwitzen Erbrechen Epilepsie Leber-versagen Halluzina-tionen Dysphorie	Dysphorie Erschöpfung Psychomot. Agittion	Erregung 'Bad trip'	Angst Tremor Nystagmus (u.a., wie Opiate)
Therapie Entzug	Im akuten Entzugsstadium ist eine autonome Hyperaktivität ein wichtiger pathophysiologischer Mechanismus, weswegen die Gabe von α- und oder β-blockierenden Substanzen erwogen werden muß.						
	Clonidin Baclofen Levomepro-mazin			Clomethiazol Epilepsie-prophylaxe		Diazepam 'Talk down' Anxiolytika PCP: Haloperidol	
Cave	Bei der Notfalltherapie von Patienten mit Substanzenabusus Infektionsgefahr mit HIV- und Hepatitisviren beachten * LSD: Lysergsäurediethylamid; PCP: Phenycyclidin						
Literatur	American Psychiatric Association (1987) DSM-III-R. Quick Reference, Washington						

Respiratorische Alkalose (Hyperventilation)		
1. Zentral	Stimulation des Atemzentrums (Angst, Fieber, Hypoxämie, Salizylate, Anstrengung)	
2. Thorakal	Reflexstimulation des Atemzentrums (Lungenembolie, Pneumonie, Atelektase, Lungenödem, Asthma)	
3. Varia	Sepsis, Überbeatmung, Schwangerschaft, Leberzirrhose	
Respiratorische Azidose (Hypoventilation)		
1. Zentral	Gestörte Funktion des Atemzentrums (Trauma, medikamentös/toxisch)	
2. Thorakal	Gestörte Atemmechanik (Polio, Myasthenia gravis, Trauma) Gestörte Lungenstruktur (Emphysem)	
Metabolische Alkalose		
1. ↑ Säureverlust	Magensaftverlust, Diuretikatherapie, schwerer Kaliummangel, Morbus Cushing, Morbus Conn	
2. ↑ HCO_3^--Angebot	Iatrogene HCO_3^--Zufuhr, Milch-Alkali-Syndrom, Überbeatmung von chronisch hypokapnischen Patienten, Metabolisierung von Ketonkörpern und Laktat zu HCO_3^-	
Metabolische Azidose (Kußmaul-Atmung)		
1. ↑ Säureangebot (↑ Anionenlücke, Normochlorämie)	Ketoazidose	(Diabetes, Hunger, Alkohol)
	Laktazidose	(Schock, Biguanidintoxikation, CO-Intoxikation, terminale Leberzirrhose, Leukämie)
	Medikamentös/ toxisch	(Methylalkohol, Äthylenglykol, Salizylate, Isoniazid, Zyanid, Nitroprussid)
2. ↑ HCO_3^--Verlust (normale Anionenlücke, Hyperchlorämie)	HCO_3^--Verlust	(Diarrhö, Darmfisteln, Pankreasfisteln, Ileostoma, Karboanhydrasehemmergabe, Ureterosigmoidostomie)
	Chlorretention	(Renal-tubuläre Azidose, Zufuhr von Arginin, Lysin, NH_4Cl)
3. ↓ Säureelimination	Niereninsuffizienz, Hypoaldosteronismus, kongenitale Enzymdefekte	

Anionenlücke:

Normwert: 8–12 mmol/l

$$\text{Anionenlücke} = Na^+ - (Cl^- + HCO_3^-)$$

[Nach Siggaard-Andersen (1963) Scand J Clin Lab Invest 15:211]

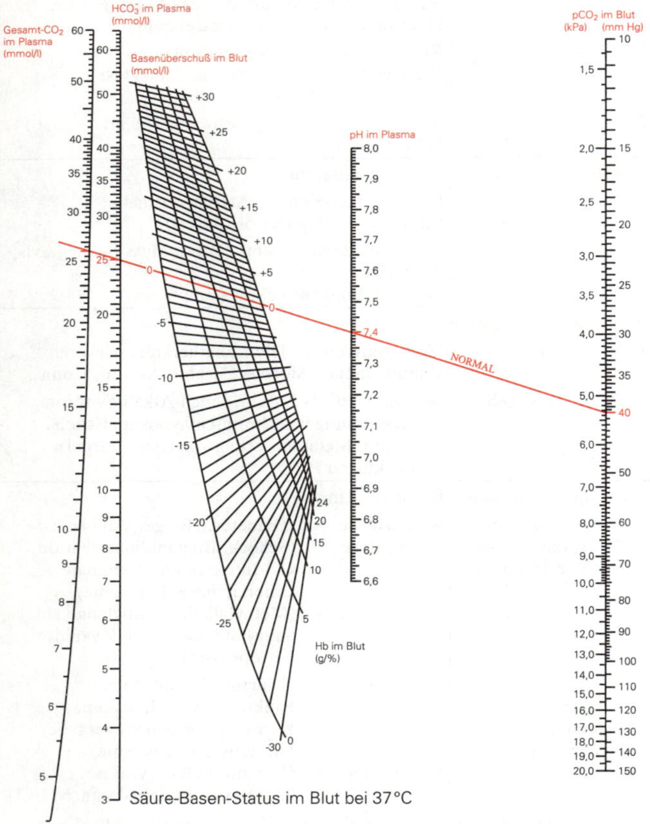

Säure-Basen-Status im Blut bei 37 °C

Anwendung:

1. Verbinde pCO_2 und pH, lies links HCO_3^- oder Gesamt-CO_2 ab.
2. Bestimme Hb-Konzentration, lies Basenüberschuß bei entspr. Hb-Linie ab.

Blutgasanalyse (Normwerte)

Bestimmung	Einheit	Arteriell	Venös	Kapillar
pH		7,38–7,42	7,36–7,40	7,38–7,42
pO_2	mm Hg kPa	90–100 12–13,3	35–45 4,6–6,0	> 80 > 10,6
pCO_2	mm Hg kPa	35–45 4,6–6,0	40–50 5,3–6,6	38–45 5,1–6,0
Sauerstoff-sättigung (SO_2)	%	95–97	55–70	95–97
Standard-bikarbonat (HCO_3^-)	mmol/l	21–29	24–30	21–29
Basen-überschuß (BE)	mmol/l	−2 – +2	−2 – +2	−2 – +2

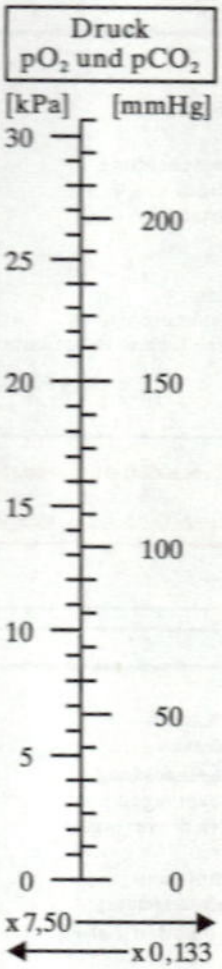

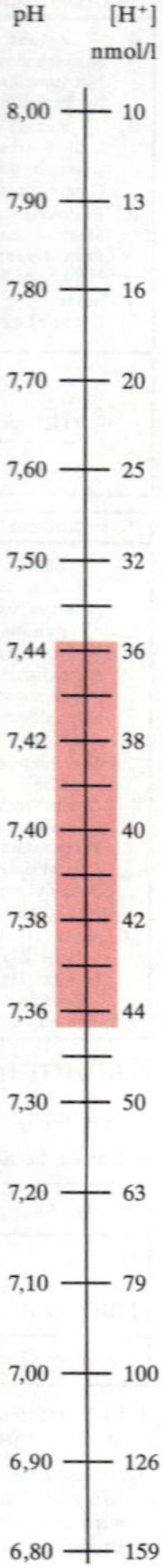

Beurteilung von Säure-Basen-Störungen

Benötigt werden: pH, pCO_2 und HCO_3^-

Definitionen der Säure-Basen-Störungen

Azidose: pH unter 7,36
Respirat. Azidose: $PaCO_2$ über 45 mm Hg (~ 6 kPa)
Respirat. Alkalose: $PaCO_2$ unter 35 mm Hg (~ 4,5 kPa)
Alkalose: pH über 7,44
Metabol. Azidose: Bikarbonat unter 21 mmol/l
Metabol. Alkalose: Bikarbonat über 29 mmol/l

pCO_2 \ HCO_3^-	Unter 21 mmol/l	21–29 mmol/l	Über 29 mmol/l
Über 6 kPa 45 mm Hg	Kombinierte metab. und resp. Azidose	Respiratorische Azidose	Metab. Alkalose und resp. Azidose
4,5–6 kPa 35–45 mm Hg	Metabolische Azidose	Normal	Metabolische Alkalose
Unter 4,5 kPa 35 mm Hg	Metab. Azidose und resp. Alkalose	Respiratorische Alkalose	Kombinierte metab. und resp. Alkalose

Berechung des benötigten Bikarbonats zur pH-Korrektur

Benötigtes Bikarbonat = negativer Basenüberschuß (Basendefizit) · 0,3 · Körpergewicht in kg

Die Formel erlaubt die direkte Berechnung der benötigten Natriumbikarbonatmenge in Milliliter, wenn 8,4 %iges Natriumbikarbonat gebraucht wird (1 ml = 1 mmol)

Approximation von pH und H+ Ionen-Konzentration

$$\underset{\text{nmol/l}}{[H^+]} = \frac{24 \cdot pCO_2}{HCO_3^-} \qquad pH = 6{,}1 + \frac{HCO_3^-}{pCO_2}$$

Hypernatriämie

1. ↑ **Zufuhr**
   Salzeinnahme
   Natriumbikarbonat
   Na-Penizilline
2. ↓ **Renale Ausscheidung**
   Diabetes insipidus
   (renal, hypophysär)
   Osmotisch
3. **Endokrin**
   Morbus Cushing
   Prim. Hyperaldosteronismus
   Hyperosmolares Coma diabeticum
4. **Varia**
   Laborfehler

Natriumdefizit in mmol/l

$$\frac{(142 - \text{gemessenes } Na^{+}) \cdot \text{Körpergewicht}}{5}$$

Hyponatriämie

1. ↓ **Zufuhr**
   Polydipsie
2. ↑ **Gastrointestinale Verluste**
   Erbrechen, Diarrhö
   Absaugen von Magensaft
   Fisteln
3. ↑ **Renale Verluste**
   Polyurische Phase des akuten Nierenversagens
   Salzverlustniere
   Saluretika
   Osmotisch
4. **Endokrin**
   Morbus Addison
   SIADH (vgl. S. 134)
   Ketoazidotisches Coma diabeticum
5. **Mit Wasserhaushaltsstörungen**
   (vgl. Tabelle S. 134)
6. **Varia**
   Laborfehler
   Verdünnungseffekt
   Artefiziell bei Hyperlipidämie, Hyperproteinämie

Hyperkaliämie

1. ↑ **Zufuhr**
   Infusion von Kalium
   Alte Blutkonserven
2. ↓ **Renale Ausscheidung**
   Akutes Nierenversagen
   Chronisches Nierenversagen
   Morbus Addison
   Hypoaldosteronismus
   Diuretika (Kaliumsparer)
3. **Verschiebung aus den Zellen**
   Azidose
   Crush-Syndrom
   Hämolyse, Rhabdomyolyse
   Verbrennungen
   Digitalisintoxikation
   Sukzinylcholin
   Hyperkaliämische paroxysmale Paralyse
4. **Varia**
   Falsche Entnahmetechnik
   In-vitro-Hämolyse
   Laborfehler
   Thrombozytose, Leukozytose

Hypokaliämie

1. ↓ **Zufuhr**
   Malnutrition
2. ↑ **Gastrointestinale Verluste**
   Erbrechen, Diarrhö, Fisteln
   Laxanzienabusus
3. ↑ **Renale Verluste**
   Osmotische Diurese
   Diuretika (Saluretika, Karboanhydrasehemmer)
   Morbus Cushing
   Hyperaldosteronismus (primär und sekundär)
   Renal-tubuläre Azidose
   Metabolische Alkalose
4. **Verschiebung in die Zellen**
   Alkalose
   Insulintherapie
   Hypokaliämische paroxysmale Paralyse
5. **Varia**
   Magnesiummangel
   Laborfehler
   Diabetische Ketoazidose

Kaliumersatz und pH

Berechnung:

1. Bestimme Körperkalium

mmol/l/kg	♂	♀
Normal	45	40
Mittlerer Gewichtsverlust	38	33
Schwerer Gewichtsverlust	30	26

2. Lies arterielles pH und K^{+} auf Nomogramm ab und beurteile Gewichtszustand.
3. Berechne K^{+}-Bedarf/-Überschuß, indem das Körperkalium mit dem Gewicht multipliziert wird und dann auf dem Nomogramm die Prozentverschiebung abgelesen wird.

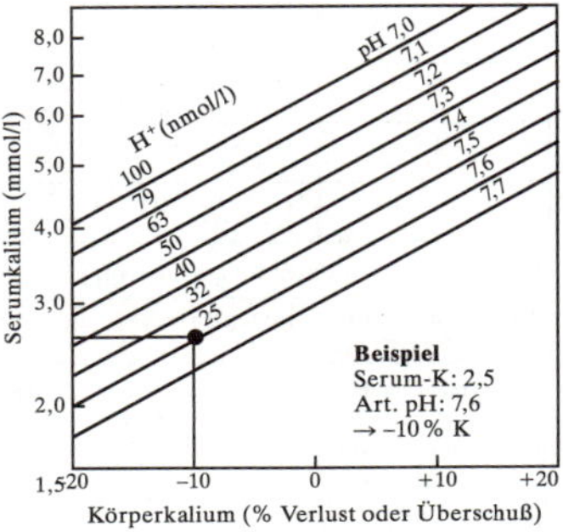

Hyperkalzämie	Hypokalzämie
↑ Zufuhr Hypervitaminose A/D Milch-Alkali-Syndrom **Endokrin** Primärer Hyperparathyreoidismus Tertiärer Hyperparathyreoidismus Hyperthyreose Akromegalie NNR-Insuffizienz Ektope ADH-Produktion **Medikamente** Thiaziddiuretika Lithium **Varia** Knochenmetastasen Therapie von Tumoren mit Metastasen Multiples Myelom Immobilisation Morbus Boeck Erholung nach akutem Nierenversagen Laborfehler	↓ Zufuhr Malabsorption **Endokrin** Hypoparathyreoidismus Sekundärer Hyperparathyreoidismus Vitamin-D-Mangel (Rachitis, Osteomalazie) **Elektrolytstörungen** Hypomagnesiämie Hyperphosphatämie **Medikamente** Antiepileptika **Varia** Hypalbuminämie Pankreatitis Distale renal-tubuläre Azidose Laborfehler

5

Korrekturberechnung bei Hypalbuminämie:
Differenz von 40 g/l Albumin in g/l ausrechnen, pro fehlendes Gramm/Liter 0,02 mmol/l addieren.

Hyperphosphatämie	Hypophosphatämie
↑ Zufuhr **Endokrin** Hypoparathyreoidismus Sek. u. tert. Hyperparathyreoidismus Coma diabeticum Hyperthyreose Akromegalie **Medikamente** Diphosphonate Zytostatikatherapie **Varia** Azidose Niereninsuffizienz Verbrennung Laborfehler	↓ Zufuhr Malnutrition Malabsorption Aethylismus chronicus Parenterale Ernährung ohne P^- Zusatz ↑ Renale Verluste Renal-tubuläre Azidose Fanconi-Syndrom **Endokrin** Prim. Hyperparathyreoidismus Vit.-D-resistente Rachitis **Elektrolytstörungen** Hyperkalzämie Hypomagnesiämie **Medikamente** Diuretika Phosphorbinder Antazida, Salizylatintoxikation **Varia** Alkalose Gramnegative Sepsis Laborfehler

Hypermagnesiämie	Hypomagnesiämie
↑ **Zufuhr** Mg^{++}-haltige Antazida und Laxanzien Infusion von Mg^{++}	↓ **Zufuhr** Malnutrition Malabsorption Aethylismus chronicus Parenterale Ernährung ohne Mg^{++}-Zusatz
↓ **Renale Ausscheidung** Niereninsuffizienz	↑ **Renale Verluste** Diuretika (außer K^+-Sparer) Diabetische Ketoazidose Renal-tubulärer Defekt
	↑ **Gastrointestinale Verluste** Erbrechen, Diarrhö Absaugen von Magensaft Dünndarmbypass
	Endokrin Hyperaldosteronismus Hyperthyreose Vitamin-D-Therapie
Varia Rhabdomyolyse Verbrennungen Laborfehler	**Varia** Pankreatitis Bei Hyperkalzämie Nach Aminoglykosidantibiotika Nach Cisplatintherapie Laborfehler

Syndrom der inadäquaten (übermäßigen) ADH-Ausschüttung (SIADH)

Kriterien:
- Hyponatriämie und tiefe Serumosmolalität
- Keine Dehydratation
- Urinosmolalität höher als Serumosmolalität
- Natrium- und Serumosmolalitätsanstieg unter Wasserrestriktion
- Normale Funktion von Nieren, Hypophyse, Schilddrüse, Nebennieren

Ursachen	
ZNS-Krankheiten	Enzephalitis, Meningitis, Hirnabszeß, Hirntumor, Schädel-Hirn-Trauma, Subarachnoidalblutung, subdurales Hämatom, Sinusvenenthrombose, Guillain-Barré-Syndrom, zentraler Lupus erythematodes
Lungenkrankheiten	Pneumonie (bakteriell und viral), Tbc, Lungenabszeß, Empyem, chronisch-obstruktive Lungenkrankheit, PEEP-Beatmung
Ektope ADH-Produktion (paraneoplastisch)	Kleinzelliges Bronchialkarzinom, Pankreaskarzinom, Duodenalkarzinom, Leukämie, Morbus Hodgkin, Thymom
Medikamentös	Carbamazepin, Chlorpropamid, Clofibrat, Cyclophosphamid, Lithium, Narkotika, Nikotin, Oxytozin, Thiazide, Trizyklika, Vasopressin, Vinblastin, Vincristin
Varia	Hypothyreose, Morbus Addison, Hypopituitarismus, emotionaler Streß

$$\text{Wasserdefizit in Liter} = \frac{(\text{gemessenes Na}^+ - 142) \cdot \text{Körpergewicht}}{700}$$

Ösophagus
1 Ösophagusmund (Zenker-Divertikel)
2 Aortenenge (Traktionsdivertikel
2a Aorta
3 Zwerchfellenge

Magen
3a Kardia
4 Fundus (mit Magenblase)
5 kleine Kurvatur
5a Incisura angularis
6 große Kurvatur
7 Korpus
8 Antrum
9 Pylorus

Dünndarm (2,5–4,5 m)

Duodenum (25–30 cm)
9a Bulbus duodeni
10 Pars superior
11 Pars descendens
11a Pars horizontalis (inferior)
12 Pars ascendens
13 Flexura duodenojejunalis

14 **Jejunum**
15 **Ileum** (Meckel-Divertikel 30–100 cm prox. von 15a)

Dickdarm (~ 1,5 m)
15a Valvula iliocaecalis
16 Appendix
17 Caecum
18 Colon ascendens
19 Flexura coli dextra
20 Colon transversum
21 Flexura coli sinistra
22 Colon descendens
23 Colon sigmoideum
24 Rektum
25 Ampulla recti

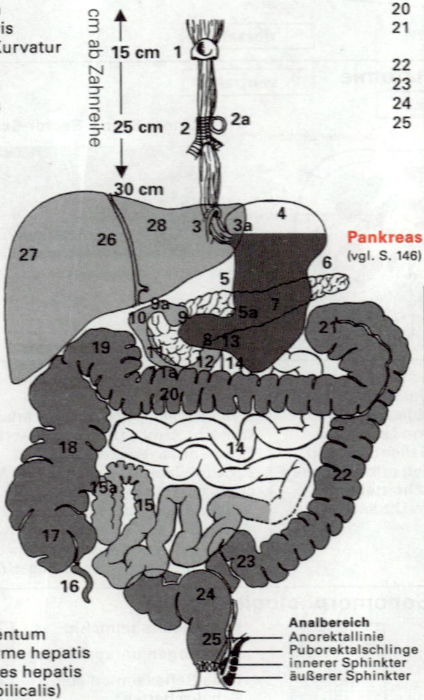

Typische röntgenologische Wandmuster

Jejunum:

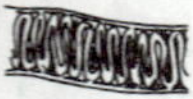

Ileum:

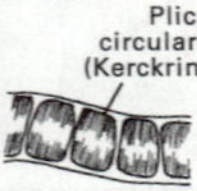

Kolon:

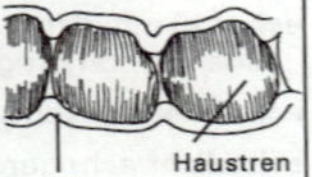

Leber
26 Ligamentum falciforme hepatis
26 Lig. teres hepatis (V. umbilicalis)
27 Lobus dexter
28 Lobus sinister

Längsschnitt-Anatomie

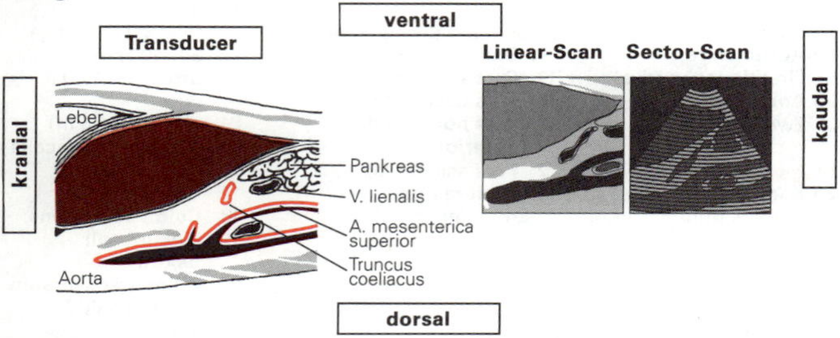

Querschnitt-Anatomie

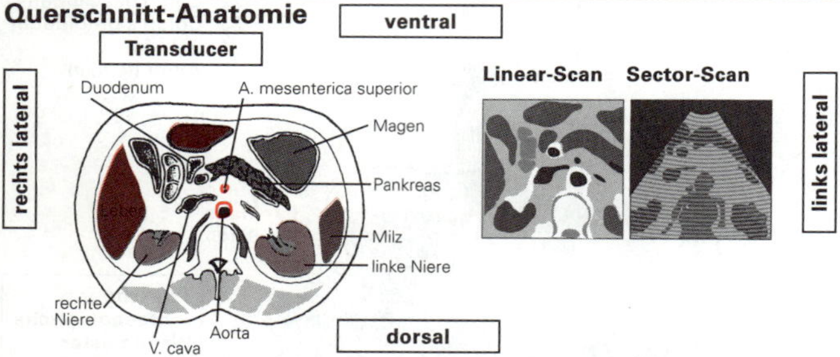

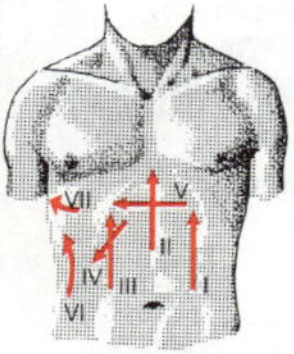

Schematischer Untersuchungsablauf (I–VII) von Leber und Gallenblase mit den erforderlichen Schnittebenen im Ultraschall

Systematik der sonographischen Nomenklatur:

1. Beschreibung der Echos: Stärke (stark/schwach), Größe (fein/grob), Abstand der Echos (dicht/vereinzelt).
2. Beurteilung des Echomusters: Verteilung der Echos (homogen/inhomogen).
3. Beurteilung der Schallausbreitung: Schallabschwächung (Schatten), „relative Schallverstärkung" (hinter Flüssigkeiten).
4. Umschriebene Veränderungen (echoarm).

Vokabular der Sonomorphologie:

echofrei mit distal. „Schallverstärkung";

echoarm/reflexarm

echodicht/echogen/reflexogen/reflexreich;

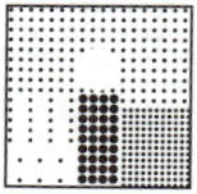

homogen/regelmäßig;

inhomogen/unregelmäßig;

helle Reflexe/mit distal. Schallschatten;

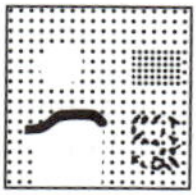

keine röntgen. Termini technici!

Sonographische Charakteristika diffuser und umschriebener Leberparenchymveränderungen

Diffuse Leberparenchymerkrankungen		**Normale Leber**	Akute Hepatitis, akute Stauung	Fettleber	Zirrhose
	Größe (cm) mittlere Klavikularlinie	12 cm (± 2)	> 12 cm	> 12 cm	> 12 cm oder < 12
	Kontur ventral	Flach	Konvex	Konvex	Konvex
	dorsal	Konkav	Konvex	Konvex	Konvex
	Kaudaler Leberrand	Spitzwinklig	Abgerundet	Stumpfwinklig	Verplumpt
	Binnenstruktur	Fein Gleichmäßig	Fein Gleichmäßig	Grob Dicht Gleichmäßig	Grob Dicht Unregelmäßig
	Schalleitung	Normal	Weniger abschwächend	Vermehrt abschwächend	Vermehrt abschwächend

		Begrenzung	**Form**	**Größe**	**Echomuster**	**Distale Reflexe**	**Lokalisation**
Echogene (echodichte) umschriebene Läsionen der Leber	**Metastasen ca. 30 %**	Glatt	Unregelmäßig	Variabel	Ungleichmäßig Oft weniger Echogener Rand »bull-eye«	Abgeschwächt	Multipel/ übergreifend
	Leberzellneoplasma	Unregelmäßig	Unregelmäßig	Variabel	Ungleichmäßig	Abgeschwächt	Solitär/ übergreifend
	Cholangiokarzinom	Glatt	Unregelmäßig	Variabel	Ungleichmäßig	Abgeschwächt	Solitär/ portal
	Hämangiom	Glatt	Regelmäßig	Variabel	Gleichmäßig	Gering verstärkt	Solitär/ multipel
	Organ. Hämatom	Anatom. vorgegeben	Variabel	Variabel	Gleichmäßig	Abgeschwächt	Solitär
	Fokale Verfettung	Unregelmäßig	Vorgegeben	Variabel	Gleichmäßig	Abgeschwächt	Solitär/ multipel
Schwächer echogene umschriebene Läsionen der Leber	**Metastasen ca. 60 %**	Unregelmäßig	Rund, oval	Variabel	Ungleichmäßig	Verstärkt/ abgeschw.	Multipel/ übergreifend
	Adenome	Regelmäßig	Rund, oval	Variabel	Gleichmäßig	Abgeschwächt	Oft solitär
	FNH	Unregelmäßig	Rund, oval	Variabel	Gleichmäßig	Abgeschwächt	Oft solitär
	Frischer Abszeß	Unregelmäßig	Rund, oval	Variabel	Ungleichmäßig	Abgeschwächt	Meist solitär
	Leberzellneoplasma	Unregelmäßig	Rund, oval	Variabel	Ungleichmäßig	Abgeschwächt	Meist solitär/ übergreifend
	Lymphome	Gleichmäßig	Rund, oval	Variabel	Gleichmäßig	Abgeschw./ verstärkt	Multipel
Echofreie umschriebene Läsionen der Leber	**Kongenitale Zyste**	Gleichmäßig	Rund	Variabel	Frei	Vermehrt	Ubiquitär
	Posttraumatische Zyste	Gleichmäßig	Unregelmäßig	Variabel	Frei	Vermehrt	Meist solitär
	Echinokokkus	Gleichmäßig	Rund	Variabel	Tochterzysten	Vermehrt	Solitär/ multipel
	Frisches Hämatom	Anatom. vorgegeben	Unregelmäßig	Variabel	Möglich	Vermehrt	Solitär
	Eingeschm. Abszeß	Ungleichmäßig	Unregelmäßig	Variabel	Möglich	Vermehrt	Solitär/ multipel
	Metastase	Ungleichmäßig	Unregelmäßig	Variabel	Im Randgebiet	Vermehrt	Oft multipel

Normalbefunde	Sonographische Kriterien bei pathologischen Befunden				
Gallenblase **normal** Länge 8-11 cm Dicke 3-4 cm Kapazität 30-55 ml Wand ≤ 3 mm **Extrahepatischer Gallengang** **normal** 4-6 mm pathologisch > 7 mm (bei Zustand nach Cholezystektomie 9-11 mm normal)	**Gallenstein** – Echogene Reflexe, oft bogenförmig – Distale Schallauslöschung (> 3 mm) – Beweglich bei Lageänderung	**Cholesterinpolypen** – Wand-assoziierte echogene Srukturen – Nicht beweglich – Keine Schallauslöschung	**Akute Cholezystitis** – Wanddicke > 3 mm, mehrere Schichten – Druckdolenz bei gezielter Palpation – Pericholezystitis	**Adenomyomatose** – Unregelmäßige Wandverdickung bis zur Ausfüllung des Lumens	**Karzinom** – Wandverdickung – Inhomogene Begrenzung, oft über die Gallenblase hinaus – Meist Steinnachweis

Normalbefunde			
Pankreas **normal** A = 3 cm B = 2 cm C = 3 cm Ductus wirsungianus (pancreaticus) ≤ 3-4 mm	**Akute Pankreatitis** – P. vergrößert – Schlecht gegen Umgebung abgrenzbar – Homogen/ inhomogen, echoarm	**Chronische Pankreatitis** – P. verkleinert – Manchmal umschriebene Größenzunahme, „pseudo tumoröse Pankreatitis" – Pseudozysten – Verkalkungen – Ductus W. erweitert	**Karzinom** – Umschriebene Vergrößerungen – Inhomogen – Ductus W. erweitert – Gefäßverdrängung

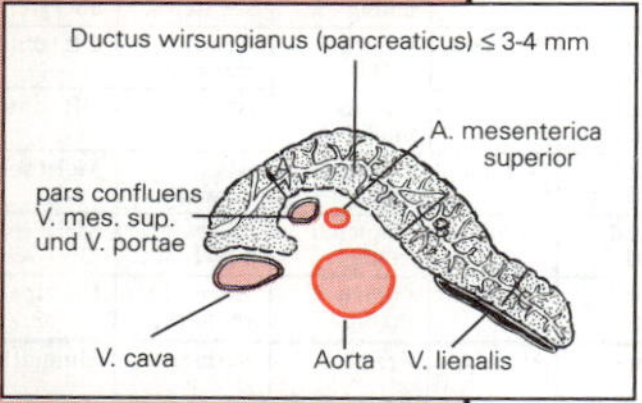

Normalbefunde			
Niere **normal** 6 · 12 cm Parenchymsaum > 1,5 cm, altersabhängig Seitendifferenz > 1,5 cm pathologisch	**Schrumpfniere** – Niere verkleinert – Schlecht abgrenzbar – Verwaschen	**Stauungsniere** – Ausweitung Nierenbecken-Kelch-System, Kelchhälse	**Karzinom** – Umschriebene Organgrenze, überschreitende Echos

Normalbefunde

Sonographische Kriterien bei pathologischen Befunden

Nebennieren **normal**

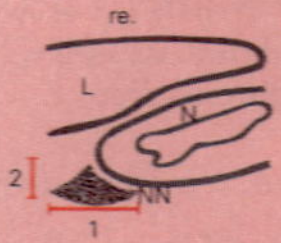

1 2.0–2.4 cm
2 1.4–1.8 cm } variabel

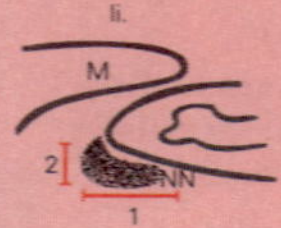

1 2.2–2.6 cm
2 1.2–1.6 cm } variabel

Restharn **normal** 10-30 ml nach spontaner Miktion

Restharnvolumen sonographisch (ml) = Breite (B) · Höhe (H) · Länge (L) · 0,52 (in cm)

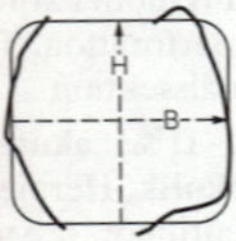

Transversalschnitt

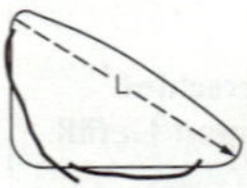

Längsschnitt

Milz

normal

(1) Länge (Tiefe)	≤	4	cm	„4711-Regel"
(2) Breite	≤	7	cm	
(3) Länge (von Pol zu Pol)	≤	11	cm	
(4) Dicke	≤	4	cm	

(normale Milz sollte die linke Niere um nicht mehr als ⅓ überragen)

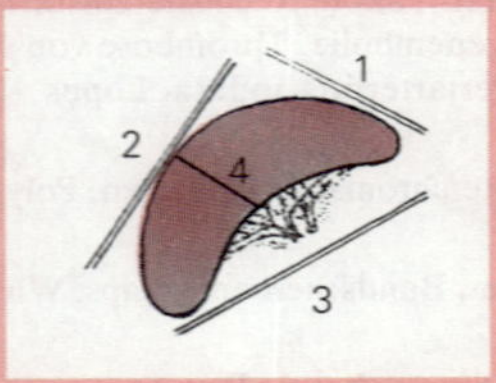

Milzdicke:
linkslateraler Flankenschnitt

Splenomegalie

Milzdicke > 4,5–5 cm

Ab 5 cm mäßig vergrößert

(ab 5–6 cm eben tastbar)

Milzinfarkt

Keilförmige echoarme Binnenstruktur

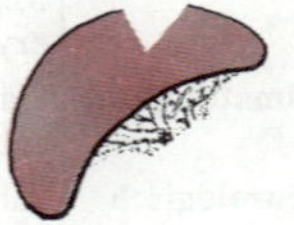

Aorta

normal Durchmesser < 2,5 cm (altersabhängig)

> 4 cm Aneurysma (kontrollbedürftig, evtl. Op.-Indikation (Grenze meist > 5 cm)

V. cava inferior

normal Größe
– Inspiration ↑
– Exspiration ↓

Doppelpulsationen aufgehoben bei rechtskardialer Einflußstauung

Definition: Unklare akute abdominelle Schmerzen, welche zur raschen Abklärung und Therapie (chirurgisch/internistisch) zwingen

Ursachen	Intraabdominal
Entzündung	**Akute Appendizitis** (~ 54 %), **akute Cholezystitis** (~ 14 %), **akute Pankreatitis** (~ 5 %), Peritonitis unklarer Ätiologie (~ 1 %), Divertikulitis, Ileitis, Kolitis, subphrenischer Abszeß, Salpingitis, Pyelonephritis Infektionskrankheiten: Malaria, Tbc, Typhus, Virushepatitis
Perforation/ Blutung	**Magen-/Duodenalperforation** (~ 7 %) (Ulkus/Ca.), Gallenblasenperforation, Tubargravidität, Milz-/Leberruptur, Aortendissektion
Verschluß Organ/Gefäß	**Ileus** (~ 11 %), **akuter Mesenterialarterienverschluß** (~ 3 %), **Gallenkolik,** Hernie, Nierensteine, Torsion, Volvulus (Ovarialtumor, -zyste), akuter Lebervenenverschluß (Budd-Chiari)
	Extraabdominal
Vergiftungen	**Nahrungsmittel,** Blei, Alkohol, Arsen, Thallium, Pflanzengifte, Pilze, Quecksilber, Tetrachlorkohlenstoff
Stoffwechsel	Praecoma diabeticum, familiäre Hyperlipidämie, akute intermittierende Porphyrie, Morbus Addison, periodische Peritonitis (Mittelmeerfieber), Hyperkalzämie, Hyponatriämie
Kardiovaskulär	**Herzinfarkt (bes. Hinterwand),** akute Rechtsherzinsuffizienz (Leberstauung), Lungenembolie, Thrombose von Mesenterialvene/-arterie, Periarteriitis nodosa, Lupus erythematodes
Hämatologisch	Hämolytische Anämie, akute/chronische Leukosen, Polyzythämie, Polyglobulie
Neurologisch	Tabes dorsalis, Herpes zoster, Bandscheibenprolaps, Wirbelfraktur
Sonstiges	Psychogen, akute Harnverhaltung, basale Pneumonie, Pneumothorax; akutes Glaukom; Rektushämatom, Bornholmer Erkrankung (Coxsackie)

In der Schwangerschaft, vom Genitale ausgehend:

(cave: auch an obengenannte Differentialdiagnostik denken)
Extrauteringravidität, vorzeitige Plazentalösung, Uterusruptur/-perforation/-torsion, Inversio uteri, Myomkomplikationen, Hydramnion, postpartales Pneumoperitoneum, stielgedrehter/rupturierter Adnextumor

Leitsymptome

AZ: Schock, Unruhe, Schonatmung
Schmerz: Lokalisation, zeitlicher Ablauf und Art des Beginns, schmerzdämpfende/steigernde Faktoren
Peritonitis: Diffus oder lokal; Loslaßschmerz (Peritoneum viscerale), Abwehrspannung: Défense (Peritoneum viscerale und parietale), **Brechreiz/Erbrechen, Stuhl-/Wind-/Harnverhaltung, Fieber**

Untersuchung

Palpation: Loslaßschmerz, Abwehrspannung, Leber/Milz, Tumor, rektal, Femoralispulse, Bruchpforten, supraklavikuläre Lymphknoten (Magen-Ca.), Genitale
Auskultation: Darmgeräusche (normal/hochgestellt/keine); Herz (absolute Arrhythmie, Vitium); Lunge (Pneumonie, Erguß, Pneumothorax)
Perkussion: Flankendämpfung
Inspektion: Op.-Narben; **Lippen-/Wangenschleimhaut:** abnorme Pigmentierung (Morbus Addison, Peutz-Jeghers-Syndrom); **Zahnfleisch:** Bleiablagerungen; **Haut:** Pigmentierung, petechiale Blutungen, Kollagenose
Varia: Pupillenreaktion (Tabes dorsalis), Augendruck (Glaukom); Meningismus

6

Röntgen

Abdomenleeraufnahme im Stehen
- **Freie Luft unter dem Zwerchfell** (cave: vorherige Laparotomie/-skopie, Tubendurchblasung ausschließen) → Perforation Magen-Darm-Trakt; DD: subphrenischer Abszeß, Chilaiditi-Syndrom (Interposition Kolon zwischen Leber bzw. Milz und Zwerchfell), selten gasbildende Peritonitis; evtl. Wiederholung in Linkslage (Luft besser darstellbar), evtl. Wiederholung nach 1 h
- Freie Luft subhepatisch, perizäkal, retroperitoneal
- Freie Luft in Gallenwegen (→ Perforation)
- Blähung und **Spiegel** Magen, Dünndarm, Dickdarm (für Ileus beweisend)
- Konkremente/Verkalkung: Pankreas, Gallenblase, Niere, Harnwege, Gefäße, Echinokokkuszyste
- Nierengröße, Lebergröße, Milzgröße, Psoasschatten

Thoraxübersicht: (Luft unter Zwerchfell, Pleuraerguß, Infiltration, Herzkonfiguration)

Ultraschall Abdomen

Labor

(auch als Vorbereitung evtl. Operation)
Rotes/weißes Blutbild, Thrombozyten, Quick, Elektrolyte, Kreatinin, Blutzucker, GOT, GPT, CK, CK-MB, Amylase

EKG

(Blutgase)

Lokalisation von Luftansammlung und Flüssigkeits**spiegel** (oral des Hindernisses) ⟶		**Lokalisation** der vermutlichen **Stenose/Verschluß**
Spiegel in: erweitertem Magen	Keine Spiegel im Dick-Darm	Pylorusstenose
Magen und Duodenum		Duodenum
stehenden Darmschlingen **mittlerer** und **linker** Oberbauch		**Hoher** Dünndarmileus
mittlerem und **rechtem** Unterbauch		**Tiefer** Dünndarmileus
Kolon erheblich gebläht und evtl. Dünndarm (typische randständige luftgefüllte Darmschlingen), Spiegel	Spiegel im Dick-darm	Dickdarmileus

Spiegel-bildung

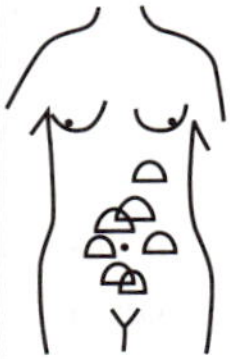

Ileus **Sammelbegriff für Störungen der Darmpassage**

Mischformen

mechanisch ~ 90 % — **paralytisch** ~ 10 %

~ 24 % **Strangulation** — ~ 65 % **Obstruktion**

Strangulation

Lumenverlegung und Durchblutungsstörung (meist abdominelle Op. in Anamnese, Narbe!), akuter dramatischer Beginn, kolikartige **Schmerzen,** typische metallisch klingende, spritzende, gurrende Darmgeräusche, später Stille, Stuhl-/Windverhalten, Erbrechen, Schock

Ursachen: Briden, Adhäsionen, Darmeinklemmungen in Mesenteriallücken, inkarzerierte Hernie, Invagination, Volvulus, Malrotation

Obstruktion

Lumenverlegung/Kompression

Allmähliche Entwicklung, **Schmerzen,** zunehmendes Stuhl- und Windverhalten, Hyperperistaltik, verstärkte Darmgeräusche

Ursachen:
Adhäsion, Stenosen, Briden, Strikturen, Tumoren, Atresie, Duplikaturen, Morbus Crohn, Megakolon, Peritonealkarzinose, Strahlenschäden, Fremdkörper (Gallensteine, Bezoare, Kotstauung), Askariden

Paralytisch

Singultus, Übelkeit, Erbrechen, Sistieren von Stuhl/Wind, keine Darmgeräusche, **„Totenstille"**, Plätschergeräusche bei Erschütterung des Bauches, Meteorismus, meist **fehlende Schmerzen**

Ursachen:
- **peritoneale Reizung**
  Peritonitis, Pankreatitis, Perforation, Blutung, Trauma, Karzinose
- **reflektorisch**
  Nierenkolik, nach Laparotomie, Cholelithiasis, Mesenterialgefäßverschlüsse
- **toxisch**
  Sepsis, Pneumonie, Urämie, Coma diabeticum
- **neurogen**
  Zerebral (Apoplexie, Tumor), Vagusalteration, Rückenmarkaffektion (Verletzung, Tumor, Entzündung), Störungen der neuromuskulären Überleitung (Hypokaliämie, Anticholinergika)

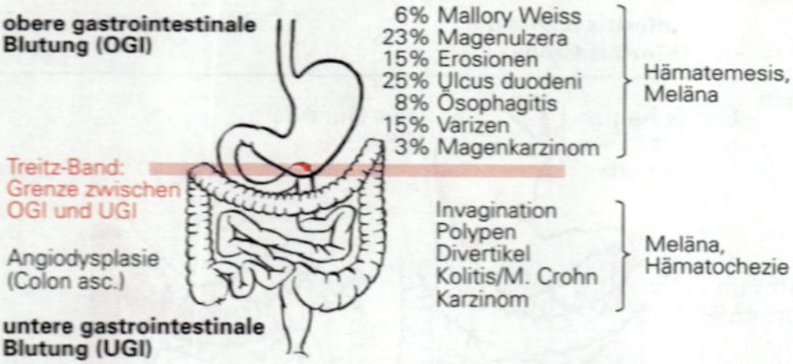

Meläna:

Entsteht, wenn Blut mindestens 8 h im Darm (Check: Teerstuhl am Fingerling?). Ursache 70–80 % OGI; < 60 ml Blut: einmalig Teerstuhl, > 60 ml Blut: ca. 3 Tage Teerstuhl.

Hämatochezie:

Peranaler Blutabgang (hell-dunkelrotes Blut) → UGI oder cave: profuse OGI mit rascher Darmpassage, z. B. Duodenalulkusblutung, Forrest (s. S. 159)

Grad I! → bei kreislaufstabiler Situation: primär Ausschluß einer OGI durch Gastroduodenoskopie.

Diagnostik der OGI:

90 % aller GI-Blutungen sind OGI! →, Magensonde (hämatinisiertes Blut: „kaffeesatzartig"?), → rektal-digitale US (Teerstuhl am Fingerling?) → Ösophagogastroduodenoskopie, später Rektoskopie, Koloskopie.

6

Diagnostikablauf der oberen GI-Blutung

Hämatemesis **Meläna** **Hämatochezie**

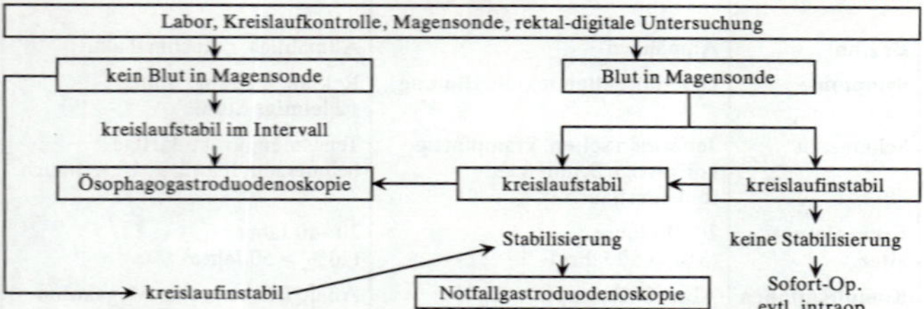

Voraussetzung für Notfallendoskopie:

Stabile Kreislaufverhältnisse (Blutkonserven vorhanden!), venöse Zugänge, möglichst zentralvenös.

$$\text{Schockindex} = \frac{\text{Puls}}{\text{RR syst.}} > 1 = \text{Schockgefahr!}$$

Ziel der Endoskopie:

Blutungslokalisation, -intensität, evtl. Sklerosierungstherapie, evtl. Op.-Indikation.

Klassifizierung der Blutungsintensität:

S. 159.

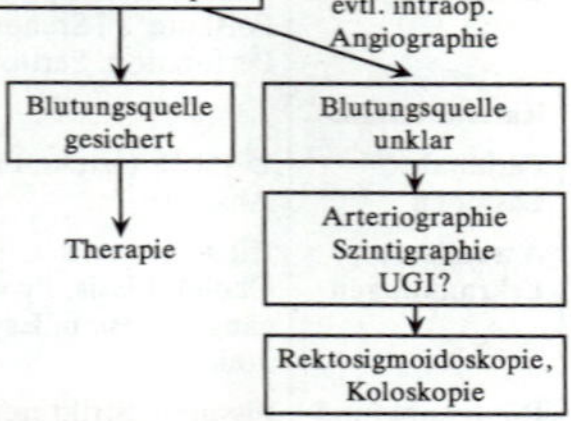

Voraussetzung für angiographischen Nachweis einer Blutungsquelle:

Blutaustritt 5 ml/min.

Voraussetzung für szintigraphischen Nachweis einer Blutungsquelle:

Blutaustritt 0,1 ml/min, Lokalisation des Blutaustritts weniger spezifisch!

MORBUS CROHN/COLITIS ULCEROSA I

	Enteritis regionalis (Morbus Crohn)	Colitis ulcerosa
Lokalisation		

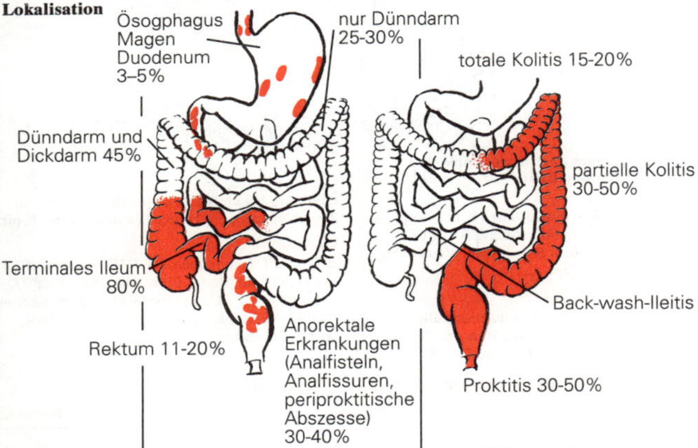

	Enteritis regionalis (Morbus Crohn)	Colitis ulcerosa
Beginn	Allmählich	Allmählich, manchmal akut
Symptome	Diarrhö, selten rektale Blutung	Rektale Blutung, blutig-schleimige Stühle
Schmerzen	Tenesmen selten, krampfartige kolikartige Schmerzen re. Unterbauch	Tenesmen, krampfartige Schmerzen, häufig li. Unterbauch
Erkrankungsalter	20–40 Jahre (5% > 50 Jahre)	20–40 Jahre (10% > 50 Jahre)
Komplikationen	Abszeß, Resorption B_{12} ↓, Folsäure ↓, Stenosen, Perforation, Peritonitis	Anale Blutung, tox. Megakolon (2–13%)
Karzinomrisiko	?	Deutlich erhöht
Perianale Läsionen	15–50% Fisteln, Fissuren, Abszesse	Selten
Assoziierte Erkrankungen	Iritis, Arthritis, Cholezystitis, Cholelithiasis, Pyoderma gangraenosum, Erythema nodosum	Irithis, Arthritis, primär sklerosierende Cholangitis, Erythema nodosum, M. Bechterew, Pyoderma gangraenosum
Röntgenbefund	Fissuren, Strikturen, besonders rechtsseitig, Distanzphänomen, Wandverdickung, „Pflastersteinrelief", „skip lesion"; Dünndarmdarstellung nach Sellink	Oberflächliche Ulzera, distal, kontinuierlich segmental, Kragenknopfulzera, Pseudopolypen, Haustrenverlust, „Gartenschlauch"

	Enteritis regionalis (Morbus Crohn)	**Colitis ulcerosa**
Endoskopie	Aphtoide Läsionen, konfluierende Nekrosen	Zu Beginn nur diskrete Veränderung der Mukosa, häufig Rektumbefall, oberflächliche und tiefe Nekrosen, Pseudopolypen, Mukosabrücken, Endstadium: Verkürzung des Darms und Stenosen
Histologie	Granulome, transmurale Entzündung	Kryptenabszesse
Therapie	Vitamin-, Mineraliensubstitution	
Mäßige/ mittelschwere Entzüngung	Prednisolon 1. Woche 60 mg/d p. o.* 2. Woche 40 mg/d p. o. 3. Woche 40 mg/d p. o. 4. Woche 30 mg/d p. o. 5. Woche 20 mg/d p. o. 6. Woche 20 mg/d p. o. Evtl. länger Erhaltungsdosis: 10 mg/d	linksseitige Kolitis Rektal: 5-ASA, 1–4 g/d, evtl. Kortisonklysmen – linksseitiger Befall: topisch 1 g 5-ASA/d + Sulfasalazin, oral 2–4 g/d oder 5-ASA, 3–4 g/d
Starke Entzündung	60–100 mg Prednisolon p. o./d wöchentl. Reduktion um 5–10 mg	60–100 mg/d Prednisolon p. o.*
Therapie-refraktär	Bakt. Superinfektion? 2mal 50 mg/d Azathioprin (2 mg/kg KG täglich)	Bakterielle Superinfektion? Kolektomie, ileoanaler Pouch
Fisteln	3mal 400 mg/d Metronidazol (10 mg/kg KG) (8–14 Wochen) oder Azathioprin (mind. 3–4 Mon. 2x50 mg, da vorher keine Wirkung!)	

* auf 2 Einzeldosen verteilt

Schweregradeinteilung

Leichter Schub: ≤ 5 Stühle/d, wenig Blut, Temp. < 37 °C, geringes Krankheitsgefühl

Mittelschwerer Schub: 5–8 Stühle/d, schleimig-blutig, Temp. > 38 °C, deutliches Krankheitsgefühl

Schwerer Schub: > 8 Stühle/d, blutig, Temp. > 38 °C, Herzfrequenz > 100/min, Anämie, schweres Krankheitsgefühl

Differentialdiagnose: Erregerbedingte Entzündungen (Yersinia enterocolitica, Shigellen, Salmonellen, Chlamydien), medikamentös bedingt, pseudomembranöse Kolitis (Clostridium difficile), ischämische, radiogene, kollagene Kolitis

Aktivitätsbestimmung der entzündlichen Veränderungen, Klinik, Laborparameter nach der Einteilung von
– Best-Index [Gastroenterology 70: 439–444 (1976)]
oder
– van Hees-Index [Gut 21: 269–286 (1980)]

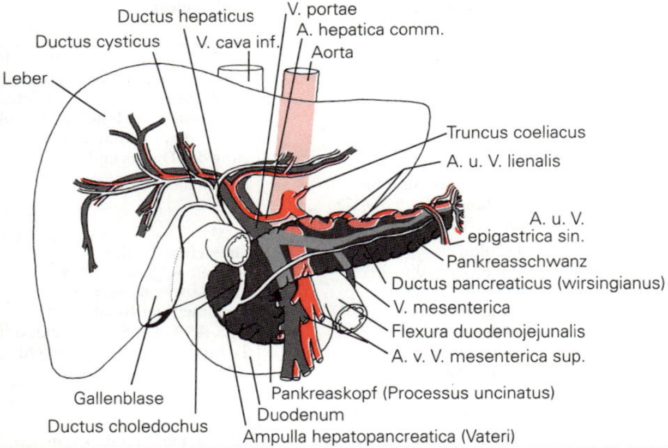

Akute Pankreatitis

Klinisch: Akuter Spontanschmerz im Oberbauch oder Rücken.

Morphologisch: **Ödematös:** 85 %, Letalität < 1 %; interstitielles Ödem; milde Formen in 85–90 % selbstheilend innerhalb von 5–7 Tagen.
Nekrotisierend: 15 %, Letalität bis zu 100 %. Schwere Formen mit Fettgewebs-/Parenchymnekrosen, Hämorrhagien, Schock, Niereninsuffizienz, Enzephalopathie, kardiovaskulären und pulmonalen Störungen; Hautzeichen: **Cullens-Z.:** periumbilikale livide Verfärbung der Haut; **Turner's Z.:** blau-rote bis bräunliche Verfärbung der Haut im Bereich der Flanken. Beide Zeichen sind Ausdruck einer schweren, nekrotisierenden Pankreatitis. Schweregrad zwischen Klinik und Morphologie korreliert nicht immer.

Basisdiagnostik: **1. Labor:** Amylase im Serum u. Urin ↑, Lipase ↑, Leukos ↑, LDH ↑, Elektrolyte (Kalzium ↓, arterielle Blutgase, pH ↓, $pO_2 < 60$ mm Hg), Blutzucker ↑, Albumin ↓, Harnstoff, Kreatinin im Serum. **2. Röntgenthorax:** linksseitige Atelektase/Pleuraerguß? **3. Abdomenübersicht:** Pankreasverkalkungen? **4. Sono:** Pankreasödem, Verkalkungen, Pseudozysten, retrokolische oder intraabdominelle Flüssigkeit, Aszites, biliäre Genese. **5. CT** mit i.v. Kontrastmittel: Nekrotisierende Pankreatitis in 100 % nachweisbar! **6. ERCP:** Abflußhindernis im Gallengang oder Pankreasgang?

Therapie: **Nulldiät,** Magenablaufsonde, i.v. Volumen (3–4 l/d), Elektrolytsubstitution, Kontraindikation für Morphinderivate (Papillenspasmus!), Dolantin, H_2-Blocker, evtl. Antibiotika (gegen Aerobier und Anaerobier), evtl. frühe PEEP-Beatmung ($pO_2 < 70$ mm Hg), Insulinsubstitution.

Chronische Pankreatitis

Klinisch: Rezidivierend persistierende gürtelförmige (nicht kolikartige) Schmerzen, im Spätstadium meist schmerzlos, Gewichtsverlust, Maldigestion, Diabetes.

Diagnose: Pankreasverkalkungen (beweisend): CT/Abdomenübersicht/Sono/ERCP. Pankreaspseudozysten, Steatorrhoe oder Stearrhoe, Diabetes mellitus.

Morphologisch: S. 159.
(Einteilung des Schweregrades nach Anacker und Löffler).

Exokrine Funktionsstörungen: Nur wenn über 70 % Pankreasgewebe zerstört → patholog. Pankreozymin-Sekretin-Test, Chymotrypsin im Stuhl < 3 U/g, 40 % zeigen pathologische B_{12}-Malabsorption, Stuhlfett > 9,5 %.

Therapie: Bei akutem Schub Behandlung wie akute Pankreatitis. Alkoholkarenz, Enzymsubstitution mind. 60 000 FIP Einheiten Lipase, Enzyme zur Mahlzeit, fettarme Kost, evtl. Insulinsubstitution.

Klassifikation der Leberzirrhose nach Child-Turcotte

[Child CG, Turcotte JG (1964) Surgery and portal hypertension. In: Child CG (ed) the liver and portal hypertension. Saunders, Philadelphia, p 50].

	A	B	C
Serumbilirubin µmol/l (mg/dl)	< 40 (< 2)	40–50 (2–3)	> 50 (> 3)
Serumalbumin g/l (mg/dl)	> 35 (> 3,5)	30–35 (3–3,5)	< 30 (< 3)
Aszites	Nicht vorhanden	Leicht beherrschbar durch Medikamente	Kaum beherrschbar durch Medikamente
Ernährungs-zustand	Sehr gut	Gut	Schlecht, Kachexie
Neurologische Symptome	Keine	Minimal	Fortgeschrittenes Koma

Oesophagusvarizen-Stadien: S. Endoskopische Stadieneinteilung S. 159.

6

Therapie des Blutungsschocks bei Leberzirrhose

a) Allgemeine Maßnahmen

- Zentralvenöser Zugang, alternativ mind. 2 periphere Zugänge, dickes Kaliber
- Frischblut, nicht älter als 48 h, Ammoniak ↑, Transfusion mit Druckmanschette, Frischplasma. Cave: Kalziumsubstitution bei Zitratkonserven, ca. 10 ml 10 %iges Kalziumglukonat/1 l Blut
- Magenentleerung, Spülen mit normal temperiertem Wasser, genaue Bilanzierung
- Vasopressin, 2 mg Bolus initial (langsam über 2 min, 4–6mal 1 mg/d i.v.). Cave: Kardiovaskuläre Nebenwirkungen!
- Somatostatin 500 µg/h, Wirksamkeit 0–100 %!
- Nitroperfusor
- Kontrollen: Blutbild, Säure-Basen-Status, Elektrolyte, Harnstoff, Kreatinin (Ziel: Hb 9 g/dl, Kalium 4 mmol/l, pH 7,4)
- Notfallendoskopie: Ziel Sklerosierungstherapie, Lokalisation der Blutungsquelle
- Notfallendoskopien nicht möglich → s. S. 148.

Therapie des Blutungsschocks bei Leberzirrhose (Forts.)

b) Ballontamponade mit Sengstaken-Blakemore-Sonde

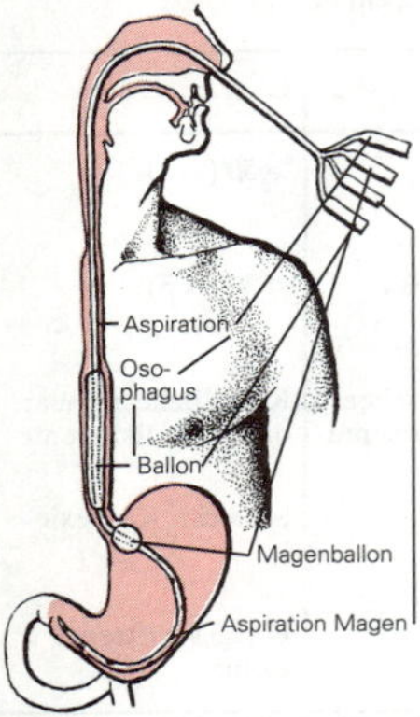

1. Sonde auf Dichtigkeit prüfen
2. Sondengel auftragen
3. Einführen der Sonde durch die Nase
4. Sondenlage durch Luftinsufflation in den Magenspülkanal und gleichzeitig Auskultation über dem Magen kontrollieren
5. Magenballon auffüllen: 250 ml Luft (z. B. Perfusorspritze), → sichern mit Klemme
6. Zurückziehen bis Widerstand
7. Rasch Ösophagusballon aufblasen mit Druckmanschette (Druck 40 mmHg), → sichern mit Klemme
8. Sonde an Nase mit Pflaster befestigen – kein Zug
9. Röntgenkontrolle der Sonde
10. Sedierung des Patienten (kein Diazepam!)

Sonde max. 12 h geblockt (Druckulzera!). Wenn Blutung sistiert: Entblocken (erst Ösophagusballon → Magenballon); Sonde entblockt ohne Fixierung an Nase für 6–12 h liegen lassen, wenn Blutung sicher steht, prüfen ob Ballons sicher leer, danach herausziehen.
– Cave: 30 % Letalität! Asphyxie, Aspiration. **Permanente Überwachung erforderlich.**

c) Prophylaxe des Leberkomas

Entleerung des Intestinaltrakts von Blut, Änderung der bakteriellen Flora, Säure-Basen-Status und Elektrolyte korrigieren.

- Hoher Einlauf mit 750 ml Wasser und 250 ml Lactulose
- 20 ml Lactulose über Magensonde, zunächst 2stündlich, bis 150 ml/d, Stuhl pH < 5
- Parenterale Ernährung, hochkalorische **Glukoselösung,** Kaliumsubstitution, spezielle Aminosäureninfusion, keine Proteinzufuhr, Cave: Sedativa und Diuretika!

Prophylaxe der Rezidivblutung und Indikation zur chirurgischen Intervention

Voraussetzung: endoskopisch gesicherte Varizenblutung.

Therapie

1. **Sklerosierung:** Verödung der Varizen bzw. Rückgang auf Stadium I–II.
   Abbruch der Therapie: Wenn keine Reduktion der Varizengröße, Sklerosierungsulzera, Auftreten von Fundusvarizen, Mediastinitis.
2. **Portosystemischer Shunt** (immer chirurgisch-internistisches Konsil), Notfall-Shunt obsolet
   – Portokavaler Shunt: Pat. unter 62 Jahre, Child A/B (End-zu-Seit)
   – Distal-splenorenaler Shunt (Warren)
   – Mesokavaler Shunt (H-Shunt [Drapanas])
3. Evtl. transjugulärer intrahepatischer Stent (TIPS), Child C
4. Evtl. Lebertransplantation

Diagnostik

Standardprogramm	Portaler Aszites	Maligne/entzündlich
Farbe des Aszites	Klar	Klar/hämorrhagisch/chylös
Eiweißkonzentration	< 3,0 g/dl	> 3,0 g/dl
Leukozyten	$< 200/mm^3$	$> 500/mm^3$ (bzw. > 200 neutr. Granulo.)
pH-Wert	≥ 7,45	< 7,35
Cholesterin	≤ 48 mg%	> 48 mg%
Zytologie	Neg.	Pos. (CEA, AFP)
Blutkulturen (aerob/anaerob)	Neg.	Neg./pos.

Fakultativ
- Verdacht auf spontan bakterielle Peritonitis (SBP): > 200 neutrophile Granulozyten/ mm^3, Direktpräparat, 250 ml Aszites zentrifugieren, Sediment in Blutkulturen, aerob/ anaerob
- Verdacht auf Tbc: Glukosequotient Serum/Aszites > 1, Ziehl-Neelsen-Färbung
- Verdacht auf pankreatogener Aszites: Amylasequotient Serum/Aszites > 1

Therapie **des portalen Aszites.** Ziel: Gewichtsreduktion von ca. 0,5–1,5 kg/d.

Basistherapie
Salzrestriktion, max. 3 g/d, Ausgleich der Albuminkonzentration, evtl. Substitution mit 25%igem Humanalbumin, NaCl-frei!; Serumnatrium < 130 mmol/l, zusätzlich Flüssigkeitsrestriktion (z. B. max. 800–1000 ml/d); Spontandiurese < 10 mmol/l Natrium, Diuretika (Spironolacton 100 mg/d). Wenn nach 4 Tagen keine ausreichende Gewichtsreduktion (< 1,5 kg), → Diuretikadosis (Spironolacton) langsam über 3–4 Tage um jeweils 100 mg/d steigern, bis max. 400 mg/d, zusätzlich kleine Mengen eines Schleifendiuretikums, bis max. 80 mg/d!

Ursachen für Therapieversagen
Zu hohe NaCl-Zufuhr (durch in NaCl gelöste Medikamente, z. B. Antibiotikatherapie), Aszitesursache unklar, SBP, Leberfunktionsverschlechterung, Nierenfunktionsverschlechterung (z. B. nephrotoxische Substanzen, Antibiotika, Antiphlogistika etc.).

Parazentese
Indikation z. B. starkes Spannungsgefühl, Dyspnoe. Substitution erforderlich: 6–8 g Albumin/1 l Aszites.

Therapierefraktärer Aszites
Nur < 5% therapierefraktär unter konservativer Therapie. Palliative Maßnahme: peritoneovenöser Shunt (Denver-, LeVeen-Shunt).

Therapie des malignen Aszites
Parazentese, Denver-Shunt als palliative Maßnahme. Derzeit noch experimentell: Versuch mit Tumornekrosefaktor (TNFα): Zunächst möglichst komplette Parazentese langsam über 24 h, Instillation von 50 μg TNFα, gelöst in 500 ml NaCl in den Aszites 1mal/Woche, Wiederholung bis max. 3mal, NW: Temp. 38 °C.

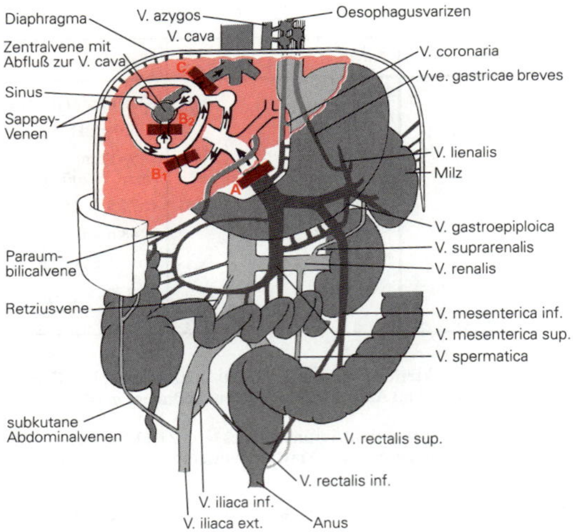

Lokalisation des Strömungs-hindernisses	Häufig	Selten	Ösophagus-varizen	Aszites	Splenomegalie
A Prähepatisch	Pfortader-thrombose	Arteriovenöse Fisteln	Ausgeprägt	Selten	Ausgeprägt
B Intrahepatisch					
B_1 Präsinusoidal	Primär biliäre Zirrhose	Schistosomiasis*	Ausgeprägt	Ausgeprägt	Selten
		Sarkoidose	Ausgeprägt	Selten	Ausgeprägt
		Hämochromatose	Ausgeprägt	Selten	Ausgeprägt
		Lymphatische Systemerkrankung	Ausgeprägt	Ausgeprägt	Ausgeprägt
Sinusoidal	Leberzirrhose alkoholische Zirrhose	Noduläre Hyperplasie	Ausgeprägt	Ausgeprägt	Ausgeprägt
B_2 Postsinusoidal	Alkoholische Leberzirrhose	Venenverschluß-Syndrom	Ausgeprägt	Ausgeprägt	Ausgeprägt
		Budd-Chiari-Syndrom	Ausgeprägt	Sehr ausgeprägt	Ausgeprägt
C Posthepathisch	Rechtsherz-insuffizienz	Budd-Chiari-Syndrom	Ausgeprägt	Sehr ausgeprägt	Sehr ausgeprägt
	Pericarditis constrictiva	Thrombose der V. cava inf.	Ausgeprägt	Ausgeprägt	Ausgeprägt

* Weltweit häufigste Ursache der portalen Hypertension.

Differential-diagnose	Prähepatischer Ikterus, hämolytisch/defekter Bilirubintransport	Intrahepatischer Ikterus (parenchymatös)	Extrahepatischer Ikterus (Verschluß)
Serum Bilirubin **– indirekt** (unkonjugiert) **– direkt** (konjugiert, glukuronidiert)	 ↑ –	 –(↑) ↑(↑)	 – ↑(↑)
GOT	(↑)	↑↑↑	↑/↑↑
GPT	–	↑↑↑	↑/↑↑
AP	–	(↑)/↑↑	↑↑↑
LAP	–	(↑)/↑↑	↑/↑↑↑
Gamma-GT	–	↑/↑↑	↑↑/↑↑↑
LDH	↑↑/↑↑↑	↑/↑↑	↑
Urin Bilirubin	 –	 ↑	 ↑
Urobilinogen	↑	↑/↓	↓/–
Urinfarbe	Hell	Dunkel	Dunkel
Stuhlfarbe	Normal	Normal/hell	Hell (kleiefarben)
Juckreiz	–	(+)	+
Klinik	Milz ↑ Anämiezeichen	Leberwerte ↑, Leberzirrhose, Leberhautzeichen	Koliken, Tumor, Lymphom Gewicht ↓
Spezielle serologische Untersuchungen	Retikulozyten ↑ Haptoglobin ↓ Triglyzeride ↑ (Zieve-Syndrom) Blutausstrich	Hepatitisserologie, CMV, EBV, Malaria Leptospirose, bakterielle Ursachen, AMA, ANA, Coeruloplasmin	CEA, CA 19–9 Tumormarker
Sonographie/ CT	Gallenwege o. B.	Gallenwege weit	Gallenwege weit Proximale Obstruktion/PTC Distale Obstruktion/ERCP
Ohne Hämolyse	Hämoglobinopathie Sphärozytose Thalassämie Sichelzellenanämie M. Gilbert/Meulengracht* etc.		

* M. Meulengracht: 5–7 % der Bevölkerung, Männer 4mal häufiger, Jugendliche, autosomal-dominant; Diagnose: interm. Ikterus, Bilirubin indirekt ca. 5 mg/dl. **Hungertest:** 400 kcal/d → Bilirubinanstieg 2fach; **Nikotinsäure:** 50 mg i.v. → Bilirubin ↑; 3mal 60 mg Phenobarbital/d → Bilirubinabfall; Therapie: keine, Prognose sehr gut.

Medikamentös induzierbarer Ikterus

[Biouv et al. (1987) Gastroenterol Clin Biol: 11]

Verdrängung des Bilirubins aus Albuminbindung	Direkt hepatotoxisch
Sulfonamide, Ampicillin, Salizylate, Indometacin, Phenylbutazon, Heparin (setzt über die Freisetzung von langkettigen Fettsäuren Bilirubin aus Bindung frei) etc.	Diclofenac, Indometacin, Ketoconazol, Methotrexat, Mexiletin, Rytmonorm, Östrogene, Phenytoin Tolbutamid, Favistan etc.

In 80–90 % Ursache aller kolikartigen Oberbauchbeschwerden, ca. 12 % der Bevölkerung Steinträger; Männer zu Frauen 1:3, Prävalenz bei 70jährigen 30–40 %.

Risikogruppen:
Übergewicht, Hyperlipoproteinämie, Infektionen und Entzündung, Vagotomie/Magenresektion, Erkrankungen des terminalen Ileums (Resektion, Morbus Crohn), Diabetes mellitus, Leberzirrhose, chronische Hepatitis, hämolytische Anämie, Immundefektsyndrom, Hyperparathyreoidismus, Pankreatitis, Östrogen-/Gestagentherapie, Clofibrat, Colestyramin.

Pathophysiologie: lithogener Index $= \frac{\text{Cholesterin}}{\text{Gallensalze} + \text{Phospholipide}}$

Symptomatik: kolikartige Schmerzen, rechter Ober- bis Mittelbauch, rechte Schulter, Erbrechen.

Steinformen:
25 % Cholesterinsteine (> 70 % aus Cholesterin), 67 % Cholesterin-Pigment-Kalk-Stein, 8 % Pigmentsteine.

Diagnose:
Sonographische Treffsicherheit über 95 %.

Komplikationen der Cholezystolithiasis:
Akute Cholezystitis (**Charcot-Trias:** Koliken, Ikterus, intermittierend Fieber);

Murphy-Zeichen: schmerzhafte Palpationen der Gallenblasenregion. Chronische Cholezystitis, Choledocholithiasis, Zystikuseinklemmung, Cholangitis, biliäre Pankreatitis, Hydrops, Empyem, Gangrän, Perforationen, Gallensteinileus. **Mirizzi-Syndrom:** Verschlußikterus, Gallenblasenhalsstein mit Kompression des Ductus hepaticus, schmerzhafte Gallenblasenregion.

Karzinominzidenz:
Erhöht; 70–100 % der Karzinomgallenblasen enthalten Gallensteine, jedoch nur 7 % aller Karzinome des Gastrointestinaltrakts sind Gallenblasenkarzinome (**Courvoisier-Z.: schmerzlose,** als Tumor imponierende Gallenblase).

Therapie:
Asymptomatisch (keine Kolik): keine Beachtung!
Symptomatisch (Koliken 1- bis 2mal/Woche): → Op. Akute Cholezystolithiasis, biliäre Pankreatitis → Op.; Op.-Letalität für **elektiven** Eingriff ca. 1,6 %, bei über 50jährigen 2,8 %.

Voraussetzungen für orale Litholyse und MTBE-Behandlung:
Gallensteinleiden ohne Komplikation, Cholesterinstein bis 1,5 cm (Röntgen „negativer Stein“), Gallenblasenmotilität erhalten, Ductus cysticus durchgängig (Sono: Gallenblasenkontraktion nach Reizmahlzeit oder pos. Cholezystogramm).

Litholyse:
7–10 mg/kg KG Ursodesoxycholsäure (UDCA), NW: 10 % Steinverkalkung. Chenodesoxycholsäure (CDCA), NW: Diarrhö, GOT ↑, GPT ↑. Therapie über mehrere Monate; Rezidivrate ↑ nach Absetzen der Therapie. Erfolgsrate ca. 60 % Steinauflösung nach 2 Jahren.

Lokale Lyse mit MTBE (methyl-tert-butyl ether): Verweilkatheter in Gallenblase, 1–3 Tage Spülung, > 90 % Erfolg, NW: gallige Peritonitis.

6

ESWL (extrakorporale Stoßwellenlithotripsie): Voraussetzungen wie bei oraler Litholyse, Steingröße bis 2,5 cm, wenn > 5 Steine, Erfolg fraglich, Nachbehandlung mit Gallensäuren erforderlich, Rezidivrate nach 5 Jahren über 50 %.

Choledocholithiasis:
Inzidenz ca. 1,3 %; in 20 % gleichzeitig Konkremente in Gallenblase und Ductus choledochus, diese Koinzidenz nimmt im Alter zu.

Diagnostik:
Sono: Ductus choledochus > 0,7–0,9 cm normal, nach Cholezystektomie > 1,0–1,2 cm; ERP sicherste Nachweismethode. Bei Pat. mit operiertem Magen oder Duodenaldivertikel → i.v. Cholangiographie oder perkutane transhepatische Cholangiographie (PTC).

Therapie:
Endoskopische Steinextraktion, kombiniert mit ESWL, mechanischer Lithotripsie, lokaler Lyse (nasobiliäre Sonde), endoskopischer Papillotomie (EPT), Pat. > 40 Jahre, Letalität 1,1 %; Komplikationen der EPT: Blutung, Cholangitis, Pankreatitis. Komplikationsrate 7,5 %.

Komplikationen:
Eitrige Cholangitis, Sepsis, biliäre Pankreatitis.

Komplikationsrate: 90–95 %.

Hepatitistyp Synonyme	A Infektiöse „Short-incubation-Hepatitis“	B „Long-incubation-Hepatitis“	C „NANB“-Posttrans-fusions-hepatitis	D „Delta“-Hepatitis, nur mit HBV-assoziiert	E „Enterale NAND“
Abkürzung	HAV	HBV	HCV	HDV	HEV
Inkubations-zeit	15–45 Tage	90–180 Tage	6–12 Wo.	3–15 Wo.	≈ 6 Wo.
Virus	RNA-, Picornavirus	Hepadna-Virus DNA-Virus	RNA-, C-Virus	defektes RNA-Virus, Delta-Virus	E-Virus, RNA-Virus
Über-tragungs-weg	Fäkal-oral	Parenteral Sexuell Perinatal	Parenteral	Parenteral Sexuell Perinatal	Fäkal-oral
Serologie	Anti-HAV-IgM Anti-HAV-IgG	HBs-Ag/AK HBc-Ag/AK HBe-Ag/AK HBV-DNA HBV-DNA-Polymerase	Anti-HCV HCV-RNA	Anti-HDV-IgM HBs-Ag/AK HD-Ag HDV-RNA	Anti-HEV in Entwick-lung
Verlauf	Ausheilung	HBV-Träger	HCV-Träger		
Fulminant	0,1–0,2 %	1–3 %	2 %	HBV+HDV >2 %	Bei Schwan-geren ↑
Chronizität	Nein	Ja, ~ 6 %	Ja, ~50 %	Ja	Nein

Hepatitisimpfung

Hepatitis A: passive Impfung mit 5 ml Gammaglobulin, i.m., bis max. 14 Tage nach vermuteter Exposition; ca. 80 %iger Schutz für 3 Monate.

Hepatitis B: passive Impfung (Anti-B-Hyperimmunserum) verlassen!

Aktive-passive (Simultan-)Impfung: Nadelstichverletzung mit HBV-positivem Blut.

„Nadelstichhepatitis”: Nachweis von „Nadelstich“ mit HB_SAg-haltigem Blut → ≤ 6 h nach Exposition Anti-B-Hyperimmunserum 5 ml i.m. glutäal und simultan 1. Dosis Aktivimpfstoff in Oberarm.

Aktive Impfung: (i.m. Oberarm)
(Gen-H-B-Vax, Hevac-B-Pasteur, H-B-Vax, Engerix B) Impfung im Abstand von 4 Wochen (2. Dosis) und 6 Monaten (3. Dosis), einen Monat nach Abschlußimpfung Anti-HBs-Bestimmung.

Indikation: Dialysepatienten, häufiger Umgang mit Blut, Neugeborene HBs-Ag-pos. Mütter, Ehepartner bzw. Kontaktpersonen von HBs-Ag-Trägern, Homosexuelle, Prostituierte, Drogenabhängige, Gefängnisinsassen, Betreuer geistig Behinderter.

Auffrischung: abhängig von Anti-HBs-Titer, ≤ 10 mU/l Wiederimpfung, sofort; über 10000 mU/ml Kontrolle des Titers nach 3–6 Jahren.

HBV-Impfung schützt auch vor Simultan- oder Superinfektion mit HDV-Virus!

HAV

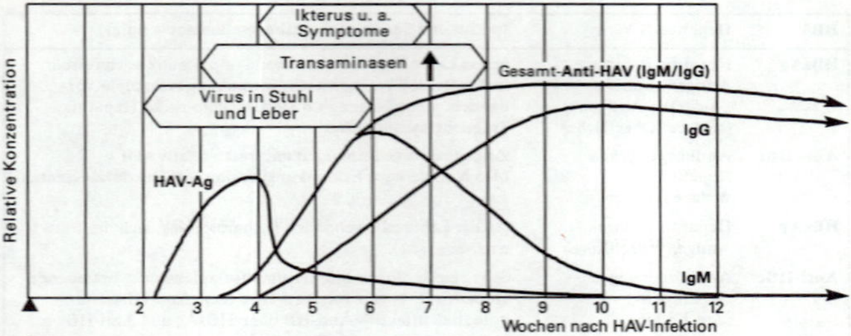
Ikterus u. a. Symptome
Transaminasen
Virus in Stuhl und Leber
Gesamt-Anti-HAV (IgM/IgG)
IgG
HAV-Ag
IgM
Relative Konzentration
2 3 4 5 6 7 8 9 10 11 12
Wochen nach HAV-Infektion

HBV

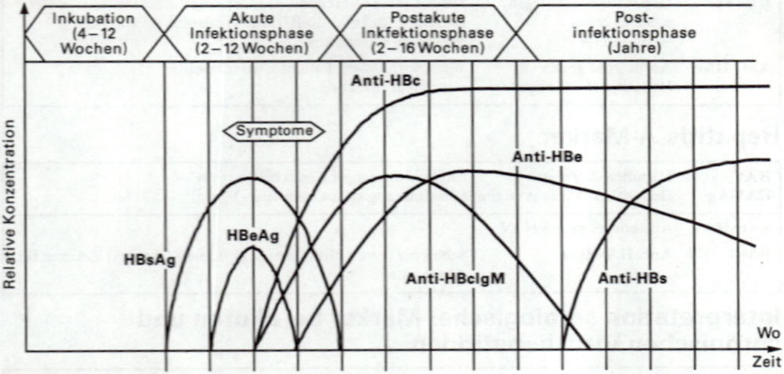
Inkubation (4–12 Wochen)
Akute Infektionsphase (2–12 Wochen)
Postakute Inkfektionsphase (2–16 Wochen)
Post-infektionsphase (Jahre)
Anti-HBc
Symptome
Anti-HBe
HBeAg
HBsAg
Anti-HBcIgM
Anti-HBs
Relative Konzentration
Wo
Zeit

HDV

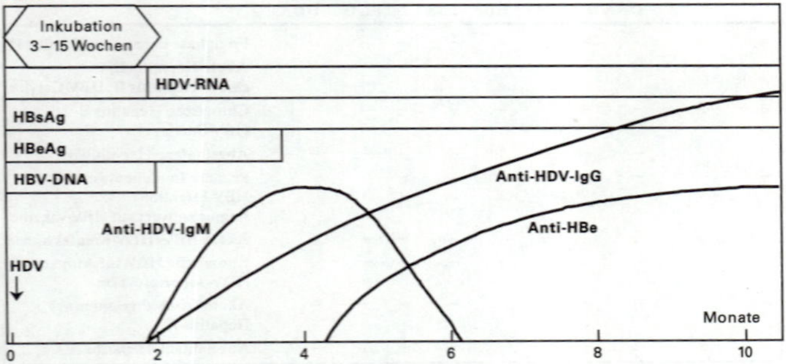
Inkubation 3–15 Wochen
HDV-RNA
HBsAg
HBeAg
HBV-DNA
Anti-HDV-IgG
Anti-HDV-IgM
Anti-HBe
HDV
Monate
0 2 4 6 8 10

Hepatitis-B-Marker

HBV	Hepatitis-B-Virus	In Blut und Serum nachweisbar (selten notwendig)
HBsAg	Hepatitis-B-surface-Antigen (früher: „Australia-Antigen") (surface: Oberfläche)	Schon ca. 14 Tage vor klinischer Symptomatik nachweisbar, in der Regel 6 Wochen nach Erkrankung nicht mehr vorhanden, wenn länger als 6 Monate: chronische Hepatitis, Träger oft symptomfrei
Anti-HBs	Antikörper gegen Hepatitis-B-surface-Antigen	Zeigen reaktive Immunität an, treten relativ spät (4–5 Monate nach Erkrankungsbeginn) bei Rekonvaleszenten auf
HBcAg	Hepatitis-B-core-Antigen (core: Kern)	An die Leberzelle gebunden (Leberbiopsie), nicht im Blut nachweisbar
Anti-HBc	Antikörper gegen Hepatitis-B-core-Antigen	Sehr empfindlicher Marker für abgelaufene oder bestehende Hepatitis B, Träger von Anti-HBc ohne Anti-HBs sind potentiell infektiös Anti-HB ohne HBsAg und Anti-HBs kann frische Hepatitis B anzeigen
HBeAg	Hepatitis-B-e-Antigen e: Virus-core-Bestandteile	Spricht für Anwesenheit von Dane-Partikeln im Blut, bester Indikator für Infektiösität, bei Persistenz Zeichen der chronischen Hepatitis
Anti-HBe	Antikörper gegen Hepatitis-B-e-Antigen	Wenn vorhanden, Patient wahrscheinlich nicht mehr infektiös

Hepatitis-A-Marker

HAV **HAV-Ag**	Hepatitis-A-Virus Hepatitis-A-Virus-Antigen	Im Stuhl schon vor Krankheitsbeginn (Bestimmung selten notwendig)
Anti-HAV **IgM**	Antikörper gegen HAV Anti-HAV-IgM	Schon bei ersten klinischen Symptomen (Ikterus) Zeichen für Akutphase

Interpretation serologischer Marker bei akuten und chronischen Virushepatitiden

HBsAg	HBeAg	HBV-DNA	Anti-HBc IgM/IgG		Anti-HBe	Anti-HBs	Anti-HAV IgM/IgG		Anti-HDAg	Interpretation
+	+	+	−	−	−	−	−	−	−	Frühphase der akuten Heptitis B
+	+	+	+	+	−	−	−	−	−	Akute Hepatitis B, chron. Hepatitis B, HBV-Carrier
+	−	−	+	+	+	−	−	−	−	Chronische Hepatitis B HBV-Carrier
−	−	−	−	+	+	+	−	−	−	Abgelaufene Hepatitis B
−	−	−	−	−	−	+	−	−	−	Primäre Immunantwort ohne HBV-Infektion Immunantwort auf HBV-Vakzine
+	+	+	+	+	−	−	−	−	+	Akute HBV-/HDV-Koinfektion
+	−	−	+	+	+	−	−	−	+	Chronische HBV-Infektion mit HDV-Superinfektion
−	−	−	−	−	−	−	+	+	−	Akute/frisch abgelaufene Hepatitis A
−	−	−	−	−	−	−	−	+	−	Abgelaufene Hepatitis A

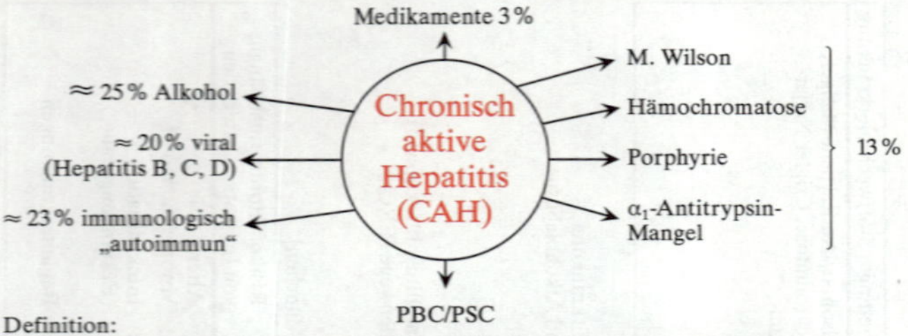

Definition:
persistierende Transaminasen über 6 Monate, histologisch: „picemeal"-Nekrosen.

Spezielle Diagnostik	Therapie
Alkoholische Hepatitis GOT/GPT > 2, Gamma-GT ↑, histologisch „Maschendrahtfibrose" Zieve-Syndrom: Hämolyse, Cholesterin ↑ Ikterus	Alkoholkarenz
Immunologisch-autoimmune Hepatitis 90 % Frauen; ANA-Typ (ANA/SMA pos.) LKM-Typ (AK gegen mikrosomales Ag aus Leber und Milz (pos.) SLA-Typ (AK gegen lösliche zytoplasmatisches Ag der Leber)	Initial: 60 mg/d Prednisolon (1. Wo.); 40 mg/d Prednisolon (2. Wo.); 30 mg/d Prednisolon (3. und 4. Wo.) 25 mg/d Prednisolon (5. und 6. Wo.) Erhaltungsdosis: 20 mg/d Prednisolon Alternativ: Kombination mit 50 mg Azathioprin/d; initial 30 mg/d Prednisolon (1. Wo.); 30 mg/d Prednisolon (2. Wo.) Erhaltungsdosis: 10 mg/d Prednisolon, 10 mg Azathioprin
Primär biliäre Zirrhose (PBC) 90 % Frauen, Gipfel > 50 Jahre, Ikterus, Juckreiz, Anti-M_2 > 95 % pos. (antimitochondriale AK, Subtyp M_2), IgM ↑ **Primär sklerosierende Cholangitis** (PSC) Endoskopisch-retrograde Cholangiographie: typisches, diagnoseweisendes Bild, Stadieneinteilung	Symptomatisch: Colestyramin, 4–16 g/d Mittelkettige Fettsäuren (MCT-Kost), Vitamine i.m. (A, D, E, K) 1 x/Mo. Gering lebensverlängernd: Azathioprin 2mal 50 mg/d; 13–15 mg/kg KG/d/Ursodesoxycholsäure; Einfluß auf Prognose noch unklar Evtl. Lebertransplantation
Hämochromatose idiopathisch (IHC) Serum-Fe > 180 µg %, Transferrinsättigung über 60 %, Serumferritin > 300 mg/dl, Fe i. Lebergewebe 80 bis > 1000 µg/100 mg Trockengewicht (Cave: falsch hohes S.-Ferritin bei akuter Entzündung, HLA–A3, HLA–B7, HLA–B14 – für Diagnose keine Bedeutung	Aderlaß, 500 ml 1–2mal/Wo.; 500 ml Blut entspr. 200 µg → Therapie mind. 2–3 Jahre, danach Aderlaßtherapie weniger oft, aber lebenslang
M. Wilson Serumkupfer < 70 µg%, Coeruloplasmin < 10 mg% Urinkupfer über 400 µg/24 h, Lebergewebe über 250 µg Kupfer/g Trockengewicht Kayser-Fleischerscher Cornealring	20–30 mg/kg/d auf 3 Einzeldosen Penicillamin, ½ h vor Essen, lebenslange Therapie! Auch in Schwangerschaft! Bei Unverträglichkeit Neubeginn, langsames Einschleichen mit Penicillamin, evtl. für 2 Wochen 20 mg/d Prednisolon zusätzlich

1. Indikationen

Benigne Lebererkrankung	Maligne Lebererkrankung	Leberbedingte Stoffwechselerkrankung
Posthepatitische Leberzirrhose Primär/sekundär biliäre Zirrhose Primär/sekundär sklerosierende Cholangitis Alkoholtoxische Zirrhose (positive Compliance seit mind. ½ Jahr) Budd-Chiari-Syndrom Leberzirrhose bei Hepatitis B und C	Leberzellkarzinom (HCC), nicht rezezierbar, HCC in Zirrhose, cholangiozelluläres Karzinom, sekundäre Lebertumoren (kolorektales Karzinom, Melanom, Teratom)	M. Wilson, α_1-Antitrypsin-Mangel, Hämochromatose, Crigler-Najjar-Syndrom

2. Kontraindikationen. Vergleiche auch S. 174

a) Absolut: floride Sepsis, AIDS, forgeschrittene kardiopulmonale Erkrankung, metastasierende Erkrankung
b) Relativ: Alter > 55 Jahre, Pfortaderthrombose, Zustand nach portovakalem Shunt, Drogen- und Alkoholabusus, fortgeschrittene Nierenerkrankung, Hepatitis-B-Virus-Komplikation

3. Voraussetzung für die Indikationsstellung

a) Alter 5–55 Jahre
b) Gesicherte Diagnose der Lebererkrankung (Histologie, Virusserologie, Child-Kriterien)
c) Ausschluß einer schwerwiegenden Zweiterkrankung (Herz-, Lungen-, Nierenfunktion, Diabetes mellitus, Infektionen)
d) Darstellung des Gefäßstatus der Leber (Angiographie, Duplexsonographie), Darstellung der Gallenwege (ERC)
e) Ausschluß von Fernmetastasen bei malignen Lebertumoren

Indikationskategorien für eine Lebertransplantation bei Zirrhose
[Nach Pichlmayer R (1987) Hepatologie – Innere Medizin der Gegenwart. Urban & Schwarzenberg, München]

Indikations-kategorien	Allgemeinstatus/Zustand	Leberfunktion	Andere Organsysteme betreffend	Risikofaktoren, unabhängig von Indikationskategorien
I Elektiv	Gut/Befriedigend Ambulant	Noch ausreichend ohne Substitution	Keine schweren Komplikationen	Alter Voroperationen
II Kompliziert („spät“)	Eingeschränkt/schlecht Vorwiegend hospitalisiert	Ausgeprägte und progrediente intermittierende Verschlechterung	Ausgeprägte wiederholte Komplikationen	Infektsituation (Erkrankungsdauer)
III Notfall	Schlecht Intensivpflichtig	Funktionsausfall	Schwere, nicht behandelbare Komplikationen	Begleiterkrankungen

Refluxösophagitis

Ia	Schleimhauterythem, solitär, multiple „rote Flecken"
Ib	Schleimhautläsion mit Fibrinbelägen
IIa	längs- bzw. konfluierende, streifige Läsion
IIb	längs- bzw. konfluierende, streifige Läsion mit Fibrinbelägen
III	gesamte Ösophaguszirkumferenz befallen, ohne Ulzerationen
IV	Ulzerationen, narbige Stenosen, Blutung

Nach Spech et al. [Leber Magen Darm 12: 109 (1982)].

Ösophagusvarizen

I	gestreckt verlaufende, rosa-bläuliche, im Schleimhautniveau gelegene Venen, Ø<2 mm
II	stärker gewundene, bläuliche Venektasien, noduläre Kaliberschwankungen, in das Lumen vorspringend, Ø ≤ 2–3 mm
III	knotig geschlängelte, bläuliche Varizen, Lumen bis auf die Hälfte eingeengt, Ø ≤ 3–4 mm
IV	traubenförmig bis in die Mitte der Ösophaguslichtung ragend, livide Gefäßkonvolute mit umschriebenen blau-roten, feinen Angiektasien auf der Oberfläche, „Varizen auf der Varize"

Magen/Blutungsaktivität nach Forrest

Ia	arterielle, „spritzende" Blutung
Ib	Sickerblutung
II	sistierte Blutung, Hämatin bzw. Koagel auf Läsion, sichtbarer Gefäßstumpf
III	Läsion ohne obige Kriterien

[Nach Forrest JAH (1974) Endoscopy in gastrointestinal bluding. Lancet 2: 394]

Magenkarzinom

„early cancer"	infiltriert nur Mukosa und Submukosa
„advanced cancer"	Submukosa überschritten, polypös, ohne Ulzeration
Linitis plastica	diffus infiltrativ

Chronische Pankreatitis.

	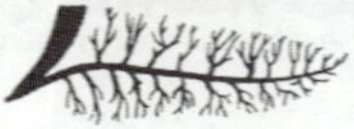	Normal
I	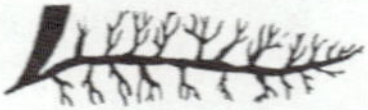	Kaliberschwankungen der Seitenäste des Pankreasgangs
II	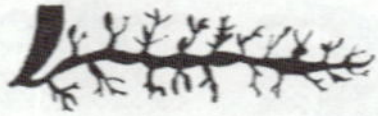	Zusätzlich Kaliberschwankungen des Hauptgangs (Ductus wirsungianus)
III	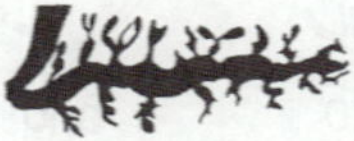 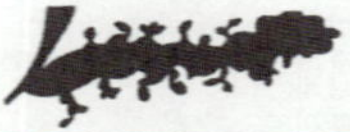	Starke Kaliberschwankungen des Ductus wirs., zystische Erweiterung der Seitenäste, Gangkonkremente, Verkalkungen im Gewebe, Pseudozysten

[Nach Anacker H, Löffler A (1989) In: Potz G, Schrameyer B (Hrsg) ERCP-Atlas. Schattauer, Stuttgart]

Magenfrühkarzinom

(auf Mukosa und Submukosa beschränkt). Klassifikation nach der japanischen Gesellschaft für Gastroenterologische Endoskopie 1962

I vorgewölbte Form

II oberflächliche Formen

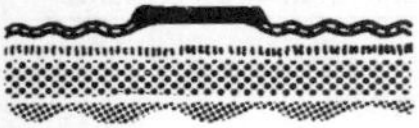

IIa erhaben

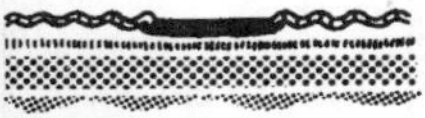

IIb eben

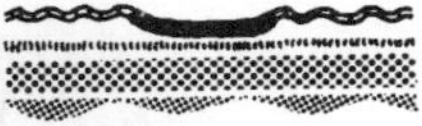

IIc eingesenkt

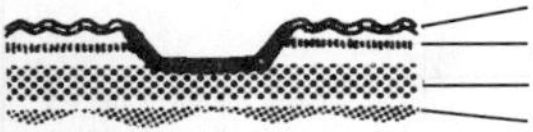

III ekavierte Form

Fortgeschrittenes Magenkarzinom

Makroskopische Einteilung nach Borrmann 1926

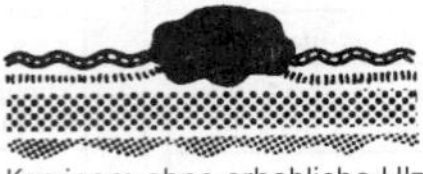

I zirkumskriptes solitäres, polypöses Karzinom ohne erhebliche Ulzeration

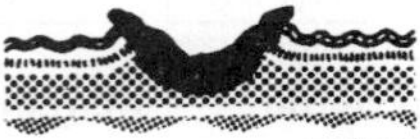

II ulzeriertes Karzinom mit wallartigen Rändern und scharfen Grenzen

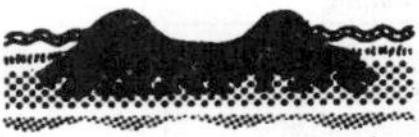

III ulzeriertes Karzinom, das im Gegensatz zum Typ II nur z.T. oder auch gar nicht scharf und wallartig von der Umgebung abgesetzt ist. Der Tumor breitet sich diffus infiltrierend aus

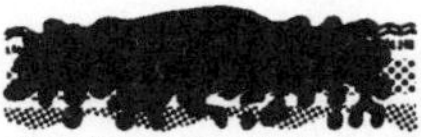

IV diffus infiltrierendes Karzinom, das häufig ohne Schleimhautläsionen einhergeht

Kolorektales Karzinom Klassifikation nach Dukes 1935

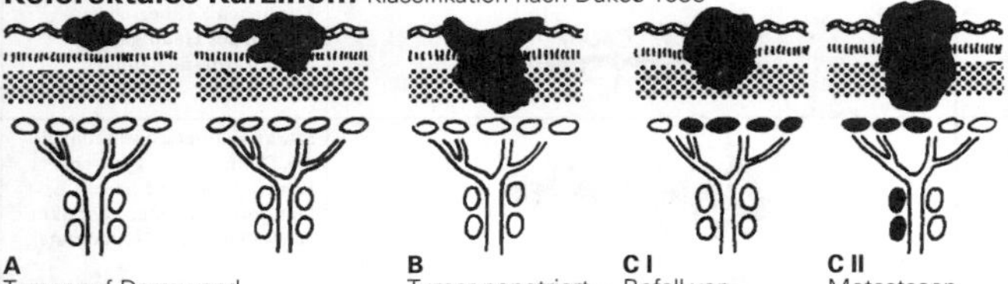

A
Tumor auf Darmwand begrenzt (verschieblich)

B
Tumor penetriert Darmwand (nicht verschieblich), lymphknotenfrei

C I
Befall von Lymphknoten

C II
Metastasen, Leber, Lunge, Knochen

O tumorfreie Lymphknoten
● Lymphknoten mit Metastasen

Funktionstest	Erkrankung
D-Xylose-Resorptionstest: 25 g Xylose oral, Exkretion < 3 g/5 h pathol.	Malabsorption im proximalen Jejunum
Laktosetoleranztest: 50 g Laktose oral, Blutzuckeranstieg < 20 mg% nach 30 min pathologisch	Laktasemangel
H_2-Exhalationstest: 50 g Laktose oral, nach 2 h H_2-Exhalation (> 20 ppm)	Laktasemangel, beschleunigte Darmpassage, bakterielle Fehlbesiedelung des Dünndarms, z. B. bei B-II-Magen
Schilling-Test: 1 µg Cyanocobalamin (^{57}Co) oral, Exkretion < 7 % im 24-h-Urin, cave: Intrinsic factor Mangel bei megaloblastärer Anämie	B_{12}-Resorptionsstörung im terminalen Ileum
Jod-125-Polyvinylpyrrolidon: Jod-125-PVP i.v., 4 Tage Stuhl sammeln, Radioaktivität über 1,8 % der Gesamtaktivität pathologisch	Exsudative Enteropathie
α_1-Antitrypsin-Clearance: < 3 mg/g Stuhl	Exsudative Enteropathie
Chymotrypsin: Screening-Test im Stuhl, Pankreasenzyme 5 Tage oder absetzen	Exokrine Pankreasinsuffizienz bei Zustand nach Billroth-II-Op. und Diarrhö
Sekretin-/Ceruletid-Test: fraktionierte Duodenalsaftanalyse unter Sekretstimulation	Exokrine Pankreasinsuffizienz

Ulkustherapie

a) **Konservative Therapie**
Beseitigung aggressiver Faktoren (nicht-steroidale Antiphlogistika, Glukokortikoide, Salizylate, Rauchen etc.). H_2-Rezeptor-Antagonisten: Cimetidin, Ranitidin, Famotidin, Nizatidin, Roxatidin; Medikamenteneinnahme zur Nacht. H^+/K^+-ATPase-Blocker: Omeprazol. Antazida. Schleimhautprotektion: Sucralfat; Prostaglandine-Misoprostol als Prophylaxe bei Gabe von NSAR

b) **Chirurgische Therapie**
Ulcus ventriculi: Zweidrittelresektion des Magens nach Billroth I (Gastroduodenostomie).
Ulcus duodeni: selektive proximale Vagotomie (SPV). Kombinierte Ulcera ventriculi und duodeni: SPV mit Pyloroplastik, eventuell Zweidrittelresektion des Magens. Indikation für Operation: therapierefraktäres Ulkus, arterielle Blutung, Perforation, Magenausgangsstenose

Chronische Gastritis

Typ A: „Korpusgastritis", autoimmun, Auto-AK in 90 % gegen Beleg- und Parietalzellen, 50 % gegen Intrinsic factor Achlorhydrie, B_{12}-Mangel, perniziöse Anämie

Typ B: „Antrumgastritis", bakteriell, Helicobacter pylori (gramneg. Bakterium) assoziiert

Typ C: „Fundusgastritis", chemisch, medikamentös

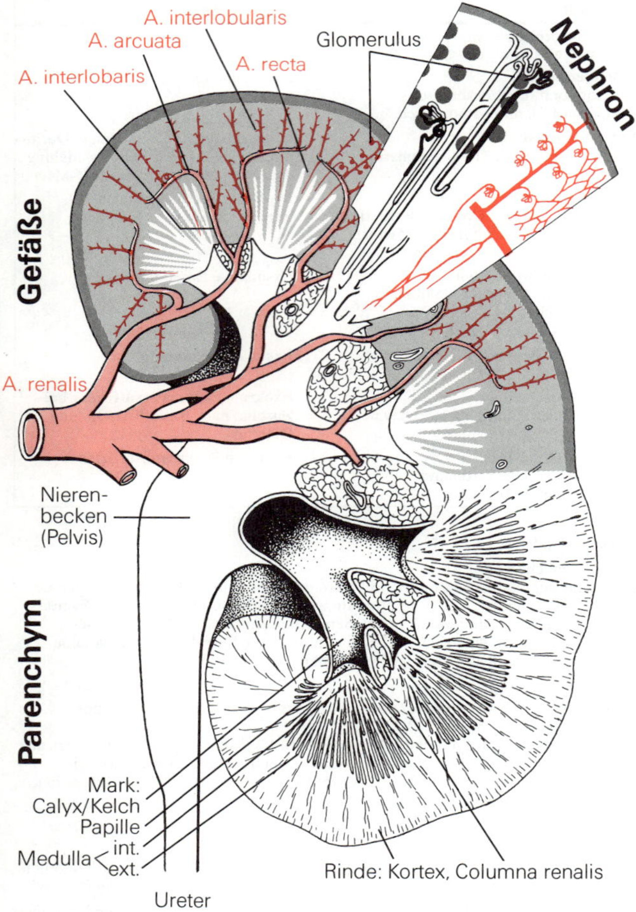
A. interlobularis
A. arcuata
A. interlobaris
A. recta
Glomerulus
Nephron
Gefäße
A. renalis
Nieren-
becken
(Pelvis)
Parenchym
Mark:
Calyx/Kelch
Papille
Medulla
int.
ext.
Ureter
Rinde: Kortex, Columna renalis

Inulin-(inklusive PAH-)Clearence/Körperoberfläche (ml/min/m^2)

„golden standard" der Nierenfunktionsdiagnostik, jedoch zu aufwendig für praktische Belange, deshalb:

Endogene Kreatininclearance

ergibt höhere Werte gegenüber Inulinclearence, da Kreatinin zusätzlich tubulär sezerniert wird;
praktisch wenig aufwendig. Cave: Sammelfehler!
Überprüfung der korrekten Sammlung (d. h. Sammelzeit):

Messung der absoluten Kreatininausscheidung im gesammelten Urin.
Abhängig von Muskelmasse

Richtwerte: Mann: 150–200 µmol/kg/Tag
Frau: 100–150 µmol/kg/Tag

gemessener Wert/berechneter Wert = 1 korrekte Sammlung
< 1 zu kurze Sammlung
> 1 zu lange Sammlung

Für praktische Belange und konstante Nierenfunktion:

Kreatininclearance
Normwert: 90–125 ml/min

Berechnung: $$\frac{(150-\text{Alter}) \cdot \text{Körpergewicht (kg)}}{\text{Plasmakreatinin (µmol/l)}}$$ Männer: +10 % Frauen: −10 %

oder $$\frac{\text{Urinvolumen (ml)} \cdot \text{Urinkreatinin (µmol/l)}}{\text{Plasmakreatinin (µmol/l)} \cdot \text{Zeit (min)}}$$

Zeiten: 24 h = 1440 min, 12 h = 720 min, 8 h = 480 min, 6 h = 360 min, 4 h = 240 min

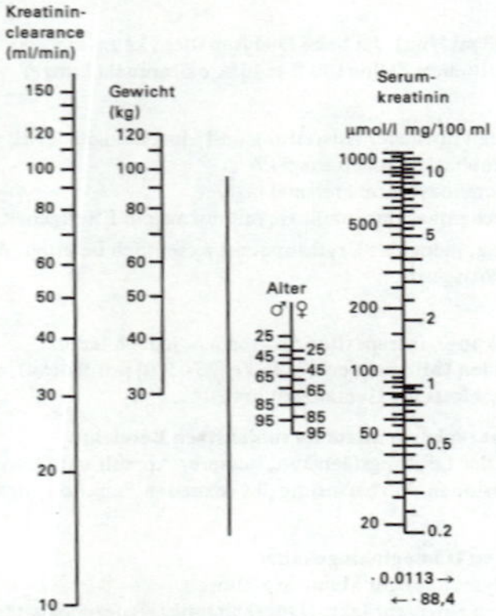

Anwendung: 1. Verbinde Gewicht mit Alter.
2. Drehe Lineal um Kreuzungspunkt mit der Drehachse auf Serumkreatinin.
3. Lese links die Kreatininclearance ab.

Streifentest und Sedimentuntersuchung möglichst sofort (maximal 1 h) nach Uringewinnung verarbeiten. GF Gesichtsfeld

Bestimmung	Normwert
Streifentest (semiquantitativ)	
pH	4,5–8
Eiweiß	–
Glukose	–
Ketonkörper	– (bei Hunger positiv)
Urobilinogen	–
Bilirubin	–
Blut	–
Hb aus Erythrozyten	–
Leukozyten	–
Sedimentuntersuchung	
Zylinder: hyaline	Normal (bedeutungslos)
granulierte	–
Wachs	–
Erythrozyten	–
Leukozyten	–
Epithelien	–
Leukozyten	Männer 0–2/GF; Frauen 0–5/GF
Erythrozyten	0–5/GF (glomeruläre Formen)
Epithelien	Bei Frauen meist vorhanden
Fettkörper	–
Bakterien	Als Verunreinigung

Bestimmung	Normwert
Quantitative Analysen (pro 24 h)	
Volumen	Variabel (je nach Trinkmenge und NaCl-Zufuhr)
Spezif. Gewicht	1003–1030
Osmolalität	350–1400 mosmol
Restharnmenge	Wenige ml (falls über 100–150 ml: urologische Abklärung)
Natrium	100–250 mmol
Kalium	25–100 mmol
Chlorid	135 mmol
Kalzium	Unter 3,8 mmol
Phosphor	30 mmol
Kreatinin	9–15 mmol
Kreatininclearance	90–125 ml/min
Amylase	25–75 U/ml
Eiweiß	Unter 0,15 g/24 h
Glukose	0,3–1,7 mmol/24 h

Erythropoetin

Polypeptid (normale Blutspiegel 10 – 20 mU / ml). Ist beim Dialysepatient kaum meßbar. Produktion wahrscheinlich in peritubulären adventitiellen Zellen (90 %); 10 % extrarenal (Lunge).

Definition renale Anämie:
Normozytäre, normochrome Anämie mit normaler Ausreifung und Morphologie der Erythrozyten, jedoch Verminderung der Erythrozytenüberlebenszeit um 50 %.
Retikulozytenzahl normal bis tief. Thrombozytenzahl normal bis tief.
Leukozytenzahl normal. Normale Knochenmarkmorphologie mit normalem Eisengehalt.

Die Ursachen der Anämie sind vielfältig, jedoch ist Erythropoetin wesentlich beteiligt, da die Erythropoetintherapie die Anämie praktisch korrigiert.

Anwendung von Erythropoetin:
i.v. oder s.c. (praktisch identische Wirkung), intraperitoneal möglich, jedoch teuer.
Dosierung ist individuell sehr verschieden (Mittwelwert: 75 U/kg [25 – 500] pro Woche), aufgeteilt in 3 Dosen, Beginn aufbauend. Erhaltungsdosis bei Hämatokrit um 30 %.

Positive Aspekte der Erythropoetintherapie vor allem im subjektiven Bereich:
Gesteigertes Wohlbefinden, Zunahme der Leistungsfähigkeit, besserer Appetit mit Gewichtszunahme (cave Hyperkaliämie), weniger Depressionen, Verbesserung der sexuellen Funktion, weniger Dyspnoe und besserer Schlaf.

Negative Aspekte als Folge des besseren Hämoglobingehalts:
Vermehrter Heparinverbrauch an Dialyse, häufiger Shuntthrombosen,
Wiederverwendbarkeit der Dialysatoren eingeschränkt, Hyperkaliämie / Hyperphospatämie.

Nachteile:
Arterielle Hypertension (20 – 30 % der Behandelten), hypertensive Krisen (selten), Arthralgien, Knochenschmerzen, lokale Urtikaria, Pruritus.

Syndrom	Für Diagnose wegleitende Symptome	Weitere klinische Befunde	Urinbefunde
Akutes Nierenversagen (vgl. S. 166)	Oligurie bis Anurie, täglich steigendes Kreatinin, Gewicht ↑	AZ-Verschlechterung, Hypertonie, Ödeme, uräm. Symptome	Hämaturie, Pyurie, Proteinurie
Chronisches Nierenversagen (vgl. S. 168)	Azotämie > 3 Monate, Urämie-Zeichen Kleine Nieren (typisch)	Polydipsie, Nykturie, Polyurie, Hypertonie, Ödeme, uräm. Symptome	Hämaturie, Proteinurie, breite Zylinder, Leukozyturie, Isosthenurie
Akute Nephritis	Hämaturie, Azotämie, Oligurie, Ödeme, Schmerzen	Hypertonie	Hämaturie, Erythrozytenzylinder, Proteinurie, Pyurie
Nephrotisches Syndrom	Proteinurie über 3,5 g/d, Hypalbuminämie < 30 g/l, Hyperlipidämie, Ödeme	Nykturie	Lipidurie, ovale Fettkörper, hyaline Zylinder, Hämaturie
Tubulopathien	Elektrolyt- und Säure-Basenstörungen, große Nieren	Nykturie, Polyurie	Tubuläre Proteinurie, Urin-pH > 7, Glukosurie, Aminoazidurie, Urikosurie, Phosphaturie
Steinleiden (vgl. S. 169)	Steinanamnese, Koliken, Hämaturie	Steinabgang, Rezidiv Harnwegsinfekte	Hämaturie, Pyurie
Obstruktion	Oligurie bis Anurie, Harnretention, Azotämie Cave: Ein- oder Zweinierigkeit	Dysurie, Nykturie, große Prostata, dilatiertes Nierenbecken	Hämaturie, Pyurie
Harnwegsinfekte Pyelonephritis, Urosepsis (vgl. S. 171)	Bakteriurie, Bakteriämie, Pyurie, Schmerzen in Nierenlager/Blase	Dysurie, Pollakisurie, Fieber	Hämaturie, Leukozyturie, Leukozytenzylinder

7

Differentialdiagnose

1. Prärenal	(Ursache vor der Niere) Hypoperfusion bei (noch) intakter Niere Blutverlust, gastrointestinale Verluste, renale Verluste (Diuretika, osmotische Diurese bei Diabetes), Sequestration (Verbrennung, dekompensierte Leberzirrhose), antihypertensive Therapie (Abnahme des Filtrationsdrucks), Herzversagen (Rhythmusstörung oder Herzmuskelversagen), vaskuläres Pooling (Anaphylaxie)
2. Renal	(Ursache in der Niere) Tubulusnekrose (alle prärenalen Gründe, die nicht sofort korrigiert werden), medikamentös (Zephalosporine, Aminoglykoside, Amphotericin B), Kontrastmittel, Schwermetalle und org. Lösungsmittel, Vergiftungen (Paraquat), Tetanus, Hämolyse und Rhabdomyolyse. Akute interstitielle Nephritis (Penizilline und Derivate, Zephalosporine, Rifampicin, Cotrimoxazol, Tetrazykline, Diuretika selten, Salicylate, nichtsteroidhaltige Antiphlogistika und andere), parainfektiös. Akute Glomerulonephritis Akute Niereninsuffizienz bei Kollagenkrankheiten Maligne Nephrosklerose Beidseitige diffuse Pyelonephritis Hyperkalzämie Hepatorenales Syndrom im engeren Sinne (meist aber prärenal) Schwangerschaft (Aborte, Toxämie, vorzeitige Plazentalösung und Placenta praevia, hämolytisch-urämisches Syndrom nach Schwangerschaft) Multiples Myelom Vaskuläre Obstruktion
3. Postrenal	(Ursache im gestörten Abfluß) Prostatahyperplasie, Prostata- und Blasenkarzinom, Prozesse im Retroperitoneum und Beckenboden, Urethrastenose, einseitige Prozesse bei stummer oder fehlender Niere auf der Gegenseite: Ureterstein, Papillennekrosen

Urinbefunde bei akutem Nierenversagen

				Quotienten		
	Urin-volumen	Urin-osmolalität	Urin Natrium	Urin-/Plasma-kreatinin	Urin-/Plasma-harnstoff	Harnstoff/Kreatinin im Plasma
Normalwerte	750–1500 ml/d	350 mosmol/l	15–40 mmol/l	~ 80	20	10
Prärenal	Oligurie	> 500	< 20	> 40	> 8	> 10
Renal	Oligurie	< 400	> 40	< 20	< 2	~ 10
Postrenal	Olig-/Anurie	< 400	> 40		< 8	~ 10

Subjektive Symptome in Abhängigkeit der Niereninsuffizienz

Urinmenge	Symptome
130 – 50 ml/min	Keine
50 – 20 ml/min	Kopfschmerzen (Hypertonie) Abnahme der Leistungsfähigkeit und rasche Ermüdbarkeit (Anämie)
20 – 10 ml/min	Nausea, Erbrechen, Depression, Juckreiz
10 – 0 ml/min	**Atemnot** (Lungenödem und Azidose), **Blutungen** (Nasenrachenraum, Magen-Darm-Trakt, Haut) **neurologische Symptome** (Neuropathie, Bewußtseinsstörung bis Koma)

Unabhängig von der Ursache:

Beurteilung der potentiell tödlichen Komplikationen des akuten Nierenversagens, d. h. Hypervolämie, Bewußtseinsstörung, Hyperkaliämie, metabolische Azidose, Perikarditis

damit Entscheid Akutdialyse ja/nein

Erste Maßnahmen	1. Rascher Ausschluß von prä- und postrenalen Ursachen (Ultraschall) 2. Therapeutisch: Furosemid i. v., Mannitol i. v. 3. Weitere Suche nach der Ätiologie
Klinik	Täglich Körpergewicht feststellen, Flüssigkeitsbilanz, Beurteilung des Hydratationszustands, Beurteilung des Bewußtseins, Suche nach Perikarditis und Flüssigkeitslunge, Augenfunduskontrolle, Schonung der Vorderarmvenen [a]Beurteilung von Neuropathie und Osteopathie, psychologische und familiäre Beurteilung sowie Arbeitsplatzbeurteilung, evtl. Koronarabklärung
Labor	Plasma: Elektrolyte, Nierenparameter, Osmolalität, Eiweiß, Blutgase, [a]Amylase, [a]Fettstatus Urin: Urinstatus, Urinbakteriologie, Osmolalität, 24-h-Urin für: Kreatininclearance, Elektrolyt-, Eiweiß- und Harnstoffausscheidung Hämatologie: Weißes und rotes Blutbild, Thrombozyten, Gerinnungsstatus und Blutungszeit Röntgen: Ultraschall des Abdomens, Thoraxröntgen Varia: EKG, [a]Hepatitis- + HIV-Serologie, Computertomogramm, Isotopennephrogramm
Ernährung	Kochsalzrestriktion, Flüssigkeitsrestriktion (Regel: tägliche Ausscheidung + 500 ml, außer bei Polyurie), Eiweiß: unbehandelte Niereninsuffizienz (0,7–1,0 g/kg Tag) < Hämodialyse < CAPD
Therapieprinzipien	Dosierung der Medikamente der aktuellen Nierenfunktion anpassen (vgl. S. 300–333), Hyperkaliämiekorrektur, Hypertonietherapie, Azidosekorrektur, Schleifendiuretika, Phosphatbinder, Ulkusprophylaxe, [a]Anämiekontrolle, [a]Osteopathietherapie, [a]Hepatitisimpfung
Nierenersatzverfahren	Absolute Indikation: vgl. oben [a]Shunt anlegen, [a]Peritonealkatheter, [a]Transplantationstypisierung

[a] Zusätzliche Untersuchungen bei chronischem, terminalen Nierenversagen.

Hauptursachen:	Chronische Glomerulonephritis Chronische interstitielle Nephritis (Analgetika) Zystennieren Diabetische Nephropathie Chronische Pyelonephritis Hypertensive Nephropathie

1. **Kardiovaskulär** Kreislaufinstabilität, arterielle Hypertonie, Herzinsuffizienz, Kardiomyopathie, Perikarditis, beschleunigte Arteriosklerose, urämische Flüssigkeitslunge	7. **Neurologisch** Zentral Schlafstörungen, Kopfweh, Gedächtnisstörungen, Lethargie, Flapping-Tremor, hypertensive Enzephalopathie, subdurales Hämatom, epileptiforme Krämpfe, Dysäquilibriumsyndrom, Dialysedemenz, Urämisches Koma Peripher Neuropathie (peripher u. autonom), restless legs
2. **Gastrointestinal** Anorexie, Nausea, Erbrechen, Gastroenteritis, Ulzera und Blutungen, Foetor uraemicus, Hepatitis	
3. **Elektrolyt- und Wasserhaushalt** Metabolische Azidose Natrium-, Kalium-, Phosphor-, Kalzium-, Magnesiumschwankungen, Volumeninstabilität	8. **Psychologisch** Depression, Angstgefühle, Verneinung, psychotische Reaktionen
4. **Bewegungsapparat** Renale Osteopathie, sekundärer Hyperparathyreoidismus, gestörtes Wachstum, Myoklonus, motorische Schwäche, muskuläre Irritabilität	9 **Hämatologisch** Normochrome normozytäre Anämie, ↑ Ferritin, ↓ Erythropoetin, Hämolyse, hämorrhagische Diathese, Splenomegalie, Hypersplenismus, ↑ Infektneigung, ↓ Komplementfaktoren, ↑ Fibrinogen
5. **Metabolisch** Kohlenhydratintoleranz, Eiweißmangel, Hyperlipidämie, Hyperurikämie	10. **Dermatologisch** Pallor, Hyperpigmentierung, Pruritus, Ekchymosen
6. **Endokrin** Infertilität, sexuelle Dysfunktion, Amenorrhö, Schilddrüsendysfunktion, Hypothermie	11. **Ophthalmologisch** Retinopathie, Keratopathie, "Red-eye"-Syndrom

Diagnose mittels Ultraschall oder IVP im akuten Anfall (nach Kolik wenig aussagekräftig).

Primäre Behandlung mit Spasmolytika und nichtsteroidalen Antirheumatika.

Baldige Behebung der Obstruktion wegen Rezidivkolik und drohendem Infekt bei persistierender Obstruktion.

Möglichkeiten: Spontaner Abgang nach konservativer Therapie mit Volumenbelastung und Spasmolytika
Entfernung mit zystoskopisch eingelegter Ureterschlinge
Perkutane lumbale Litholapaxie
Extrakorporale Stoßwellenlithotrypsie (ESWL)
Operation

Chemische Analyse der Konkremente in jedem Fall (im Hinblick auf ein Rezidiv).

Häufigkeit: 30 % der Bevölkerung hat einmalig im Leben einen Nierenstein.
Bei Rezidiv je nach Steinanalyse entsprechende labormäßige Abklärungen.

Prophylaxe: Viel trinken; evtl. Dauertherapie mit Thiaziddiuretika bei Hyperkalzurie und rezidivierender Steinbildung.

Häufigkeit der Zusammensetzung von Harnsteinen:
Kalziumoxalat 75–85 %
Harnsäure 5–10 %
Struvit (Infektstein) 10 %
Zystinstein: Rarität

Proteinurie

Renal-parenchymatös Glomerulonephritis[a], interstitielle Nephritis[a], Tubulopathien, Zystennieren, Glomerulosklerose (Diabetes, Hypertonie)
Renovaskulär Nierenvenenthrombose[a]
Extrarenal Orthostatisch, ausgeprägte Lendenlordose, infektiös
Systemische Krankheiten Systemischer Lupus erythematodes[a], multiples Myelom, Morbus Waldenström, Amyloidose, benigne monoklonale Gammopathie

[a] Mit Hämaturie.

Hämaturie

Renal-parenchymatös Glomerulonephritis[b], Pyelonephritis[b], Tuberkulose, hypernephroides Nierenkarzinom, Nierenbeckenkarzinom, Zystenniere, Trauma (inkl. schwere körperliche Aktivität)
Renovaskulär Nierenvenenthrombose[b], Niereninfarkt, Nierenrindennekrose
Ableitende Harnwege und Prostata Urogenitaltuberkulose, Zystitis (Bilharziose), Urethritis, Blasen- und Prostatakarzinom, Trauma (inkl. Instrumentation), Steine
Systemische Krankheiten Systemischer Lupus erythematodes[b], Vaskulitis, Thrombo- und Koagulopathien, Polyzythämie
Varia Antikoagulanzienblutung, benigne familiäre Hämaturie

[b] Mit Proteinurie.

Roter Urin. [Mod.: Nach Sandoz P (1988) Abklärung der Hämaturie heute. Schweiz Rundsch Med Prax 77 (38)]

Roter Urin
↓
Streifentest
→ Negativ = kein Blut (Medikamente, Nahrung)
↓
Positiv = Hämstruktur
↓
Phasenkontrastmikroskopie
Suche nach Erythrozyten

Nichtglomeruläre Formen
↓
Kontrolle, evtl. Einmalkatheter (Artefakte aus Magen-Darm- oder Genitaltrakt ausschließen)
↓
Weitere Abklärung
- Gerinnungsstatus
- Bakt., Tbc
- Ultraschall
- i.v. Pyelogramm

↓
- Zystoskopie
- Computertomogramm
- retograde Urographie

Glomeruläre Formen = Glomerulopathie
↓
Suche nach Systemerkrankungen mit:
- Proteinurie
- Bakteriologie
- Immunologie

↓
Nierenbiopsie

Keine
- Hämoglobinurie
- Myoglobinurie

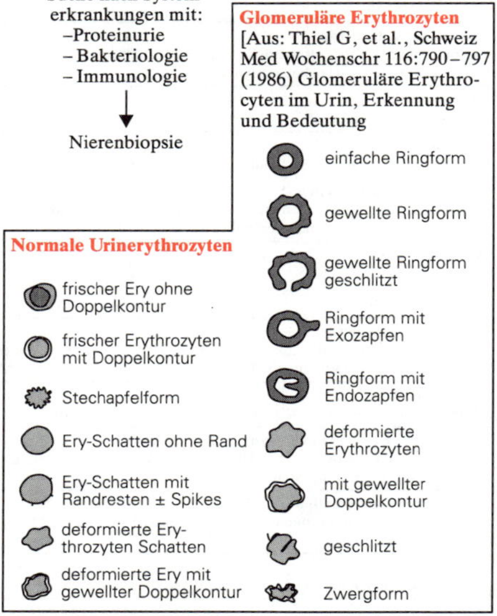

Beschwerden (Dysurie)	Leukozyturie	Bakterien (Pilze)	Vorgehen
+	+	+	Mann: Bakteriologie und Behandlung, dann Abklärung, (Ultraschall, IVP, Urethrographie, Zystoskopie) Frau: Bei Erstmanifestation: Bakteriologie und Behandlung Bei Rezidiv: Vergleich gleichzeitig Spontan- und Katheterurin (evtl. Blasenpunktion), damit Unterscheidung: echter HWI versus Genitalinfekt Sinn der Bakteriologie: versch. Keime: Infekt von außen gleiche Keime: Infektherd innen
+	+	–	Suche nach Tbc Mann: Abklärung Frau: HWI eher unwahrscheinlich (Fluor, Kolpitis!)
+	–	+	Mann: Balanitis, Urethraproblematik Frau: wahrscheinlich Genitalinfekt, HWI eher unwahrscheinlich
+	–	–	Kein HWI (suche andere Ursache)
–	+	+	Urinuntersuchung wiederholen Mann: wenn positiv: Abklärung wie oben Frau: Vergleich Katheterurin/Spontanurin Bei echtem HWI Behandlung als solchen (renal-parenchymatöse Erkrankung, suche Analgetikanephropathie) Chron. Pyelonephritis, Zystennieren Sonst gynäkologische Abklärung
–	–	+	Urinuntersuchung wiederholen, wenn positiv Mann: kein HWI (Verunreinigung) Frau: Behandlungsversuch gemäß Bakteriologie (asymptomatische Bakteriurie der älteren Frau)
–	+	–	Urinuntersuchung wiederholen, wenn positiv, Tbc ausschließen Mann: idiopathische Leukozyturie des jüngeren Mannes Chronische Prostatitis Frau: genitale Ursache suchen

Präparat	Wirkungsort	Ionenausscheidung im Urin					Plasmaparameter			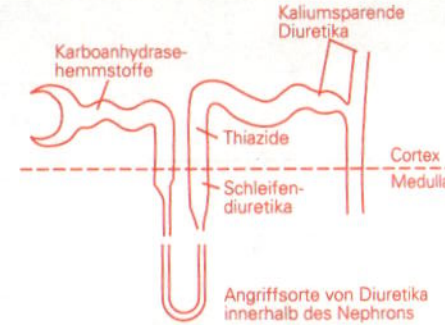
		Na^+/H_2O	K^+	Cl^-	Ca^{++}	Mg^{++}	pH-Veränderung	Harnsäure	Blutzucker	
Alle Diuretika		↑						↑	↑	Führen zu Exsikkose, prärenaler Niereninsuffizienz. Stören Na^-, K^-, Cl^-, Mg^{++}, Ca-Haushalt. Greifen in den Säure-Basen-Haushalt ein. Können zu Hyperurikämie und Hyperglykämie führen
Mannitol	Proximaler Tubulus	↑	(↑)				–			Volumenüberlastung (Lungenödemgefahr)
Acetazolamid		↑	↑	(↑)	↑	↓	↓			Karboanhydrasehemmer, ↑ HCO_3^--Ausscheidung (führt zu metabolischer Azidose). Cave: Leberinsuffizienz
Furosemid Etacrynsäure	Aszendierender Schenkel der Henle-Schleife	↑↑↑	↑↑	↑	↑	↑	↑	↑	↑	Schleifendiuretika, Hypokaliämie, metabolische Alkalose, ototoxisch. Cave: Leberinsuffizienz
Thiazide	Anfang des distalen Tubulus	↑↑	↑	↑	–	↑	↑	↑	↑	Hypokaliämie, metabolische (hypochlorämische) Alkalose, Potenzierung der Furosemidwirkung. Cave: Leberinsuffizienz
Metolazon		↑↑	↑	(↑)				↑	(↑)	
Spironolacton	Ende des distalen Tubulus	↑	↓	(↑)	–	–	↓			Kaliumsparer/Aldosteronantagonist, Gynäkomastie, bei Leberinsuffizienz erlaubt
Amilorid		↑	↓	(↑)	–	↓	↓			Kaliumsparer

Medikamentöse Therapie bei Dialysepatienten (Hämodialyse und Peritonealdialyse)

Verwendung von Substanzen, die vorwiegend hepatisch (50 – 100 %) eliminiert werden, und Dosierungsüberwachung mit Blutspiegelbestimmungen.
Dosierung von vorwiegend renal eliminierten Substanzen (50 – 100 %): normale Initialdosis.
Hämodialyse: halbe Tagesdosis unmittelbar nach Dialyse.
Peritonealdialyse: halbe Tagesdosis täglich.

Hämodialyse-assoziierte Probleme

Akut: ausschließlich iatrogene Gründe.
Kreislaufstörung: Volumenentzug infolge Fehleinschätzung des Idealgewichts.
Zu rascher Volumenentzug bei Hypervolämie im extravasalen Raum. Blutung unter Antikoagulation.
Falsche oder dislozierte Lage des Dialysekatheters. Medikamentöse Blutdrucksenkung während Dialyse.
Hämodynamisch relevante Rhythmusstörung bei Volumenentzug oder rascher Änderung des Kaliums.

Chronisch: aluminiuminduzierte Neuropathie und mikrozytäre hypochrome Anämie, β_2-Mikroglobulin-induzierte Amyloidose. Silikonablagerung praktisch in allen Organen infolge Rollerpumpe bei Verwendung von silikonhaltigem Besteck.

Sofortmaßnahmen bei schweren Komplikationen:
Dialyse stoppen und Asservierung von Blut und Dialysat.

Peritonealdialyse-assoziierte Probleme

Akut: Peritonitis (trübes Dialysat, erstes und meist einziges Symptom).

Chronisch: Abnahme der Dialysierbarkeit infolge rezidivierender (infektiös, chemisch oder allergisch bedingter) Peritonitiden.

Sofortmaßnahmen: Bestimmung der Zellzahl im Dialysat bis über 1000 (Norm < 100/ml).
Bakteriologische Untersuchung inklusive Pilze. Kontaktaufnahme mit betreuendem Zentrum.

Therapiemöglichkeiten bei Peritonitis: rasche Spülung mit 3mal 2 l (1,36 % Glukose). 4. Beutel impfen mit Zephalosporin (z. B. Cefazolin, 1 g) und Aminoglykosid (z. B. Tobramycin 80 mg). Damit Dialyse weiterfahren. Folgende Beutel impfen mit Cefazolin, 200 mg und Tobramycin, 16 mg, bis bakteriologische Untersuchung mit Resistenz vorhanden (meist Staphylokokken). Je nach Resistenz mit Zephalosporin oder Aminoglykosid gleicher Dosis weiterfahren, bis Zellzahl < 100/ml, dann nur noch Nachtbeutel impfen. Behandlungsdauer 10 – 14 Tage. Bei Pilzinfektionen ist meist Entfernung des Katheters nötig; interkurrent. Umstellung auf Hämodialyse oder Versuch mit Amphotericin B oder Ketoconazol, jedoch nie allein mit Flucytosin wegen rascher Resistenzbildung.

Fehlender Auslauf des Dialysats bei gutem Einlauf und rascher Gewichtszunahme:

Ventilmechanismus der Katheterspitze.

Maßnahmen: Versuch mit Umlagern (stehend bis Bauchlage); Darmeinlauf (oft erfolgreicher Dialysatauslauf nach Darmentleerung); Entfernung eines möglichen Fibringerinnsels mit Urokinase, 10000 Einheiten in 5 ml und 1000 Einheiten Heparin zur Füllung des Katheters über Nacht belassen.
Wenn erfolglos: Abdomenleeraufnahme, Prüfung Katheterlage (normal: Spitze liegt im Eingang zum kleinen Becken). Bei Dislokation Versuch der Replazierung mit Führungsmandrin durch den Geübten. Wenn erfolglos: chirurgische Auswechslung des Katheters (interkurrent Hämodialyse).

Perforation: nicht abheilende Peritonitis mit meist Gemisch von Keimen ohne schwere Symptome.

Ileus bei Briden, Darmvolvulus (Bild des akuten Abdomens).

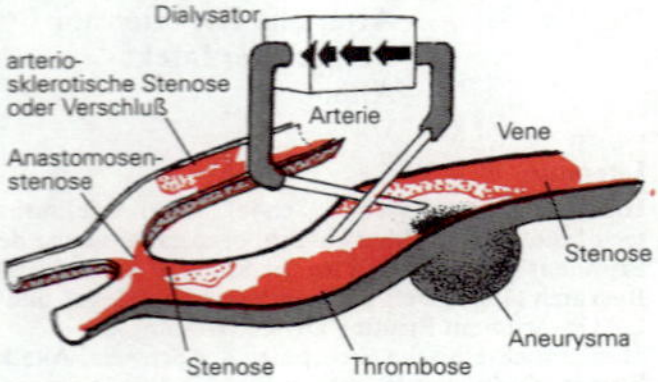

Ursachen einer Cimino-Shunt-Dysfunktion. [Nach Schinz]

Interdisziplinär zusammengesetzte Gremien regeln in jedem Land die Bedingungen zur Entnahme von Organen bei Verstorbenen. Wichtig ist dabei die Diagnose des Todes beim Spender.

Einfache klinische Kriterien zur Diagnose des Todes (länderspezifische Regelungen)

Abwesenheit von Vergiftungen, metabolischem Koma, muskelrelaxierenden oder zentralnervös dämpfenden Pharmaka. Folgende klinische Befunde müssen von 2 Untersuchern bestätigt werden: tiefe Bewußtlosigkeit (Koma); beide Pupillen weit und lichtstarr (keine Mydriatika); Verlust der Hirnstammreflexe: okulozephal, korneal, pharyngeal; fehlender Hustenreflex; Apnoe (fehlende Spontanatmung auch nach Stimulation mit CO_2).

Die Bedürfnisse der Transplantationsmedizin erfordern vom ärztlichen Team in der Behandlung des schwerst hirngeschädigten Patienten eine Betrachtungsweise, welche eine potentielle Organspende miteinschließt. Die Maßnahmen für die Erhaltung der Herz-Kreislauf-Funktion mit Ziel der Restitution des Patienten sind mit den Maßnahmen im Hinblick auf eine Präservation der zu transplantierenden Organe identisch. Deshalb sind gewisse Abklärungen im Hinblick auf eine eventuelle Organspende gerechtfertigt.
Da primär jeder potentielle Organspender als Multiorganspender zu betrachten ist, ist die frühzeitige Kontaktaufnahme mit dem lokalen Transplantationskoordinator unumgänglich. Grundsätzlich entscheidet der Explanteur über die Verwendbarkeit eines zu transplantierenden Organs.

Abklärungen Allgemein
- Vollständige Fremdanamnese (inklusive HIV-Risiko)
- Gesundheitszustand vor akutem zerebralen Ereignis
- Labor: Blutgruppe, Blutbild, Quick, Plasmakreatinin, Leberparameter, Blutzucker
- Blutgasanalyse, Serologie (HIV, Hepatitis, CMV), Typisierung

Speziell
- Herz: EKG, Echokardiographie, Größe und Gewicht, keine Reanimation
- Leber: Quick, routinemäßige Leberparameter, Größe und Gewicht
- Nieren: Proteinurie (Streifentest)
- Pankreas: keine Besonderheiten
- Lunge: Thoraxbild, normale Blutgase, keine Reanimation

Ausschlußkriterien für Organentnahme

Absolut:
- Konsumierende Krankheiten (Malignome, außer primärem Hirntumor diskutabel),
- Insulinbedürftiger Diabetes mellitus
- Positivität von HIV und Hepatitis-B-Antigen

Relativ:
- Arterielle Hypertension
- Bakterieller Infekt
- Alter

Literatur:

Hirntod: Harvard Medical School (1968) A definition of irreversible coma: report of the ad hoc committee of the Harvard Medical School to examine the definition of brain death. JAMA 205:337
President's Commission for the Study of Ethical Problems in Medicine and Biomedical and Behavioral Research (1981) Defining death: medical, legal, and ethical issues in the determination of death. US Government Printing Office, Washington
Medizinisch-ethische Richtlinien der Schweiz. Akademie der medizinischen Wissenschaften, Basel, 1989.
Wissenschaftlicher Beirat der Bundesärztekammer (1982) Kriterien des Hirntodes, Entscheidungshilfen zur Feststellung des Hirntodes. Dtsch Aerztebl 79:35
Transplantation: Europarat Resolution 29/1978

Die Nierentransplantation ist die Therapie der Wahl bei terminaler Niereninsuffizienz. Sie erfordert die Zusammenarbeit sämtlicher medizinischen Disziplinen.

Maß des Erfolgs einer Nierentransplantation ist der Prozentsatz von lebenden Patienten (Optimum: 95 %) und noch funktionierenden Organen (Optimum: 80–90 %) nach 1 Jahr.

Immunsuppression

Postoperativ Immunsuppression mit Kombinationen von: Ciclosporin, Azathioprin, Steroiden, antilymphozytären Substanzen mit dem Ziel einer steroidarmen Basisimmunsuppression.
Abstoßungsbehandlung primär mit Methylprednisolon (0,5–1 g/Tag während 3 Tagen in Kurzinfusionen).

Akute Probleme beim Nierentransplantierten

Meist Probleme allgemeinmedizinischer Art, welche als solche zu erkennen und zu behandeln sind unter Berücksichtigung der Interaktionen mit Immunsuppressiva. Rücksprache mit betreuendem Zentrum.

Akute Verschlechterung der Transplantatfunktion

Bis zum Beweis des Gegenteils als Abstoßung zu behandeln. Differentialdiagnose der akuten Niereninsuffizienz beachten inklusive der Ciclosporinnephrotoxizität.

Akuter Schmerz abdominell (vor allem in der Frühphase nach Transplantation)

Abstoßung, Thrombose der Nierenarterie oder -vene, primär oder sekundär im Rahmen der Abstoßung, Obstruktion, Urinleck, Nierenruptur, akutes Abdomen allgemeinchirurgischer Art.

Hämaturie

Aus eigenen Harnwegen: Zystenblutung bei Zystennieren, Papillennekrose (Analgetikanephropathie, diabetische Nephropathie), Konkremente bei chron. Pyelonephritis, Infekt der eigenen Harnwege.

Aus dem Transplantat: vaskuläre Katastrophe (Ruptur, Infarkt, arterielle und venöse Thrombose); Konkremente (selten), Infekt.

Abklärungsgang

– Objektivieren: Höhe, Dauer, Fiebertyp (Kontinua, remittierend, intermittierend, periodisch, undulierend)
– Schlüssel zur Bestätigung und Lokalisation des Infekts:

- **Anamnese**
  Husten, Kopfschmerzen, Abdominalschmerzen, Durchfall, Dysurie, Rückenschmerzen, Gelenkschmerzen, Muskelschmerzen, Operationen, IM-Injektionen, Drogen, Sexualverhalten, Reisen, Tiere, Beruf, alte Tbc.
- **Befunde**
  Exanthem, Mukositis, Lungen (Pneumonie?), Herz (Vitium?), Bewegungsapparat, Lymphknoten, fokal-neurologische Zeichen, Meningismus, Peritonitis.
- **Labor**
  C-reaktives Protein, Blutsenkung, weißes Differentialblutbild, Leberparameter, Thoraxröntgen. Mikrobiologische Kulturen und/oder Serologien, je nach anamnestischen Angaben oder physikalischen Befunden (Urin, Sputum, Blut, Liquor).

Fiebertypen

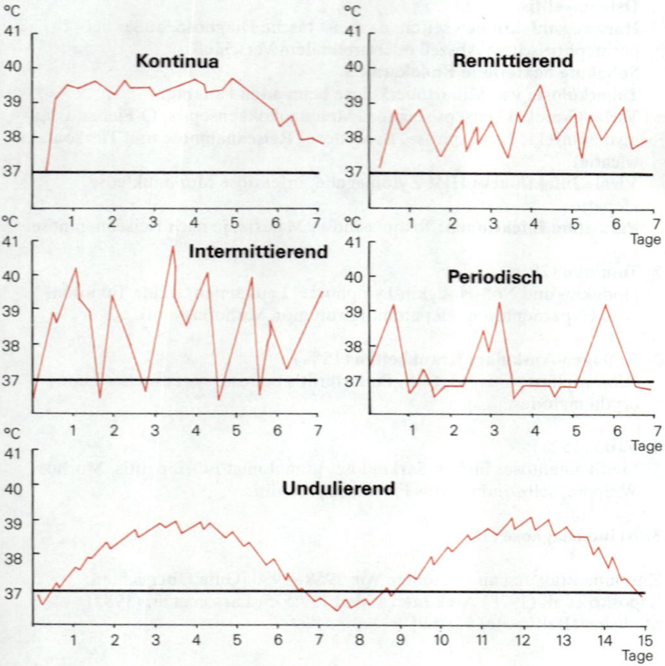

Definition: Fieber $\geq$ 38 °C während $\geq$ 3 Wochen, für das mit den oben erwähnten Abklärungen während $\geq$ 1 Woche keine Ursache gefunden wird.

Ursachen

1. **Infektionen** (35 %)
   In der Regel Infektionen mit wenig lokalen Entzündungszeichen.
   Abszesse: intraabdominal (Leber, subphrenisch, Pankreas, Milz, v.a. nach Bauchchirurgie, Divertikulitis, Crohn, Intrauterinpessar, Curettage, Zahnabszeß, Hirnabszeß, Muskelabszeß nach i.m. Injektion.
   Biliäre Infektionen: Cholezystitis, Cholangitis, Pankreatitis.
   Osteomyelitis.
   Harnwegsinfektionen selten, da meist rasche Diagnose, außer bei perinephritischem Abszeß oder ureteralem Verschluß.
   Subakute bakterielle Endokarditis.
   Tuberkulose: v.a. Miliartuberkulose beim alten Patienten.
   Varia: Gonokokkensepsis, chron. Meningokokkensepsis, Q-Fieber, Chlamydieninfekt, Leptospirose, Brucellose (Reiseanamnese und Tierkontakte wichtig).
   Virale Infektionen: HIV, Zytomegalie, infektiöse Mononukleose, Hepatitis.
   Parasitäre Infektionen: Toxoplasmose, Malaria, je nach Reiseanamnese.

2. **Tumoren** (20 %)
   Hodgkin- und Non-Hodgkin-Lymphome, Leukämien, solide Tumoren (v.a. Hypernephrom, Hepatom, Hirntumor, Vorhofmyxom).

3. **Kollagen-/vaskuläre Krankheiten** (15 %)
   Riesenzellarteriitis, M. Still, Periarteriitis nodosa, systemischer Lupus erythematodes.

4. **Varia** (15 %)
   Medikamentöses Fieber, Sarkoidose, granulomatöse Hepatitis, Morbus Whipple, selbstinduziertes Fieber, Thyreoiditis.

5. **Keine Diagnose** (15 %)

Zusammenfassung aus 9 Studien von 1958–1980 [Gute Übersichten: Esposito et al. (1979) Arch Intern Med 139:575; Larson et al. (1982) Medicine (Baltimore) 61:269]

Gram-Färbung
- Präparat lufttrocknen
- Fixieren (3mal durch Flamme ziehen)
- Kristallviolett: 1 min
- Spülen und Beizen mit Lugol-Lösung: 2 min
- Entfärbung mit Aceton/Alkohol, bis keine Farbwolken mehr abgehen
- Spülen mit Leitungswasser
- Gegenfärbung mit Safranin oder verdünnter Karbolfuchsinlösung: 1/2–1 min
- Spülen mit Leitungswasser

Resultat
Grampositive Bakterien: dunkelblau
Gramnegative Bakterien: rot

Ziehl-Neelsen-Färbung
- Mit konzentrierter Karbolfuchsinlösung erhitzen, bis dämpfend
- Abspülen mit Wasser, Entfärben mit HCl (3%iger Alkohol)
- Gegenfärbung mit Methylenblau: 1–5 min
- Spülen mit Leitungswasser

Resultat
Mykobakterien: rot

Die häufigsten Erreger in der Gram-Färbung

Material*	Grampositive		Gramnegative	
	Kokken	Stäbchen	Kokken	Stäbchen
Liquor	Str. pneumoniae	Listerien	N. meningitis	Haemophilus influenzae
Sputum	Str. pneumoniae		Moraxella catarrhalis	Haemophilus influenzae Klebsiella pneumoniae
Pleuraerguß	Str. pneumoniae Staph. aureus Anaerobe Streptokokken			Haemophilus influenzae Enterobacteriaceae
Aszites	Str. pneumoniae			E. coli
Leberabszeß	Streptokokken			E. coli Klebsiella pneumoniae Bacteroides
Intraabdomineller Abszeß	Anaerobe Streptokokken Enterokokken			Enterobacteriaceae Bacteroides

* **Merke:** In Punktaten, die physiologischerweise steril sind (z. B. Liquor), ist jeder Keimnachweis pathologisch. Im Sputum dagegen ist der Keimnachweis im Gram-Präparat nur relevant, wenn reichlich Keime **und** Leukozyten nachgewiesen werden. Bei Verdacht auf Tbc ist eine Ziehl-Neelsen-Färbung nötig.

8

I. Liquor cerebrospinalis (s. S. 273).

	Normal	Virale Meningitis	Bakterielle Meningitis	Meningitis tuberculosa
Aspekt	Wasserklar	Klar	Trüb	Klar-trüb
Druck (cm H_2O)	5–12	Normal oder erhöht	> 20	Normal oder erhöht
Zellen (pro l)	$1-4 \cdot 10^6$	$< 10^9$ (Lympho erhöht)	$> 1{,}2 \cdot 10^9$ (v.a. Poly erhöht)	$< 1 \cdot 10^9$ (Mono und Lympho erhöht)
Glukose (% des Serumwertes)	50–80 %	50–80 %	< 40 %	< 40 %
Eiweiß (g/l)	0,1–0,45	Normal oder erhöht	meist > 1,0	meist 0,5–5,0
Laktat (mmol/l)	< 1,6	< 1,6	> 1,6	> 1,6
Direktpräparat	Neg.	Neg.	80 % pos.	35 % pos.

Cave: Die erwähnten Befunde sind zwar typisch, ihr Fehlen schließt jedoch die entsprechende Ätiologie nicht aus. Zum Beispiel spricht zwar eine Zellzahl $> 1{,}2 \cdot 10^9$/l für eine bakterielle Meningitis, eine Zellzahl unter diesem Wert schließt sie jedoch in keiner Weise aus.

II. Pleuraerguß

Argumente für einen infektiösen Erguß:

– Protein	> 30 g/l
– Rel. Protein	(% des Serumwertes) > 50 %
– Rel. LDH	(% des Serumwertes) > 60 %
– pH	< 7,0
– Leukozyten	$> 1 \cdot 10^9$/l (> 50 % polymorphkernige)
– Gram-Präparat	s. S. 179

III. Aszites

Argumente für eine bakterielle Peritonitis:

– Protein > 25 g/l (> 30 g/l nie kardial oder zirrhotisch)

– Laktat > 3,7 mmol/l oder zuverlässiger[a]:
Laktat (Aszites) – Laktat (Blut) < 2,2 mmol/l: steril
> 2,2 mmol/l: infiziert

– Leukozyten:
- $< 300 \cdot 10^6$/l, Infekt ausgeschlossen, allerdings bis $2 \cdot 10^9$/l steriler Aszites möglich
- < 25 % Granulozyten: Infekt ausgeschlossen, allerdings bei sterilem Aszites in ca. 50 % der Fälle > 25 % Granulozyten
- Gram-Präparat s. S. 179

IV. Gelenkpunktat (s. S. 266)

[a] Erlaubt die Beurteilung des Aszites laktats auch bei erhöhtem Serumlaktat.

Syndrom/Krankheit	Häufigste Erreger	Übertragungsmodus
„Erkältung" Pharyngitis Laryngitis Krupp	–Rhinoviren – RS-Virus – Influenzavirus – Parainfluenzavirus – Adenovirus	– Tröpfchen – Hände – Gegenstände
Hepatitis	– Hepatitis A (HAV) – Hepatitis B (HBV) – Hepatitis C (HCV) – Zytomegalievirus (CMV) – Epstein-Barr-Virus (EBV) – Herpes simplex (HSV) – Herpes zoster (VZV)	– Fäkal – Blut, sexuell – Blut, sexuell – Blut, Speichel, sexuell – Speichel, Blut – Läsion – Läsion
ZNS-Infektion	– Herpes simplex (HSV) – Varicella/Zoster (VZV) – Masernvirus – Mumpsvirus – Zeckenenzephalitis – HIV	– Meist Reaktivierung – Tröpfchen/Läsion – Tröpfchen – Tröpfchen – Zecken (Zoonose) – Blut, sexuell
Polylymphadenopathie	– Epstein-Barr-Virus (EBV) – Zytomegalievirus (CMV) – Rötelnvirus – HIV	– Speichel, Blut – Blut, Speichel, sexuell – Tröpfchen – Blut, sexuell

8

Methoden der Labordiagnostik bei Viruskrankheiten

[Bundesamt für Gesundheitswesen (1985) Infektionskrankheiten, Diagnose und Bekämpfung. Bundesamt für Gesundheitswesen, Bern]

Krankheitsbild	Virusisolierung	Direkter Virusnachweis	Serologie
Bläschen-förmiges Exanthem	Ja, Vesikelflüssigkeit oder Abstrich von Erosionen, Krusten nicht brauchbar Zeit: 1–10 Tage	Ja bei Herpes und Pocken Nein bei Coxsackie Zeit: 2–24 h	Nein. Außer: Varizellen/Zoster: Titeranstieg bzw. IgM-Nachweis
Diarrhöen	Nein	Ja, im wesentlichen nur Rotavirus Zeit: 4–72 h	Nein
Zentral-nerven-system	Ja, nur Mumps und Enteroviren. Rachen-material, Stuhl, evtl. Liquor Zeit: 3–15 Tage	Ja, nur Herpes und evtl. Masern Biopsiematerial	Ja: Mumps, Masern, Polio, Titeranstieg Nein: bei allen anderen Viren
Zecken-enzephalitis	Nein	Nein	Ja: IgM-Nachweis bzw. Titeranstieg
Respirations-trakt	Ja, Nasen-, Rachen-, Bronchialsekret Zeit: 3–20 Tage	Ja, Rhinopharyn-gealaspirat Zeit: 4–24 h	Ja: Titeranstieg
Augen-affektionen	Ja, nur Herpes (und evtl. Chlamydien). Abstrich Zeit: 1–7 Tage	Nein (Chlamydien ja)	Nein
Hepatitis	Nein	Nein	Ja: Hep. A: IgM-Nachweis, Hep. B: HBsAg, Anti-HBc, Anti-HBc-IgM Ergänzung: Anti-HBs, Anti-HBe Hep. C: Gesamt-Ig
Pränatale Infektionen	Ja Rachenmaterial, Urin Zeit: bis 6 Wochen	Nein	Ja für Röteln und Zytomegalie: IgM und IgG bei Mutter u. Kind gleichzeitig

Entnahme und Versand von Untersuchungsmaterial

Material	Entnahme	Versand für Virusisolierung	Versand für Direktnachweis
Nasenabstrich	Mit Tupfer unter Nasenmuschel	0°C, in VTM[a]	–
Rhinopharyngealsekret	Aspirat	0°C, ohne Zusatz	Wie Isolierung
Rachenabstrich	Mit Tupfer von Mandeln und Pharynx	0°C, in VTM[a]	–
Rachenspülflüssigkeit	Gurgeln mit Rachenspülflüssigkeit[a]	0°C, Flüssigkeit ohne Zusatz	–
Bronchialsekret	Möglichst wenig Flüssigkeit verwenden	0°C, Flüssigkeit ohne Zusatz	Wie Isolierung
Augen (Konjunktiva)	Mit Tupfer von oberem und unterem Lid	0°C, in VTM[a], (für Chlamydien spezielles Transportmedium)	(Chlamydien: auf Objektträger ausstreichen)
Bläschenflüssigkeit	Isolierung: mit Tupfer oder Nadel. Direktnachweis: Punktion mit Nadel (nicht Wegwerfnadel mit Silikonüberzug!) oder Glaskapillare	0°C, in VTM[a]	Ohne Zusatz direkt in Nadel oder Glaskapillare in Röhrchen
Mukosaerosionen	Mit Tupfer, nach Entfernung des nekrotischen Materials, von Rand und Grund der Läsion	0°C, in VTM[a]	–
Urin	Endstrahl	0°C, Verwendung von VTM[a] nur nach Absprache mit dem Labor	Ohne Zusatz
Stuhl	–	Ohne Zusatz	Ohne Zusatz
Liquor	Punktion	0°C, ohne Zusatz	–
Gewebe (Biopsie, Autopsie)	–	Nur nach Absprache mit Labor	–
Blut: Virusisolierung	Punktion	–70°C, Antikoagulans, Spezialtransport!	–
Blut: Serologie	Punktion ohne Zusatz	Zimmertemperatur	–

[a] VTM (Virustransportmedium) bzw. Spülflüssigkeit im Labor, das die Untersuchung durchführt, anfordern.

8

Medikament	Spektrum, Indikation	Dosierung pro Tag	Wichtigste Nebenwirkungen / Varia
Aciclovir	HSV I u. II sowie VZV: – HSV-Primärinfekt (mukokutan) – Suppression bei rez. HSV-Infekt – VZV (disseminiert oder Zoster ophthalmicus – HSV-Enzephalitis – HSV bei Immun-inkompetenz	5mal 200 mg (5 Tage) p. o. 2mal 400 mg p. o. 5mal 800 mg (7 Tage) p.o. oder 30 mg/kg (10 Tage) i. v. in 3 Dosen	Nephrotoxizität Neurotoxizität Anpassung an Nierenfunktion
Ganciclovir	CMV (HSV, VZV, EBV) – Retinitis – Kolitis – Pneumonie – System. Infekt – Erhaltungstherapie bei Retinitis	10 mg/kg (14–21 Tage) i.v. in 2 Dosen 6 mg/kg i. v. an 5 Tagen/ Woche	Neutropenie Thrombopenie Neurotoxizität Anpassung an Nierenfunktion
Foscarnet	CMV (HSV, VZV, HIV) – Retinitis – Kolitis – Pneumonie – Erhaltungstherapie	180 mg/kg/d i.v. in 2–3 Dosen (+ Hydrierung) 90–120 mg/kg/d i. v. in 1 Dosis (+ Hydrierung)	Nephrotoxizität Anämie Hypo-, Hyperkalzämie Hyperphosphatämie
Zidovudin	HIV IV A HIV IV B HIV IV C 1 HIV II + CD4 < 200/µl oder 2 der folgenden Kriterien: – CD4-Ly 200–500/µl – CD4-Ly 200–500/µl + 30 % Abfall – β_2-Mikroglobulin > 5 mg/l – Positives HIV-p24-Antigen	10 mg/kg p. o.	Anämie Neutropenie Nausea **Cave:** kumulative Toxizität mit hohen Dosen von Sulfonamiden, Trimethoprim, Pyrimethamin, Ganciclovir (in der Regel kombinierte Gabe vermeiden)

Abkürzungen:
HSV Herpes-simplex-Virus, VZV Varicella-Zoster-Virus, CMV Zytomegalievirus, EBV Epstein-Barr-Virus, HIV Human-immunodeficiency-Virus, CD4-Ly T-Helferzellen

Andere antivirale Substanzen sind weniger wichtig (Ara-A, Amantadin, Interferon) oder noch in klinischer Prüfung (Dideoxyinosin, Dideoxycytosin)

Maligne Tumoren und deren Therapie führen zu einem erhöhten Infektionsrisiko. Je nach der Art des Grundleidens resp. des Immundefekts ist der Patient für unterschiedliche Infektionen gefährdet.

Immundefekt	Krankheit/Therapie	Häufigste Erreger
Granulozytopenie (< 1000/µl	– Leukämien (Blastenkrise) – Fortgeschrittene Lymphome, Myelome – Aplasierende Chemotherapie von soliden Tumoren – Knochenmarktransplantation	Staph. aureus Staph. epidermidis Gramnegative Bakterien Candida albicans Aspergillus
Gestörte Granulozytenfunktion	– Chron. granulomatöse Krankheit – Job-Syndrom – Knochenmarktransplantation (Graft-versus-Host-Krankheit) – Antithymozytenglobulin – Adriamycin u. a.	Staph. aureus Staph. epidermidis Gramnegative Bakterien Candida albicans Aspergillus
Gestörte Barrieren	– Zytotoxische Medikamente – Katheter – Chirurgie – Verbrennung u. a.	Staph. aureus Staph. epidermidis Pseudomonas aeruginosa Candida albicans
Gestörte zellvermittelte Immunität	– Hodgkin- und Non-Hodgkin-Lymphom – AIDS – Status nach Transplantation (Ciclosporin, Steroide, OKT3, Azathioprin etc.)	Zytomegalievirus Herpes simplex Herpes zoster Pneumocystis carinii Toxoplasma gondii Listeria Nocardia Cryptococcus neoformans Mb. Tbc Atyp. Mykobakterien
Hypogammaglobulinämie, Dysgammaglobulinämie	– Chron. lymphatische Leukämie – Multiples Myelom – Knochenmarktransplantation	Str. pneumoniae Haemophilus influenzae N. meningitidis
Splenektomie	– Hodgkin-Lymphom u. a.	Str. pneumoniae Haemophilus influenzae

Merke: Beim febrilen immunkompromittierten Patienten muß die Abklärung und die empirische Therapie nach den häufigsten Erregern gerichtet sein, d. h. ein Patient mit einer gestörten zellvermittelten Immunität braucht eine andere Abklärung und empirische Therapie als ein granulozytopenischer Patient.

Literatur: Hughes WT et al. (1990) J Infect Dis 161:381 (Neutropenie)
Colonna JO II et al. (1988) Arch Surg 123:360 (Lebertransplantation)
Oh C-S et al. (1988) Transplantation 45:68 (Nierentransplantation)
Zimmerli W et al. (1991) Blood 77:393 (Knochenmarktransplantation)

Human-immunodeficiency-Virus-(HIV-)Infektion und Immunmangelsyndrom (AIDS)

Definition

- HIV-Nachweis im Gewebe oder Körperflüssigkeit
- HIV-Antikörpernachweis (vgl. Abb.)
- AIDS: erworbenes Immunmangelsyndrom ohne andere Erklärung (Neoplasie, immunsuppressive Therapie) und Nachweis eines opportunistischen Infekts oder Tumors (s. CDC-Klassifikation)

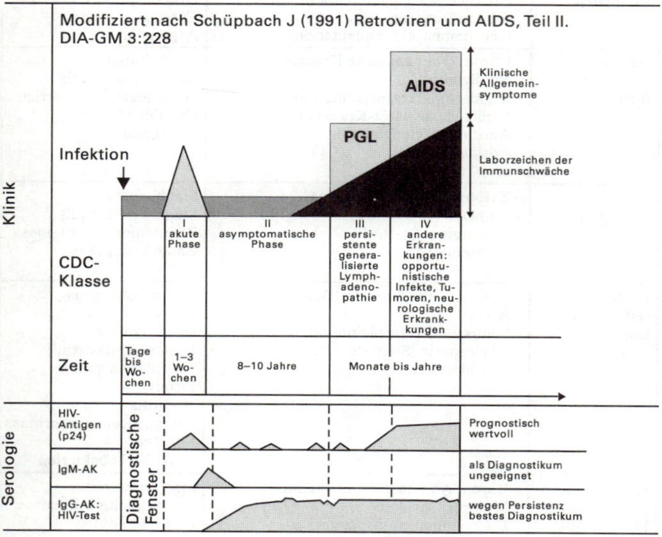

Klassifikation

(MMWR 36:3S–9S, 1987, Ann Intern Med 105:234, 1986)

1. **CDC-Klassifikation**

Gruppe I **Akuter Infekt:** mononukleoseartiges Bild, Meningoenzephalitis, Serokonversion

Gruppe II **Asymptomatischer Infekt:**
A Laborwerte normal
B Laborwerte pathologisch (Lymphopenie, Thrombopenie, erniedrigte CD4-Lymphozyten)

Gruppe III **Persistierende generalisierte Lymphadenopathie:**
- Lymphknoten über 1 cm an mindestens 2 extrainguinalen Stellen während mehr als 3 Monaten ohne andere Erklärung

Gruppe IV **A Konstitutionelles Krankheitsbild:**
- Gewichtsverlust > 10 % und/oder
- unklares Fieber über 1 Monat (kontinuierlich oder intermittierend) und/oder
- Diarrhö über 1 Monat

B Neurologisches Krankheitsbild:
- Demenz
- Myelopathie ohne andere Erklärung
- Periphere Neuropathie

C Sekundärkrankheit: opportunistische Infektionen

C1
- Pneumocystis-carinii-Pneumonie
- Toxoplasmose des ZNS
- Kryptosporidiose mit Diarrhö > 1 Monat
- Isosporiasis mit Diarrhö > 1 Monat
- Extraintestinale Strongyloides-Infektion
- Kandidose (Ösophagus, Bronchien, Lungen)
- Kryptokokkose, extrapulmonal
- Histoplasmose, extrapulmonal
- Extrapulmonale Tuberkulose
- Atypische Mykobakterieninfektion (disseminiert)
- Rezidivierende Salmonellenbakteriämie (außer S. typhi)
- Zytomegalievirusinfektion (nicht Leber, Milz oder Lymphknoten)
- Chronischer mukokutaner oder disseminierter Herpes-simplex-Infekt
- Progressiv multifokale Leukoenzephalopathie

C2
- Orale Leukoplakie
- Herpes zoster
- Nocardiosis
- Tuberkulose der Lunge
- Candida-Stomatitis

D Sekundärkrankheit: Neoplasien
- Kaposi-Sarkom
- Non-Hodgkin-Lymphom
- Primäres ZNS-Lymphom

E Andere HIV-assoziierte Krankheiten, z. B.
- Chronische lymphoide Pneumonie,
- Rezidivierende bakterielle Pneumonien

2. **Walter-Reed-Klassifikation**
   Die 1985 eingeführte Walter-Reed-Stadienklassifikation teilt die HIV-Infektion in klinisch-immunologische Funktionsstörungen ein [Redfield RR, et al. (1986) The Walter Reed staging classification for HTLV-III/LAV infection. N Engl J Med 314:131].
   Die Stadien WR3–WR6 bezeichnen die Progression in Richtung AIDS.

Stadium	HIV-Antikörper und/oder Virusnachweis	Chronische Lymphadenopathie	CD4-Lymphozyten	Haut test	Soor	Opportunistische Infektionen
WR0	–	–	> 400	Normal	–	–
WR1	+	–	> 400	Normal	–	–
WR2	+	+	> 400	Normal	–	–
WR3	+	±	< 400	Normal	–	–
WR4	+	±	< 400	P	–	–
WR5	+	±	< 400	A und/oder	±	–
WR6	+	±	< 400	P/A	±	+

P partielle Anergie im Mérieux-Multitest;
A vollständige Anergie im Mérieux-Multitest
Für die Stadieneinteilung wichtige Parameter sind rot.

Laborparameter für Immunzustand

CD4-Lymphozyten, CD8-Lymphozyten, Lymphozytentransformationstest, Immunglobuline, p24-Antigen, β_2-Mikroglobulin, Leukozyten, Hämoglobin, Thrombozyten, Multitest-Mérieux

Problemorientierte Infektionsabklärung

1) **Respiratorisches Syndrom**

- Wenn > 200/µl CD4-Lymphozyten: Sputumbakteriologie ⟶ wahrscheinlich bakterielle Pneumonie, v. a. Str. pneumoniae, H. influenzae, S. aureus, Legionella, Mb. tuberculosis
- Wenn < 200/µl CD4-Lymphozyten: Provokationssputum oder bronchoalveoläre Lavage für Bakteriologie (inkl. Tbc), zusätzlich: Pneumocystis carinii, Zytomegalievirus, Candida, Aspergillus, Kryptokokken, Histoplasmen, Zytologie (Einschlußkörper), evtl. transbronchiale Biopsie (Kaposi)

2) **ZNS-Syndrom**

- Falls meningitisches Syndrom: Liquorpunktion für allgemeine Bakteriologie, Cryptococcus neoformans, Virologie (CMV, HSV, HZV), p24-Antigen, Liquor-/Serumantikörper (CMV, HSV, HZV, HIV), Eiweiß, Glukose, Laktat, Zellen
- Falls enzephalitisches Syndrom: Computertomogramm (CT) ohne/mit Kontrastmittel. Wenn CT-Herd mit nodulärer oder Ringanreicherung: Serologien (Toxoplasmose, HSV, HZV, CMV) ⟶ empirische Toxoplasmosetherapie (s. S. 189)

3) **Retinitis**

- Augenfunduskontrolle
- CMV-Serologie, CMV-Nachweis im Urin, Speichel, Heparinblut (Leukozyten)

4) **Ösophagitis, Gastroenteritis, Kolitis**

- Falls Dysphagie und Candida-Stomatitis: empirische Therapie gegen Candida-Ösophagitis. Wenn kein Ansprechen: Endoskopie mit Biopsie (Histologie, Zytologie, CMV-, HSV-Nachweis, Candida)
- Falls Durchfall: Stuhlbakteriologie inkl. Ziehl-Neelsen-Färbung, Stuhlparasitologie (Kryptosporidien, Isospora belli, Amöben, Giardia lamblia, Blastocystis hominis etc.), Stuhlvirologie (Adenoviren)

5) **Hepatitis**

- Serologie: HAV, HBV, HCV, CMV, EBV, HSV, HZV
- Heparinblut auf Mykobakterien und CMV
- Evtl. Leberbiopsie für Histologie, Mykobakterienkultur, CMV-, HSV-Nachweis

6) **Allgemeinsymptome**

- Blutkulturen
- CMV-Nachweis im Urin, Speichel und Heparinblut
- Mykobakteriennachweis (Heparinblut, Stuhl, Lymphknotenbiopsie)
- Serologie (CMV, HSV, HZV, Toxoplasma gondii, Leishmanien, Strongyloides)

Therapie der wichtigsten opportunistischen Erreger bei HIV-Infektion

Infektionsort	Erreger	Initiale Therapie	Dosis	Dauer	Suppressive Therapie
Respirationstrakt	Mb. tuberculosis	Rifater[a] anschließend	4–5 Tbl./d p.o.	2 Mo.	
		Rifampicin + Isoniazid	10 mg/kg/d 300 mg/d	4–7 Mo.	Evtl. Isoniazid
	Pneumocystis carinii	Trimethoprim + Sulfamethoxazol	20 mg/kg/d 100 mg/kg/d (p.o./i.v.)	3 Wo.	Pentamidininhalation (300 mg/alle 4 Wo.) oder Trimethoprim + Sulfamethoxazol (2mal 1 Tabl. forte, 3mal/Wo.)
		oder Dapson + Trimethoprim	100 mg/d 20 mg/kg/d (p.o.)	3 Wo.	
		oder Pentamidin	4 mg/kg/d i.v.	3 Wo.	
	Zytomegalievirus	Ganciclovir	7,5–15 mg/kg/d i.v.	2–3 Wo.	Evtl. Ganciclovir (5 mg/kg/d)
	Legionella spp.	Erythromycin	3 g/d p.o./i.v.	3 Wo.	Keine
ZNS Hirnabszeß	Toxoplasma gondii[b]	Pyrimethamin + Sulfadiazin + Calciumfolinat + Na-Bicarbonat	100 mg/d p.o. 1 Wo., anschließ. 50–75 mg/d p.o. 4(-6g)/d p.o. 5–15 mg/d p.o. Urin > pH 7	2–4 Mo.	Pyrimethamin (25 mg/d) + Sulfadiazin (3 g/d)
		oder Pyrimethamin + Clindamycin	Wie oben > 2400 mg/d p.o. oder i.v.		Lebenslang
Meningitis	Cryptococcus neoformans	Amphotericin B	0,5 mg/kg/d i.v.	ca. 6–8 Wo.	Fluconazol (100–200 mg/d p.o.)
Retinitis	Zytomegalievirus[c]	Ganciclovir oder Foscarnet	10 mg/kg/d i.v. 180 mg/kg/d i.v.	2–3 Wo.	Ganciclovir (5 mg/kg/d, evtl. höher) 90–120 mg/kg/d i.v.
Enzephalitis	Herpes	Aciclovir	3x10 mg/kg i.v.	10 d	

[a]Kombiniertes Tuberkulostatikum (vgl. INF 22).
[b]Dannemann B, et al. (1992) Ann Intern Med 116:33
[c]ACTG (1992) N Engl J Med 326:213

8

Infektionsort	Erreger	Initiale Therapie	Dosis	Dauer	Suppressive Therapie
Ösophago-gastro-intestinal: Ösophagitis	Candida spp.	Fluconazol	400 mg/d	Einmaldosis	Keine
	H. simplex	Aciclovir	4mal 400 mg/d p.o. oder 15 mg/kg/d i.v.	10 Tage	?
	Zytomegalievirus	Ganciclovir	10 mg/kg/d i.v.	14 Tage	?
Kolitis	Isospora belli	Trimethoprim + Sulfamethoxazol	10 mg/kg/d + 50 mg/kg/d	14 Tage oder länger	?
Haut/Schleimhaut	H. simplex	Aciclovir	5mal 200–400 mg/d p.o.	7–10 Tage	Individuell
	H. zoster	Aciclovir	5mal 800 mg/d p.o.	7–10 Tage	Keine
	Candida spp.	Fluconazol oder Amphotericin B Lutschtabletten	150 mg/d 4–5/d	Einmaldosis 2–3 Wo.	Keine
Systemisch	HIV	Zidovudin	500–(1000) mg/d	lebenslang	
	Zytomegalievirus	Ganciclovir	10 mg/kg/d i.v.	2–3 Wo.	Ganciclovir mind. 5 mg/kg/d i.v.
	Mb.-avium-Komplex[a]	Clofazimin + Rifampicin + Ciprofloxacin + Amikacin oder Ethambutol	100 mg/d p.o. 600 mg/d p.o. 1500 mg/d p.o. 10 mg/kg/d i.v. 15 mg/kg/d p.o.	Amikacin nach 4–6 Wo. stoppen	Lebenslang

[a]Horsburgh CR, jr (1991) N Engl J Med 324:1332

I Checkliste vor der Therapie

Vor jeder Antibiotikatherapie sollten die folgenden Fragen beantwortet werden:
- Antibiotikum aufgrund der Klinik indiziert?
- Mikrobiologische Entnahmen gemacht?
- Ist eine sofortige empirische Therapie notwendig, oder können die mikrobiologischen Resultate abgewartet werden?
- Bestes Antibiotikum für empirische Therapie? (Spektrum, Pharmakokinetik, Toxizität, Preis)
- Synergistische Kombination nötig?
- Zusatzprobleme (Immunsuppression)?
- Arzneimittelallergien?
- Applikationsart?
- Dosis?
- Dauer?

II Indikation für eine empirische Therapie

In der Regel sollte eine antibiotische Therapie gezielt gegen den/die ursächlichen Mikroorganismen gerichtet sein. Bei gewissen bakteriellen Infektionen ist jedoch die Prognose abhängig vom Beginn der adäquaten Therapie. Diese Therapien sind in der Folge zusammengefaßt. Für Infektionen, bei welchen mit der Behandlung bis zum Kulturresultat gewartet werden kann, sei auf die einschlägigen Lehrbücher verwiesen. Die empirische Therapie ist vor allem sinnvoll bei folgenden Infektionen:
Sepsis mit unbekanntem Primärherd; Endokarditis; Pneumonie; intrabdomineller Infekt; Urosepsis; ZNS-Infektionen; Fieber bei Neutropenie.

8

III Empirische Therapie gemäß klinischer Diagnose

Beachte: Bei der empirischen Therapie ist jeweils nur eine von verschiedenen Varianten angegeben.

1. Sepsis mit unbekanntem Primärherd

Notfallanamnese:	Kürzlicher Spitalaufenthalt? Intravenöser Drogenabusus? Alkoholabusus? Zusatzsymptome? Reisen, Tiere? Epidemiologische Situation? Grundleiden?
Notfallstatus:	Katheter? Stichstellen? Organbefunde? Septische Embolien?

Häufigste Keime (K) und Therapie (T), falls keine Zusatzsymptome und keine Organbefunde:

a) Keine Hinweise:	K: meistens Staphylococcus aureus T: Flucloxacillin und Aminoglykosid
b) Drogenabusus:	K: Staphylococcus aureus oder gramnegative Aerobier T: Cefazolin und Aminoglykosid
c) Alkoholabusus:	K: Streptococcus pneumoniae, Escherichia coli, Klebsiella pneumoniae T: Ceftriaxon oder Amoxicillin/Clavulansäure und Aminoglykosid
d) Intravaskuläre Katheter:	K: Koagulasenegative Staphylokokken, Staphylococcus aureus T: Cefamandol

2. Endokarditis

- Vor Therapie:
  - Bei akuter Endokarditis: 3 Blutkulturen über ca. 30 min
  - Bei subakuter Endokarditis: 3–6 Blutkulturen über ca. 24 h
  - Nach vorausgegangener Antibiotikatherapie: 5–10 Blutkulturen über mehrere Tage, falls klinisch stabiler Zustand

- Häufigste Keime (K) und Therapie (T):

a) Akute Endokarditis

K: Staphylococcus aureus, Gr. A oder B Streptokokken (seltener), gramnegative Stäbchen (seltener)

T: Flucloxacillin (6mal 2 g/Tag, i.v.) + Aminoglykosid

b) Akute Endokarditis bei künstlicher Klappe

K: Staphylococcus aureus, koagulasenegative Staphylokokken, andere Keime

T: Vancomycin (4mal 0,5 g/Tag als Kurzinfusion) + Netilmicin

c) Subakute Endokarditis

K: Viridans-Streptokokken, Enterokokken, Haemophilus sp.

T: Penicillin G (20 Mio. E/Tag) + Gentamicin oder Ceftriaxon (2 g/Tag)

Literatur

Scheld WM, Sande ME (1990): Endocarditis and intravascular infections. In: Mandell GL, et al. (eds.) Principles and practice of infectious diseases. Livingstone, New York; 670

3. Pneumonie

- Vor Therapie:
  - Empirische Therapie nötig (Neutropenie, Sepsis)?
  - Andere Ursachen ausschließen (Lungenembolie, kardiale Dekompensation)
  - Bakterieller Erreger (eitriges Sputum)?
  - Nichtbakterieller Erreger (unproduktiver Husten)?
  - Grundleiden (Äthylismus, Zustand nach Tbc)?
  - Notwendige Kulturen (Blutkulturen, Sputum) abgenommen?

- Häufigste Keime (K) und Therapie (T):

a) Kein Grundleiden, guter Allgemeinzustand

K: Streptococcus pneumoniae
Mycoplasma pneumoniae
(v. a. bei jüngeren Patienten)
T: Penicillin G, i.v. oder
Amoxicillin, p.o. oder
Erythromycin
(v. a. bei jüngeren Patienten)

b) Respiratorische Insuffizienz

K: zusätzlich gramnegative Keime
T: Penicillin G, i.v. + Aminoglykosid
oder Ceftriaxon

c) Zusatzsymptome (Diarrhö, ZNS-Symptome, Hyponatriämie)

K: Legionella species
T: zusätzlich zu Ceftriaxon
Erythromycin (3–4 g/Tag)

d) Mit Grundleiden

– Alkoholabusus
K: Klebsiella pneumoniae
T: Zephalosporin (2. oder 3. Generation)

– Chronische Bronchitis
K: Haemophilus influenzae,
Streptococcus pneumoniae
T: Amoxicillin/Clavulansäure

– Anamnestische Grippe
K: Haemophilus influenzae,
Staphylococcus aureus
T: Amoxicillin/Clavulansäure
oder Cefamandol

– HIV-Infektion mit purulentem Sputum
K: Haemophilus influenzae,
Streptococcus pneumoniae
T: Amoxicillin/Clavulansäure
oder
Ceftriaxon

– HIV-Infektion ohne purulentes Sputum
v. a., wenn CD4-Lymphozyten $< 200-400/mm^3$)
K: Pneumocystis carinii
(⟶ bronchoalveoläre Lavage!)
T: Cotrimoxazol (20/100 mg/kg/Tag)

– Mukoviszidose
K: Staphylococcus aureus,
Pseudomonas aeruginosa
T: Quinolone (z. B. Ciprofloxacin, Ofloxacin)

Beachte: Bei spitalerworbenen Pneumonien muß die Therapie individuell gewählt werden. Als Entscheidungsgrundlage sind beim Beatmungspatienten Überwachungskulturen nützlich.

Literatur

Sanford JP (1991) Guide to antimicrobial therapy. Antimicrobial Therapy, West Bethesda

4. Intraabdomineller Infekt

- Vor Therapie: Abklärung: Cholezystitis (Stein?), Pankreatitis, perforiertes Ulkus, Divertikulitis, Appendizitis, Colitis ulcerosa, M. Crohn, infektiöse Enterokolitis

- Häufigste Keime (K) und Therapie (T):

a) Proximal bis Jejunum

K: Streptokokken, Enterokokken, gramnegative Stäbchen

T: – Chirurgie, wenn indiziert
– Amoxicillin / Clavulansäure + Aminoglykosid

b) Distal

K: Escherichia coli, gramnegative Anaerobier etc.

T: – Chirurgie, wenn indiziert
– Piperacillin + Tobramycin + evtl. Metronidazol
oder
– Cefoxitin + Tobramycin
oder
– Imipenem (evtl. + Aminoglykosid)
(noch unklar, ob Aminoglykosid notwendig)

5. Urosepsis

- Vor Therapie: Symptome für Harnwegsinfekt (Dysurie, Pollakisurie, Flankenschmerz, Pyurie)?
Symptome für Sepsis (hohes Fieber, Schüttelfrost, Hypotonie, Tachykardie)?

- Häufigste Keime (K) und Therapie (T)

K: Escherichia coli, Enterococcus,
Klebsiella pneumoniae,
Proteus mirabilis, Pseudomonas aeruginosa } v. a. bei Vorbehandlung oder Steinleiden

T: – Jüngere Patienten mit normaler Nierenfunktion:
Amoxicillin + Tobramycin
– Ältere Patienten und/oder gestörte Nierenfunktion:
Ciprofloxacin, Ofloxacin
oder anderes neueres Quinolon

Beachte: Diese Antibiotikawahl gilt für Urosepsis, nicht für einfachen Harnwegsinfekt. Bei raschem Ansprechen kann nach 3–5 Tagen parenteraler Therapie auf eine perorale Verabreichung umgestellt werden.

Literatur

Stamm WE, et al. (1989) Urinary tract infections: from pathogenesis to treatment. J Infect Dis 159:400

Zimmerli W (1990) Harnwegsinfekt: Was untersuchen? Wie behandeln? Ther Umsch 47:675

6. Infektionen des Zentralnervensystems

- Vor Therapie: entscheiden, ob meningitisches oder enzephalitisches Syndrom
  - Meningitisches Syndrom: Meningismus, Fieber, Lichtscheu, Kopfschmerzen
  - Enzephalitisches Syndrom: Bewußtseinstrübung, Delir, Konfusion, Epilepsie, fokal-neurologische Zeichen, Fieber

  → **Wenn Meningitis:** Lumbalpunktion (Interpretation s. S. 180), Blutkulturen, weißes Differentialblutbild, Laktat, venöse Blutgasanalyse, Primärherd suchen (Sinusitis, Otitis, Mastoiditis etc.)

  → **Wenn Hirnabszeß oder Enzephalitis:**
  Computertomogramm ohne/mit Kontrastmittel (Lumbalpunktion kontraindiziert)
  - Falls Hirnabszeß: Primärherd suchen (Sinusitis, Otitis, Zustand nach Schädeltrauma, Endokarditis, Bronchiektasen, AIDS)
  - Falls Enzephalitis: Serologien (Mumps, Masern, Poliomyelitis, Coxsackie, Echoviren, Rabies, FSME[a], HSV, CMV, HIV)

- Häufigste Keime (K) und Therapie (T):

a) Meningitis

K:
- Neugeborene: Streptokokken, Gr. B, E. coli, Listeria monocytogenes
- Kind: H. influenzae, Str. pneumoniae, Neisseria meningitidis
- Erwachsene: Str. pneumoniae, Neisseria meningitidis

T:

– Säugling:	Amoxicillin, 100 mg/kg/d + Ceftriaxon, 100 mg/kg/d
– Kleinkind:	Ceftriaxon, 100 mg/kg/d
– Erwachsene ohne Grundleiden:	Penicillin G, 24 E/d
– HNO-Grundleiden:	Ceftriaxon, 2mal 2 g/d
– Status nach Organtransplantation:	Amoxicillin, 6mal 2 g/d + Gentamicin, 5–7,5 mg/kg/d
– Neurochirurgischer Shunt:	Rifampicin, 2mal 450–600 mg/d + Ceftriaxon, 2mal 2 g/d

Merke: Falls im Gram-Präparat ein schlüssiger Befund oder wenn Kultur positiv, soll gezielt behandelt werden.

Literatur

Schaad UB (1986) Treatment of bacterial meningitis. Eur J Clin Microbiol 5:492

Talan DA, et al. (1988) Role of parenteral antibiotics prior to lumbar puncture in suspected meningitis: state of the art. Rev Infect Dis 10:365

[a] FSME = Früh-Sommer-Meningo-Enzephalitis

b) **Hirnabszeß**

K: Streptococcus sp. (anaerobe, aerobe),
H. influenzae, Str. pneumoniae, Bacteroides sp.,
S. aureus, Nocardia, Toxoplasma gondii

T: – Unbekannter oder HNO-Herd:
Ceftriaxon, 2mal 2 g/d i.v.
+
Metronidazol, 3mal 0,5 g/d i.v.
– Zustand nach Schädel-Hirn-Trauma oder neurochir. Op.
Flucoxacillin 6mal 2 g/d i.v.
oder
Rifampicin 2mal 450–600 mg/d i.v.
+
Ceftriaxon 2mal 2 g/d i.v.
– HIV-Infekt
Empirische Toxoplasmosetherapie
(s. S. 189)

Literatur

Chun CH, et al. (1986) Brain abscess. A study of 45 consecutive cases. Medicine (Baltimore) 65:415

c) **Enzephalitis**

K: behandelbare: Herpes simplex, Varicella-Zoster, Zytomegalievirus, Mykoplasma, Brucella, Borrelia burgdorferi, Treponema pallidum, Mb. tuberculosis, Cryptococcus, Toxoplasma gondii, Plasmodium falciparum

T: – Herpes simplex und Varicella-Zoster
Aciclovir, 30 mg/kg/d, i.v. als 3 Dosen
– Zytomegalievirus
Ganciclovir 10 mg/kg/d, i.v. als 2 Dosen
Übrige Therapien s. Lehrbuch

Literatur

Whitley RJ (1990) Viral encephalitis. N Engl J Med 323:242

7. Fieber bei Neutropenie

- Vor Therapie: – Fieber dokumentieren
  – Aktuelle Zahl der neutrophilen Granulozyten?

- Definition: Fieber: Einzelmessung über 38°
  Status febrilis: Temperatur ≥ 38° während ≥ 1 h
  Neutropenie: < 1000/µl neutrophile Granulozyten
  Beachte: Die Infektionsgefahr steigt < 500/µl stark und < 100/µl sehr stark an. Schneller Abfall der Neutrophilen und lange Dauer der Neutropenie sind Risikofaktoren.

- Klinische Untersuchung:
  Zahnfleisch, Pharynx, Perianalgegend, Katheterstichstellen, Fingernägel, Lungenauskultation, Abdomenpalpation.

- Labor: 2 anaerobe/aerobe Blutkulturen, Gram-Präparat und Kultur von Hautläsionen, Kultur von Nasenabstrich, Oropharynx, Urin, Stuhl, evtl. Sputum.

- Häufigste Keime (K) und Therapie (T):
  K: Staph. aureus, koagulasenegative Staphylokokken, gramnegative Bakterien (Pseudomonas aeruginosa, Escherichia coli, Klebsiella), Candida albicans, Aspergillus.

  T: Antipseudomonas-Betalaktamantibiotikum (z. B. Ceftazidim **oder** Piperacillin) + Aminoglykosid (z. B. Amikacin), evtl. + Vancomycin, falls methicillinresistenter Staph. aureus in Überwachungskultur oder, wenn Hinweise auf Katheterinfekt.

- Vorgehen nach initialer empirischer Therapie:
  Neubeurteilung nach 72 h Therapie:
  Wenn guter Verlauf: Fortsetzung der empirischen Therapie.
  Wenn Verschlechterung: Wechsel der empirischen Therapie am Tag 4:
  \+ Vancomycin, falls vorher keines,
  \+ Amphotericin B, falls Candida oder Aspergillus in Überwachungskultur.

  Für das weitere Vorgehen (antivirale Therapie, Therapiedauer etc.) sei auf die Literatur (s. unten) verwiesen.

Literatur

Hughes WT, et al. (1990) Guidelines for the use of antimicrobial agents in neutropenic patients with unexplained fever. J Infect Dis 161:381

8

ANTITUBERKULÖSE SUBSTANZEN

Medikament	Dosierung pro Tag	Wichtigste Nebenwirkungen und Interaktionen	Kontrolluntersuchungen, Vorsichtsmaßnahmen	Wirkungsweise
Isoniazid (INH)	5–10 mg/kg max. 300 mg	– Hepatitis – Periphere Neuropathie – ZNS-Symptome – GIT-Symptome – Interaktion mit Phenytoin, Barbituraten	SGOT, SGPT Prophylaxe der Neuropathie mit 50 mg Vitamin B_6 bei schlechtem Ernährungszustand	Intra- und extrazellulär bakterizid
Rifampicin (RMP)	10 mg/kg max. 600 mg	– Hepatitis, Ikterus – Nausea, Inappetenz, Pruritus – Interaktion mit Kumarinen, Kontrazeptiva (!), Steroiden, Digitalis – Rotfärbung aller Körperflüssigkeiten (Kontaktlinsenfärbung!)	SGOT, SGPT Bilirubin	Intra- und extrazellulär bakterizid
Pyrazinamid (PZA)	25 mg/kg max. 2,5 g	– Hepatitis – Nausea, Erbrechen – Hyperurikämie – Arthralgien	SGOT, SGPT Harnsäure	Intra- und extrazellulär bakterizid bei pH $\leq 5{,}5$
Ethambutol (EMB)	25 mg/kg max. 2 g	– Optikusneuritis	Visus, Gesichtsfeld und Farbensinnprüfung	Bakteriostatisch
Streptomycin (SM)	15–20 mg/kg max. 1 g	– Ototoxizität – Nephrotoxizität	Audiogramm Vestibularisprüfung Kreatinin	Extrazellulär bakterizid

Neues Standardschema für Kurztherapie der Lungentuberkulose

Initial 2 Monate	120 mg Rifampicin + 50 mg Isoniazid + 300 mg Pyrazinamid (pro Dragée, z. B. Rifater)	< 40 kg KG 40–49 kg KG 50–64 kg KG	3 Drg./d 4 Drg./d 5 Drg./d
anschließend 4 Monate	150 mg Rifampicin 100 mg Isoniazid (pro Dragée, z. B. Rimactazid)	< 50 kg KG ≥ 50 kg KG	3 Drg./d 4 Drg./d

Beachte: Die Therapiedauer kann bei Gabe der 3 bakterizid intra-/extrazellulär wirkenden Medikamente auf insgesamt 6 Monate beschränkt werden. Ohne Rifampicin muß länger behandelt werden. Patient mit offener Tbc muß während mindestens der ersten 2 Wochen der Therapie isoliert werden. Bei schlechtem Ansprechen auf Therapie (persistierendem Husten) längere Isolation.

	Malaria	Gelbfieber	Meningitis	Diverse
Afrika				
Algeria	–			
Angola	L	+		
Benin	L	++	+ > 1	
Botswana	N(11-5) L			
Burkina Faso	L	++	+ > 1	
Burundi	L	+		
Cameroon	L	++	N: + > 1	
Cape Verde	–			
Central Africa	L	++		
Congo	L	++		
Comoros	L			
Côte d'Ivoire	L	++	N: + > 1	
Djibouti	L			
Egypt	Nil(6-10) C			Chol. TE (aus Sudan)
Equatorial Guinea	L	+		
Ethiopia	< 2000 m L	+	+	
Gabon	L	++		
Gambia	L	+	+ > 1	
Ghana	L	++	N: + > 1	
Guinea-Bissau	L	+		
Guinea	L	+	+ > 1	
Kenya	(Ø Nairobi) L	+ (Safari)	+ > 1	Chol. TE
Lesotho	–			
Liberia	L	++		
Libya	–			
Madagascar	< 1000 m L			
Malawi	L			
Mali	L	++	+ > 1	
Mauritania	L	++ > 2	+ > 1	
Mauritius	–			
Marocco	–			
Mozambique	L			
Namibia	N, Kavango L, (FMR)			
Niger	L, (C_1/FMR)	++	+ > 1	
Nigeria	L	+	+ > 1	
Réunion	–			
Rwanda	L	++		
Sao Tomé + Principe	L	++ > 2		
Senegal	L	+	+ > 1	
Seychelles	–			
Sierra Leone	L	+	+ > 1	
Somalia	L	+	+	
South Africa	NE Natal L, < 1 W./sem.: (FMR)			
	Transval, Krüger Park			
Sudan	L	+	+	
Swasiland	N(11-6) L			
Tanzania	< 1800 m L	+	N: + > 1	
	Zanzibar + Pemba			Chol. ++
Tchad	L, (C_1/FMR)	+	+ > 1	
Togo	L	++	+ > 1	
Tunisia	–			
Uganda	L	++	+ > 1	
Zaire	L	++		
Zambia	(11-5) L	+		
Zimbabwe	< 1200 m (11-5) L, (FMR)			
Amerika				
Argentina	–			
Belize	C			
Bolivia	< 2500 m FMR	+		
Brasil	(Ø Iguassu) FMR			
	Amazonas L	+		
Caribbean	–			
	Haiti C			
Chile	–			
Colombia	< 800 m FMR	+		
Costa Rica	< 500 m C			
Cuba	–			
Dominican Republic	–			
	Grenze/frontière Haiti: C			
El Salvador	C			
Ecuador	< 1500 m FMR	+		
Guatemala	< 1500 m C			
Guayana	FMR	+		
Guyane française	FMR	++		
Haiti	(Ø Port-au-Pr.) C			
Honduras	C			
Mexico	S < 1000 m C			
Nicaragua	(Ø Managua) C			
Panama	FMR	+		
Paraguay	(Ø Iguassu) FMR			
Peru	(< 1500 m) FMR	+		

8

AUSLAND: OBLIGATE IMPFUNGEN / MALARIAPROPHYLAXE II (Stand: 27. 11. 1990)

Land	Malaria	Gelbfieber	Meningitis	Diverse
Amerika				
Surinam	FMR	+		
Trinidad + Tobago	–	+		
Uruguay	–			
Venezuela	FMR	+		
Asien + Ozeanien				
Afghanistan	< 2000 m (5-11) FMR			
Bahrain	–			
Bangladesh	(Ø Dhaka) FMR			
Bhutan	S FMR			
Brunei Daressalam	–			
Burma	(Ø Rangoon) FMR			
China	SE < 1500 m FMR			
Cook Islands	–			
Emirates Un. Ar.	N C		+ > 1	
Fidji Islands	–			
Hongkong	–			
India	C_1/FMR		N: + > 1	
Indonesia	(Ø Bali) FMR			
Sumatra, Borneo, Irian Jaya	L			
Irak	< 1500 m (5-11) FMR			
Iran	S (3-11) FMR			
Israel	–			
Japan	–			
Jordan	–			
Korea N + S	–			
Kampuchea	FMR			
Grenze/frontière Thailand	L			
Kuwait	–			
Laos	(Ø Vientiane) FMR			
Lebanon	–			

Land	Malaria	Gelbfieber	Meningitis	Diverse
Asien + Ozeanien				
Macao	–			
Malaysia	(Ø K. Lumpur) FMR			
Maldives	–			
Mongolia	–			
Nepal	S FMR		+ T	
New Caledonia	–			
New Zealand	–			
Oman	C			
Pakistan	< 2000 m FMR			Chol. TE
Papua New Guinea	L			
Philippines	(Ø Manila) FMR			
Polynesie française	–			
Qatar	–			
Saudi Arabia	Küsten/côtes C		+ P	
Singapore	–			
Solomon Islands	L			
Sri Lanka	(Ø Colombo) FMR			
Syria	N (5-10) FMR		+ > 1	
Taiwan	–			
Turkey	–			
Thailand	(Ø Bangkok) FMR			
Grenze/frontière Kampuchea	L			
Vanuatu	(Ø Futuna) L			
Vietnam	(Ø Hanoi) FMR			
Yemen S	(Ø Aden) C			
Yemen N	(9-2, Ø Sana) C			

Abkürzungen
N = Norden des Landes, S = Süden, E = Osten, W = Westen
(11-5) = November bis Mai, < 1500 m = unterhalb 1500 m über Meer

Malaria: siehe auch „Malariaprophylaxe für Kurzzeitaufenthalter"*

- – keine Chemoprophylaxe
- Ø lokal nicht nötig
- L Mefloquinprophylaxe (max. 3 Monate)
- C Chloroquinprophylaxe (300 mg/Woche)
- C_1 Chloroquinprophylaxe (100 mg/Tag)
- FMR Fansimef® Behandlungsreserve
- ( ) Alternative

Impfungen:

- ++ obligatorisch
- ++ > 2 obligatorisch bei Aufenthalt > 2 Wochen
- \+ empfohlen (TIM, WHO, anderes)
- TE obligatorisch bei Transit in Endemiegebiet (Afrika, Asien)
- \+ > 1 empfohlen bei Aufenthalt > 1 Monat
- +T auch alle Trekker
- +P auch alle Pilger

* Schweizerische Arbeitsgruppe für reisemedizinische Beratung. Supplementum 1. BAG Bull- Nr. 11, 26. 3. 1990.

Abdruck aus: Bulletin des Bundesamtes für Gesundheitswesen Nr. 49, 17. 12. 1990

Abkürzungen: Deutschland: V Verdacht, E Erkrankung, Erregernachweis, Ausscheider, T Todesfall
**AIDS: freiwillige Meldung
HIV: laborberichtspflichtig bei positivem HIV-Antikörpertest

Schweiz: A Arztmeldung, a nur Anzahl, g nur gehäufte Fälle
LE Laboreinzelmeldung, LS Laborsammelmeldung
* Influenza, Parainfluenza, RS-Viren, Adenoviren, Mycoplasma pneumoniae

Krankheit (Erreger)	Deutschland	Schweiz
Abdominaltyphus	V E T	LE
AIDS	**	A
Botulismus	V E T	A LE
Bruzellose	E T	LE
Campylobacter jejuni	V E T	LE
Cholera	V E T	LE
Creutzfeldt-Jakob-Erkrankung		A
Diphtherie	E T	A LE
Echinococcus sp.		LE
Enteroviren (ohne Polioviren)		LS
Enzephalitiden	E T	
Epstein-Barr-Virus		LS
Erythema chronicum migrans (Lyme-Krankheit)		LS
Fleckfieber	V E T	LE
Gasbrand	E T	
Gastrointest. Infektionen und bakt. Lebensmittelvergiftungen	V E T	Ag
Gelbfieber	E T	A LE
Gonorrhö		(A) LS
Granuloma venereum (Donovanosis)		(A)
Grippeartige Erkrankungen	T	LS*
Hämorrhagische Fieber (viral)	V E T	A LE
Hepatitiden (viral)	E T	LE
HIV	**	LE
Impfkomplikationen		A
Influenza	T	
Keuchhusten	T	
Legionellose		LE
Lepra	V E T	LE
Leptospirose	E T	
Listeriose	Kongenital	LE
Lymphogranuloma inguinale	–	(A)
Malaria	E T	A LE
Masern	T	LS*

Krankheit (Erreger)	Deutschland	Schweiz
Meningitis/Sepsis (Haemophilus infl.)	E T	A LE
Meningokokkenmeningitis	E T	A LE
Milzbrand (Anthrax)	V E T	A LE
Mumps		LS
Ornithose	V E T	LE
Paratyphus	V E T	LE
Pest	V E T	A LE
Pocken	V E T	
Poliomyelitis	V E T	A LE
Puerperalsepsis	T	
Q-Fieber	E T	LE
Rickettsiosen	V E T	LE
Rotaviren		LS
Röteln	Kongenital	A (kongenital), sonst LS
Rückfallfieber	V E T	
Salmonellosen (andere)	V E T	LE
Shigellosen	V E T	LE
Streptokokken, Gr. A (inkl. Scharlach)	T	LS
Syphilis	Kongenital	A (kongenital), sonst LS
Tetanus		A
Tollwut	V E T	A LE
Toxoplasmose	Kongenital	A (kongenital), sonst LS
Trachom	E T	LS
Trichinose	E T	
Tuberkulose	E T	A LE
Tularämie	V E T	LE
Ulcus molle		(A)
Yersinia sp.		LE
Zeckenenzephalitis	E T	LE
Zytomegalie	Kongenital	A (kongenital), sonst LS

Lues Serologie

Test		Pos. Resultat in % Prim.	Sek.	Tert.	Spezifität	Testindikation	Peristenz über Jahre
Unspezifische Reaginteste (Kardiolipin)							
VDRL	Flockungstest Quantitative Aussage	70	100	0	Klein	Screening	Abnehmend
RPR	Agglutination Automatisiert, Reihenuntersuchungen	80	100	0			
Spezifische Treponemen-Ak-Teste							
TPHA	Hämagglutination	65	100	95	Groß	Screening	Bleibt positiv
FTA Abs	Immunfluoreszenz	85	100	98		Bestätigung	
TPI (Nelson)	Immobilisation	50	97	95			

Interpretation Luestestresultate

TPHA	VDRL	FTA	Interpretation
Pos. Pos.	Pos. Neg.	Pos. Pos.	Behandlungsbedürftige Lues DD: behandelte Lues oder Lues I
Neg.	Neg.		Keine Lues (cave: Inkubationszeit)
Pos. Neg. Neg.	Neg. Neg. Pos.	Neg. Pos. Neg.	} Kontrolle nach 14 Tagen Unspezifische Reaktion

VDRL veneral disease research laboratory; RPR rapid plasma reagin; TPHA Treponema-pallidum-Hämagglutination; FTA Immunfluoreszenzabsorption; TPI Treponemaimmobilisation

Spontanverlauf der unbehandelten Syphilis

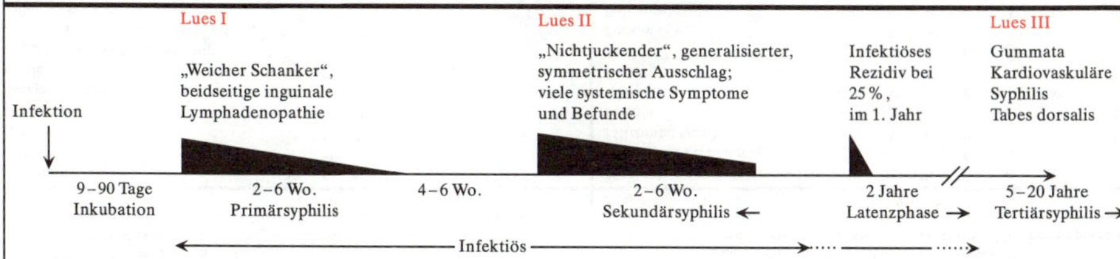

Impfempfehlungen der Ständigen Impfkommission des Bundesgesundheitsamtes (STIKO) für Erwachsene

[Bundesgesundheitsblatt (1991) 8:384–388]

In Weiterführung des Impfplans für Kinder werden nachfolgend Impfungen aufgeführt, die im Erwachsenenalter von Bedeutung sind. So sollten manche Impfungen des Kindesalters in späteren Lebensjahren aufgefrischt oder bislang versäumte Impfungen, sofern keine natürliche Immunität erworben wurde, nachgeholt werden (Diphtherie, Tetanus, Röteln, Masern). Andere können bei besonderen epidemiologischen Ereignissen oder Risiken bei Kindern und Erwachsenen in Betracht kommen (Indikationsimpfungen). Manche Impfungen sind bei Reisen in bestimmte Gebiete aufgrund der internationalen Gesundheitsvorschriften erforderlich oder zum individuellen Schutz empfehlenswert. Die Entscheidung über Art und Umfang der Impfungen obliegt dem Arzt, in jedem Einzelfall unter Abwägung von Indikation und Kontraindikation, dies gilt auch für die passive (Anm. Autor 1992: aktive) Immunisierung gegen Hepatitis A.
Maximalabstände für Totimpfstoffimpfungen gibt es nicht. Bei erfolgter Grundimmunisierung ist eine erneute Grundimmunisierung nicht erforderlich.
Diese Impfungen sind in ihrer praktischen Bedeutung sehr unterschiedlich, sie werden in folgende Kategorien eingeteilt:

A	Impfungen mit breiter Anwendung und erheblichem Wert für die Volksgesundheit;
I	Indikationsimpfung;
R	Reiseimpfungen, von der WHO veröffentlichte Infektionsgebiete beachten;
RS	Reiseimpfungen in Sonderfällen.

8

Zeitabstände zwischen Schutzimpfungen

1. Poliomyelitisschluck-, Masern-, Mumps- und Rötelnimpfstoffe können gleichzeitig, sollen aber nicht im Abstand von wenigen Tagen bis zu einem Monat verabfolgt werden. Entsprechend wird zwischen Impfungen sowohl mit diesen als auch mit anderen Impfstoffen aus vermehrungsfähigen abgeschwächten Krankheitserregern (Gelbfieber, BCG) ein Mindestabstand von einem Monat empfohlen, unter der Voraussetzung, daß die Impfreaktion vollständig abgeklungen ist und Komplikationen nicht aufgetreten sind.
2. Bei Schutzimpfungen mit Impfstoffen aus inaktivierten Krankheitserregern (Cholera, Pertussis, Meningokokkeninfektionen, Pneumokokkeninfektionen, Influenza, Poliomyelitis [inaktivierte Vakzine nach Salk], Hepatitis A, Hepatitis B, FSME, Tollwut [HDC], mit Toxoiden (Diphtherie, Tetanus) oder mit entsprechenden Kombinationsimpfstoffen sind Zeitabstände zu anderen Impfungen, auch solchen mit vermehrungsfähigen abgeschwächten Krankheitserregern, nicht erforderlich.
3. Ausnahmen
   Nach einer Gelbfieberschutzimpfung kann bereits nach 2 Wochen eine andere Schutzimpfung mit vermehrungsfähigen Krankheitserregern vorgenommen werden.
   Nach einer Tollwutschutzimpfung mit derzeit noch im Ausland gebräuchlichen Impfstoffen aus Hirngewebe oder Entenembryonen sowie aus Hamsternierenzellen (Osteuropa) sollen mit Ausnahme der Tetanusprophylaxe bis 6 Wochen nach der letzten Injektion keine anderen Schutzimpfungen vorgenommen werden.

Kategorie	Impfung gegen	Indikation bzw. Reiseziele	Anwendung (Beipackzettel beachten)
R	Cholera	Ausschließlich, wenn Impfung vom Einreiseland verlangt wird	1. Injektion: 0,5 ml 2. Injektion: 1,0 ml im Abstand von 1–4 Wochen
I	Diphtherie	Bei Ausbrüchen oder regional erhöhter Morbidität	Stark reduzierte Dosis (5 IE = d)
A, R		Bei Tetanusauffrischimpfungen zum Erhalt des Impfschutzes	In Kombination mit Tetanusimpfstoff (Td)
RS, I	FSME (Frühsommer-meningoenzephalitis)	Naturherde, vor allem in Österreich, Tschechoslowakei, Südosteuropa, Süddeutschland und Südschweden	Grundimmunisierung: 2 Injektionen im Abstand von 1–3 Monaten, 3. Injektion im Abstand von 9–12 Monaten; Auffrischimpfungen alle 3 Jahre
R	Gelbfieber	Mittel- und Südamerika; Afrika zwischen 17° nördl. und 17° südl. Breite (BGA-Merkblatt Nr. 27)	Nur in hierfür staatlich zugelassenen Impfstellen; Lebendimpfung; Wiederholung im Bedarfsfall in zehnjährigem Abstand
I	Influenza	Personen über 60 Jahre und Personen mit bestimmten Grundleiden, infektionsgefährdetes Personal (BGA-Merkblatt Nr. 11) Medizinisches u. Pflegepersonal mit direktem Kontakt zu Risikopatienten	Jährliche Impfung im Spätsommer, Herbst, mit einem Impfstoff mit aktueller Antigenkombination
A		Bei Pandemien durch Erregerwechsel größere Personenkreise	Abhängig von der epidemischen Situation
RS	Meningokokken-infektionen	Exponierte Personen, z. B. Entwicklungshelfer im Meningitisgürtel Afrikas; Brasilien, Südhimalaja	Impfung gegen Serotyp A und C nach Angaben des Herstellers
I	Pneumokokken-infektionen	Risikofälle, z. B. bei chronischen Lungen- und Herzkrankheiten, Diabetes mellitus, Leberzirrhose, Krankheiten der Nieren, der Milz, der blutbildenden Organe, Splenektomie usw.	1 Injektion bei Kindern über 2 Jahren und Erwachsenen. Vor Vollendung des 2. Lebensjahres ist die Impfung nur in begründeten Ausnahmefällen angezeigt
R, I A	Poliomyelitis	Nach Grundimmunisierung im Kleinkindesalter und Wiederimpfung im 10. Lebensjahr. Reisende jeden Alters in warme Länder, wenn letzte Impfung länger als 10 Jahre zurückliegt; Riegelungsimpfung bei Ausbrüchen; (Ärzte-Merkblatt des „Deutschen Grünen Kreuzes“)	Nach vollständiger Immunisierung grundsätzlich 1 Impfschluck mit trivalentem Impfstoff

Kategorie	Impfung gegen	Indikation bzw. Reiseziele	Anwendung (Beipackzettel beachten)
A	Röteln	Nichtschwangere Frauen im gestationsfähigen Alter ohne Rötelnantikörper (BGA-Merkblatt Nr. 30, Ärzte-Merkblatt des „Deutschen Grünen Kreuzes")	Nach der Impfung ist eine Konzeptionsverhütung für 2 Zyklen empfohlen; Wochenbettimpfung; Impferfolgskontrolle erforderlich
A, R	Tetanus	Alle Personen 10 Jahre nach der letzten Tetanusimpfung	Bei früherer Grundimmunisierung jeweils 1 Injektion möglichst mit Td-Impfstoff Bei ausreichender Grundimmunisierung aktive Auffrischimpfung, wenn letzte Tetanusimpfung länger als 10 Jahre zurückliegt
		Exposition (Verletzung)	Bei sauberen, geringfügigen Wunden, bei fehlender oder mangelhafter Grundimmunisierung Beginn und Vervollständigung der Grundimmunisierung durch aktive Immunisierung Bei allen anderen Verletzungen simultan aktive und passive Immunisierung, wenn der Verletzte bisher weniger als 2 Injektionen erhalten hat oder bei bereits 2 durchgeführten Impfungen, wenn die Verletzung länger als 24 h zurückliegt. Bei ausreichender Grundimmunisierung ist eine Auffrischimpfung erforderlich, wenn die letzte Tetanusimpfung länger als 5 Jahre zurückliegt
		Falls keine Verletzung vorliegt, sollte eine Auffrischimpfung nicht häufiger als im Abstand von 10 Jahren erfolgen	
I	Tollwut	Präexpositionell bei Laboratoriumspersonal, Tierärzten, Jägern und ähnl. Risikogruppen (BGA-Merkblatt Nr. 3)	Zellkulturimpfstoff in empfohlenem Dosierungsschema
		Postexpositionell	Gegebenenfalls gleichzeitige passive Immunisierung
I	Typhus	Indikationsimpfung bei Reisen in Endemiegebiete	Nach Angaben des Herstellers
I	Tuberkulose[a]	Ansteckungsgefährdete, tuberkulinnegative Personen einschließlich Neugeborene[a]	BCG-Impfung (streng intrakutan!)

[a] Anmerkung Autor 1992:
Diese Impfempfehlungen sind in der Schweiz in Überarbeitung. Wegen des geringen Impfschutzes, der geringen Durchseuchung und der verhinderten Hauttestdiagnostik ist die BCG-Impfung heute nur noch in Ausnahmefällen indiziert.

8

Kategorie	Impfung gegen	Indikation bzw. Reiseziele	Anwendung (Beipackzettel beachten)
I	Virushepatitis B	Präexpositionell 1. HB-gefährdetes medizinisches und zahnmedizinisches Personal; Pflegepersonal in psychiatrischen Einrichtungen und andere Personen mit Infektionsrisiko durch Blutkontakte mit möglicherweise infizierten Personen wie Ersthelfer, Polizisten u.a. 2. Dialysepatienten, Patienten mit häufiger Übertragung von Blut oder Blutbestandteilen, vor ausgedehnten chirurgischen Eingriffen (z. B. Operationen unter Verwendung der Herz-Lungen-Maschine) 3. Patienten in psychiatrischen Anstalten oder vergleichbaren Fürsorgeeinrichtungen für Zerebralgeschädigte oder Verhaltensgestörte 4. Personen mit engem Kontakt mit HBsAg-positiven Personen (z. B. Sexualpartner) 5. Besondere Risikogruppen, wie z. B. Prostituierte, Homosexuelle; Drogenabhängige, länger einsitzende Strafgefangene 6. Reisende in HB-Endemiegebiete bei engem Kontakt zur einheimischen Bevölkerung (Sextourismus)	Hepatitis-B-Impfung nach den Vorschriften der Hersteller Kontrolle des Impferfolges dringend erforderlich Wiederimpfung entsprechend dem erreichten Antikörpertiter nach Abschluß der Grundimmunisierung, ansonsten 5 Jahre nach Abschluß der Grundimmunisierung
		Postexpositionell 1. Medizinisches Personal, bei Verletzungen mit erregerhaltigen Gegenständen (z. B. Spritzen) 2. Neugeborene HBsAG-positiver Mütter	Gleichzeitige passive Immunisierung mit Hepatitis-B-Immunglobulin
I	Virushepatitis A (beigefügt vom Autor 1992, keine offizielle STIKO-Empfehlung)	1. Reisende in Endemiegebiete 2. Personen mit engem Kontakt mit HA-Kranken 3. Mitarbeiter von Tagespflegestätten 4. Angehörige von Missionen, Entwicklungshelfer, Militärpersonen etc. 5. IV-Drogenabhängige und Partner/Betreuer 6. Personen mit häufigem Partnerwechsel	Hepatitis-A-Impfung nach den Vorschriften der Hersteller
I	Varizellen	Patienten, für die die Varizelleninfektion eine besondere Gefährdung darstellt (Pat. mit immunsuppressiver Therapie, mit Immundefekten, mit akuter Leukämie)	1 Injektion
		Passive Immunprophylaxe: Bei Exposition nichtimmuner, gefährdeter Personen mit Varicella-Zoster-Immunglobulin (z. B. Neugeborene von Müttern, die 7 Tage vor bis 2 Tage nach der Geburt an Varizellen erkrankt sind)	Lagerhinweise des Herstellers beachten

Blutsenkung

Normwerte:
Männer (♂)
nach 1 h 3–8 mm,
nach 2 h 5–18 mm
Frauen (♀)
nach 1 h 6–11 mm,
nach 2 h 6–20 mm

Reaktion	Tumor	Infektion	Kollagenose/Varia
↑↑↑ Erhöht (über 100 mm nach 1h)	Plasmozytom M. Waldenström M. Hodgkin	Rheum. Fieber Sepsis Peritonitis	Polymyalgia rheumatica Vaskulitis Polyarthritis Nephrot. Syndrom
↑↑ Erhöht (über 50 mm nach 1h)	Metastasierende Tumoren	Bakterielle Infekte	Gewebsnekrosen Herzinfarkt Chronische Leberkrankheiten
↑ Erhöht (bis 50 mm nach 1 h)	Leukämie	Tuberkulose	Postoperativ, Anämie, Hyperlipämie, Schwangerschaft (nach der 8. Woche), Menstruation, orale Kontrazeptiva, falsche Bestimmungstechnik
↓ Erniedrigt	Polycythaemia vera		Polyglobulie, Herzinsuffizienz, Kryoglobulinämie, Exsikkose, Ikterus, Anabolika, Plasmaexpander, falsche Bestimmungstechnik

Eiweiß-elektrophorese

Plasma:
(flüssiger Blutanteil):
Serum + Fibrinogen + Gerinnungsfaktoren
Serum:
Albumin + Globulin
[McMorran M, Paraskevas F (1981) Methods of examining the immune system. In: Wintrobe MM, et al. (eds) Clinical hematology, 8th edn, Lea & Febiger, Philadelphia]

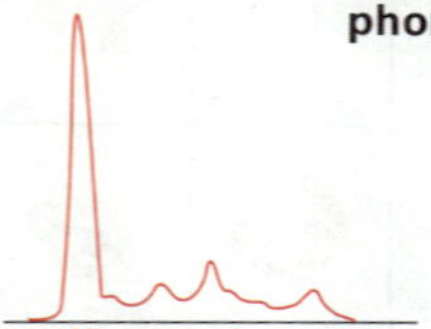

Gesamtprotein 60–84 g/l	Albumin	Globuline			
		α_1	α_2	β	γ
Konzentration g/l	35–50	0,6–1,5	0,4– 3,4	2,1– 4,9	2,5–7,1
% Anteil	52–68	2,4–4,4	6,1–10,1	8,5–14,5	10–21
Proteine	Trägereiweiß für Bilirubin, Hormone, Fettsäuren, Medikamente Aufrechterhaltung des kolloidosmot. Drucks	α_1/α_2-Lipoprotein α_1-Antitrypsin α_2-Makroglobulin Haptoglobin Zäruloplasmin Thyroxinbindendes Globulin		β-Lipoproteine Transferrin	Immunglobuline
Bedeutung von tiefen Werten	↓ Synthese ↑ Verluste (renal, enteral) Tumor, Entzündung	Chronische Leberkrankheiten, Defektdysproteinämie		Chronische Leberkrankheiten	Antikörpermangel, Tumor des lymphatischen Systems, Kortikosteroide, Immunsuppressiva, nephrotisches Syndrom, exsudative Enteropathie
Bedeutung von hohen Werten	Exsikkose, Hypoglobulinämie	Akute Entzündung, nephrotisches Syndrom		Paraproteinämie, Hyperlipidämie, nephrotisches Syndrom	Rheumatische Krankheiten, Kollagenosen, chron. Infektionen, chron. Leberkrankheiten, Paraproteinämie
Akute Entzündung	Albumin vermindert, Alphaglobuline erhöht				
Chron. Entzündung	Albumin vermindert, Alpha- und Gammaglobuline vermehrt				

9

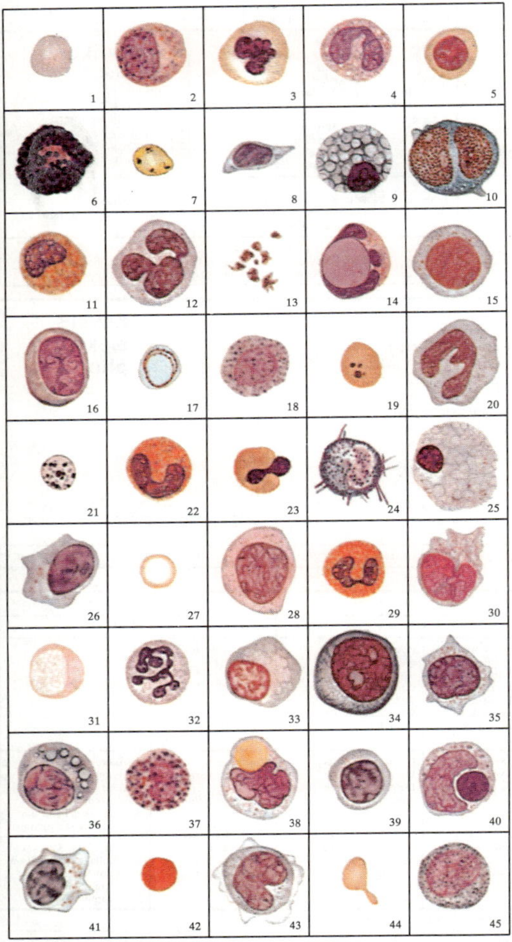

1 Erythrozyt (basophil)
2 Neutrophiler Myelozyt
3 Normoblast mit Karyorrhexis
4 Segmentierter Neutrophiler (mit Vakuolen)
5 Mittlerer Normoblast
6 Basophile Zelle
7 Retikulozyt
8 Lymphozyt (spindelförmig)
9 Lipophage (unreif)
10 Promegakaryozyt (granuliertes Zytoplasma)
11 Eosinophiler Metamyelozyt
12 Monozyt (segmentierter Kern)
13 Thrombozyten
14 LE-Zelle
15 Myeloblast
16 Atypischer Lymophozyt (verklumptes Chromatin)
17 Erythrozyt (mit Cabot-Ring)
18 Basophiler Myelozyt
19 Erythrozyt (mit Howell-Jolly-Körperchen)
20 Monozyt
21 Getüpfelter Erythrozyt (basophil)
22 Eosinophiler Stabkerniger
23 Alter Normoblast (mit austretender Kernstruktur)
24 Neutrophiler (peroxidasepositiv)
25 Fettreicher Histiozyt
26 Großer Lymphozyt (mit ungewöhnlichen Zytoplasmaumrissen)
27 Hypochromer Erythrozyt
28 Monozyt (gleichmäßig verteilte Granula)
29 Eosinophiler Segmentkerniger
30 Monozyt (mit Granula)
31 Halbmondkörper Artefakt durch zu dünnen Ausstrich)
32 Übersegmentierter makrozytischer Neutrophiler
33 Gewebe-Plasmazelle
34 Lymphoblast
35 Großer Lymphozyt
36 Plasmazelle (mit Vakuolen)
37 Basophiler Metamyelozyt
38 Monozyt (mit phagozytierter Zelle)
39 Lymphozyt (mittelalt)
40 Monozyt (mit phagozytiertem pyknotischem Kern)
41 Großer Lymphozyt (azurophile Granula)
42 Sphärozyt (Erythrozyt)
43 Monozyt (mit Pseudopodien)
44 Poikilozyt
45 Promyelozyt

(Abdruck mit freundlicher Genehmigung der Firma Ortho Diagnostic Systems GmbH, D-6903 Neckargemünd)

BLUT-ZELLEN II

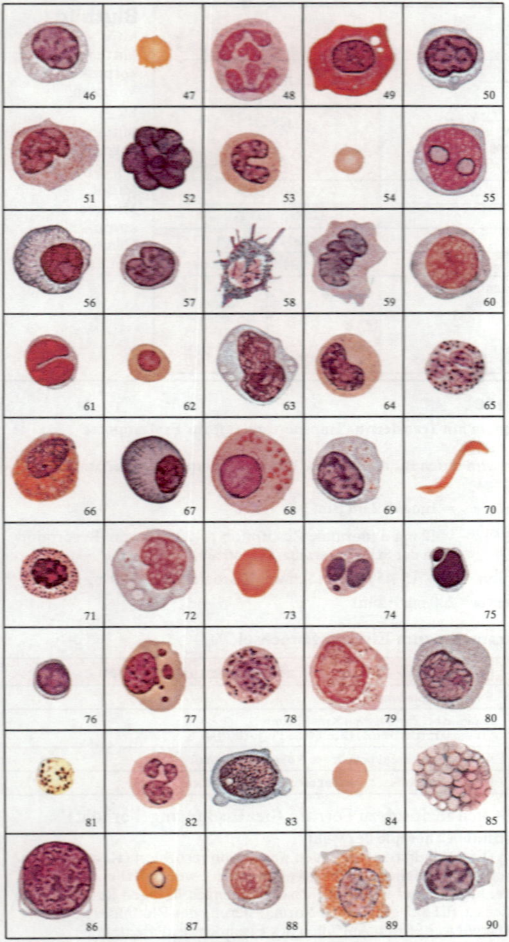

46 Großer Lymphozyt (mit multiplen Vakuolen)
47 Erythrozyt (Stechapfelform)
48 Übersegmentierter großer Neutrophiler
49 Plasmazelle (hellrotes Zytoplasma)
50 Großer Lymphozyt (mit Zytoplasmaausläufern
51 Monozyt (mit Granula)
52 Megakaryozytenkern
53 Neutrophiler (Stabkerniger)
54 Eythrozyt
55 Myeloblast (Nucleoli, keine Granula)
56 Junge Plasmazelle
57 Lymphozyt (eingebuchteter Kern)
58 Neutrophiler (peroxidasepositiv)
59 Monozyt (vielfach gelappter Kern, ungewöhnliche Form)
60 Proerythroblast
61 Prolymphozyt (Doppelkern)
62 Alter Normoblast
63 Atypischer Monozyt
64 Reifer, neutrophiler Myelozyt
65 Basophiler Segmentierter
66 Eosinophiler Myelozyt
67 Plasmazelle
68 Plasmazelle (mit „Russel bodies" eosinophile Granula)
69 Großer Lymphozyt (mit azurblauen Granula)
70 Sichelzelle (Drepazozyt)
71 Reifer Neutrophiler (Kern mit verklumptem Chromatin)
72 Monozyt (feine Granula, Vakuolen)
73 Makrozyt (erhöhter Hämoglobingehalt)
74 „Alter" Neutrophiler (pyknotischer Zellkern und Kernbruchstück)
75 Lymphozyt (mit Kernfragment)
76 Kleiner Lymphozyt
77 Alter Normoblast (mit Kernfragmenten)
78 Basophiler Stabkerniger
79 Histiozyt
80 Monozyt (mit gelapptem Kern)
81 Retikulozyt
82 Segmentierter Neutrophiler
83 Megakaryoblast
84 Diffus basophiler Erythrozyt
85 Plasmazelle (mit Vakuolen)
86 Atypischer, junger Megakaryozyt, dunkles Chromatin, vakuolige Pseudopodien)
87 Erytrhozyt (mit „Malariaring")
88 Basophiler Erythroblast
89 Eosinophile Zelle
90 Lymphozyt (mit spitzen plasmatischen Ausläufern)

(Abdruck mit freundlicher Genehmigung der Firma Ortho Diagnostic Systems GmbH, D-6903 Neckargemünd)

Hb g/dl Hk % Erythrozyten ($\cdot 10^6$)	♂ 14–18 41–51 4,5–6,0	♀ 12–16 37–47 4,0–5,5
MCV fl $\frac{Hk \cdot 10}{Ery}$	87 ± 7	
MCH pg $\frac{Hb \cdot 10}{Ery}$ (= Hb_e)	29 ± 2	
MCHC g/dl $\frac{Hb \cdot 100}{Hk}$	34 ± 2	
Retikulozyten 7–15 ‰	35000–75000/µl	
Thrombozyten	150000–400000/µl	
Leukozyten	4000–10000/µl	
Differentialblutbild	Prozentual	Absolut
Neutrophile segmentiert	40–70	2000–7000
Neutrophile stabkernig	5–15	200–800
Eosinophile	2–10	100–600
Basophile	0–1	0–100
Lymphozyten	20–40	1500–5000
Monozyten	2–10	100–800

Blutbild

MCV
Mittleres korpuskuläres Volumen

MCH
Mittleres korpuskuläres Hämoglobin

MCHC
Mittlere korpuskuläre Hämoglobin-konzentration

Eisenstoffwechsel

Vom Duodenum/Jejunum mit **Transferrin** (Transportprotein) zur Erythropoese transportiert.
Überschüssiges Eisen wird durch Bindung an das **Eisenspeicherprotein** (Ferritin) gespeichert.

Täglicher Eisenverlust	= 1 mg/d; 2 ml Blut ~ 1 mg Fe
Minimaler täglicher Eisenbedarf für Erwachsene	= 12 mg/d (normale Resorption 10–20 % davon, Resorption in der Schwangerschaft ca. 40 %)
Verlust bei Menstruation	~ 15–45 mg; bei Schwangerschaft ~ 300–400 mg

(1 Erythrozytenkonserve = 200 mg Eisen)

Wichtige Laborparameter zum Eisenstoffwechsel

Ferritin	(Normal **15–200 ng/ml**) mit Gesamtkörpereisen korreliert
↓	Eisenmangelanämie
Normal – ↑	Anämie bei chronischen Krankheiten (Tumor, Infekt, renal, chronische Polyarthritis)
↑	Leberkrankheiten, perniziöse Anämie, Leukämie
↑ ↑ ↑	Hämochromatose, Lebernekrose, Eisentransfusion

Transferrin: verhält sich reziprok zu Ferritin (bei Eisenmangel erhöht)

– **Perorale Eisensubstitution Therapie der Wahl**
Nur 2wertiges Eisen (Fe^{2+}). Sulfatverbindungen werden gut resorbiert (Resorption ca. 20 % der gegebenen Menge, möglichst nüchtern einnehmen): wegen Nebenwirkungen einmal 100 mg, später auf zweimal 100 mg täglich oral (ca. nach 10 Tagen Retikulozyten ↑, Hb-Anstieg täglich ca. 0,1–0,2 g%). Nach Normalisierung des Blutbildes noch ca. 2 Monate 50–100 mg/d weiter zum Auffüllen des Eisendepots. Parenterale Eisentherapie äußerst selten

Stufen der Blutbildung

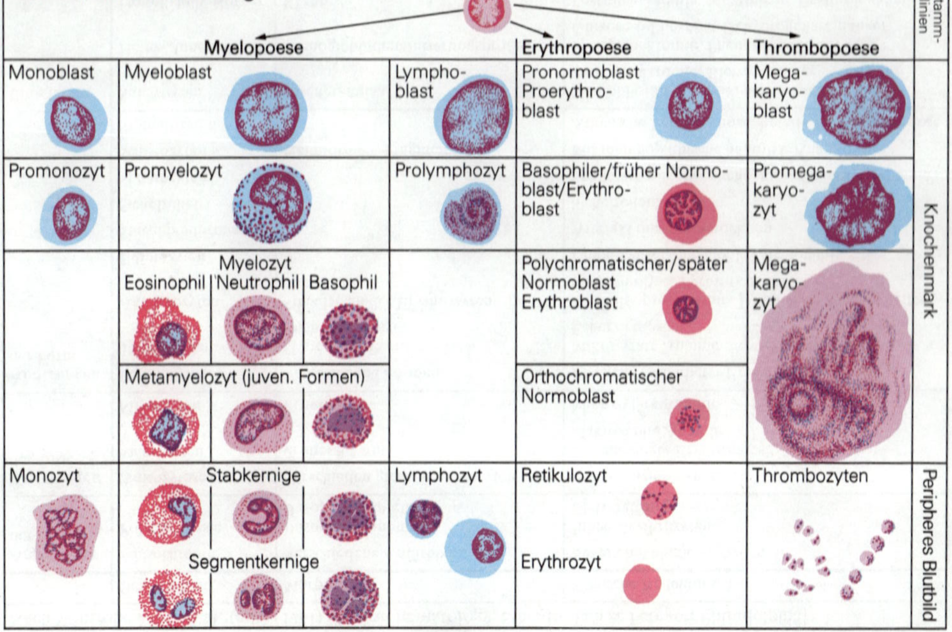

[Nach Wintrobe MM, et al. (eds) (1981) Clinical hematology, 8th edn. Lea & Febiger, Philadelphia]

	Beschreibung	Morphologie	Klinische Bedeutung
Änderungen der Färbung	Anisochromie	Verschiedene Anfärbbarkeit	Bei allen Anämien möglich
	Polychromasie	Basophile Tönung Basophile Tüpfelung	Junge Erythrozyten Bleivergiftung
Änderungen der Größe	Anisozytose	Verschieden große Erythrozyten	V. a. perniziöse Anämie
	Makrozyten	Ø über 8,5 µm	Beschleunigte Erythropoese Makrozytäre Anämie
	Mikrozyten	Ø unter 7 µm	Mikrozytäre Anämie
Änderungen der Form	Poikilozytose	Verschiedene Formen	Zeichen geschädigter Erythropoese
	Target-Zellen	Hypochromie mit zentraler Pigmentierung	Mikrozytäre Anämie, Postsplenektomie, Leberzirrhose
	Akanthozyten	Spiculae an der Erythrozyten-oberfläche	Abetalipoproteinämie, Urämie, Leberkrankheiten mit Hämolyse, Pyruvatkinasemangel
	Elliptozyten		Elliptozytose, megaloblastäre Anämie
	Stechapfelformen		Artefakt durch Austrocknen
	Sichelzellen		Sichelzellenanämie
	Sphärozyten		Sphärozytose, erworbene immunhämolyt. Anämie
	Schistozyten	Helmformen, Fragmentierung	Mikroangiopathische hämolyt. Anämie
	Stomatozyten		Äthylische Leberzirrhose, hereditäre Stomatozytose
Einschlüsse	Siderozyten	Eisengranula	Sideroblastäre Anämie, perniziöse Anämie, Postsplenektomie, Bleivergiftung
	Heinz-„Innenkörper"	Hämoglobindenaturierungsprodukte	Postsplenektomie, Phenazetinabusus, Glukose-6-Phosphat-Dehydrogenasemangel
	Howell-Jolly-Körper	Kernreste	Postsplenektomie, Milzfibrose, Erythroleukämie, megaloblastäre Anämie

Retikulozyten	Ausstrich	Knochenmark	Weitere Teste	Diagnose
Normal	Hypochrom	Kein Fe	↓ Fe; ↓ Ferritin	Eisenmangel
			↑ HbA_2, ↑ HbF	β-Thalassämie
		Ringsiderobl.	↓ HbA_2	Sideroblast. Anämie
	Makrozytär	Megaloblastär	↓ B_{12}	B_{12}-Mangel
			↓ B_{12}; Achlorhydrie	Perniziosa
			↓ Fe; ↑ Ferritin	Chron. Entzündung
			↑ Kreatinin	Urämie
			Gestörte Leberfunkt.	Lebererkrankung
			↓ T_4	Myxödem
		Aplastisch		Panmyelopathie
	Normoblasten	Infiltration		Diss. Tumorerkrankung
		Fibrose	↑ LAP	Myelofibrose
Vermehrt	Sphärozyten	Erythroide Hyperplasie	+ Coombs-Test	Immunhämolyt. Anämie
			↑ Osmot. Fragilität	Hered. Sphärozytose
	–		Int./urogen. Blutung	Blutungsanämie
	Heinz-Körperchen		Veränd. Hb-Elektrophorese	Heinz-Körper-Anämie
	Heinz-Körperchen		G-6-PDH	Enzymopenie
	Polychromasie		+ Sukrosetest	PNH
	Sichelzellen		+ Sichelzellentest	Sichelzellenanämie
	Target-Zellen		Veränd. Hb-Elektrophorese	HbC, D und andere
	Schistozyten			Traumat. Hämolyse
	Akanthozyten		Leberfunktionsstörung	Abetalipoproteinämie, Lebererkrankung

[Mod. nach Franklin Bunn H. (1983), In: Petersdorf RG et al. (eds) Harrison's principles of internal medicine, 10th edn. McGraw-Hill, New York]

9

Diagnostische Kriterien der Polycythaemia Vera nach den Richtlinien der Polycythemia Vera Study Group (PVSG)	**A1.** EZ-Masse ↑ (♂ > 36 ml/kg) (♀ > 32 ml/kg) **A2.** O_2-Sättigung > 92 % **A3.** Splenomegalie	**B1.** Thrombozytose (> 400 000/µl) **B2.** Leukozytose (> 12 000/µl) **B3.** ALP ↑ oder Vit. B_{12} ↑
	Diagnose gesichert, wenn **A1** + **A2** + **A3** oder **A1** + **A2** + **2B-Kriterien** erfüllt sind.	

Direkter Coombs-Test

Suchtest (wenn positiv, indirekten Coombs-Test durchführen). Nachweis von an Patientenerythrozyten gebundenen, inkompletten Antikörpern.

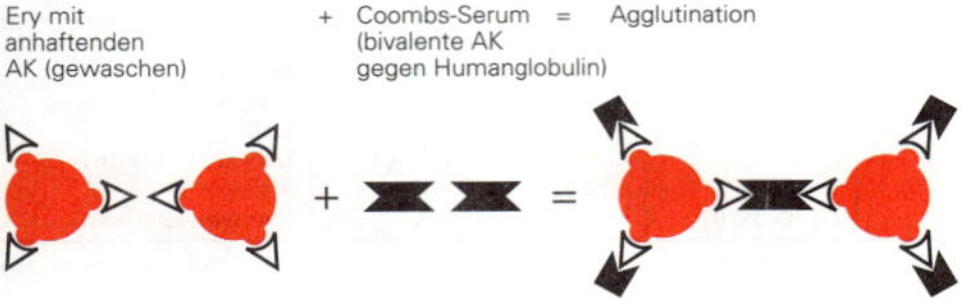

Indirekter Coombs-Test

Nachweis von im Patientenserum zirkulierenden Antikörpern

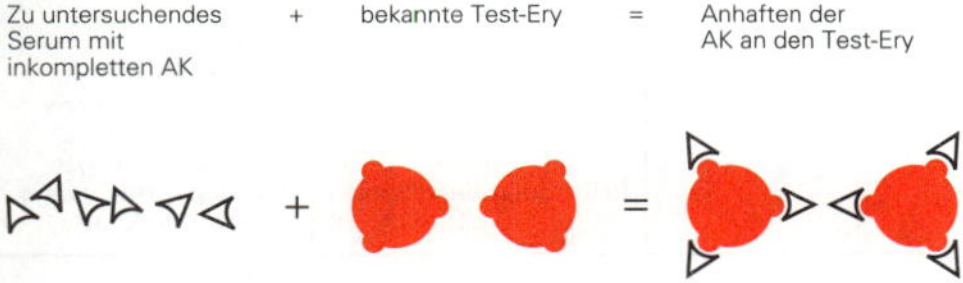
Zu untersuchendes Serum mit inkompletten AK
+
bekannte Test-Ery
=
Anhaften der AK an den Test-Ery

Vorkommen:

Erworbene hämolytische Anämien, nach Transfusionszwischenfall, bei Leukämie, Lymphom, Lupus erythematodes, primär chronische Polyarthritis, Zytomegalie, infektiöse Mononukleose, virale Pneumonie, Therapie mit Penicillin, Methyldopa; fetale Erythroblastose (Kind: direkter Coombs-Test positiv; Mutter: indirekter Coombs-Test positiv).

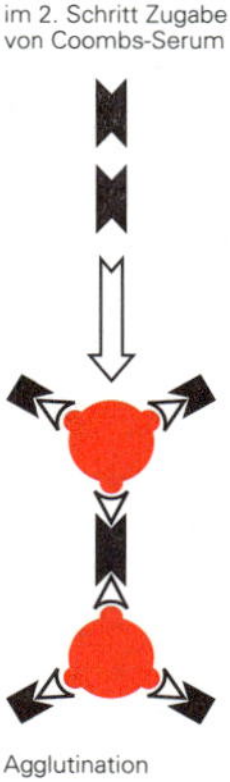

Differentialdiagnose vergrößerte Lymphknoten

Infektion
Streptokokken-, Staphylokokken- und Salmonelleninfektion, Tbc, Brucellose, Syphilis, Mononukleose, Zytomegalievirusinfektion, Hepatitis, Röteln, Malaria, Toxoplasmose, Histoplasmose, Kokzidioidomykose

Systemerkrankung
Rheumatoide Arthritis, SLE, Dermatomyositis, Sarkoidose

Neoplasie
Lymphome, CLL, myeloproliferative Syndrome, akute Leukämie, Histiozytose; Metastasen von Mamma-, Bronchus-, HNO- und Urogenitaltumoren

Endokrin
Hyperthyreose, M. Addison

Andere
Serumkrankheit, Hydantoinreaktion, Lymphknotenhyperplasie, Histiozytose, dermatopathische Lymphadenitis, M. Gaucher, M. Niemann-Pick

---

Differentialdiagnose Splenomegalie

Infektion
Endokarditis, Tbc, Brucellose, Mononukleose, Zytomegalievirusinfektion, Syphilis, Malaria, Histoplasmose, Schistosomiasis, Kala-Azar

Systemerkrankung
Rheumatoide Arthritis, Felty-Syndrom, SLE

Neoplasie
Lymphome, CLL, myeloproliferative Syndrome, akute Leukämie, Histiozytose

Hämatologie
Sphärozytose, immunhämolytische Anämie, Hämoglobinopathien, AILD (**a**ngio**i**mmunoblastische **L**ymphadenopathie mit **D**ysproteinämie)

Stauung
Leberzirrhose, Pfortader-/Milzvenenthrombose, extramedulläre Blutbildung, Vinylchlorid

Metabolisch
Amyloidose, M. Gaucher, M. Niemann-Pick

Andere
Abszeß, Zysten, Hämangiome, Aneurysma

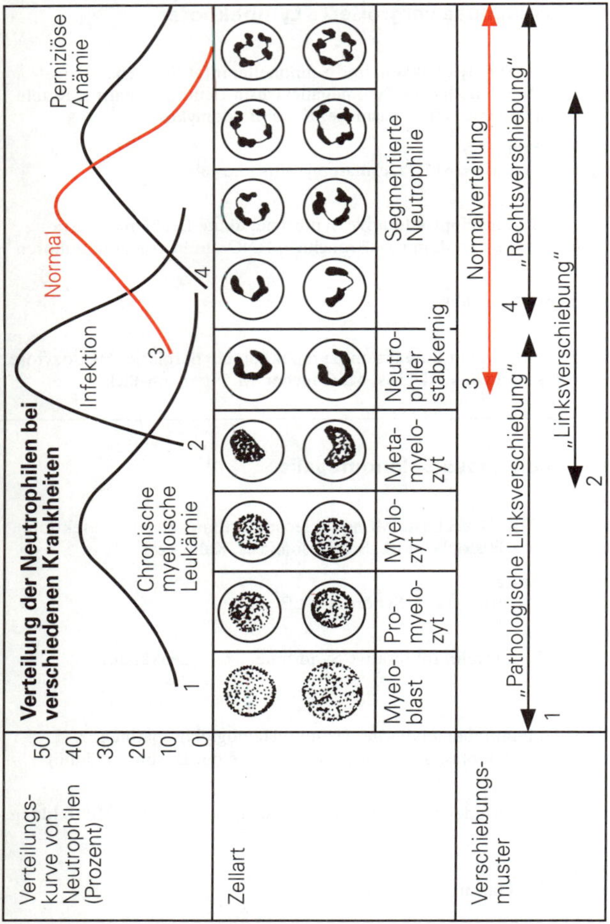

[Mod. nach Haden RL (1935) Am J Clin Pathol 5:354

Leukämieform	Akute		Chronische	
	lymphatische Leukämie (ALL)	myeloische Leukämie (AML)	lymphatische Leukämie (CLL)	myeloische Leukämie (CML)
Alter	Kinder 85 % Erwachsene 15 %	Erwachsene 82 % Kinder 10 %	Über 50 Jahre	25–45 Jahre
Inzidenz per 100 000	2–3	2–3	Unter 50 Jahre 5 Über 60 Jahre 20	Über 60 Jahre 3
Blutbild Leukozyten	Lymphoblasten Hiatus leucaemicus	Myeloblasten Hiatus leucaemicus	↑ ↑ Lymphozyten	↑ ↑ Alle Reifestufen
Thrombozyten	↓ ↓	↓ ↓	n ↓	n ↑
Erythrozyten	Anämie	Anämie	Anämie	Anämie
Varia		Auer-Stäbchen	Gumprecht-Kernschatten	↓ ↓ Alkalische Leukozytenphosphatase Philadelphia-Chromosom
Therapie	**Notfall!** Einweisung in ein Zentrum, baldige zytoreduktive Therapie		Nach Stadium behandeln (s. unten)	1. Leukozyten sollten < 20 000 sein (z. B. Chlorambucil) 2. Vorstellung in einem Zentrum

FAB (French-American-British Cooperative Group)-**Klassifikation der akuten Leukämie.**
[Br J Haemotol (1976) 33:451–458]

Akute lymphoblastäre Leukämie

- L–1 Akute lymphatische Leukämie bei Kindern, homogene Zellpopulation
- L–2 Akute lymphatische Leukämie bei Erwachsenen, heterogene Zellpopulation
- L–3 Burkitt-Lymphom-ähnliche Leukämie, großzellig, homogene Zellpopulation

Akute myeloblastäre Leukämie

- M–1 Geringe granulozytäre Differenzierung mit Maturation
- M–2 Granulozytäre Differenzierung mit Promyelozyten
- M–3 Granulozytäre Differenzierung mit hypergranulären Promyelozyten (oft: intravaskuläre disseminierte Gerinnung)
- M–4 Myelomonozytäre Differenzierung
- M–5 Monozytäre Zellen verschiedener Differenzierungsgrade
- M–6 Prädominante Erythroblasten mit schwerer Dyserythropoese
- M–7 Akute megakaryozytäre Leukämie (akute Osteomyelofibrose)

Myelodysplastisches Syndrom

Definition: Reifungsstörung der Myelopoese mit – meist – normo- bis hyperzellulärem Mark und ineffektiver Hämatopoese (Thrombopenie und / oder Leukopenie).

Klassifikation	Abkürzung	Peripheres Blutbild	Knochenmark
Refraktäre Anämie	RA	Anämie, Retikulozytopenie, Dyserythropoese, Dysgranulopoese, Blasten < 1 %	Normo- oder Hyperzellularität, Dyserythropoese vorherrschend, Blasten < 5 %
Refraktäre Anämie mit Sideroblasten	RAS	Wie RA	Wie RA und: > 15 % Sideroblasten im Mark
Refraktäre Anämie mit Blastenüberschuß	RAEB	Mindestens bilineare Zytopenie, Blasten < 5 %	Hyperzellularität, Blasten 5–20 %
Refraktäre Anämie mit Blastenüberschuß in Transformation	RAEB-T	RAEB-Kriterien und > 5 % Blasten	Oder 20–30 % Blasten oder Auer-Stäbchen
Chronische myelomonozytäre Leukämie	CMML	Monozytose > 1000/μl, Blasten < 5 %	Wie bei RA oder RAEB: Blasten bis 20 %, Vermehrung monozytärer Vorstufen

Therapie: supportiv (Erythrozyten- und / oder Thrombozytentransfusion)

Hodgkin-Lymphom

Klinische Stadieneinteilung (Ann-Arbor-Klassifikation)

I: Befall einer einzigen Lymphknotenstation oder eines einzigen extralymphatischen Organs

II: zwei oder mehr Lymphknotenstationen oder Lymphknotenstationen und ein extralymphatisches Organ auf **derselben** Seite des Zwerchfells

III: Lymphknotenstationen auf beiden Seiten des Zwerchfells, extralymphatischer Befall eines Organs und Milzbefall möglich

IV: diffuser extralymphatischer Organbefall

E: extranodaler Befall

S: Milzbefall

A: keine Allgemeinsymptome

B: Allgemeinsymptome:
Fieber über 38 °C (Pel-Ebstein), Nachtschweiß, Gewichtsverlust (mehr als 10 % des Körpergewichts in 6 Monaten)

Histologische Einteilung (in abnehmender Dignität)

Lymphozytenreich, riesenzellarm, nodulär sklerosierend, Mischform, lymphozytenarm, riesenzellreich.

Stadieneinteilung der CLL nach Rai (1975)

Stadium	Definition
0	Lymphozytose > 15 000/mm³ Knochenmarkinfiltration > 40 %
I	Lymphozytose und Adenopathie
II	Lymphozytose und Hepatomegalie und/oder Splenomegalie (mit oder ohne Adenopathie)
III	Lymphozytose und Anämie (Hb < 11,0 g %) (mit oder ohne Adenopathie und/oder Organomegalie)
IV	Lymphozytose und Thrombozytopenie (< 100 000/mm³) (mit oder ohne Anämie, Adenopathie, Organomegalie)

Therapie: ab Stadium III und/oder bei **symptomatischen** Lymphomen

Kiel-Klassifikation der Non-Hodgkin-Lymphome

Niedriger Malignitätsgrad Lymphozytisch – B-CLL – T-CLL – Haarzellenleukämie – Mycosis fungoides / Sézary-Syndrom – T-Zonen-Lymphom Lymphoplasmozytisch / zytoid (LP-Immunozytom) Plasmozytisch Zentrozytisch Zentroblastisch / zentrozytisch Unklassifiziert (niedrigmaligne)
Hoher Malignitätsgrad Zentroblastisch Lymphoblastisch – B-lymphoblastisch, Burkitt-Typ und andere – T-lymphoblastisch, „convoluted cell type“ und andere – Unklassifiziert Immunoblastisch – Mit plasmoblastischer / plasmozytischer Differenzierung (B-immunoblastisch) – Ohne plasmoblastische / plasmozytische Differenzierung (B- oder T-immunoblastisch) Unklassifiziert (hochmaligne)

Klinische Stadieneinteilung des Plasmozytoms.

[Nach Durie u. Salmon]

Stadium	Kriterien	Tumorzell-masse /m² KO
I	Alle der folgenden 1. Hb-Wert > 10 g/100 ml 2. Serum-Ca-Wert normal (≦ 5 mval/l) 3. Röntgenologisch normales Knochenskelett; oder nur ein solitär im Knochen lokalisiertes Plasmozytom 4. Geringe Konzentration an Paraprotein a) IgG < 5 g/100 ml b) IgA < 3 g/100 ml c) Leichte Ketten im Urin < 4 g/24 h	$< 0{,}6 \cdot 10^{12}$
II	Weder zu Stadium I noch zu Stadium III passend	$0{,}6–1{,}2 \cdot 10^{12}$
III	Eines oder mehrere der folgenden 1. Hb-Wert < 8,5 g/100 ml 2. Serum-Ca-Werte > 4,5 mval/l 3. Fortgeschrittene osteolytische Knochenveränderungen 4. Hohe Konzentration an Paraprotein a) IgG > 7 g/100 ml b) IgA > 5 g/100 ml c) Leichte Ketten im Urin > 12 g/24 h	$> 1{,}2 \cdot 10^{12}$
Subklassifizierung:	A relativ normale renale Funktion: Serumkreatininwerte < 2,0 mg/100 ml B gestörte renale Funktion: Serumkreatininwerte ≧ 2,0 mg/100 ml	

Therapie: ab Stadium II und / oder bei lokalen Problemen (z. B. Frakturgefährdung)

Allergische Reaktionstypen. [Nach Coombs und Gell]

Typ	Zeit	Agens	Krankheiten
I Soforttyp Anaphylaxie	Minuten	IgE	**Anaphylaxie** (Schock), Asthma bronchiale, allergische Rhinitis, Urtikaria, angioneurotisches Ödem
II Zytotoxisch	4–8 h	IgG, (IgM)	**Transfusionsreaktion,** immunhämolytische Anämie, Goodpasture-Syndrom
III Immunkomplex	4–8 h	IgG, (IgA, IgM)	**Serumkrankheit,** allergische Alveolitis, Vaskulitis, systemischer Lupus erythematodes, Glomerulonephritis
IV Spättyp zellvermittelt	24–72 h	T-Zellen	**Tuberkulinreaktion,** Kontaktekzem, Transplantatabstoßung, chronische Hepatitis

Abklärung von Immunsystemerkrankungen.

[Nach Lawton AR, Cooper MD (1983) Laboratory evaluation of host defense defects. In: Petersdorf RG, et al. (eds) Harrison's principles of internal medicine, 10th edn. McGraw-Hill, New York]

<table>
<tr><th></th><th>T-Zell-System</th><th>B-Zell-System</th></tr>
<tr><td rowspan="2">Anamnese</td><td colspan="2">Müdigkeit, AZ-Verschlechterung, Fieber, Infektionen, Gewichtsverlust</td></tr>
<tr><td>Reaktion auf Brennesseln, atypische Infektionen, chronische Diarrhö</td><td>Reaktion auf Impfungen</td></tr>
<tr><td rowspan="2">Labor (einfach)</td><td colspan="2">BSR, rotes und weißes Blutbild, Thoraxröntgen, Immunelektrophorese, Komplement C3, C4, CH50</td></tr>
<tr><td>Hauttest (Multitest: Diphtherie, Tetanus, Streptokokken, Tuberkulin, Candida, Trichophyton, Proteus, Glyzerin)</td><td>Antikörper gegen Röteln, Influenza, Tetanus, Diphtherie</td></tr>
<tr><td>Labor (speziell)</td><td>Anzahl T-Lymphozyten, Oberflächenmarker, Lymphknotenbiopsie</td><td>Anzahl B-Lymphozyten, Membranmarker (für γ-Globuline, C3, Epstein-Barr-Virus) Immunfluoreszenzuntersuchung von Knochenmark, Lymphknotenbiopsie</td></tr>
</table>

Schweregradskala zur Klassifizierung anaphylaktischer/anaphylaktoider Reaktionen.
[Nach Ring J, Messmer K (1977). Incidence and severity of anaphylactoid reactions to colloid volume substitutes. Lancet I: 466–468]

Grad	Haut	Abdomen	Respirationstrakt	Herz-Kreislauf
I	Juckreiz Flush Urtikaria Angioödem (nicht obligat)	–	–	–
II		Nausea, Krämpfe	Rhinorrhö Heiserkeit Dyspnoe	Tachykardie ($\Delta > 20$/min) Hypotension ($\Delta > 20$ mm HG systolisch) Arrhytmie
III		Erbrechen Defäkation	Larynxödem, Bronchospasmus, Zyanose	Schock
IV			Atemstillstand	Kreislaufstillstand

Sofortmaßnahmen bei anaphylaktischen/anaphylaktoiden Reaktionen unterschiedlichen Schweregrades

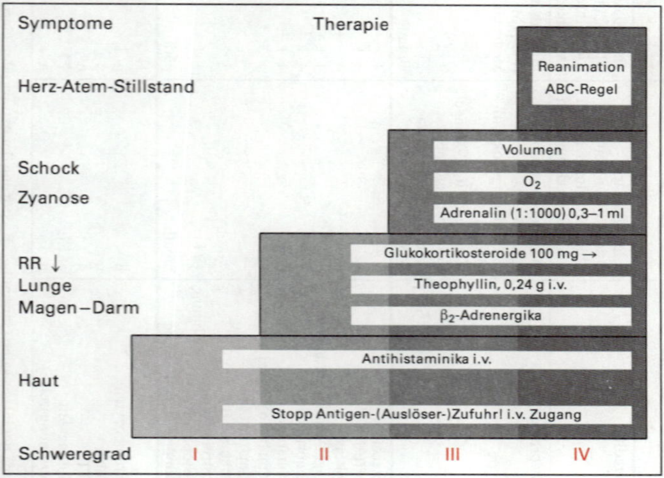

		Vaskulopathie	Thrombopathie	Koagulopathie	
Krankheiten	Hereditär	Teleangiektasie Osler-Rendu-Weber Ehlers-Danlos-Syndrom Kavernöses Hämangiom	Thrombasthenie Glanzmann-Naegeli Riesenthrombopathien Thrombozytopenie	Hämophilie A/B (I) Morbus von Willebrand (I) Gerinnungsfaktormangel (E+I) Afibrinogenämie	
	Erworben	Medikamentös-toxisch Parainfektiös (z. B. Meningokokken) Metabolisch (Cushing, Vit.-C-Mangel, Kortikosteroidgabe) Autoimmun (Purpura Schoenlein-Henoch)	Idiopath. thrombopen. Purpura (ITP) (M. Werlhof) Medikamente (Azetylsalizylsäure, Dipyridamol, Phenylbutazon, Sulfinpyrazon, Heparin) Urämie	Antikoagulanzienblutung (E+I) Fibrinolysetherapie (I) Leberkrankheiten Vit.-K-Mangel (E+I) Dissem. intravas. Gerinnung (DIG)	
Symptomatik	Petechien	++	+++	–	
	Suffusionen	+	++	++	
	Epistaxis	+++	+++	++	
	Magen-Darm-Blutungen	++	++	++	
	Menorrhagie	+++	+++	(+)	
	Hämaturie	(+)	+++	+++	
	Hämatome viszeral	–/+	+	+++	
	Hämarthrose	–	–	+++	
	Zerebrale Blutung	–	++	+	
	Posttraumatische / Postoperative } Blutung	–/+	+++	+++	
	Rumpel-Leede-Zeichen	n/path.	path.	n	
Labor				Extrinsic (E)	Intrinsic (I)
	Thrombozyten	n	n/↓	n	n
	Quick	n	n	path.	n
	PTT	n	n	n	path.
	Blutungszeit	n/↑↑	↑↑	n/↑	n
	Gerinnungszeit	n	n	n	↑

I: Störung der intravasalen Gerinnung E: Störung der extravasalen Gerinnung

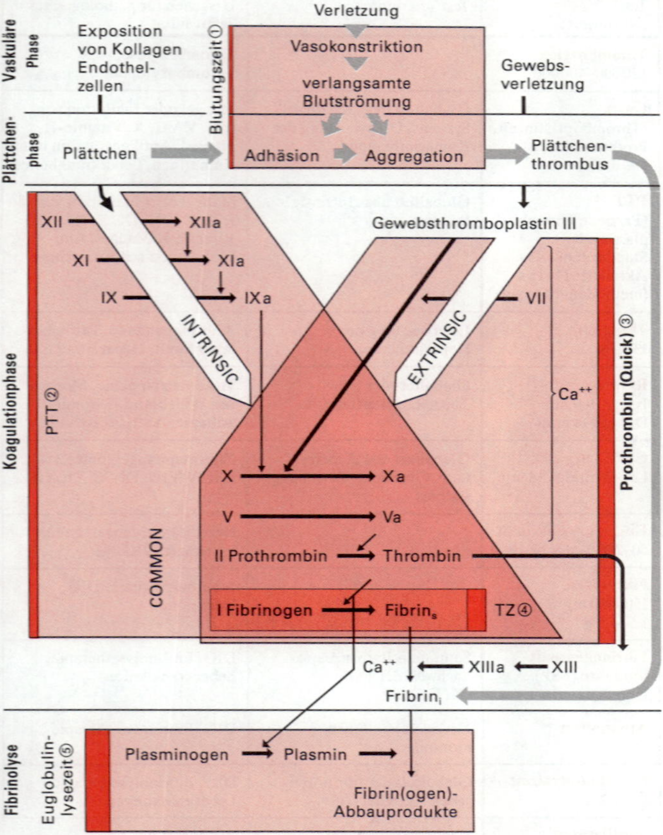

Gerinnungstests: ① Blutungszeit, ② PTT, ③ Prothrombinzeit (Quick), ④ Thrombinzeit (TZ), ⑤ Euglobulinlysezeit

Test (Normwert)	Testfunktion	Ursachen für pathologisches Testresultat
Thrombozyten 150000–400000		Thrombozytose, Thrombozytopenie
Quick (Thromboplastinzeit, Prothrombinzeit) 70–100 %	Globaltest des „Extrinsic"-Systems, Überwachung der Kumarintherapie	Mangel oder Inhibition von I, II, V, VII, X. Vitamin-K-Mangel, Antikoagulation mit Kumarinen, Leberkrankheiten
PTT (Partielle Thromboplastinzeit) Standard: 68–82 s Aktiviert: 11–15 s (methodenabhängig)	Globaltest des „Intrinsic"-Systems	Mangel oder Inhibition von I, II, V, VIII, IX, X, XI, XII. Vitamin-K-Mangel, Antikoagulation mit Kumarinen
Thrombinzeit 13–17 s	Überwachung der Heparintherapie	Afibrinogenämie, Thrombininhibitoren, Heparintherapie
Blutungszeit Ivy: 1–9 min Duke: 1–4 min	Globaltest der Thrombozytenfunktion	Thrombozytopenie, Morbus von Willebrand, Thrombasthenie, Azetylsalizylsäure
Gerinnungszeit Lee-White: 8–18 min	Globaltest des „Extrinsic"- und „Common"-Gerinnungssystems	Faktorenmangel (unter 3 %): I, II, V, VIII, IX, X, XI, XII
Gerinnungsfaktoren 50–200 % der Norm		Hereditärer Mangel, Leberkrankheit, DIG
Fibrinogen 150–450 mg% 1,5–4,5 g/l		Afibrinogenämie, DIG, Infektionen
Fibrinogenspaltprodukte (FSP) Über 8 µg/ml	Semiquantitativer Latexnachweis der FSP (X, Y, D, E)	DIG, Fibrinolysetherapie, Leberkrankheiten
Äthanoltest	Nachweis von Fibrinmonomer	DIG, Fibrinolysetherapie
Euglobulinlysezeit Über 2 h	Globaltest der fibrinolytischen Aktivität	DIG, Fibrinolysetherapie, Leberkrankheiten
Reptilasezeit 18–22 s	Heparinunabhängig: Abklärung einer DIG bei bereits heparinisierten Patienten	Verlängert bei Fibrin-Fibrinogen-Spaltprodukten: DIG

DIG disseminierte intravasale Gerinnung

Gerinnungsfaktoren (vgl. S. 223)

Faktor	Synonyma	Funktionsort im Gerinnungssystem	Krankheiten
I	Fibrinogen	Common	Afibrinogenämie
II	Prothrombin	Common	Vitamin-K-Mangel, Leberkrankheit
III	Gewebsthromboplastin	Extrinsic	
IV	Kalziumionen	Universell	
V	Proakzelerin	Common	Hereditärer Mangel
VII	Prokonvertin	Extrinsic	Vitamin-K-Mangel, Leberkrankheit, hereditär
VIII	Antihämophiler Faktor A	Intrinsic	Hämophilie A
IX	Antihämophiler Faktor B Christmas-Faktor	Intrinsic	Hämophilie B, Vitamin-K-Mangel, Leberkrankheiten
X	Stuart-Faktor	Common	Vitamin-K-Mangel, Leberkrankheit, hereditär
XI	Plasmathromboplastin-vorläufer (PTA)	Intrinsic	Hereditär
XII	Hagemann-Faktor	Intrinsic	Hereditär
XIII	Fibrinstabilisierender Faktor	Common	Hereditär

Gerinnungsaktive Pharmaka und deren Antidota am Gerinnungssystem

Medikament	Antidot
Heparin Hauptwirkung: Antithrombin. Inaktiviert: IIa, IX, X; hemmt die Umwandlung von Prothrombin zu Thrombin. Entfaltet seine Wirkung in Anwesenheit von Heparinkofaktor (Antithrombin III). Kurze Halbwertszeit	**Protamin**
Kumarine Hauptwirkung: Vitamin-K-Antagonist. Inaktiviert: II, VII, IX, X. Lange Halbwertszeit	**Vitamin K_1** Wird in der Leber zur Synthese der Faktoren II, VII, IX, X gebraucht
Fibrinolytika **Streptokinase, Urokinase, t-PA, APSAC** Hauptwirkung: fördern die Umwandlung von Plasminogen zu Plasmin	Antifibrinolytika Tranexamsäure (AMCA), Epsilon-aminocapronsäure (EACA) Hauptwirkung: hemmen die Aktivation von Plasminogen

Klinische Risikofaktoren für venöse Thromboembolien
Alter (> 40 Jahre)
Operation (abhängig von Art und Dauer des Eingriffs, Hüftchirurgie!)
Trauma, Verbrennungen
Immobilisation (Bettlägerigkeit; zum Beispiel aber auch Ruhigstellung Extremität im Gipsverband oder lange Auto-/Flugreisen)
Malignome
Frühere venöse Thromboembolien
Varikosis
Adipositas
Paresen und Paralysen der unteren Extremitäten
Hormonale Kontrazeptiva (Östrogenanteil!)
Gravidität, Puerpurium

Kongenital, zum Teil auch erworben auftretende Störungen des Hämostase- und Fibrinolysesystems, die eine erhöhte Thrombosebereitschaft verursachen können
Antithrombin-III-Mangel (Typ-I-Defekt) oder abnormes AT-III-Molekül (Typ-II-Defekt)
Protein-C-Mangel Protein-S-Mangel Dysfibrinogenämie Faktor-XII-Mangel Plasminogenmangel/abnormes Plasminogen
Eingeschränkte fibrinolytische Kapazität durch a) verminderte Freisetzung von Gewebe-Plasminogen-Aktivator (t-PA) aus der Gefäßwand oder b) erhöhte Plasmaaktivität des Plasminogen-Aktivator-Inhibitors (PAI)
Auftreten eines Lupusantikoagulans[a]
[a] Die Bezeichnung Antikoagulans ist irreführend und bezieht sich auf die gerinnungshemmende Aktivität dieses Immunglobulininhibitors in vitro. Bei den Patienten besteht jedoch häufiger eine Thrombose- als eine Blutungsneigung.

[Nach Kienast J, van de Loo J (1991) Dtsch Aerztebl 88: B905–B911]

Thrombolytika

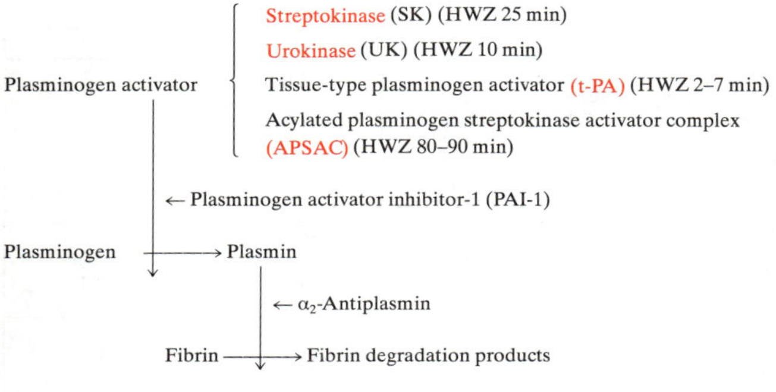

Schema des fibrinolytischen Systems

Standardisierung von Thromboplastinen; INR/Quick

Berechnung der „International Normalized Ratio" zur Therapiesteuerung unter stabiler Antikoagulation mit Vitamin-K-Antagonisten.
[Nach Kienast J, van der Loo J (1991) Dtsch Aerztebl 88: B905]

$$INR = R^{ISI}$$

INR	International Normalized Ratio
R	Quotient aus Thromboplastinzeit (Prothrombinzeit) des Patientenplasmas dividiert durch Thromboplastinzeit eines Normalplasmapools (meist kommerzielles Kalibrations- oder Standardhumanplasma)
ISI	Internationaler Sensitivitätsindex Dieser Index wird vom Hersteller für das jeweilige Thromboplastin chargenspezifisch durch Kalibrierung an einem internationalen Referenzthromboplastin ermittelt

Wird ein Thromboplastin mit einem Empfindlichkeitsfaktor von 1,1 (zum Beispiel Thromborel S) verwendet, so entspricht der INR-Bereich von 2,0–3,0 etwa einem Quick-Wert-Bereich von 24–38 Prozent.

Thromboplastine

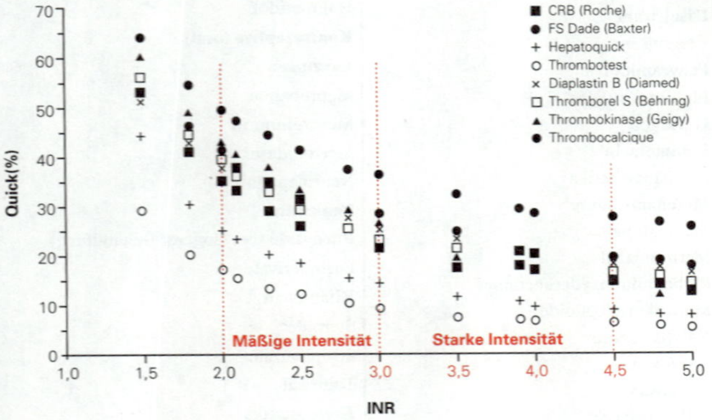

Verstärkung der Wirkung (Quick-Wert sinkt, Blutungsgefahr)	**Abschwächung** der Wirkung (Quick-Wert steigt, ungenügender Thromboseschutz)
Medikamente:	**Medikamente:**
Abführmittel, besonders paraffinhaltige	Aktivkohle
Acetylsalizylsäure[a]	Acetylcholin
Allopurinol	ACTH
Alufibrat	Adrenalin
Amiodaron	Atropin
Anabole Steroide	**Barbiturate**[a]
Antibiotika (oral)	Biguanide
Azapropazon[a]	**Carbamazepin**
Bezafibrat	Colestyramin
Benziodaron (Carbamazepin)	(Digitalis)
Chinin, Chinidin	(Diuretika)
Chloralhydrat[b]	Dimethylbiguanid
Chloramphenicol	Ganglienblocker
Chlorpropamid	**Glutethimid**
Cimetidin	Griseofulvin
Clofezon[a]	Haloperidol[b]
Clofibrat	**Kontrazeptiva** (oral)
Dextranpräparate	**Laxanzien**
Disulfiram	Meprobamat
Etacrinsäure	Mercaptopurin
Fenyramidol	Metronidazol
Flufenaminsäure[a]	Neuroleptika[b]
Glucagon	**Penicilline**
Indometacin[a]	**Phenytoin** (bei längerer Behandlung)
Lokalanästhetika	Purinderivate
Mefenaminsäure[a]	Rifampicin
Methyldopa	Steroide[a]
Metronidazol	Strophanthin
Monoaminooxydasehemmer	Thiuracil
Mutterkornalkaloide	Thyreostatika
Nalidixinsäure	Vitamin-K-(Präparate)
Naproxen	Vitaminkombinationen
Neomycin	
Nifluminsäure[a]	
Nikotinsäurederivate	
Nortriptylin	

Verstärkung der Wirkung (Quick-Wert sinkt, Blutungsgefahr)	**Abschwächung** der Wirkung (Quick-Wert steigt, ungenügender Thromboseschutz)
Oxyphenbutazon[a] Phenothiazinpräparate **Phenylbutazon**[a] Phenytoin (zu Beginn der Behandlung) Piroxicam Probenecid Propafenon Ranitidin Rauwolfiapräparate **Salizylate**[a] Schilddrüsenhormone (Thyroxin, Trijodthyronin) **Sulfinpyrazon** **Sulfonamide** Sulfonylharnstoffe Thiobarbiturate Tolbutamid Trizyklische Antidepressiva Zentropil	**Stark Vitamin-K-haltige Nahrungsmittel*** (> 0,1 mg Vitamin K/100 mg): Spinat (3–4,6) Kohlarten (1–3), Sauerkraut Tomaten (0,4–0,8) (Schweine)-Leber (0,4–0,8), Innereien Sojabohnen, auch Keimlinge (0,2) Bohnen (0,3), Erbsen (ca. 0,3) (Schweine)-Fleisch (ca. 0,2) Sonnenblumenöl (ca. 0,5) * auch abhängig von Fettaufnahme, zu fettreiche Ernährung gleichzeitig meiden
Sonstige: Alkoholismus Hepatopathie anderer Genese Cholezystopathie Fieber Herzinsuffizienz mit Leberstauung Hyperthyreose Hohes Alter Malabsorption Radiotherapie	**Sonstige:** Adipositas Hypothyreose, Myxödem

Alternative Medikamente:

[a] **Schmerzmittel:** Paracetamol, (Metamizol), zentral wirkende Analgetika; **Antirheumatika:** Diclofenac, Sulindac, Ketoprofen, Tolmetin.

[b] **Schlafmittel:** Diazepam, Flurazepam, Nitrazepam.

	Frischblut	Erythrozyten-konserve	Erythrozyten-konzentrat	Thrombozyten-konzentrat	FFP
Def.	Vollblut	Vollblut-konserve (minus 100 ml Plasma)	Konzentrierte Erythrozyten (minus 200 ml Plasma)	Thrombozyten-konzentrat aus 4–6 Spendern gepoolt	Fresh-frozen plasma
Ind.	Wird praktisch nicht mehr verabreicht: Einzel-präparationen bevorzugen	Größere Blutungen	Ec-Ersatz (wenig Kreis-laufbelastung) Hkt-Anstieg/ Konzentrat: 2–3 %	Blutung bei Thrombozyto-penie	Blutungen bei Gerinnungs-faktormangel, Antikoagulan-zien oder DIC
Hkt	40 ± 7 %	47 ± 3 %	70 ± 10 %		
Vol.	500 ml	400 ml	300 ml	250 ± 50 ml	250 ± 50 ml

Vorgehen bei Transfusionszwischenfall
- Erneute Typisierung von Spender- und Empfängerblut
- Nachweis von freiem Hb, Hämoglobinurie, Haptoglobinabfall
- Hyperbilirubinämie, Suche nach intravaskulärer Gerinnung

Komplikationen nach Bluttransfusionen
- „Kältezufuhr", Luftembolie, Hypervolämie
- Zitratintoxikation, Hyperkaliämie, Azidose
- Kontamination mit Bakterien, Viren, Parasiten

Ausschlußkriterien Eigenblutspende.

[Johannesson T, et al. (1990) Jcl Med J 76:203]

1. Hb-Werte unter 12,0 g/dl
2. Schlechter Allgemeinzustand, Zeichen von Hypovolämie
3. Akute Infektionen
4. Weniger als 48 h vor Operation
5. 24 h nach Kontrastmittelgabe
6. Weitere invasive Maßnahmen noch am Tag der Eigenblutspende
7. Neigung zu Krampfanfällen: Epilepsie
8. Hämatologische Erkrankungen: z. B. Leukämie, autoimmunhämolytische Anämien
9. Manifeste Herzinsuffizienz
10. Herzinfarkt innerhalb der letzten 3 Monate (Zeitraum abhängig vom Allgemeinzustand und Herzkatheterbefund)
11. Aortenstenose (mittelschwer bis schwer)
12. Instabile Angina pectoris
13. Schwere Rhythmusstörungen: Bradyarrhythmien

Voraussetzung jeder Tumortherapie

- **Diagnosesicherung**
  Histologie? Stadium? Prognose?
- **Verlaufsbeurteilung**
  meßbare Parameter (Röntgen, Sono, Marker)? Nebenwirkungen?
- **Behandlungsstrategie**
  Kurativ? Aggressiv bis Vollremission; 2 Konsolidationen; aber: Therapiewechsel bei fehlendem Ansprechen!
  Palliativ? Nebenwirkungsarm, symptomorientiert
  Modalität? Lokal? (Operation, Radiotherapie) Systemisch?
- **Keine Kontraindikation**

Klinische Prüfung von Zytostatika

Phase I: Bestimmung der maximal tolerierten Dosis

Phase II: Bestimmung der Toxizität **und** Wirksamkeit eines Medikaments für **eine** Tumorart

Phase III: Vergleich mit etablierter Therapie

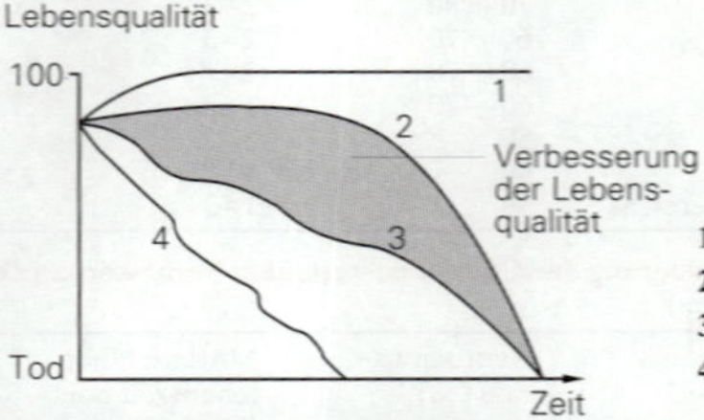

1. **Heilung**
2. **Palliative Therapie**
3. **Keine Therapie**
4. **Inadäquate Therapie**

10

Definitionen des Behandlungserfolges bei soliden Tumoren

Definition	Meßbare Krankheit	Nichtmeßbare Krankheit	Knochenmetastasen
Komplette Remission (Complete response, **CR**)	Verschwinden aller bekannten Krankheitszeichen für mindestens 4 Wochen	Verschwinden aller bekannten Krankheitszeichen für mindestens 4 Wochen	Komplettes Verschwinden aller Läsionen im Röntgen- oder Knochenszintigramm für mindestens 4 Wochen
Partielle Remission (partial response, **PR**)	Abnahme von mind. 50 % der gesamten meßbaren Tumormasse für mindestens 4 Wochen. Keine neuen Läsionen oder Progression einer einzigen Läsion	Geschätzte Abnahme der Tumormasse von mindestens 50 % in 4 Wochen	Partielle Größenabnahme von lytischen Läsionen, Rekalzifizierung von lytischen Läsionen, Dichteabnahme von plastischen Läsionen für mindestens 4 Wochen
Kein Ansprechen (No change, **NC**)	PR- und PD-Kriterien nicht erfüllt	PR- und PD-Kriterien nicht erfüllt	Erst 8 Wochen nach Therapiebeginn ist eine Aussage möglich
Progression der Krankheit (Progressive disease, **PD**)	Größenzunahme von mind. 25 % oder Auftreten neuer Läsionen	Geschätzte Größenzunahme mind. 25 % oder Auftreten neuer Läsionen	Größenzunahme bestehender Läsionen, Auftreten neuer Läsionen

[Nach Miller AB, Hoogstraten B, Staquet M, Winkler A (1981) Reporting results of cancer treatment. Cancer 47:207]

Heilbare Tumoren (10–20% aller Neoplasien)

Tumor	komplette Remissionen (%)	% Überleben nach ≧ 5 Jahren
Chorionkarzinom (Frau)	80–90	80–90
Hodentumoren	90–90	75–90
Akute lymphatische Leukämie (< 20 Jahre)	90–90	50–90
M. Hodgkin III–IV	80–90	50–80
Burkitt-Lymphom III–IV	80–90	50–70
Non-Hodgkin-Lymphome II–IV	70–90	30–40
Akute myeloische Leukämie	70–90	10–20
Kleinzelliges Bronchialkarzinom	60–90	≤ 10

Palliative Therapie mit Verlängerung der Überlebenszeit (ca. 40% aller Neoplasien)

Tumor	Ansprechrate (%)	Mittlere Überlebenszeit bei Remission (Jahre)
Chronische Leukämien (CML, CLL)	90–100	3–5
Prostatakarzinom	70– 80	2–3
Multiples Myelom	60– 70	2–3
Mammakarzinom	60– 70	2
Ovarialkarzinom, FIGO III–IV	60– 70	1–2
Endometriumkarzinom	50	1–2
Sarkome des Stützgewebes	40	1(–2)
Plattenepithelkarzinome des HNO-Bereichs	50	1–2

Palliative Chemotherapie ohne Verlängerung der Überlebenszeit, aber Verbesserung der Lebensqualität (ca. 30% aller Tumoren)

Tumor	Remissionsrate (%)	Mittlere Überlebenszeit bei Remission (Monate)
Adenokarzinom des Magens	40(–50)	10–12
Urothelkarzinom	40(–50)	8–10
Nichtkleinzelliges Bronchialkarzinom	30(–40)	8–12
Nebennierenrindenkarzinom	30 –40	8–12
Übrige Adenokarzinome des Gastrointestinaltrakts	20(–30)	6– 8
Malignes Melanom	20 –40	6– 8
Plattenepithelkarzinom im gynäkologischen Bereich	(10–)20	5– 6

Durch Chemotherapie kaum beeinflußbare Tumoren (20% aller Tumoren)

Tumor (inoperabel, metastasierend)	Teilremissionsrate
Nierenkarzinom	10–25%
Primäre ZNS-Tumoren (außer Medulloblastom)	10–20%
Leberkarzinom	10–20%
Langsam wachsende Sarkome (z. B. Chondrosarkom)	10%
Anaplastisches Schilddrüsenkarzinom	10–20%

[Nach Handschuh M, Diehl V (1986) In: Schmoll H-J, et al. (Hrsg) Kompendium Internistische Onkologie. Springer, Berlin]

Frühwarnsymptome von Tumoren:
- Gewichtsverlust (> 10 %)
- Häufige Fieberschübe
- Änderung von Darm- oder Blasentätigkeit; gehäufte Verdauungsstörungen
- Andauernde Heiserkeit, hartnäckiger (blutiger) Husten
- Anhaltende Schluckbeschwerden
- Veränderungen an Warzen oder Nävi
- Blutungen oder Ausfluß aus Körperöffnungen (Blutungen außerhalb der Periode)
- Knotenbildung oder Verhärtungen (Brust, Hodenschwellung u.a.)
- Nicht heilende Wunden; persistierende Schwellungen

Tumormarker

Einsatz:

Vorsorge
- Bei symptomatischen Patienten
- Überwachung von Risikogruppen
- Nicht bei asymptomatischen Patienten

Nachsorge
- Innerhalb von Nachsorge-Programmen (z. B. vierteljährlich)
- Postoperativ nach kurativer Resektion
- Vor größeren Therapiemaßnahmen
- Vor Therapiewechsel
- Bei unklarer Änderung im klinischen Bild
- Bei erneutem Staging

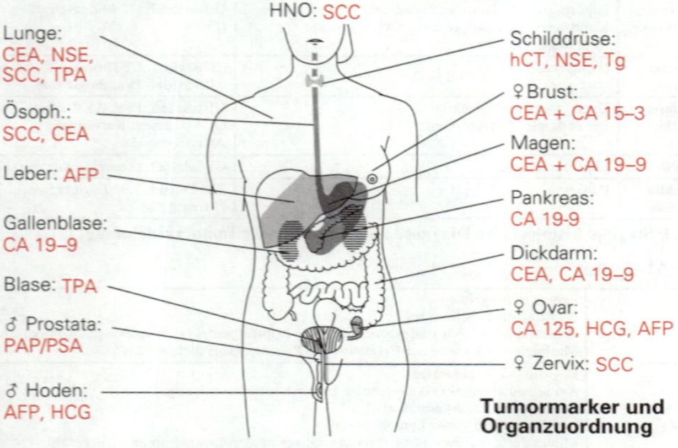

Tumormarker und Organzuordnung

SCC squamous cell carcinoma antigen; CEA karzinoembryonales Antigen; NSE neuronenspezifische Enolase; TPA tissue polypeptide antigen; hCT humanes Kalzitonin; Tg Thyreoglobulin; AFP Alpha-Fetoprotein; HCG humanes Choriongonadotropin; PAP prostatic acid phosphatase; PSA prostataspezifisches Antigen; HNO Tumoren im HNO-Bereich

[Nach Lamerz R (1986) Tumormarker, Prinzipien und Klinik. D Aerztebl 15:B771–B777]

Tumor	Gewebserfassung (nichtoperativ) / Labor (Tumormarker s. S. 233)	Röntgen / Ultraschall (MR-Ind. vgl. S. 47–49)
Lunge	Sputumzytologie, Bronchoskopie mit Biopsie, transthorakale Biopsie, Mediastinoskopie, Pleurabiopsie, Ergußpunktion, Lungenfunktion, Blutgasanalyse, vgl. S. 131	CT Thorax, CT Schädel, Knochenszintigramm, Sonogramm
Mamma	Biopsie / Hormonrezeptoren, Lymphknotenbiopsie	Mammographie, Rö.-Thorax, Sonogramm Knochenszintigraphie
Prostata	Transrektale Biopsie, Zystoskopie, prostataspezifische Phosphatase	IVP, Beckenübersicht, Knochenszintigraphie, transrektale Sonographie
Öso-phagus	Endoskopie + Biopsie, Mediastinoskopie	CT Thorax, Bariumpassage
Magen	Endoskopie + Biopsie (Laparotomie), Hämoccult	Ultraschall, Rö.-Thorax, CT Abdomen
Kolon	Endoskopie + Biopsie (Laparotomie), Hämoccult	Holzknecht, Ultraschall, CT Abdomen
Pankreas	Punktion	Ultraschall, CT Abdomen, ERCP, (i.v. Cholangiogramm)
Leber	Laparoskopie + Biopsie, Hepatitisserologie	Ultraschall, CT Abdomen
Lymph-knoten	Lymphknotenbiopsie, KM-Biopsie, Leberbiopsie, Laparotomie, evtl. Splenektomie, Lymphozyten-typisierung	CT Thorax, CT Abdomen, Lymphographie, Skelett-szintigraphie
Ovar, Uterus	Laparoskopie + Biopsie, Papanicolaou, Spülzytologie, Kurettage, Rektoskopie, evtl. Oophoropexie, Hormonrezeptoren	Ultraschall, CT Abdomen (IVP)
Testes	(Hodenbiopsie)	CT Becken, CT-Thorax, CT-Schädel, Lymphographie
Niere, Blase	Urinzytologie, Zystoskopie, Rektoskopie, Erythropoetin	Ultraschall, IVP, Rö.-Thorax, CT Abdomen, Kavogramm, Arteriographie
ZNS	Liquorzytologie	CT Schädel, zerebrale Angiographie
Schild-drüse	Punktion	Rö.-Thorax, Jodszintigraphie, Ultraschall

Ziel: Staging: histologische Diagnose und Erfassung der Tumorausdehnung

TNM-System

T	**Primärtumorgröße**
Tis	Nichtinvasives Karzinom
T1, T2, T3, T4	Zunehmende Größe und Ausdehnung des Primärtumors (alle Größen in 2 Dimensionen)
TX	Minimalerfordernisse zur Erfassung des Primärtumors nicht erfüllt
N	**Regionale Lymphknoten**
N0	Keine Anhaltspunkte für regionale Lymphknotenbeteiligung
N1, N2, N3	Regionaler Lymphknotenbefall
N4	Befall juxtaregionaler Lymphknoten
NX	Minimalerfordernisse zur Erfassung der regionalen Lymphknoten nicht erfüllt
M	**Metastasen**
M0	Keine Fernmetastasen
M1	Fernmetastasen
MX	Minimalerfordernisse zur Erfassung von Fernmetastasen nicht erfüllt
G	**Histopathologisches Grading**
G1–3	Zunehmend undifferenzierter Tumor
GX	Grad nicht bestimmbar

[Modifiziert nach UICC (1982) TNM classification of malignant tumors, 3rd edn. UICC, Geneva]

Okkulter Primärtumor mit Metastasen

Histologie	Suche Tumor in:
Plattenepithel	Hals-Nasen-Rachen-Raum, Lunge, Ösophagus, Blase, Rektum
Adenokarzinom	Mamma, Magen-Darm-Trakt, Lunge, Pankreas, Uterus, Prostata, Niere, Schilddrüse
Undifferenziert	Lymphom, Mamma, Haut, Schilddrüse, Keimzellen
Varia	Nebenniere, APUD-System, Dünndarm

Anatomie	Suche Tumor in:
Zervikale Lymphknoten	Hals-Nasen-Rachen-Raum, Schilddrüse, Lunge, Magen
Axilläre Lymphknoten	Mamma, Lunge, gastrointestinal
Periumbilikale Masse	Gastrointestinal, Ovar, Uterus
Inguinale Masse	Rektum, Prostata, Hoden

Metastasen und möglicher Primärtumor

Metastase \ Primär-Tumor	Schilddrüse	Lunge	Mamma	Magen	Kolon	Pankreas	Gallenwege	Niere	Harnblase	Prostata	Hoden	Ovar	Uterus/ Zervix	Melanom	Lymphom	Ungeklärte Ätiologie
Gehirn		+++	++	+	+	+								++	+	++
Lunge	+	+	+++	+	+	+	+	++	+	+	++		+	++		+++
Maligner Pleuraerguß		++	+++			+						+		+	++	+
Leber			++	++	+++	++	+++	+					++	++	+	+
Knochen	++	++	+++	+	+				++	+++			+	+		+

10

Skalen zur Beurteilung des körperlichen Zustands von Tumorpatienten

ECOG Eastern Cooperative Oncology Group, AJC American Joint Commission for Cancer Staging and End Results Reporting

Zustandsbeschreibung	Karnofsky-Skala (%)	Zubrod-Skala (ECOG)	Zustandsbeschreibung (AJC, ECOG)
Keine Beschwerden, keine Anhaltspunkte der Krankheit	100	0	Normale Aktivität
Kann normale Aktivitäten ausüben, kleinere Krankheitssymptome	90	1	Krankheitssymptome, Patient ist ambulant und kann die Aktivitäten des täglichen Lebens meistern
Einige Symptome bei Anstrengung	80		
Sorgt für sich selbst, kann weder normale Aktivitäten noch aktive Arbeit ausüben	70	2	Symptome; tagsüber weniger als 50 % im Bett; versorgt sich selbst
Benötigt gelegentliche Hilfe, kann aber seine persönlichen Bedürfnisse noch versehen	60		
Braucht beträchtliche Hilfe und häufige medizinische Betreuung	50	3	Tagsüber mehr als 50 % der Zeit im Bett, braucht Hilfe
Beeinträchtigt, braucht spezielle Pflege und Unterstützung	40		
Schwer beeinträchtigt, Hospitalisation indiziert, Tod noch nicht bevorstehend	30	4	Bettlägerig, braucht Hospitalisation
Sehr krank, Hospitalisation nötig, braucht aktive und stützende Therapie	20		
Moribund	10		
Tod	0		

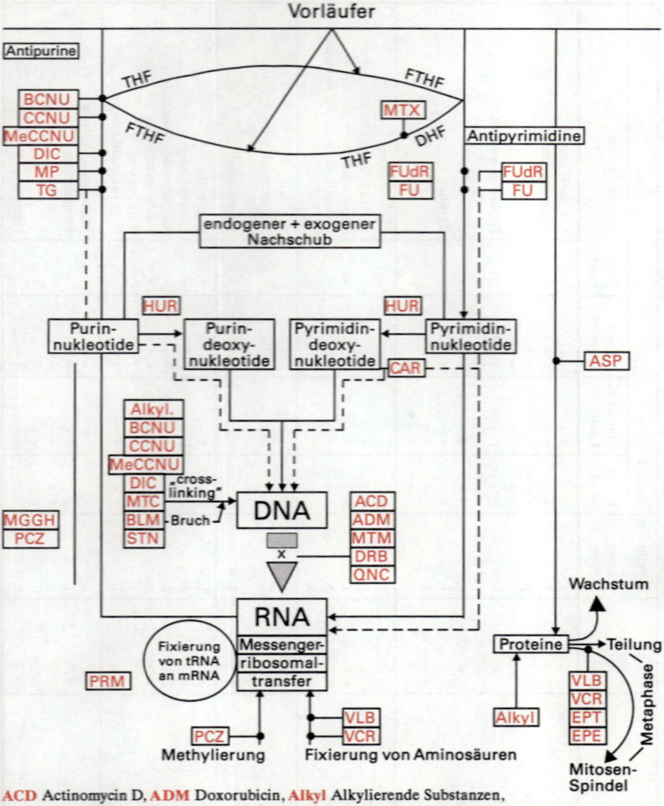

ACD Actinomycin D, **ADM** Doxorubicin, **Alkyl** Alkylierende Substanzen, **ASP** Asparaginase, **BCNU** Carmustin, **BLM** Bleomycin, **CAR** Cytarabin, **CCNU** Lomustin, **DHF** Dihydrofolsäure, **DTIC** Dacarbazin, **DRB** Daunorubicin, **EPE** Etoposid, **ETP** Teniposid, **FU** Fluorouracil, **FUdR** 5-Fluorodesoxyuridin, **HUR** Hydroxyharnstoff, **MeCCNU** Methyl-CCNU, **MGGH** Methyl-GAG, **MP** Mercaptopurin, **MTC** Mitomycin C, **MTM** Mithramycin, **PCZ** Procarbazin, **PRM** Puromycin, **QNC** Quinacrin, **STN** Streptonigrin, **TG** Thioguanin, **THF** Tetrahydrofolsäure, **VCR** Vincristin, **VLB** Vinblastin

[Nach Pfreundschuh M, Diehl V (1986) In: Schmoll H-J, et al. (Hrsg) Kompendium Internistische Onkologie. Springer, Berlin]

Klasse	Generic name	Abkürzungen	Elimination	Toxizität				
			L Leber N Niere	Leukozyten	Thrombozyten	Nausea/ Erbrechen	Haarausfall	Andere Organe
Alkylanzien	Busulfan	BSF/BUS	L	++	++	+		Lungenfibrose
	BCNU (Carmustin)	BCNU	L	+++	+++	++	+	Lungenfibrose
	CCNU (Lomustin)	CCNU	L	+++	+++	++		
	Chlorambucil	CLB		++	++	+		
	Cisplatin	CDDP	L/N	(+)	(+)	+++		Nephro-/ototoxisch
	Carboplatin	CBCDA		+++	+++	+	+	
	Cyclophosphamid	CMP/CTX	L	++	++	++	+	Zystitis
	Ifosfamid	IFO	L	+	+	+		Zystitis
	Melphalan	MEL	L	++	++	+		
	Thiotepa	TTP		+++	+++	+	+	
Antimetaboliten	Cytarabin	ARA-C	L	+	+	++	++	
	Fluorouracil	FU	L	+	+	++	+	Diarrhö, Stomatitis
	Mercaptopurin	MP	L	+	+	+	+	Hepatotoxisch
	Methotrexat	MTX	N	++	++	+	+	Mundulzera, neuro-/hepatotoxisch
	Thioguanin	TG	L	++	++	+		
Alkaloide	Vinblastin	VLB	L	++	++	(+)	(+)	
	Vincristin	VCR	L	(+)	(+)	(+)	++	Neurotoxisch, paralyt. Ileus
	Vindesin	VDS						
	Etoposid	VP 16	L/N	+	+	++		Neurotoxisch
Antibiotika	Actinomycin	AC	L/N	++	++	+++	+	Stomatitis
	Bleomycin	BLM	N	(+)	(+)	(+)	+	Lungenfibrose
	Daunorubicin	DRB	L	+++	+++	+++	+	Kardiotoxisch, Stomatitis
	Doxorubicin	ADM	L	+++	+++	+++	+	Kardiotoxisch
	Mitoxantron	MIT	L	+++	+++	+	(+)	Kardiotoxisch
	Mitomycin	MM	L	++	++	++		Nephro-/pneumotoxisch
Varia	Asparaginase	ASP	L			+		Pankreatitis, Allergie
	Dacarbazin	DTIC	L	+	+	+++		Pseudogrippe
	Estramustin	EMP		++	++	+		
	Hydroxyurea	HUR		++	++	+		
	Procarbazin	PCZ	L	++	++	++		Neurotoxisch

		Knochenmarkfunktion		Nierenfunktion				Leberfunktion			
	Leukozyten und/oder Thrombozyten	2 500–4 000	< 2 500	Kreatinin µmol/l	120–180	180–300	> 300	Bilirubin µmol/l	25–50	50–85	> 85
		75 000–100 000	< 75 000	mg/dl	1,3–2	2–3,3	> 3,3	mg/dl	1,5–3	3–5	> 5
								GOT	2-5 · Norm	> 5 · Norm	
Alkylanzien	BCNU/CCNU	50	0						75	50	0
	Chlorambucil	50	0								
	Cisplatin	100	0		100	0	0		100	50	0
	Cyclophosphamid	50	0		100	100	0		100	75	0
	Melphalan	50	0				0				
	Procarbazin	50	0		75	50	0				
Antimetaboliten	Cytarabin	50	0				75–50				
	Fluorouracil	50	0				75–50				
	Mercaptopurin	50	0		100	100	50		100	100	0
	Methotrexat	50	0		50	0	0		100	75	0
Alkaloide	Vinblastin	50	0				75		50	25	0
	Vincristin	100	100		100	100	75		150	25	0
	Etoposid	50	0		100	75	0		75	50	0
Antibiotika	Actinomycin	50	0								
	Daunorubicin	50	0				75		50	25	0
	Doxorubicin	50	0		100	100	75		50	25	0
	Mitomycin	50	0		50	0	75		50	0	0

Basisprogramm	Antiemese	bei zu erwartender Emesis s. S. 238
Sedativum am Vorabend (Diazepam, 5–10 mg, Supp.)	Vor Zytostatikagabe Metoclopramid, 10–20 mg p.o./Supp.; ggf. Levomepromazin 10 mg p.o	**Gering**
	Vor Zytostatikagabe Triflupromazin, 10(–20) mg p.o./Supp.; eventuell alle 4 h wiederholen (bis 24 h nach Therapie); ggf. zusätzlich Metoclopramid, 10–20 mg	**Mäßig**
Wenn Therapie Kortison enthält: erste Dosis am Vortag, letzte am Folgetag geben	30 min vor Zytostatikagabe Dexamethason, 8 mg langsam über 15 min i.v.; zusätzlich Ondansetron, 3mal 8 mg p.o. oder i.v.; 15 min vor, 4 und 8 h nach Chemotherapie; (alternativ einmal 3 mg Granisetron)	**Stark**

Hypothalamus				
Hormon	GHRH	TRH	CRH	LH-RH
Gehemmt durch	Somatostatin	Thyroxin	Kortisol	Östradiol
Unterfunktion	Minderwuchs	Tertiäre Hypothyreose	Tertiäre NNR-Insuffizienz	Kallmann-Syndrom, hypothalam. Amenorrhö, idiopath. Pubertas tarda
Stimulationstest	Insulintest, körperliche Belastung, Arginintest	Unbekannt	Insulintest (Metopirontest)	Clomiphentest
Hypophysenvorderlappen				
Hormon	STH (GH)	TSH	ACTH	LH, FSH
Stimuliert durch	GHRH	TRH	CRH	LH-RH
Gehemmt durch	Somatostatin	Thyroxin	Kortisol	Östradiol, Testosteron, Inhibin
Stimulationstest	GHRH-Test	TRH-Test	CRH-Test	LH-RH-Test
Unterfunktion	Bei Kindern: Minderwuchs	Sekundäre Hypothyreose	Sekundäre NNR-Insuffizienz	Sekundärer Hypogonadismus: Subfertilität, Oligo-/Amenorrhö, Impotenz, Pubertas tarda
Überfunktion	STH-sezernierendes HVL-Adenom; bei Kindern: Gigantismus; bei Erwachsenen: Akromegalie	TSH-sezernierendes HVL-Adenom: sekundäre Hyperthyreose	ACTH-sezernierendes HVL-Adenom: Morbus Cushing	Gonadotropin sezernierendes HVL-Adenom: Oligo-/Amenorrhö Impotenz
Effektordrüse	**Leber**	**Schilddrüse**	**Nebennieren**	**Ovarien, Hoden**
Hormon	Somatomedin C	Thyroxin, Trijodthyronin	Kortisol, NN-Androgene	Östradiol, Testosteron
Stimuliert durch	STH (GH)	TSH	ACTH	LH: Steroidsekretion FSH: Follikelreifung, Spermatogenese
Überfunktion	–	Primäre Hyperthyreose	Kortisolsezer. NN-Adenom	Testotoxikose (selten) Polyzystische Ovarien
Unterfunktion	Laron-Zwerge	Primäre Hypothyreose	Primäre NNR-Insuffizienz: Morbus Addison	Primärer Hypogonadismus, Menopause, Tuner-S. (♀: X0), Klinefelter-Syndrom (♂: XXY)
Hauptwirkung	Knochenwachstum	Energieumsatz	Immunmodulation Streßantwort	Östrogene: Feminisierung Androgene: Virilisierung Gonadotropine: Fertilität
Endoorganresistenz (selten)	Pygmäen	Partiell betr. nur HVL oder komplett (selten)	Sehr selten	Testikuläre Feminisierung (Reifenstein-Syndrom: 5α-Reduktase-Mangel)

Abkürzungen:

GHRH Wachstumshormonreleasing-Hormon;
TRH Thyreotropinreleasing-Hormon;
CRH Kortikotropinreleasing-Hormon;
LHRH Luteotropinreleasing-Hormon;
STH (GH) Wachstumshormon (Somatotropin);
TSH thyreotropes Hormon (Thyreotropin);
ACTH adrenokortikotropes Hormon (Kortikotropin);
LH luteinisierendes Hormon (Luteotropin);
FSH follikelstimulierendes Hormon

Drüse	HVL	HHL	Nebenschilddrüse	Thyroidale C-Zellen
Hormon	Prolaktin	AVP (ADH)	Parathormon (PTH)	Kalzitonin
Stimuliert durch	TRH	Osmolarität ↑, Hypovolämie	Kalzium ↓	Kalzium ↑, Gastrin
Gehemmt durch	Dopamin	Osmolarität ↓, Hypervolämie	Kalzium ↑	Kalzium ↓
Effekt	Laktation	Renale Wasserretention	Ossäre Kalziumfreisetzung	Ossäre Kalziumretention
Stimulationstest	TRH-Test	Durstversuch mit spezif. Uringewicht < 1020	—	Pentagastrintest
Unterfunktion	Laktationsstörung	Diabetes insipidus	Hypokalzämie, Tetanie	—
Überfunktion	Prolaktinom: ♀: Sterilität, Oligomenorrhö Galaktorrhö ♂: Impotenz, Hypogonadismus	SIADH: meist paraneoplastisch Syndrom der inappropriaten ADH-Sekretion (Ödeme, Hyponatriämie)	Hyperkalzämie (Nephrolithiasis, Pankreatitis, psychische Auffälligkeiten)	C-Zell-Karzinom der Schilddrüse, z. B. bei multipler endokriner Neoplasie (Diarrhö)

Abkürzungen:

HHL Hypophysenhinterlappen; HVL Hypophysenvorderlappen; **AVP** Arginin-Vasopressin; **ADH** antidiuretisches Hormon (Adiuretin); **TRH** Thyreotropinreleasing-Hormon

Drüse	Niere (juxtaglomerulärer Apparat)	Nebennierenrinde	Nebennierenrinde	Nebennierenmark Sympath. Ganglien
Hormon	Renin setzt proteolytisch Angiotensin frei	Aldosteron	DHEAS, DHEA, 17α-OH-Progesteron, Testosteron	Adrenalin (bes. in NNM), Dopamin, Noradrenalin
Stimuliert durch	Nierenperfusion ↓ Hyponatriämie	Angiotensin, (ACTH)	ACTH	Neuronale Kontrolle
Gehemmt durch	Hypernatriämie, Hypokaliämie	—	—	Neuronale Kontrolle
Effekt	Konstriktion der Arteriolen, Aldosteron ↑	Renaler Kaliumverlust, Natriumretention	Geringe androgene Wirkung	Kardiovaskulär
Stimulationstest	Furosemidtest, Captopriltest	(ACTH-Test)	ACTH-Test	Alle Stimulationstests sind obsolet
Überfunktion	Sekundärer Hyperaldosteronismus	Primärer Hyperaldosteronismus („Conn-Adenom")	Adrenogenitales Syndrom (komplett oder inkomplett)	Phäochromozytom, Paragangliom
Unterfunktion	Sehr selten	Oft bei primärer NNR-Insuffizienz (Morbus Addison)	—	Shy-Drager-Syndrom (sehr selten)

Abkürzungen:

ACTH adrenokortikotropes Hormon (Kortikotropin); **DHEA** Dehydroepandrosteron; **DHEAS** Dehydroepiandrosteron-Sulfat; NNM Nebennierenmark

ENDOKRINOLOGISCHE NORMALWERTE[a]

Plasmakonzentrationen Drüse u. Messung	Einheit	Normalwert		Anmerkungen, Normalwertangabe in SI-Einheiten u. Umrechnungsfaktor (UF)
Schilddrüse				
Gesamtthyroxin	µg/dl	4,5 – 12,0		nmol/l 60 – 160 (UF: · 12,9)
Gesamttrijodthyronin	ng/ml	0,45 – 2,0		pmol/l 0,6 – 3,0 (UF: · 1,54)
TBG	µg/ml	12,0 – 30,0		↑ bei Gravidität, Pille etc.
T4/TBG-Quotient	ml/dl	0,2 – 0,5		nmol/l 200 – 500
Freies Thyroxin direkt	ng/dl	0,8 – 2,4		pmol/l 10 – 31 (UF: · 12,9)
Freies Thrijodthyronin	pg/dl	230 – 660		pmol/l 3,5 – 10,2 (UF: · 0,0154)
TSH (basal)	U/l	0,3 – 4,0		
Thyreoglobulin-AK (TAK)	U/ml	< 500		
Mikrosomale AK (MAK)	U/ml	< 500		
TRAK (TSH-Rezeptor-AK)	U/l	< 5,0		
Thyreoglobulin	ng/ml	< 50		nach Ablation der Schilddrüse < 5
Nebenschilddrüse				
Parathormonpeptid 44–68	pg/ml	< 300		Beurteilung in Abhängigkeit von
Intaktes PTH	pg/ml	< 50		der Plasmakalziumkonzentration
Osteocalcin	ng/ml	3,0 – 16,0		Altersabhängigkeit! nmol/l 0,6–3,0
25-OH-Vitamin-D_3	ng/ml	15 – 120		nmol/l 40 – 300 (UF: · 2,5)
1,25-diOH-Vitamin-D	pg/ml	25 – 45		pmol/l 60 – 110 (UF: · 2,4)
Nebenniere				
Kortisol	µg/dl	5,0 – 25,0		nmol/l 140 – 700 (UF: · 27,6)
ACTH	pg/ml	< 100		pmol/l < 25 (UF: · 0,23)
CBG (Transkortin)	µg/ml	30 – 50		↑ In der Schwangerschaft
Dehydroepiandrosteron	ng/ml	< 10		nmol/l < 35 (UF: · 3,47)
DHEA-Sulfat	ng/ml	< 5000		µmol/l < 13 (UF: · 0,0026)
17-α-OH-Progesteron	ng/dl	< 150		nmol/l < 4,5 (UF: · 0,03)
11-Desoxy-Cortisol	ng/ml	< 10		nmol/l < 30 (UF: · 2,9)
Aldosteron	pg/ml	< 120		pmol/l < 330 (UF: · 2,77)
Plasmareninaktivität	ng/ml/h	0,2 – 2,0		Ruhewerte (liegend), Anstieg durch Orthostase, Diuretika, salzarme Kost
Noradrenalin	ng/l	< 500		pmol/l < 3000 (UF: · 5,91)
Adrenalin	ng/l	< 120		pmol/l < 700 (UF: · 5,46)
Dopamin	ng/l	< 120		pmol/l < 800 (UF: · 6,53) ↑↑ Durch Streß und Orthostase!!
Gonaden		Männer	Frauen	Männer Frauen
Testosteron	ng/ml	> 3,0	< 1,0	nmol/l > 10 < 3 (UF: · 3,47)
SHBG	µg/ml	6–16	12–23	Anstieg in der Schwangerschaft!
Östradiol (E2)	pg/ml	< 60	> 40	pmol/l < 200 > 150 } In der 2. Zyklus-
Östron (E1)	pg/ml	< 80	> 40	pmol/l < 300 > 150 } phase Anstieg ca.
Gesamtöstrogene	pg/ml	< 120	> 80	nmol/l < 8 > 5 } auf das Doppelte
Progesteron	ng/ml		6–20	nmol/l 20–100 in 2. Zyklusphase
LH	U/l	< 15	< 15	periovulatorisch kurzzeitig stark ↑
FSH	U/l	< 10	< 10	
Prolaktin	ng/ml	< 20	< 25	↑↑ Bei Streß (z. B. Blutabnahme)!
Stoffwechsel				
Wachstumshormon (STH)	ng/ml	< 5,0		↑ Durch Streß und körperliche Belastung
Insulin	U/l	10,0 – 30,0		Nüchternwert
C-Peptid	ng/ml	1,5 – 5,0		pmol/l 0,6 – 1,3 Nüchternwert
Glukagon	pg/ml	< 100		Nüchternwert
Gastrin	pg/ml	< 100		Zollinger-Ellison-Syndrom > 300 pg/ml
Urinbestimmungen (Urinmessungen sind Plasmabestimmungen als Screening überlegen!)				
Kortisolausscheidung	µg/24 h	< 75,0		Wichtig bei Vd. auf Cushing-Syndrom
Aldosteronausscheidung	ug/24 h	< 14,0		Wichtig bei Vd. auf Conn-Syndrom
C-Peptid	nmol/24 h	< 25,0		Wichtig bei Vd. auf Insulinom
Vanillinmandelsr. (VMS)	mg/24 h	< 7,0		Störanfällig, besser:
Noradrenalin	ug/24 h	< 40,0		Eindeutig pathologisch > 100,0 ug/24 h
Adrenalin	ug/24 h	< 16,0		Eindeutig pathologisch > 50,0 ug/24 h
Dopamin	ug/24 h	< 430,0		Eindeutig pathologisch > 500,0 ug/24 h

[a]Laborinterne Unterschiede beachten.

11

Indikation, Durchführung, Meßanforderung und Normalbereiche

TRH-Test

I: Vd. Grenzwerthyperthyreose
Vd. Grenzwerthyperthyreose
D: 1 Amp. TRH (200 µg) i.v.

M:				
0 min	TSH	>0,2	< 4,0	U/l
30 min	TSH	>2,0	<25,0	U/l

LHRH-Test

I: Vd. und DD hypogonadotroper Hypogonadismus
D: 1 Amp. LH-RH (100 µg) i.v.

M:				
0 min		LH	....	FSH
30 min	(*2)	LH	....	FSH

CRH-Test

I: DD von Cushing-Syndrom und sek. NNR-Insuffizienz
D: 1 Amp. CRH (100 µg) i.v.

M:				
0 min		ACTH		Cort
15 min	....	ACTH	.....	Cort
30 min	>25	ACTH	>15	Cort
45 min	....	ACTH	.....	Cort
60 min	pg/ml	ACTH	µg/dl	Cort

GHRH-Test

I: DD des Minderwuchses
D: GHRH (1 µg/kg) i.v.

M:		
0 min		STH
15 min	......	STH
30 min	>5 ng/ml	STH
45 min	......	STH
60 min	......	STH

Dexamethasonbremstest

I: 1. Vd. auf Cushing-Syndrom
2. Vd. auf androgensezernierenden NN-Tumor
D: 2 mg Dexamethason p.o. um 23 Uhr (3 mg bei >70 kg)
M: am Folgemorgen (8–9 Uhr)
ad 1. <5 µg/dl Cortisol
ad 2. ↓↓ DHEA, Testosteron

Synacthentest

I: 1. Vd. auf NNR-Insuffizienz
2. Vd. auf adrenogenitales Syndrom (evtl. Heterozygotie)
D: 250 mg Synacthen i.v.

M:	Cortisol (ad 1. u. 2.)	17α-OH-Prog (ad 2.)
0 min		
60 min	>20 µg/dl	<260 ng/dl
120 min	.....	....

Insulinhypoglykämietest

I: 1. Vd. sek. NNR-Insuffizienz
2. Vd. Wachstumshormonmangel
3. Vd. Pseudo-Cushing-Syndrom
D: 0,15 IU Altinsulin/kg i.v.

M: min	BZ	ACTH	Cortisol	/	STH (ad 2.)
0				/	
15		....	....	/	....
30	<2,0	>100	>20	/	>5
45		....	....	/	....
60				/	
90		....	....	/	....
120	mmol/l	pg/ml	µg/dl	/	ng/ml

Kombinierter Hypophysentest (ohne Insulinhypoglykämie)

I: Überprüfung aller HVL-Funktionen
D: gleichzeitig i.v. je 1 Amp. LHRH u. TRH u. CRH

M: min	LH	TSH	PRL	ACTH	Cort	evtl. STH
0						
15	--	--	--	.....	.....	.....
30	(*2)	>2,0	↑↑	>25	>15	>5
45	--	--	--	.....	.....	.....
60	--	U/l	--	pg/ml	µg/dl	ng/ml

Kombinierter Hypophysentest (mit Insulinhypoglykämie)

I: Überprüfung aller HVL-Funktionen u. z. T. der hypothalamischen Steuerung
D: gleichzeitig i.v. je 1 Amp. LH-RH u. TRH u. 0,15 IU Altinsulin/kg i.v.

M: min	LH	TSH	PRL	BZ	ACTH	Cort	STH
0							
15	--	--	--		....	....	....
30	(*2)	>2,0	↑↑	<2,0	>100	>20	>5
45	--	--	--		....	....	....
60	--	--	--				
90	--	--	--	mmol/l	....	....	....
120	--	U/l	--		....	....	....

Abkürzungen:

I	Indikation, Fragestellung
D	Durchführung
M	Zeitpunkt der Blutabnahme obligate Messung
XYZ	als normal zu wertendes Resultat
(*2)	normwertig ist eine Verdopplung
.....	fakultative Messung (erhöht im Einzelfall Aussagekraft)

Blutabnahme:

5 ml Heparinblut/Hormonmessung
5 ml EDTA-Blut auf Eis/ACTH-Messung

	Hyperthyreose	Hypothyreose
Ätiologie u. Differentialdiagnose	Immunthyreopathie (z. B. M. Basedow), autonomes Adenom, Thyroxinintoxikation Selten: TSH-sez. HVL-Adenom, Schilddrüsenkarzinom	Immunthyreopathie, Strumektomie, Radiojodtherapie, Jodmangel, HVL-Insuffizienz
Symptome (im höheren Lebensalter oft monosymptomatisch!)		
Allgemein	Metabolismus ↑ Gewicht ↓, Hunger ↑, Wärmeintoleranz, Schwitzen	Metabolismus ↓ Gewicht ↑, Appetit ↓ Kälteintoleranz Hypothermie
Haut	Warm, feucht	Kühl, trocken, aufgedunsenes Gesicht, geschwollene Zunge, Myxödem über Tibiae
Haar	Fein, Effluvium	Grob, struppig
Augen	evtl. Orbitopathie mit Exophthalmus und Lidretraktion	Verquollene Lider (Orbitopathie ebenfalls möglich)!
Neurologie u. Psychiatrie	Feinschlägiger Tremor Reflexe ↑, Motorik ↑ Schlafstörungen Unruhe, Psychose	Karpaltunnelsyndrom Reflexe ↓, Motorik ↓ Starkes Schlafbedürfnis Apathie, Lethargie
Kreislauf	Palpitationen, supraventrikuläre Tachykardie, Tachyarrhythmia absoluta, RR ↑ (RR-Amplitude ↑)	Bradykardie, Herzinsuffizienz, Perikarderguß, RR ↓
Atmung	evtl. Tachypnoe	Respir. Insuffizienz
Magen-Darm	Diarrhö	Obstipation
Mammae	♂: Gynäkomastie	♀: Galaktorrhö
Gonaden	♀: Oligomenorrhö	♀: Oligomenorhö, Subfertilität
Labor	↑: T_4, T_3, FT_4 ↓: TSH (außer bei sekundärer Form) TRH-Test: negativ	↓: T_4, T_3, FT_4 ↑: TSH (außer bei sekundärer Form) TRH-Test: überschießend
zur DD	Anamnese, Messung von TAK, MAK, TRAK, SD-Szintigraphie SD-Sonographie	Anamnese, Messung von TAK, MAK, TRAK
Therapie	Thyreostatika, SD-Operation, Radiojodtherapie	Substitution von Thyroxin (T_4)

Abkürzungen:

TAK Thyreoglobulinantikörper;
TRAK TSH-Rezeptor-Antikörper;
TRH Thyreotropinreleasing-Hormon;
T_4 Thyroxin;
MAK mikrosomale Antikörper;
TSH SD-stimulierendes Hormon;
T_3 Trijodthyronin;
FT_4 freies (nicht an TBG gebundenes) Thyroxin

11

Unterfunktion Morbus Addison	Überfunktionen Hyperkortisolismus	Überfunktionen Hyperaldosteronismus	Fehlfunktion Adrenogenitales Syndrom
	Ätiologie und Differentialdiagnose		
Autoimmun-KH >80% Tuberkulose <10% Adrenalektomie, Metastasen <10% DD: NNR-Atrophie nach Gluko- kortikoidtherapie	**Primär** (ACTH ↓) NNR-Adenom <20% NNR-Karzinom <10% **Sekundär** (ACTH ↑) Ektope ACTH- Sekretion <10% ACTH-sezern. Hypophysenadenom (M. Cushing) >65%	**Primär** (Renin ↓) NNR-Adenom (Morbus Conn) 80% NNR-Hyperplasie 15% NNR-Karzinom 5% **Sekundär** (Renin ↑) Unter Diuretika, bei Nierenarterien- stenose, Leberzirrhose, Herzinsuffizienz etc.	21-Hydroxylase- Defekt >90% 11β-Hydroxylase- Defekt selten 3β-Hydroxysteroid- Dehydrogenase- Defekt selten 17α-Hydroxylase- Defekt selten
	Symptomatik		
Müdigkeit Schäche, Gewicht ↓, Anorexie, Erbrechen, Hypotonie, Salzhunger	Stammfettsucht, Mondgesicht, Büffelnacken, Hypertonie, Osteoporose, Ekchymosen, Psychose	Hypertonie (bes. diastolisch), Muskelschwäche, Polyurie, Ödeme	♀: Virilisierung, Hirsutismus, Oligomenorrhö NNR-Insuffizienz ♂: Pubertas praecox, NNR-Insuffizienz
	Labor		
↑: ACTH, Renin, Kalium, ↓: Kortisol, pH, Natrium, BZ	↑: Kortisol Hb, BZ, pH ↓: Kalium	↑: Aldosteron, pH ↓: Kalium	↑: 17α-Hydroxy- Progesteron, ACTH, Renin ↓: Kortisol

1. Stufe: Klinischer Verdacht

Procedere: Suche nach typischen körperlichen Symptomen (s. Tabelle S. 246)

Anamnese: Ausschluß eines iatrogenen Cushing-Syndroms

2. Stufe: Bestätigung der Diagnose „Cushing-Syndrom"

Tests:
1. Urinkortisol ↑ (>100 µg/24 h)
2. morgentliches Plasmakortisol nach vorabendlicher Einnahme von 2 mg Dexamethason p.o. ↑ (>5 µg/dl)

3. Stufe: Differentialdiagnostik des „Cushing-Syndroms"

A ACTH-sezernierendes Hypophysenadenom (Morbus Cushing)

Tests:
1. Plasma-ACTH (Abnahme auf Eis!) normal – ↑
2. ACTH- und Kortisolantwort im CRH-Test vorhanden
3. Suppression des Urinkortisols in den Normbereich nach Gabe von 2 mg Dexamethason alle 6 h über 48 h („Liddle-Test")
4. Kernspintomographischer Nachweis eines Hypophysenadenoms (nur bei 50–70% positiv)
5. ACTH-Gradient >1,4 zwischen Sinus petrosus inferior und peripherer Vene (Reservediagnostik)

B Kortisolsezernierendes Nebennierenadenom oder -karzinom

Tests:
1. Plasma-ACTH (Abnahme auf Eis!) normal – ↓
2. keine ACTH- oder Kortisolantwort im CRH-Test
3. negativer „Liddle-Test"
4. Nachweis eines Nebennierentumors mittels Sonographie oder CT. Karzinome sind normalerweise groß (>>4 cm), Adenome sind klein (<4 cm). Cave: Der Nachweis eines adrenalen Tumors schließt ein Hypophysenadenom nicht aus!

C Cushing-Syndrom bei paraneoplastischer ACTH-Sekretion

Tests:
1. Plasma-ACTH (Abnahme auf Eis!) ↑ – ↑↑
2. keine ACTH- und Kortisolantwort im CRH-Test
3. negativer „Liddle-Test"
4. Nachweis eines Karzinoids, Bronchialkarzinoms, Phäochromozytoms oder medullären Schilddrüsenkarzinoms z. B. mittels Sonographie, CT etc.
5. ACTH-Gradient <1,4 zwischen Sinus petrosus inferior und peripherer Vene (Reservediagnostik)

4. Stufe: Therapie

ad A: transsphenoidale Exstirpation des HVL-Adenoms

ad B: unilaterale Adrenalektomie, bei metastasierendem Karzinom Mitotane-Therapie

ad C: Operation des Tumors, evtl. Chemotherapie, evtl. palliativ bilaterale Adrenalektomie

Ausgefallenes Hormon	Substitutions-therapie	Präparat	Therapieziel, Kontrollparameter
ACTH	Hydrocortison 25–30 mg/d		Hierdurch komplette Substitution
STH (GH)	Rekombinantes menschliches GH		Nur bei Kindern durch Spezialisten
TSH	L-Thyroxin 50–150 μg/d		Dosierung nach klinischem Bild
LH, FSH	♀: HMG, dann HCG, bis Gravidität ♂: HCG plus HMG, ca. 3–6 Monate		HCG-, HMG-Therapie durch Spezialisten Nur wenn Fertilität gewünscht, andernfalls ♂: Testosteron, ♀: Östrogene und Gestagene
ADH (AVP)	Desmopressin 0,05–0,2 ml, 1–2 mol/d intranasal		Dosis nach Trinkmenge und Urinvolumen
Prolaktin	–		Keine Substitution
Thyroxin	L-Thyroxin 50–150 μg/d		TSH sollte im Normbereich liegen
PTH	Dihydrotachysterol 0,5–1,5 mg/d oder 1,25-OH-Vit. D 0,5–2,0 mg/d		Plasmakalzium sollte im unteren Normbereich liegen
Kalzitonin	–		Keine Substitution
Kortisol	Hydrocortison 25–30 mg/d		Keine Kontrolle von ACTH oder Kortisol!
Aldosteron	Fludrocortison 0,1–0,3 mg/dl		Kontrolle von RR und Reninaktivität
NN-Androgene	–		Keine Substitution
Katecholamine	–		Keine Substitution
Testosteron	Testosteron-Önanthat, 250 mg alle 3–4 Wochen i.m.		Keine Kontrolle von LH, FSH, Testosteron erforderlich!
Östrogene	Konjug. Östrogene 0,6–1,25 mg/d		Östrogene immer nur in Kombination mit Gestagenen substituierten (sonst Karzinomrisiko ↑)
Gestagene	z. B. Medrogeston 5 mg/d (Tag 15–24)		

Thyreotoxische Krise	1. Flüssigkeits-, Elektrolytausgleich 2. Substratangebot (Glukose) 3. Temperatursenkungen (physikalisch), Antipyretika [keine Salizylate]) 4. O_2 5. Thiamazol, 40 mg i.v. initial, 120 mg i.v./24 h 6. Hydrocortison, 300 mg i.v. initial, dann 100 mg i.v./8 h 7. Insbesondere bei jodinduzierten Formen: innerhalb von 24 h fast totale Thyreoidektomie 8. Plasmapherese (wenn möglich)
Myxödemkoma	1. Beseitigung der Hypoventilation, ggf. Intubation und Beatmung 2. Hypothermiebehandlung mit Decken (cave periphere Vasodilatation) 3. T_3, 100 µg i.v./12 h, dann 25 µg/12 h oder T_4, 400 µg i.v./d am 1. Tag, dann 100 µg/d i.v. 4. Hydrocortison, 100 mg/6 h i.v. 5. Vorsichtiger Flüssigkeits- und Elektrolytausgleich (Hyponatriämie; cave: Überwässerung) 6. Dobutamin bei Herzinsuffizienz 7. Evtl. antibiotische Abdeckung
Addison-Krise	1. Hydrocortison, 100 mg i.v. als Bolus, dann 100 mg Hydrocortison/8 h kont. i.v. 2. Rehydratation mit 0,9 %igem NaCl und Glukose i.v.; ca. 20 % des Extrazellulärvolumens am 1. Tag Cave: Herzinsuffizienz
Hyperkalzämische Krise	1. Infusion von 200–300 ml 0,9 %igem NaCl/h 2. Furosemid, 80–200 mg/12 h nach Diurese 3. Elektrolytsubstitution 4. Calcitonin, 200 IE/8 h i.v. oder s.c. (cave Phosphat- oder EDTA-Gaben) 5. Bei Hyperparathyreoidismus als Ursache: Op. 6. Bei Therapieresistenz ggf. Hämodialyse
Hypokalzämische Krise	1. Calciumgluconat, 20 ml 10 %ig i.v., ggf. dann 50 ml in 500 ml 0,9 %igem NaCl als Infusion 2. Später orale Kalziumtherapie und/oder Vitamin D
Hypertensive Krise	1. Nifedipin, Nitroglycerin oder Nitroprussid-Natrium i.v. (Dosis nach Wirkung) bei unklarer Genese 2. Phentolamin, 0,25–1 mg/min i.v. kontinuierl. bei bekanntem Phäochromozytom 3. Übliche Therapie bei Herzrhythmusstörungen

Generic name	Biolog. Halbwertszeit	Relative Potenzen		Äquivalenzdosen in mg[a]				
		Anti-inflammatorisch Glukokortikoidwirkung	Natriumretention Mineralokortikoidwirkung					
Cortison	Kurz 8–12 h	0,8	0,8	25	50	100	200	500
Cortisol (Hydrocortison)		1	1	20	40	80	160	400
Fludrocortison		10	125	5	10	20	40	100
Prednison/ Prednisolon	Mittel 12–36 h	4	0,8	5	10	20	40	100
Methylprednisolon		5	0,5	4	8	16	32	80
Triamcinolon		5	0	4	8	16	32	80
Paramethason	Lang 36–72 h	10	0	2	4	8	16	40
Dexamethason		20	0	1	2	4	8	20
Betamethason		25	0	0,75	1,5	3	6	15

Quellen: Haynes RC, Murad F (1985) Adrenocortical steroids: In: Goodman-Gilman A, Goodman LS, Rall TW, Murad F (eds) The pharmacological basis of therapeutics, 7th edn. Macmillan, New York
Kaiser H (1977) Cortisonderivate in Klinik und Praxis. Thieme, Stuttgart, 1977
[a] Bezogen auf die angegebene biologische Halbwertszeit, d. h. 1 mg Dexamenthason/48 h entspricht ungefähr 4 · 25 mg Hydrocortison/48 h oder 2 · 5 mg Prednison/48 h.

Klassifikation der renalen Osteophatie (Nach Delling)

Typ	Morphologie	Ursache
I	Fibroosteoklasie	Sekundärer Hyperparathyreoidismus
II	Osteoidose	Mineralisationsstörung
III	Fibroosteoklasie und Osteoidose	Sekundärer Hyperparathyreoidismus und Mineralisationsstörung
a	Reduzierter Spongiosalumbau	Aktivität
b	Normaler oder erhöhter Spongiosaumbau	Aktivität
c	Stark erhöhter Spongiosaumbau	Aktivität
–	Osteopenie	
+	Osteosklerose	

Typen der multiplen endokrinen Neoplasie (MEN)

(Feststellung einer der Erkrankungen erfordert Ausschluß der anderen)

Typ	Erkranktes Organ	Erkrankung
I	Nebenschilddrüsenadenome und Pankreastumoren und Hypophysenadenome	Primärer Hyperparathyreoidismus Gastrinom, Insulinom, Vipom etc. Akromegalie, Prolactinom, M. Cushing
IIa	Schilddrüsenkarzinom und Nebennierenmarktumoren und NSD-Adenome	(medulläres) C-Zell-Karzinom (bilaterale) Phäochromozytome Primärer Hyperparathyreoidismus
IIb	Schilddrüsenkarzinom und Nebennierenmarktumoren und Schleimhautneurome	(medulläres) C-Zell-Karzinom (bilaterale) Phäochromozytome (intestinale) Ganglioneuromatose [Megakolon bei Morbus Hirschsprung]

A Manifester Diabetes mellitus
- Typ I: insulinabhängiger Diabetes (IDDM)
- Typ II: insulinunabhängiger Diabetes (NIDDM)
  - Typ IIa: ohne Adipositas
  - Typ IIb: mit Adipositas
- MODY-Diabetes: (dominant-vererbter insulinunabhängiger Diabetes junger Menschen)

B Gestationsdiabetes

C Pathologische Glukosetoleranz

D Sekundärer Diabetes
- Bei Pankreaserkrankungen (Pankreatitis, postoperativ etc.)
- Bei Endokrinopathien (Hyperkortisolismus, Akromegalie etc.)
- Durch toxische Einflüsse (Medikamente etc.)
- Bei genetischen Syndromen (Insulinrezeptoranomalien etc.)

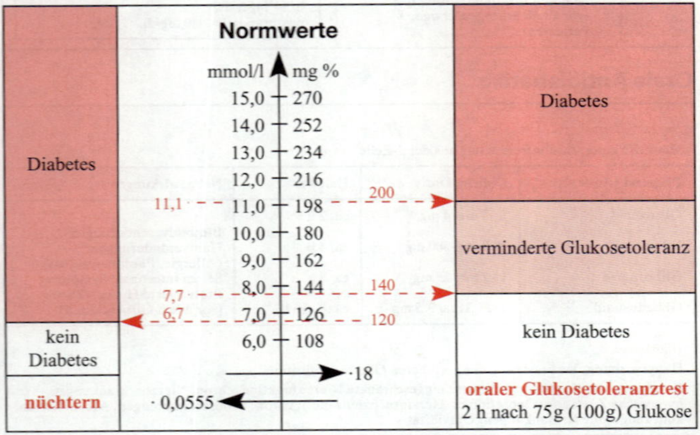

Gestationsdiabetes	
Glucosetoleranztest	Screening:
nü: > 90 mg/dl > 5,0 mmol/l und 1 h > 190 mg/dl > 10,6 mmol/l oder 2 h > 160 mg/dl > 8,9 mmol/l	1 h nach 50 g Glucose unabhängig von Tageszeit oder Mahlzeiten > 140 mg/dl > 7,8 mmol/l = Verdachtsdiagnose

Angaben nach:

- National Diabetes Data Group (1979) Diabetes 28:1039–57
- American Diabetes Association (1985) Diabetes 34 (Suppl. 2):123–6
- WHO Expert Committee on Diabetes mellitus. WHO Tech Rep Ser 1980; 646:9
- Mehnert H (1990) Stoffwechselkrankheiten, 4. Aufl. Thieme, Stuttgart

Typ I	– Insulinsubstitution – Anpassung der Ernährung	**Diät** Ausgewogene Energiebilanz, Reduktionskost bei Übergewicht 1. Verteilung der Kohlenhydrataufnahme auf mehrere (5–7) Mahlzeiten über den Tag 2. Meiden schnell resorbierbarer Kohlenhydrate (KH) (zuckerfreie Kost etc.) 3. Berechnung der Kohlenhydrataufnahme und Austausch nach Broteinheiten (1 BE = 12 g KH), ggf. unter Berücksichtigung des glykämischen Index (Blutzuckerwirksamkeit der KH) **Gestationsdiabetes:** Insulinbehandlung, wenn nicht unter Diät in 14 Tagen BZ postprandial < 140 mg/dl.
Typ II	1. Diätbehandlung – ggf. Gewichtsreduktion (evtl. plus Resorptionsverzögerer bei postprandialen Blutzuckerspitzen) 2. Diät + Sulfonylharnstoffe 3. Diät + Sulfonylharnstoffe + Biguanide (vor allem adipöse Patienten, Biguanidmonotherapie?) 4. Diät + Kombinationstherapie (Sulfonylharnstoffe und Insulin) oder Diät und Insulinmonotherapie (vor allem normgewichtige Patienten)	

Orale Antidiabetika

Sulfonylharnstoffe

Hauptwirkung: Insulinfreisetzung aus der β-Zelle

Präparat (Auswahl)	Übliche Dosis	Halbwertszeit	Nebenwirkungen
Glisoxepid	1–3 mal 4 mg	ca. 2 h	Blutbildveränderungen Hautveränderungen (Allergie, Photodermatose) Selten intestinale Symptome Protrahierte Hypoglykämie (vor allem Glibenclamid)
Tolbutamid	1–2 mal 500 mg	ca. 4 h	
Glibornurid	1–2 mal 25 mg	ca. 8 h	
Glibenclamid	1/2–3 mal 3,5 mg	ca. 8–16 h	

Biguanide

Hauptwirkung: Verbesserung der peripheren Glukoseutilisation

Beachtung von Kontraindikationen: eingeschränkte Nierenfunktion, chron. Nierenerkrankungen, hypoxische Zustände (Operationen, Herzinsuffizienz etc.), chron. Lebererkrankungen, Alkoholismus, konsumierende Erkrankungen, Gravidität

Präparat	Übliche Dosis	Halbwertszeit	Nebenwirkungen
Metformin	1–2 mal 500 mg	ca. 2 h	(mögliche Laktazidose!) Intestinale Symptomatik

Resorptionsverzögerer

(α-Glucosidase-Hemmer)

Hauptwirkung: Verzögerung der enteralen Kohlenhydrataufnahme; mögliche Ergänzung zur Diätbehandlung

Präparat	Übliche Dosis	Halbwertszeit	Nebenwirkungen
Acarbose	1–3 mal 50 mg	Praktisch keine Resorption	Intestinale Symptomatik

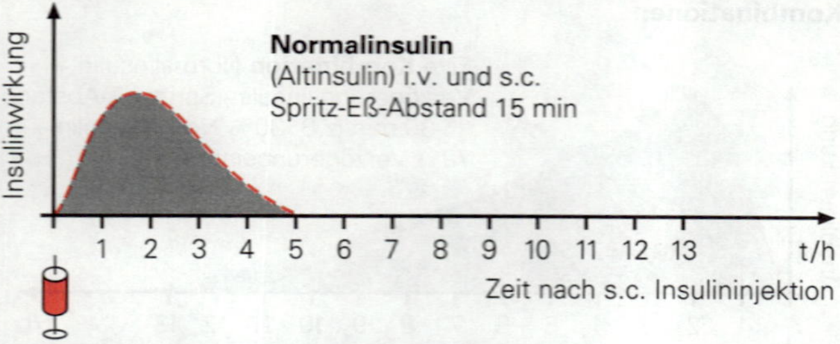

Insulinpräparate (Auswahl)
U 40 (1 ml: 40 E)
(verschiedene Präparate
auch als U 100 Insulin
[1 ml: 100 E] für „Insulinpen")
(H) Humaninsulin
(S) Schweineinsulin
(R) Rinderinsulin

H-Insulin Hoechst	(H)	– Hoechst
Huminsulin Normal	(H)	– Lilly
Insulin Actrapid HM	(H)	– Novo
Insulin Velasulin Human	(H)	– Nordisk
Insulin Hoechst	(R)	– Hoechst
Insulin S Hoechst	(S)	– Hoechst
Insulin Velasulin	(S)	– Nordisk
Insulin SNC	(S)	– Berlin Chemie

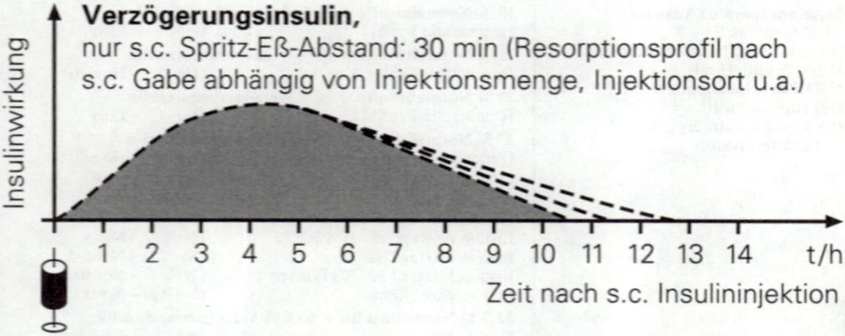

Insulinpräparate (Auswahl)
U 40 (1 ml: 40 E)
(verschiedene Präparate
auch als U 100 Insulin
[1 ml: 100 E] für „Insulinpen")
(H) Humaninsulin
(S) Schweineinsulin
(R) Rinderinsulin

NPH-Insuline (Protamin-Insulin-Kristall (trüb)		
Basal-H-Insulin Hoechst	(H)	– Hoechst
Huminsulin Basal	(H)	– Lilly
Insulin Insulatard	(S)	– Nordisk
Insulin Insulatard Human	(H	– Nordisk
Insulin Protaphan	(H)	– Novo
Neutrale Insulin-Zink-Suspension (trüb)		
Insulin Monotard HM	(H)	– Novo
L Insulin SMC	(S)	– Berlin Chemie
Surfeninsulin (Insulin-Surfen-Komplex) (klar)		
Depot-Insulin Hoechst	(R)	– Hoechst
Depot-Insulin S	(S)	– Hoechst
B Insulin S	(S)	– Berlin Chemie
B Insulin	(S+R)	– Berlin Chemie

12

Kombinationen

Fixe **Kombination** Normalinsulin + Verzögerungsinsulin, Spritz-Eß-Abstand 15-30 min (z.B. 30% Normalinsulin + 70% Verzögerungsinsulin)

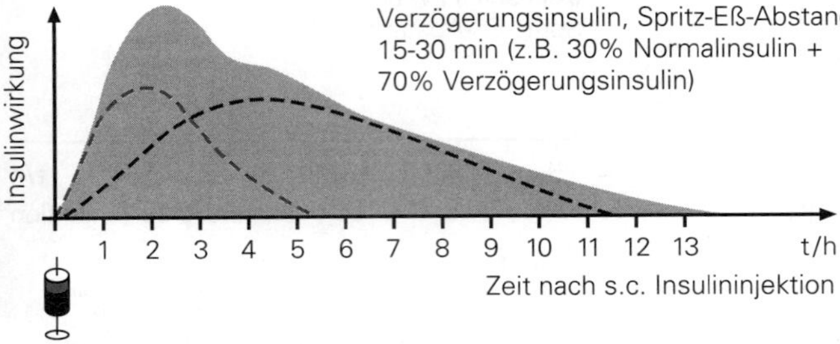

------ Wirkung von Normalinsulin
------ Wirkung von Verzögerungsinsulin
Gesamtwirkung

Insulinpräparate (Auswahl)
U 40 (1 ml: 40 E)
(verschiedene Präparate auch als U 100 Insulin [1 ml: 100 E] für „Insulinpen")
(H) Humaninsulin
(S) Schweineinsulin
(R) Rinderinsulin

10 % Normalinsulin + 90 % Verzögerungsinsulin		
Huminsulin Profil I	(H)	– Lilly
15 % Normalinsulin + 85 % Verzögerungsinsulin		
Depot-H15-Insulin Hoechst	(H)	– Hoechst
20 % Normalinsulin + 80 % Verzögerungsinsulin		
Huminsulin Profil II	(H)	– Lilly
25 % Normalinsulin + 75 % Verzögerungsinsulin		
Depot-H-Insulin Hoechst	(H)	– Hoechst
Insulin Novo Rapitard	(S+R)	– Novo
30 % Normalinsulin + 70 % Verzögerungsinsulin		
Huminsulin Profil III	(H)	– Lilly
Insulin Actraphane HM 30/70	(H)	– Novo
Insulin Mixtard 30/70	(S)	– Nordisk
Insulin Mixtard 30/70 Human	(H)	– Nordisk
Insulin Novo Lente	(S+R)	– Novo
33,3 % Normalinsulin + 66,6 % Verzögerungsinsulin		
Komb-Insulin	(R)	– Hoechst
Komb-Insulin S	(S)	– Hoechst
40 % Normalinsulin + 60 % Verzögerungsinsulin		
Huminsulin Profil IV	(H)	– Lilly
50 % Normalinsulin + 50 % Verzögerungsinsulin		
Insulin Mixtard 50/50 Human	(H)	– Nordisk
Insulin Mixtard 50/50 (Initard)	(H)	– Nordisk
Komb-H-Insulin Hoechst	(H)	– Hoechst

Langwirkende Insuline, große Variabilität der Wirkdauer, nur s.c., Spritz-Eß-Abstand 30 min

Insulinpräparate (Auswahl) U 40 (1 ml: 40 E)
(H) Humaninsulin (S) Schweineinsulin (R) Rinderinsulin

Insulin Novo Ultralente	(R)	– Novo
Insulin Ultratard HM	(H)	– Novo
Berlinsulin	(R)	– Berlin Chemie

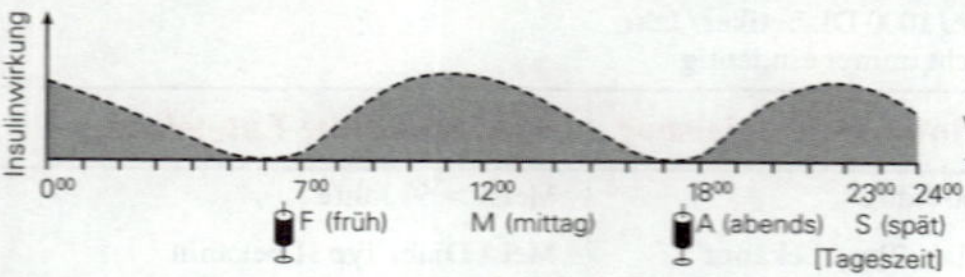

Verzögerungsinsulin morgens
+ Verzögerungsinsulin abends

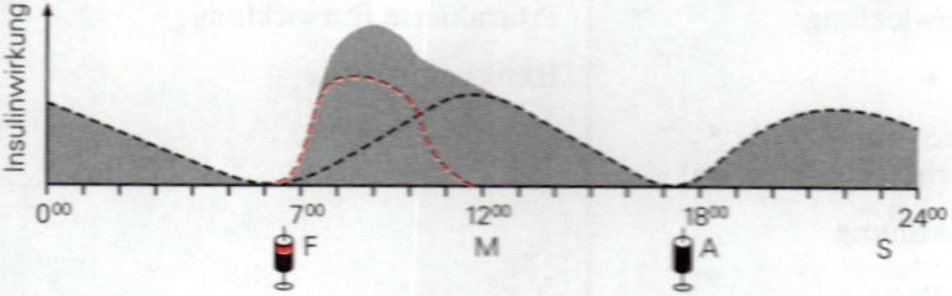

Mischinsulin morgens
+ Verzögerungsinsulin abends

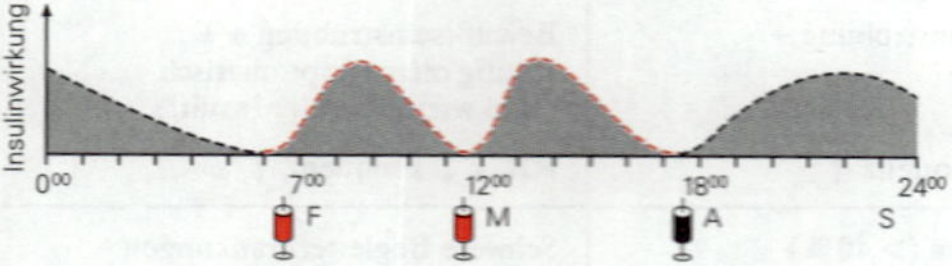

Normalinsulin morgens
+ Normalinsulin mittags
+ Verzögerungsinsulin abends

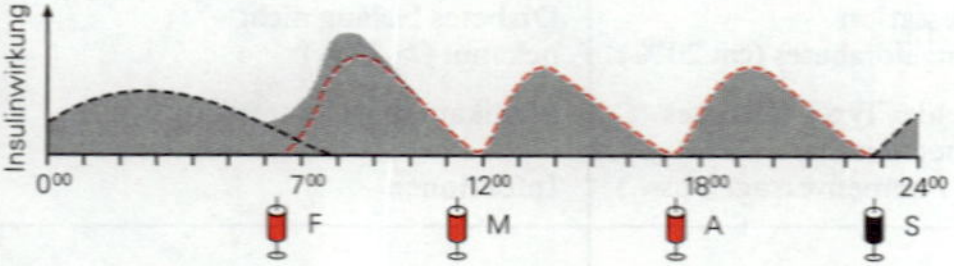

Normalinsulin morgens
+ Normalinsulin mittags
+ Normalinsulin abends
+ Verzögerungsinsulin spät

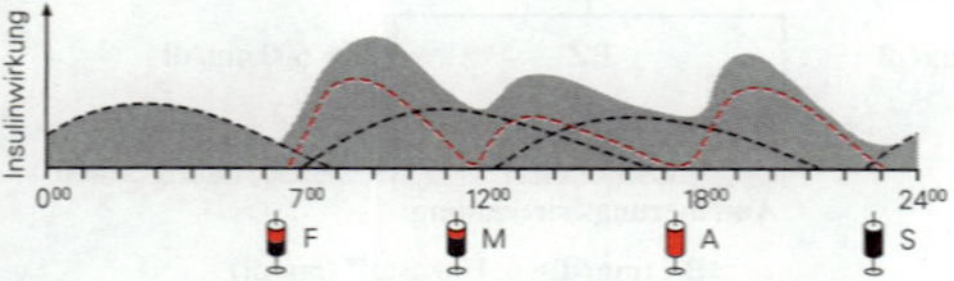

Normalinsulin +
Verzögerungsinsulin morgens
+ Normalinsulin +
Verzögerungsinsulin mittags
+ Normalinsulin abends
+ Verzögerungsinsulin spät

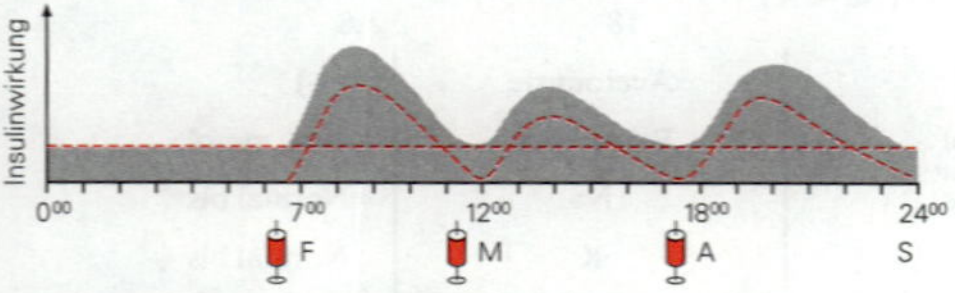

Insulinpumpe
Kontinuierliche subkutane
Insulininjektion
+ 3mal Bolusgabe
eines Normalinsulins

- - - - - Wirkung von Normalinsulin (rot gestrichelt)
- - - - - Wirkung von Verzögerungsinsulin
▬▬ Gesamtwirkung

COMA DIABETICUM I

Häufigkeit: ca. 3–5 Fälle/1000 Diabetiker/Jahr
Zuordnung zur Form nicht immer eindeutig

	Ketoazidotische Entgleisung	Hyperosmolare Entgleisung
Klinik	Meist < 60 Jahre	Meist > 60 Jahre
	Häufig Diab. Typ I bekannt	Meist Diab. Typ II bekannt
	Rasche Entwicklung	Protrahierte Entwicklung
	Exsikkose +	Exsikkose ++
	Intestinale Symptomatik (Pseudoperitonitis diabetica)	
	Kußmaul-Atmung	
	Acetonfötor	
	Bewußtseinstrübung +	Bewußtseinstrübung ++ Häufig oligosymptomatisch (Bild wie zerebraler Insult!)
	RR ↓ Frequenz ↑	RR ↓ ↓ Frequenz ↑
Auslösende Faktoren	Infektionen (> 40 %)	Schwere Begleiterkrankungen (kardiovaskulär usw.)
	Erstmanifestation Insulinmangeldiabetes (ca. 20 %)	Diabetes bislang nicht bekannt (> 20 %)
	Therapiefehler Typ-I-Diabetes (einschl. „technischer Defekte", Pumpenversagen usw.)	Medikamente (Diuretika)
		Infektionen

Typische Laborkonstellation

300–800 mg/dl	BZ	> 600 mg/dl
< 7,2	pH	> 7,2
310–330	Osmolalität	> 330, häufig > 400

Annäherungsberechnung:

$$2 \cdot (Na + K) + \frac{BZ\ (mg/dl)}{18} + \frac{Harnstoff\ (mg/dl)}{2{,}8}$$

++	Acetonurie	(+)
< 10 mmol	Bikarbonat	> 10 mmol
Normal bis ↓	Na	Normal bis ↑
Normal bis ↑	K	Normal bis ↓

Ketoazidotische Entgleisung		Hyperosmolare Entgleisung

Therapie

1. Ausgleich des Flüssigkeitsdefizits
(Gesamtdefizit ca. 10–15% des Körpergewichts)

	Ketoazidotische Entgleisung	Hyperosmolare Entgleisung
Initial	1000 ml NaCl, 0,9%ig/h	1000 ml NaCl, 0,9%ig/h
	(Na > 155 mmol/l = NaCl 0,45%)	
Verlauf	500 ml NaCl, 0,9%ig/h	500 ml NaCl, 0,9%ig/h
	bzw. nach ZVD: < 0 = 1500 ml/h	
	0–3 = 1000 ml/h	
	4–8 = 500 ml/h	

2. Insulinsubstitution
(Normalinsulin [Alt-] intravenös)

	Ketoazidotische Entgleisung	Hyperosmolare Entgleisung
Initial	(Bolus 10 E) + kontinuierlich 6–10 E/h	Kein Bolus + kontinuierlich 3–6 E/h
Verlauf	Ziel: Blutzuckersenkung (initial stündl.) 50–100 mg/dl/h; bei schnellerer Senkung Gefahr des Hirnödems!	

3. Azidosekorrektur
(erst bei pH < 7,0; beenden bei pH > 7,2)

1/3 des errechneten Basendefizits
= 0,1 Basendefizit · kg KG als Natriumbikarbonat (8,4%)

4. Elektrolytsubstitution

	Kalium	> 5,5 mmol/l:	keine Substitution, Kontrolle
vgl. S. 132		4,0–5,5 mmol/l:	10–20 mmol/h
		< 4,0 mmol/l:	20–40 mmol/h
	Natrium	> 155 mmol/l:	1/2 Elektrolytlösung
	Phosphat	< 0,40 mmol/l:	4–10 mmol/h

Differentialdiagnose

- Andere Formen der Bewußtseinsstörung (Koma), vgl. S. 285, 286
- Hypoglykämie: schnelle Diagnose durch BZ-Schnelltest → Glucose i.v.
- Lactazidose: Kußmaul-Atmung, aber kein Acetonfötor
  Anionenlücke: $Na^+ - (Cl^- + HCO_3^-) > 30$ mmol/l
  vgl. S. 129

Modifiziert nach: Krebs J, Otto H (1986) Komata bei Diabetes mellitus. In: Differentialdiagnose der Komata. Thieme, Stuttgart;
Haslbeck M (1989) Diagnostik und Therapie des Coma diabeticum. Dtsch Med Wochenschr 114:385–392

Check-up des rheumatologischen Patienten

1. Familienanamnese

Gelenkerkrankungen (Polyarthritis, Spondylitis ankylosans), Stoffwechselerkrankungen (Gicht), Allergien, Hauterkrankungen (Psoriasis), Osteoporose.

2. Eigene Anamnese

Frühere Gelenkentzündungen und sonstige Erkrankungen des Bewegungsapparats (Verlauf), Haut- und Schleimhautaffektionen (Psoriasis, Aphthen, Balanitis), Augenerkrankungen (Konjunktivitis, Iritis, Iridozyklitis).
Infekte (Tbc, Racheninfekt, Urethritis, Gonorrhö, Lues, Zeckenbiß [Borreliose]).
Magen-Darm-Trakt: peptisches Ulkus, Colitis ulcerosa, Morbus Crohn.
Berufsanamnese: Abhängigkeit von Tätigkeit, Unfälle.
Psychosoziale Anamnese (inkl. Rente).

3. Jetzige Erkrankung

- **Schmerzen**

  Lokalisation:
  Gelenke: mono-, polyartikulär, kleine oder große Gelenke, symmetrisch oder asymmetrisch. Gelenkbefall im Strahl.
  Schmerzen Sehnenansatz, Muskulatur, Fettgewebe.
  Rückenschmerzen (besonders Nacken- und Kreuzschmerzen), Ausstrahlung.

  Zeitliches Auftreten:
  Beginn akut oder allmählich, Schmerz progredient, abklingend oder rezidivierend. Intensitätsmaximum: Nachtschmerz, Morgenschmerz, Dauerschmerz. Morgensteifigkeit.

  Belastungsabhängigkeit:
  Spontanschmerz: Bewegungsschmerz (Anlauf-, Belastungsschmerz), Ruheschmerz. Husten- und Niesschmerz. Schmerzen bei bestimmten Haltungen (Liegen, Sitzen, Stehen).
  Kombination des Schmerzes mit anderen Symptomen (Parästhesien, Schwellungen, Rötungen, Überwärmungen).

- **Allgemeinsymptome**

  – Therapie
  Bisherige physiotherapeutische, medikamentöse (insbesondere Kortikosteroide und nichtsteroidale Antiphlogistika), orthopädische und chirurgische Behandlungen.

13

Rheumatologischer Status

1. Achsenskelett

Inspektion:
Haltung, Gangbild (Hinken), Asymmetrie von Becken und Schultern (Beckenschiefstand: Beinverkürzung?), Skoliose (Wirbelsäulentorsion?), Muskelatrophien, Fußdeformitäten. Adipositas. Größe (insbesondere bei Osteoporose).

Palpation:
Klopf-/Druckdolenz, Schüttelschmerz einzelner Wirbel, Mennel-Handgriff (schmerzhaft bei Iliosakralarthritis). Muskelverspannungen.

Funktionsprüfung:
Beweglichkeitsprüfung in 3 Ebenen (Finger-Boden-Abstand, Schober-Maß [LWS], Ott-Maß [BWS], Seitwärtsneigung und Reklination [Blockierungen?, Lockerungen?, harmonische Beugung?]).
Thoraxumfang inspiratorisch/exspiratorisch, Überprüfung der Muskelfunktionen.

2. Gelenke

Inspektion:
Rötung, Schwellung, Deformität, Fehlstellung, Muskelatrophie.

Palpation:
Überwärmung, Schwellung (DD: intraartikulärer Erguß, Synovialschwellung, Osteophyten, periartikuläre Schwellung, extraartikuläre Schwellung [Ganglion, Tenosynovitis, Bursitis, Exostose]). Druckschmerz der Gelenke und seine Lokalisation (Gaenslen-Handgriff). Periartikuläre Druckdolenz bei Insertionstendinosen, -tendinitiden. Krepitation.

Funktionsprüfung:
Messung der aktiven und passiven Exkursionswinkel für Flexion/Extension, Abduktion/Adduktion, Innen-/Außenrotation, Pronation/Supination (Neutral-Null-Methode). Bewegungs-, Endphasenschmerz.
Krepitation. Instabilität. Kombinationsbewegungen (Nackengriff, Schürzengriff, Faustgriff, Spitzgriff, Schlüsselgriff). An den Schultergelenken: C7-Daumen-Abstand, an der Hand Faustschluß und Dynamometerwerte.

Allgemein-internistische Untersuchungen

Haut (Psoriasis, Erytheme, Tophi, Vaskulitiszeichen, Orangenhaut). Schleimhaut (Aphthen, Ulzerationen, Balanitis). Augen: Iritis, Konjunktivitis, Keratitis. Rheumaknoten. Sklerodermie.

Neurologischer Befund

Motorik (Kraft und Koordination), Sensibilität (Oberflächen- und Tiefensensibilität), Reflexe, Lasègue.

Prüfung der Gelenkbeweglichkeit (Neutral-Null-Methode)

[nach Empfehlung der deutschen und schweizerischen Gesellschaft für Orthopädie]

0-Stellung (aufrecht, Füße parallel, Arme gestreckt an Körper anliegend, Daumen nach vorne)

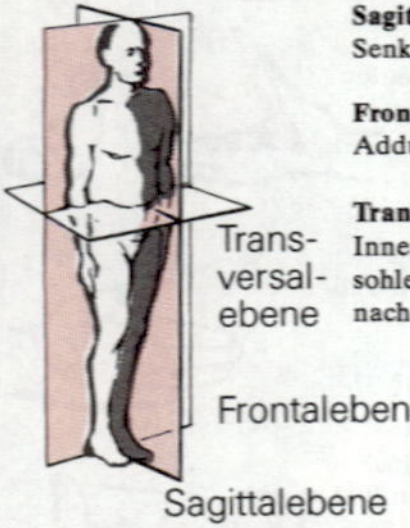

Sagittalebene: Flexion = Beugung, Extension = Streckung (Plantarflexion = Senken der Fußspitze, Dorsalextension = Heben der Fußspitze)

Frontalebene: Abduktion = Abspreizen von der Körpermittellinie, Adduktion = Zuspreizen zur Körpermittellinie

Transversalebene: Außenrotation = Auswärtsdrehung, Innenrotation = Innendrehung (Schulter, Hüfte), Supination = Handfläche nach vorn, Fußsohle nach innen, Pronation = Handfläche nach hinten, lateraler Fußrand nach oben/außen.

Notierung nach der Null-Durchgangsmethode

1. Zahl: Zum Körper hingeführte Bewegung (Flexion, Adduktion, Innenrotation, Anteversion)
2. Zahl: 0-Stellung (wenn nicht erreicht, 1. bzw. 3. Zahl)
3. Zahl: Vom Körper wegführende Bewegung (Extension, Abduktion, Außenrotation, Retroversion)

Normalwerte Schultergelenk

Anteversion/Retroversion	150–170/0/40
Adduktion/Abduktion	20–40/0/180
Innenrotation/Außenrotation bei anliegendem Oberarm	40–60/0/95
Innenrotation/Außenrotation bei seitwärts um 90 Grad gehobenem Oberarm	70/0/70

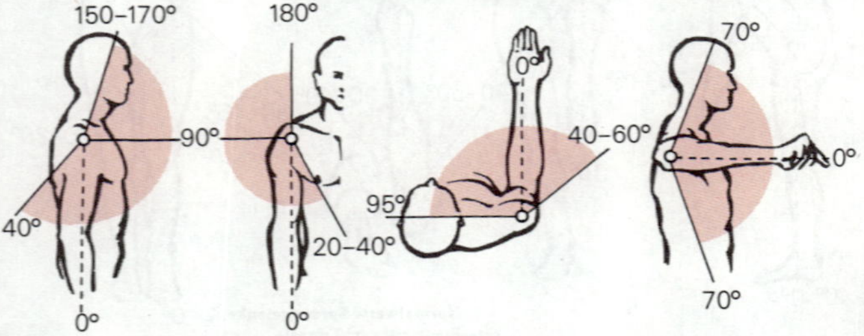

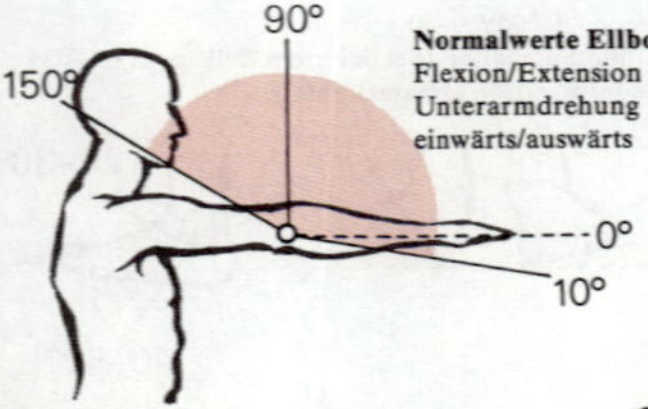

Normalwerte Ellbogengelenk

Flexion/Extension	150/0/5–10
Unterarmdrehung einwärts/auswärts	80–90/0/80–90

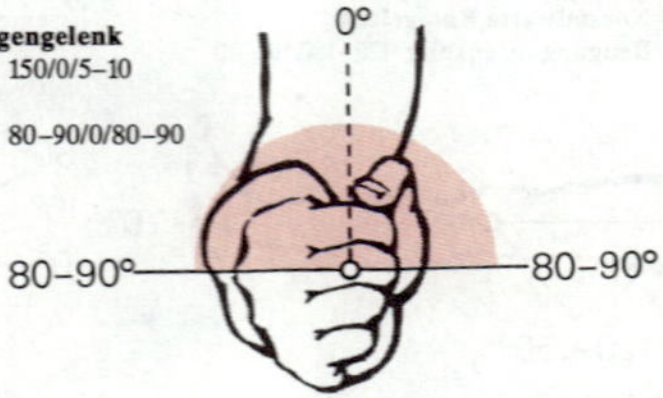

NEUTRAL-NULL-METHODE II

Normalwerte Handgelenk

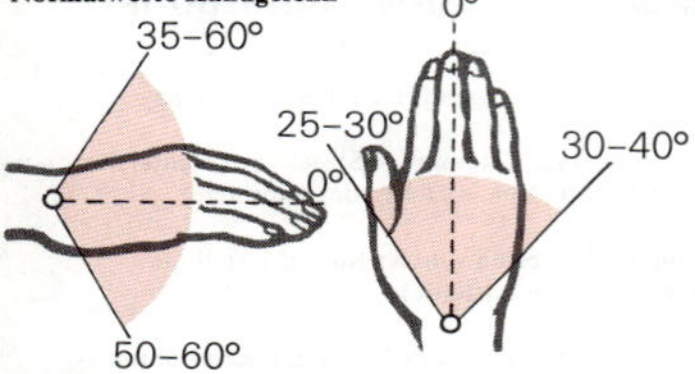

Palmarflexion/Dorsalextension 50–60/0/35–60
Radialabduktion/Ulnarabduktion 25–30/0/30–40

Finger

Daumensattelgelenk
Abduktion/Adduktion
in Palmarebene 70/0

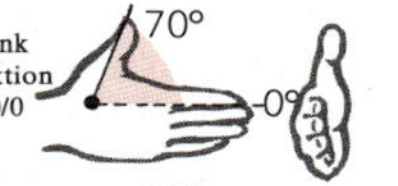

Abduktion/Adduktion
senkrecht zur
Palmarebene 70/0

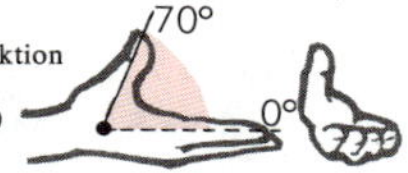

Daumenendgelenk
Flexion/Extension 80/0

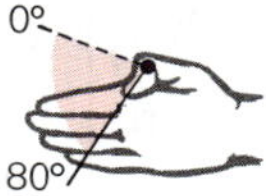

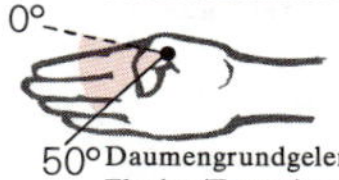

Daumengrundgelenk
Flexion/Extension 50/0

Fingerkuppen-
Hohlhand-
Abstand (in cm)

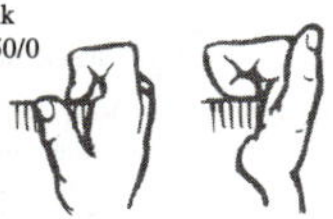

Normalwerte Hüftgelenk

Beugung/Streckung	130–140/0/10
Innenrotation/Außenrotation bei Beugung der Hüfte um 90 Grad	40–50/0/30–45
Innenrotation/Außenrotation bei gestrecktem Hüftgelenk	30–40/0/40–50
Adduktion/Abduktion	20–30/0/30–45

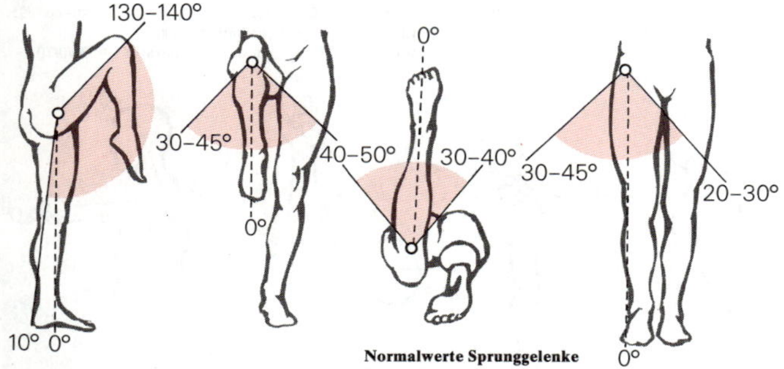

Normalwerte Kniegelenk

Beugung/Streckung 120–150/0/5–10

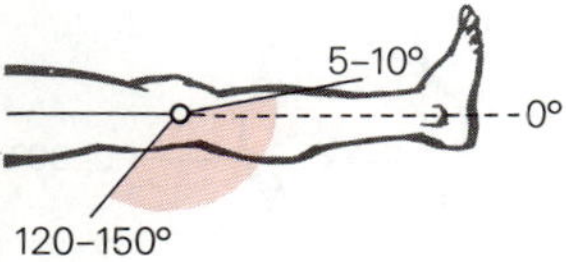

Normalwerte Sprunggelenke

Plantarflexion/Dorsalextension 40–50/0/20–30
Pronation/Supination (bei fixiertem Kalkaneus) 15/0/35
Eversion/Inversion (gesamt) 30/0/60

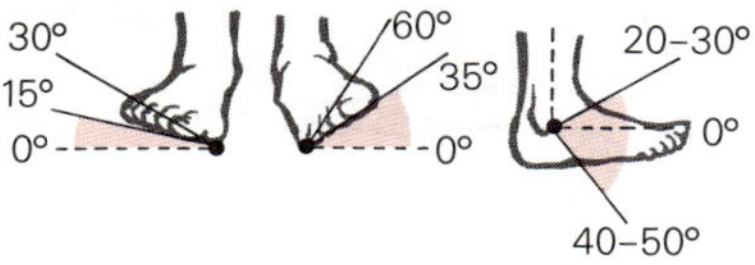

I. Entzündliche Erkrankungen

Chronische Polyarthritis (cP)
-Felty-Syndrom (seropositive cP mit Splenomegalie und Leukopenie)
-Caplan-Syndrom (Assoziation Pneumokoniose und cP)
Juvenile chronische Arthritis (Formen: systemisch [Still-Syndrom]), mono- oder polyartikulär
± Iridozyklitis, polyartikulär)
Still-Syndrom des Erwachsenen
Palindromer Rheumatismus
Polychondritis chronica atrophicans
Riesenzellarteriitis (Temporalarteriitis/Polymyalgia rheumatica)
Behçet-Syndrom
Eosinophile Fasziitis (Shulman-Syndrom)
Eosinophiles myalgisches Syndrom (bei L-Tryptophan)
Sarkoidose (Löfgren-Syndrom: Arthritis bei akuter Sarkoidose)
Amyloidose; Vaskulitiden
Kollagenosen (im engeren Sinne)
Systemischer Lupus erythematodes (SLE)
-Medikamentös induzierter Lupus
-Antiphospholipidsyndrom (bei arteriellen und venösen Thrombosen, Fehlgeburten, Thrombopenie, Anticardiolipin-AK)
Mixed connective tissue disease (MCTD), Sharp-Syndrom
Progressive systemische Sklerodermie (PSS)
– CREST-Syndrom (calcinosis, **R**aynaud's syndrome, esophageal dysfunction, sklerodaktyly, teleangiectasia)
Dermato-/Polymyositis
Panarteriitis (Poly-, Periarteriitis) nodosa
Wegener-Granulomatose, Churg-Strauss-Syndrom
Sjögren-Syndrom

Reaktive Arthritiden und seronegative Spondylarthritiden bei
Spondylitis ankylosans (Morbus Pierre-Marie-Strümpell-Bechterew)
Psoriasisarthropathie
Enterogene Arthritiden (bei Colitis ulcerosa, Morbus Crohn, Morbus Whipple [wahrscheinlich durch Corynebakterien hervorgerufene Jejunitis], Post-Bypass-Syndrom)
Reiter-Syndrom (urethrookulosynoviales Syndrom)
Reaktive Arthritiden: nach enteralen (Yersinien, Shigellen, Salmonellen, Campylobacter, Clostridium difficile), urogenitalen (Chlamydien), pharyngealen (Streptokokken, rheumatisches Fieber) Infekten
SAPHO-Syndrom (**S**ynovitis, **A**kne, **P**ustulose, **H**yperostose, **O**steitis)

Infektarthritiden/-spondylitis, -spondylodiszitis
Pyogen (bakterielle Arthritis, v.a. bei Staphylococcus aureus, S. pneumoniae, Streptococcus, Haemophilus influenzae, Neisseria gonorrhoeae), Brucellenspondylodiszitis
Lyme-Arthritis (Borrelia burgdorferi)
Tuberkulös (Mycobacterium tuberculosis, atypische Mykobakterien)
Viral (Aids, Röteln, Mumps, Masern, Hepatitis B, Parvovirus)
Mykosen (Actinomyces, Candida albicans, Sporotrichosis)

Kristallinduzierte Arthritiden
Arthritis urica (Harnsäuregicht)
Pseudogicht bei Chondrokalzinose (Calciumpyrophosphatdihydrat-Kristalle), idiopathisch oder sekundär, insbesondere bei Morbus Wilson, Hämochromatose, Hyperparathyreoidismus
Hydroxyapatitinduzierte Arthritis
-Milwaukee-Schulter (rasch destruierende Schulterarthropathie)
-Bei Dialyse, Milch-Alkali-Syndrom, Chondrokalzinose
Kortikosteroidinjektion

Arthropathien bei endokrinen und metabolischen Störungen
Akromegalie, Diabetes mellitus, Hyper-/Hypoparathyreoidismus, renale Osteodystrophie, Schilddrüsenfunktion, Cushing-Syndrom
Hämochromatose, Ochronose. Schilddrüsendysfunktion

Neuropathisches Arthropathien (Charcot-Gelenk) bei
Diabetes mellitus, Tabes dorsalis, Syringomyelie, Hemiplegien

Arthropathien bei hämatologischen Erkrankungen
Hämoblastosen, Koagulopathien, hämolytische Anämien, Hämochromatose, Retikulose

Arthropathien bei Tumoren
Paraneoplastisches Syndrom. Villonoduläre Synovitis, benigne und maligne Tumoren, Tumormetastasen

II. Degenerative Erkrankungen

Arthrose (Arthrosis deformans)
Fingerpolyarthrose (Heberden-Arthrose [Befall der distalen Interphalangealgelenke], Bouchard-Arthrose [Befall der proximalen Interphalangealgelenke], Rhizarthrose [Befall des Daumenwurzelgelenks])
Omarthrose, Koxarthrose, Gonarthrose usw.

Degenerative Wirbelsäulenerkrankungen
(± assoziiert mit Fehlbildungen und Fehlhaltungen [statische Störungen, Skoliose, juvenile Kyphose, Morbus Scheuermann])
(Osteo-)Chondrose, Spondylose, Spondylarthrose
Diskushernie ± Wurzelkompression (einschließlich Cauda-equina-Syndrom, enger Spinalkanal [neurogene Claudicatio intermittens])
DISH (**d**iffuse **i**diopathische **S**kelett**h**yperostose; Morbus Forestier)
Iliosakralarthrose

III. Extraartikuläre Erkrankungen

(Weichteilrheumatismus)

Fibromyalgie (generalisierte Tendomyopathie)

Erkrankungen des Unterhautbindegewebes
-Pannikulose („Zellulitis")
-Panniculitis nodularis (Pfeifer-Weber-Christian-Krankheit)
-Pannikulitis bei Pankreaserkrankungen
-Lipomatose; Erythema nodosum

Erkrankungen der Sehnen, Sehnenscheiden, Bänder, Faszien, Bursen
-(Insertions-)Tendinitis, (Insertions-)Tendinose, Tendomyose, Tendoperiostose, Tenosynovitis
-Progrediente Verhärtung und Schrumpfung der Palmaraponeurose (Morbus Dupuytren), – der Plantarfaszie (Morbus Ledderhose)
-Bursitiden (Schleimbeutelentzündung)

Erkrankungen der Muskulatur
-Funktionelles myalgisches Syndrom (bei Überlastung, Fehlhaltung u.a. durch Statikstörungen [Wirbelsäule])
-Myopathien verschiedener Genese
-Infektiöse Myositis
-Polymyositis bei Kollagenosen

Periarthropathien
-Periarthropathia coxae (Insertionstendinose, evtl. mit Bursitis am Trochanter major), Periarthropathia genu
-Periarthropathia humeroscapularis (PHS) als Sammelbegriff für periartikulär bedingte Schmerzen und Funktionsstörungen im Bereich der Schulter:
  -PHS simplex
    -Supraspinatus-Syndrom (bei Kalkablagerungen, Impigement)
    -Bizepssehnen-Tendopathien
  -PHS acuta (akute Entzündungsreaktion im Bereich eines Kalk- bzw. Hydroxyapatitdepots mit schmerzbedingter Blockierung der Schulter)
  -PHS pseudoparalytica (sive pseudoparetica) bei Rotatorenmanschettenruptur (v.a. der Supraspinatus- und der langen Bizepssehne)
  -PHS ankylosans (frozen shoulder) bei Kapselschrumpfung infolge Trauma, reflektorisch (nach Herzinfarkt), bei degenerativen Veränderungen, Diabetes mellitus

Periphere Nervenkompressionssyndrome
Karpaltunnelsyndrom (N. medianus)
Ulnariskompressionssyndrom (im Sulcus des N. ulnaris am Ellbogen)
Meralgia paraesthetica (N. cutaneus femoris lateralis)
Tarsaltunnelsyndrom (N. tibialis bzw. seine Äste (Nn. plantares lateralis/medialis) zwischen Malleolus medialis und Fersenbein)
Morton-Neuralgie (Nn. digitales plantares proprii)

Neurodystrophische Störungen
Algoneurodystrophie (Morbus Sudeck) unterschiedlicher Lokalisation

IV. Erkrankung des Knochens (inkl. osteogene Arthropathien)

Osteoporose, Osteomalazie
Morbus Paget (Osteodystrophia deformans)
Fibröse Osteodystrophie, Osteosklerose, Osteonekrose, (juvenile) Osteochondritis dissecans, weitere Osteopathien (u.a. Osteomyelitis, benigne und maligne Tumoren)

Untersuchungen	Bedeutung (Auswahl)
Humorale Entzündungsparameter	
Blutsenkung (BSG)	Wichtiger Parameter für die Unterscheidung entzündliche/nicht entzündliche rheumatische Erkrankungen, Indikator für Aktivität
Andere: C-reaktives Protein (CRP) Akut-Phasen-Proteine	 Reagiert bei Entzündungen rascher als die BSG Alpha-1-Glykoprotein, Alpha-1-Antitrypsin, Alpha-2-Coeruloplasmin, Alpha-2-Haptoglobin, Fibrinogen u.a.
Elektrophorese	siehe Seite 207
Blutbild	Mikrozytäre Anämie als Parameter der Entzündungsaktivität (DD: Blutungskomplikation unter nichtsteroidalen Antirheumatika, Steroiden; immunhämolytische Anämien bei SLE, Goldbehandlung) Leukozytose/Thrombozytose bei akut-entzündlichen Erkrankungen Leukopenie/Thrombopenie bei SLE, Felty-Syndrom
Klinisch-chemische Laborbefunde	
Harnsäure	Gicht! (Arthritis urica). Diuretika (Hydrochlorothiazid, Chlortalidon, Furosemid, Etacrynsäure). Myeloproliferative Syndrome (s. S. 217)
Kreatinkinase (CK) Aldolase Laktatdehydrogenase	Bei (Poly)Myositis, Dermatomyositis erhöht, entzündliche Muskelbeteiligung bei SLE, cP, Sjögren-Syndrom Medikamentöse Myopathie (Triamcinolon, Chloroquin, Penicillamin)
Alkalische Phosphatase Kalzium, anorganisches Phosphat	Metabolische Knochenerkrankungen (Hyperparathyreoidismus, Osteomalazie, Morbus Paget), s. S. 270
Serologisch-immunologische Untersuchung	
Rheumafaktoren (Latextest, Waaler-Rose-Test)	Vorkommen: cP 70 – 80 %. Cave: Patienten mit juveniler cP sind häufig seronegativ. Kollagenosen ca. 30 %. Nichtrheumatische Erkrankungen: häufig positiv; auch bei Endocarditis lenta, Lebererkrankungen, Tbc, Lues, akuten viralen Infektionen
Antinukleäre Faktoren/ Antikörper (ANF/ANA)	Kollagenosen (vor allem SLE, Sklerodermie, MCTD) Spezielle Antikörpermuster
Komplementuntersuchung	Serumkomplement als gesamthämolytische Aktivität (CH 50), einzelne Komplementfraktionen (C3, C4). Erniedrigt bei aktivem SLE. Erhöht bei Akut-Phasen-Reaktion
Zirkulierende Immunkomplexe (CIC), C1q-Bindung	Verlaufsmessungen und Aktivitätskriterien bei verschiedenen entzündlichen Erkrankungen
Arthritisserologie, bakterielle Antikörper bei reaktiven Arthritiden	Nachweis von Antikörpern gegen: Salmonellen, Shigellen, Yersinien, Campylobacter, Gonokokken, Borrelien, Chlamydien, HIV u.a., Antistreptolysintiter (bei ca. 80 % der Patienten mit rheumatischem Fieber deutlich positiv); Verlaufsmessungen
Immungenetische Untersuchungen	
Histokompatibilitätsantigen (HLA-Typisierung)	HLA-B27-Spondylitis ankylosans, Morbus Reiter u.a.

Grundsätzliche Punktatstypen	Normalwerte	**Nicht entzündlich** (Gruppe I)	**Entzündlich** (Gruppe II)	**Septisch** (Gruppe III)	**Hämorrhagisch** (Gruppe IV)
Volumen (Kniegelenk)	< 3,5 ml	> 3,5 ml	> 3,5 ml	> 3,5 ml	
Trübung	Transparent	Transparent	Trübe	Trübe	Trübe/blutig
Farbe	Farblos	Hellgelb	Gelb/weißlich bis xanthochrom	Gelb bis grünlich	Rötlich
Viskosität	Hoch	Hoch	Vermindert	Vermindert/ unterschiedlich	Vermehrt
Leukozyten (pro µl)	< 200	200–2000	2000–100 000	> 100 000[b]	Erythrozyten
Polymorphkernige Leukozyten	< 25 %	< 25 %	50 % und mehr	75 % und mehr[b]	Entsprechend Blutbild
Kulturen	Negativ	Negativ	Negativ	Oft positiv	Negativ
Muzinkoagulation	Fest	Fest	Mangelhaft bis fehlend	Brüchiges Koagulum	
Glukose	Nahezu wie Blutzucker[a]	Nahezu wie Blutzucker[a]	Über 25 % tiefer als Blutzucker[a]	Meist wesentlich tiefer als Blutzucker[a]	Nahezu wie Blutzucker[a]
Mögliche Ätiologie		Degenerativ (Arthrose) Trauma (auch hämorrhagisch) Osteochondritis dissecans Osteochondromatosis Neuropathische Gelenkerkrankung (auch Gruppe IV) Hypertrophe Osteoarthropathie	Chronische Polyarthritis Reiter-Syndrom Akute Kristallsynovitis (Gicht und Pseudogicht) Ankylosierende Spondylitis (Morbus Bechterew) Arthritis psoriatica Arthritis bei ulzerativer Kolitis und regionaler Enteritis (Crohn) Rheumatisches Fieber (auch Gruppe I) SLE (auch Gruppe I) Progressive systemische Sklerose (Sklerodermie) (auch Gruppe I)	Bakterielle Infektionen	Trauma Hämorrhagische Diathese Neuropathische Gelenkerkrankung (auch Gruppe I) Neoplasma Hämangiom, Synoviom Pigmentierte villonoduläre Synovitis (auch Gruppe I oder II)

[a] Gleichzeitig abgenommen im Serum. [b] Bei Anbehandlung/wenig virulentem Keim auch weniger.

Viskosität: normal (Tropfen aus der Spritze mit Abtropffaden von über 6 cm Länge); **vermindert** (kürzerer oder vollständig fehlender Abtropffaden)
Trübung: transparent (gedruckte Schrift kann durch das Reagenzglas mit Synovialflüssigkeit gelesen werden); **trübe** (gedruckte Schrift kann durch das Reagenzglas mit Synovialflüssigkeit nicht gelesen werden)

Weitere Untersuchungen: Kristallnachweis (Harnsäurekristalle, negativ doppelbrechend: Gicht)
Phagozytennachweis
Zentrifugieren → Sediment → Zytologie
Zentrifugieren → Überstand → Immunologie/biochem. Untersuchung

[Nach Rodman GP (ed) (1973) Primer on the rheumatic diseases. JAMA 224: 662]

Revidierte (1987) ARA-Kriterien zur Klassifizierung der chronischen Polyarthritis (cP)

[American Rheumatism Association (1988) The American Rheumatism Association 1987 revised criteria for the classification of rheumatoid arthritis. Arthritis Rheum 31: 313]

1. Morgensteifigkeit > 1 h
2. Gleichzeitige Schwellungen an > 3 Gelenkregionen (Gelenkregionen: rechte und linke PIP-, MCP-, Handgelenke, Ellbogen-, Knie-, obere Sprunggelenke oder MTP-Gelenke)
3. Schwellungen von MCP-, PIP- oder Handgelenk
4. Symmetrische Schwellungen
5. Rheumaknoten
6. Positiver Rheumafaktor (geeignet ist jede Methode, die eine Spezifität > 95 % aufweist)
7. Typische röntgenologische Veränderungen (sichere gelenknahe Osteoporose an den befallenen Gelenken, gelenknahe Erosionen) in der p.a. Aufnahme der Hände und/oder Handgelenke

Für die Diagnose „chronische Polyarthritis" müssen mindestens 4 dieser 7 Kriterien vorliegen.
Kriterien 1 bis 4 müssen > 6 Wochen vorhanden sein.

Abkürzungen:	**PIP**	proximales Interphalangealgelenk
	MCP	Metacarpophalangealgelenk
	MTP	Metatarsophalangealgelenk

ARA-Kriterien (1982) des systemischen Lupus erythematodes (SLE)

[Tan EM et al. (1982) The 1982 revised criteria for the classification of SLE. Arthritis Rheum 25: 1271]

1. Schmetterlingserythem im Gesicht
2. Lupus discoides
3. Photosensibilität
4. Schleimhautulzerationen in Mund und Nasopharynx
5. Nichterosive Arthritis
6. Pleuritis und/oder Perikarditis
7. Nierenbefall: Proteinurie > 0,5 g/Tag oder Zylindrurie
8. ZNS-Befall: Psychose oder Krämpfe
9. Hämolytische Anämie oder Leukopenie (< 4000/µl [mindestens 2mal]) oder Lymphopenie (< 1500/µl [mindestens 2mal]) oder Thrombopenie (< 100000)
10. LE-Zell- oder Anti-DNS-AK oder Anti-Sm-AK oder falsch-positiver Luestest (2mal innerhalb 6 Monaten)
11. Hoher antinukleärer Antikörper- (ANA-)Titer

Revidierte Jones-Kriterien zur Diagnose des rheumatischen Fiebers (RF)

[Stollermann GH et al. (1965) Jones criteria (revised) for guidance in the diagnosis of rheumatic fever. Circulation 32: 664–668]

Hauptkriterien
Karditis, Polyarthritis, Chorea minor (Sydenham), Erythema (marginatum), subkutane Knoten

Nebenkriterien
klinisch
Vorausgegangenes rheumatisches Fieber oder rheumatische Herzkrankheit, Arthralgien, Fieber

Labor:
Akut-Phasen-Reaktionen (erhöhte Blutsenkung, erhöhtes CRP, Leukozytose, verlängertes PQ-Intervall (EKG)

plus
Hinweis auf vorausgegangene Streptokokkeninfektion (erhöhte Titer der Antistreptolysin-0-Reaktion oder anderer Streptokokkenantikörper, positiver Rachenabstrich für Streptokokken A, vorausgegangener Scharlach)

Rheumatisches Fieber sehr wahrscheinlich:
2 Hauptkriterien oder 1 Hauptkriterium und 2 Nebenkriterien, wenn vorausgegangener Streptokokkeninfekt gesichert!

13

ARC-Kriterien 1990 der Fibromyalgie*

[Wolfe F et al. (1990) The American College or Rheumatology 1990 criteria for the classification of fibromyalgia. Arthritis Rheum 33 : 160]

1. Anamnestisch ausgedehnte Schmerzen

Definition:
Schmerzen werden als ausgedehnt beurteilt, wenn sie in der linken und rechten Körperhälfte oberhalb und unterhalb der Taille vorhanden sind. Auch axiale Skelettschmerzen (zervikale, thorakale oder lumbale Wirbelsäule oder vordere Brustwand) müssen vorhanden sein.

2. Schmerzen in mindestens 11 der 18 evaluierten Druckschmerzpunkte

Definition:
Schmerzen bei Palpation müssen in mindestens 11 der folgenden evaluierten 18 Druckpunkte vorhanden sein:

Okziput: beiderseits, an den Insertionen der subokzipitalen Muskulatur. Untere HWS: beiderseits, an der vorderen Seite zwischen den Querfortsätzen C5–C7.

Trapezius: bilateral, Mitte Trapeziusoberrand. Supraspinatus: bilateral, am Ansatz, in der Nähe des mittleren Randes, oberhalb der Spina scapulae.

2. Rippe: bilateral, Höhe der 2. Rippenknorpel-Knochen-Grenze.

Epicondylus lateralis humeri: bilateral, 2 cm distal der Epikondylen.

Glutäal: bilateral, im oberen äußeren Quadranten des Gesäßes.

Trochanter major: bilateral, dorsal der Prominentia trochanterica.

Knie: beiderseits, über dem medialen Fettpolster proximal des Gelenkspalts.

Der Fingerdruck sollte mit etwa 4 kg erfolgen. Damit ein Druckpunkt als „positiv" angesehen werden kann, muß der Patient ihn als schmerzhaft bezeichnen. „Druckempfindlich" wird nicht als „schmerzhaft" angesehen.

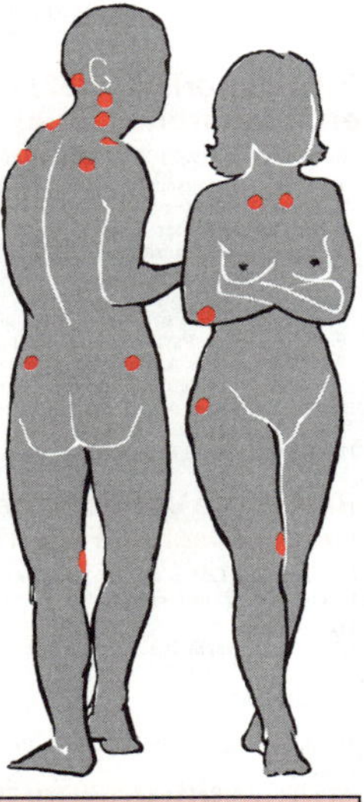

Die Diagnose Fibromyalgie kann gestellt werden, wenn beide Kriterien erfüllt sind. Die Schmerzen müssen zumindest 3 Monate bestehen. Das Vorhandensein einer weiteren Krankheit schließt die Diagnose einer Fibromyalgie nicht aus.

* Im deutschsprachigen Raum wird die Fibromyalgie oft auch als „generalisierte Tendomyopathie" bezeichnet.

Diagnostische Kriterien der Spondylarthropathien

[Dougados M. et al. (1991) The European Spondylarthropathy Study Group preliminary Criteria for the Classification of Spondylarthropathy. Arthritis Rheum. 34: 1218]

Spondylogene Schmerzen mit entzündlichem Charakter	oder	Synovitis asymmetrisch bevorzugt in den unteren Extremitäten

und

ein oder mehrere folgende Kriterien:

Positive Familienanamnese:
Vorhandensein folgender Affektionen bei Verwandten 1. bzw. 2. Grades:
a) Spondylitis ankylosans, b) Psoriasis, c) akute Uveitis, d) reaktive Arthritis,
e) entzündliche Darmerkrankung

Psoriasis:
durch Arzt diagnostizierte frühere oder bei der Untersuchung vorhandene Psoriasis

Entzündliche Darmerkrankung:
durch Arzt diagnostizierter früherer oder bei der Untersuchung vorhanderer Morbus Crohn oder Colitis ulcerosa, endoskopisch oder radiologisch bestätigt

Nichtgonorrhoische Urethritis, Zervizitis oder akuter Durchfall:
innerhalb eines Monats vor dem Auftreten der Arthritis

Gesäßschmerzen, alternierend zwischen rechter und linker Glutäalgegend:
früher oder bei der Untersuchung vorhanden

Enthesopathie:
früher oder bei der Untersuchung vorhandene, spontan angegebene Schmerzen oder Druckschmerzhaftigkeit am Ansatz der Achillessehne oder der Plantarfaszie

Sakroiliitis:
bilateral Grad 2–4 oder unilateral Grad 3–4 (Grad 0 radiologisch normal; Grad 1 Sakroiliitis möglich; Grad 2 minimale entzündliche Veränderungen; Grad 3 mittelschwer ausgeprägte Sakroiliitis; Grad 4 Ankylosierung)

Leitsymptome der spondylogenen (vertebragenen) Syndrome

1. Weichteilrheumatische Affektionen (u.a. Tendinosen, Tendomyosen, z. B. als Kettendinosen)
2. Pseudoradikuläre Syndrome
3. Neurogene Syndrome (Kompressionssyndrome medullär, radikulär, vegetativ)
4. Vaskuläre Syndrome (intermittierende Durchblutungsstörungen)
5. Umschriebene Haltungsveränderungen (bei Kyphose, Lordose, Skoliose, Streckhaltung)
6. Segmentale Funktionsstörung (Bewegungseinschränkung bei Blockierung, Fixierung; abnorme Lockerung)

13

I. Ätiologie: primäre Osteoporose

(idiopathische, juvenile, postmenopausale, präsenile und senile Osteoporose)

II. Ätiologie: sekundäre Osteoporose

1. Genetisch (Osteogenesis imperfecta; Frauen > Männer, positive Familienanamnese, schlanker Habitus)
2. Endokrin (z. B. durch Hyperthyreose, Cushing-Syndrom, Gonadeninsuffizienz)
3. Gastrointestinal (z. B. nach totaler oder subtotaler Gastrektomie und Dünndarmresektion, Malabsorption*; Leber-, Gallenblasen-, Pankreaserkrankungen)
4. Alimentär (Mangel- bzw. Fehlernährung*; Kalziummangel)
5. Metabolisch (z. B. Diabetes mellitus; chronischer Alkoholismus*)
6. Renal (z. B. bei glomerulärer und/oder tubulärer Insuffizienz)
7. Iatrogen (z. B. durch Kortison, Heparintherapie)
8. Immobilisation

* „Osteoporomalazie“

Der „Osteoporosebaum“ des Radiologen

[Nach Haas HG (1983) Klin Prax 37:6]

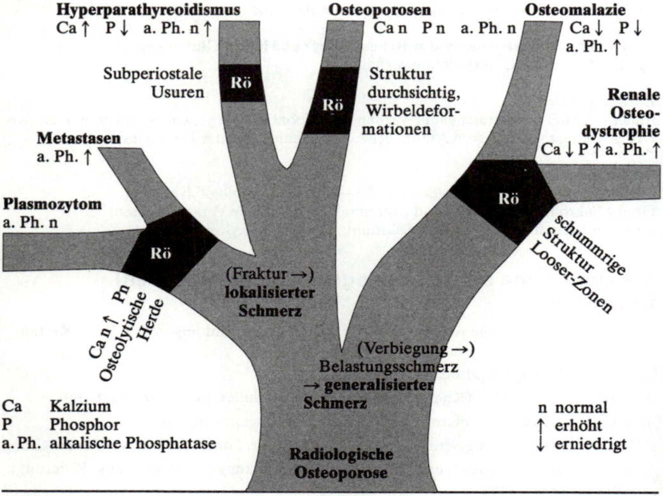

Gruppe	Substanzen	Präparatenamen (selbst eintragen)	Plasmaeliminationshalbwertszeit
Anthranilsäurederivate	Meclofenaminsäure Mefenaminsäure Nifluminsäure Tolfenaminsäure		ca. 1–3 h ca. 1–2 h ca. 2 h ca. 2 h
Arylessigsäurederivate	Acemetacin Diclofenac Etodolac Indometacin Sulindac Tolmetin		ca. 2–6 h 1–2 h ca. 7–8 h ca. 2 h 7–16 h ca. 2 h
Arylpropionsäurederivate	Ibuprofen Fenbufen Naproxen Tiaprofensäure Ketoprofen Flurbiprofen		ca. 2 h ca. 10 h ca. 12 h ca. 2 h ca. 2 h ca. 3 h
Oxicame	Piroxicam Tenoxicam		ca. 40 h ca. 70 h
Pyrazolonderivate	Phenylbutazon Azapropazon		ca. 75 h ca. 14 h
Salizylsäurederivate	Azetylsalizylsäure Benorilat Diflunisal		ca. 15 min ca. 2 h ca. 7,5 h

Wichtige pharmakokinetische Interaktionen		
I.	**Antikoagulanzien:**	→ Grundsätzlich können alle NSAP die Antikoagulation verstärken (Blutungen!), u.a. Azetylsalizylsäure, Azapropazon, Meclofenaminsäure, Oxyphenbutazon, Phenylbutazon
II.	**Antidiabetika:**	→ Verstärkter antidiabetischer Effekt (hypoglykämischer Schock!) v.a. Azetylsalizylsäure, Azapropazon, Phenylbutazon, Oxyphenbutazon
III.	**Antihypertensiva:**	→ Grundsätzlich ist bei allen NSAP mit einer Reduktion der antihypertensiven Wirkung zu rechnen, v.a. Indometacin, Naproxen, Ibuprofen, Piroxicam, Salizylaten in hoher Dosierung
IV.	**Antikonvulsiva:**	→ Verstärkte Phenytointoxizität! v.a. Phenylbutazon
V.	**Lithium:**	→ Lithiumtoxizität erhöht, v.a. Diclofenac, Indometacin, Naproxen, Piroxicam, Phenylbutazon
VI.	**Methotrexat:**	→ MTX-Toxizität erhöht, v.a. Azapropazon, Diclofenac, Indometacin, Ketoprofen, Naproxen, Phenylbuzaton, Salizylate
VII.	**Betablocker:**	→ Verminderung der antihypertensiven Wirkung, v. a. Indometacin, Naproxen
VIII.	**Digitalisglykoside:**	→ Digoxinblutspiegel erhöht, v.a. Diclofenac, Indometacin
IX.	**Diuretika:**	→ Verminderter diuretischer Effekt ± alle NSAP in unterschiedlicher Ausprägung
X.	**Gleichzeitige Gabe von Kortikoiden oder anderen NSAP erhöht das Nebenwirkungsrisiko!**	

13

Differenzierung von Blut-Liquor-Schrankenstörung und autochthoner IgG-Produktion im Zentralnervensystem

[Reiber H, Felgenhauer K (1987) Protein transfer at the blood cerebrospinal fluid barrier and the quantitation of the humorial immune response within the central nervous system. Clin Chim Acta 163:319–328]

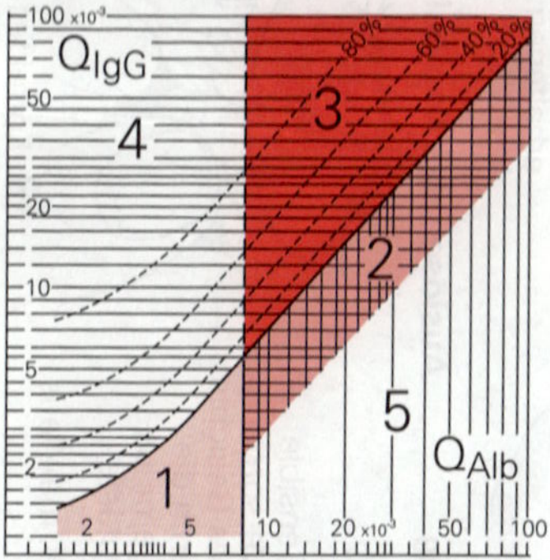

Zur Charakterisierung der Blut-Liquor-Schrankenfunktion wird der Quotient aus Liquor- und Serumkonzentration von Albumin (Q_{Alb}) bestimmt. Der Liquor-Serum-Quotient für IgG wird als Funktion des Albuminquotienten im Schema eingetragen und erlaubt so die Unterscheidung von 5 verschiedenen Fällen:

1. Normalbereich;
2. reine Schrankenstörung ohne lokale IgG-Synthese;
3. Schrankenfunktionsstörung mit zusätzlicher IgG-Synthese im ZNS;
4. reine IgG-Synthese im ZNS ohne Schrankenfunktionsstörung;
5. in diesem Bereich finden sich aus empirisch gesichertem Zusammenhang keine Werte, bzw. sind diese auf Fehler bei der Blutentnahme oder auf Analytikfehler zurückzuführen.

Generell liegen Fälle mit lokaler IgG-Synthese im ZNS oberhalb der dick gezeichneten Linie (Hyperbelfunktion). Werte darunter repräsentieren meist Liquor-Serum-Quotienten für IgG, die durch passive Diffusion vom Serum-IgG in den Liquor zustande kommen. Eine isoelektrische Fokussierung kann in diesem Bereich aber aufgrund der höheren Empfindlichkeit noch lokal im ZNS synthetisierte Fraktionen identifizieren (oligoklonales IgG). Die %-Linien in den Bereichen 3 und 4, die in der logarithmischen Darstellung zur Differenzierungslinie verlaufen, geben an, wieviel % des gemessenen Gesamt-IgG im Liquor aus dem ZNS stammen.

Häufige Befundkonstellationen im Liquor (Vgl. auch S. 180)

Zellen	Glukose	Eiweiß	Sonstige Befunde	Diagnose
Segementkernige Pleozytose > 800/3	↓	↑	Laktat ↑, eventuell Bakterien (Kokken)	Bakterielle Meningitis, Hirnabszeß
Gemischtzellige Pleozytose	↓	↑	Spinngewebsgerinnsel	Tuberkulöse Meningitis, Chemische Meningitis
Lymphomonozytäre Pleozytose	Normal	(↑)	Ggf. spezifische Antikörperbewegungen	Virale Meningitis oder Enzephalitis
Lymphomonozytäre Pleozytose	↓	↑	–	Meningitis durch Pilze, Leptospiren, Listerien, Spirochäten; Mollaret-Meningitis, Meningeosis carcinomatosa oder leucaemica
Diskrete lymphomonozytäre Pleozytose oder normal	Normal	Normal	Intrathekale IgG-Produktion	Multiple Sklerose
Normal	Normal	↑	–	Polyneuritis, Guillain-Barré-Syndrom

Sehbahnläsionen und Gesichtsfeldausfall

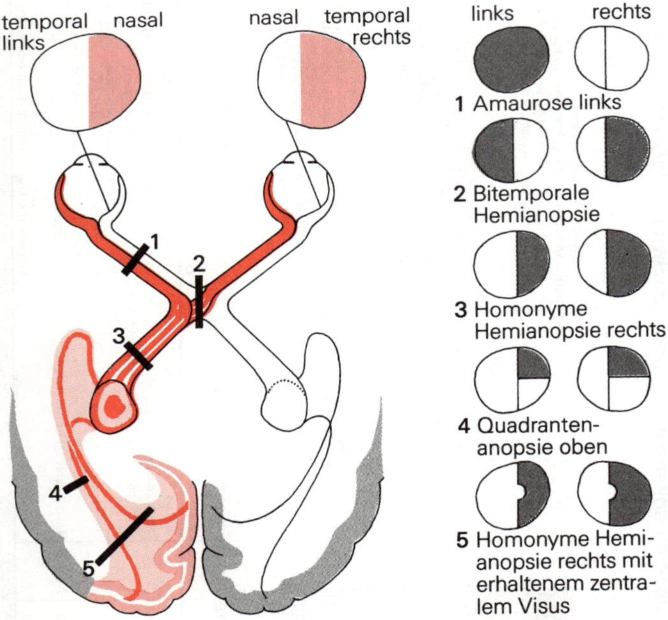

Trigeminusausbreitung

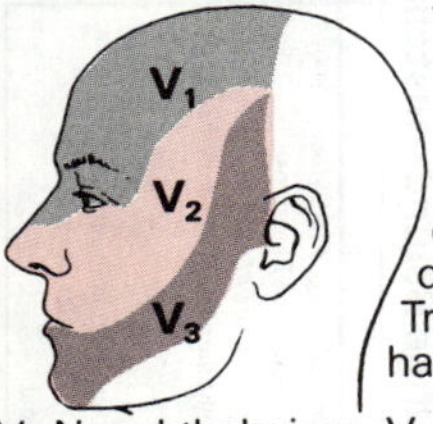

Sensible Versorgung des Gesichts durch die Trigeminus-hauptäste

V_1 N. ophthalmicus, V_2 N. maxillaris
V_3 N. mandibularis

Auslösen des Kornealreflexes

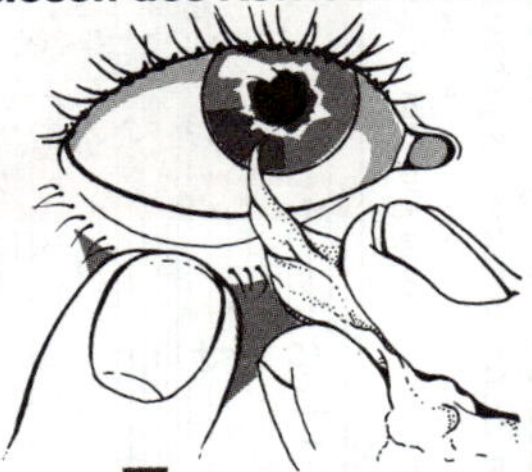

■ Korrektes Testareal

	Obere Extremität	Untere Extremität	Rumpf/Statik/Gang
Allgemein	Links-/Rechtshänder, Muskeltonus, Muskelatrophie, grobe Kraft, Motilität, Positionsversuch	Lasègue, Muskeltonus, Muskelatrophie, grobe Kraft, Motilität, Positionsversuch	Haltung, Wirbelsäulenkonfiguration, Wirbelsäulendolenzen, freier Stand, Ein-Bein-Stand, freier Gang, Fersen-, Zehen-, Strichgang
Pyramidenbahnzeichen	Mayer-Grundgelenkzeichen, Wartenberg	Babinski, Gordon, Oppenheim, unerschöpflicher Klonus	Spastisches Gangbild

Pyramidenbahnzeichen

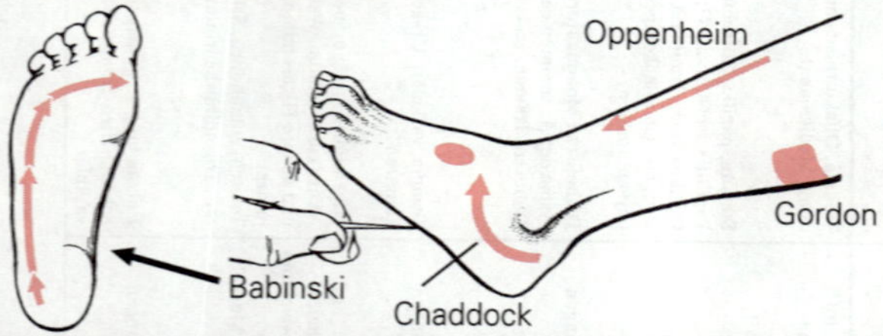

Oberflächensensibilität	Berührung, Schmerz, Temperatur, 2-Punkte-Diskrimination	Berührung, Schmerz, Temperatur, 2-Punkte-Diskrimination, Zahlenschreiben	Blindgang (sensible Ataxie?)
Tiefensensibilität	Vibrationssinn, Lagesinn der Finger (passiv), Stereognosie	Vibrationssinn, Lagesinn der Zehen (passiv)	
Koordination	Finger-Nase-Versuch, Diadochokinese, Rebound-Phänomen, Feinmotorik der Hände	Knie-Hacken-Versuch, Rebound-Phänomen	Strichgang, Rumpfataxie, Romberg, Unterberger Tretversuch, Blindgang
Eigenreflexe	Brachioradialisreflex C_5, C_6 Bizepsreflex C_5, C_6 Trizepsreflex C_6, C_7 Knips und Trömner C_8–Th_1	Patellarsehnenreflex $L_{3,4}$ Achillessehnenreflex L_5, S_1	
Fremdreflexe		Plantarreflex L_5–S_2	Bauchhaut Th_{5-12} Kremaster L_1, L_2 Anal S_3–S_5

Hirnnerv	Funktion	Untersuchung	Wichtige Ursachen einer Läsion des Nervs	Bemerkungen
I N. olfactorius	Geruchssinn	Aromatische Riechstoffe Trigeminusreizstoffe	Trauma, Olfaktoriusmeningeom, Entzündung, Medikamente	Bei Anosmie synästhetische Geschmacksempfindungsstörung
II N. opticus	Sehbahn	Visus, Fundoskopie, Gesichtsfeld (Fingerperimetrie)	Stauungspapille, Retrobulbärneuritis, Papillitis, ischämische Optikopathie, Optikusgliom, Trauma, Leber-Optikusatrophie, Chiasmakompression (Hypophysentumoren)	Gesichtsfeldausfälle bei Läsionen des Tractus opticus und der Sehrinde
III N. oculomotorius	M. levator palpebrae Mm. recti medialis, superior, inferior M. obliquus inferior M. sphincter pupillae	Augenfolgebewegungen Pupillomotorik Ptosis	Diabetische Mononeuropathie, Aneurysma der A. communicans posterior, Tumoren, Trauma, vaskuläre Ursachen	Bei Druckläsion meist Pupille mitbetroffen, DD: internukleäre Ophthalmoplegie
IV N. trochlearis	M. obliquus superior	Augenfolgebewegungen	Trauma, vaskuläre Ursachen Tumoren	Bielschowsky-Phänomen
V N. trigeminus	Sensibilität von Gesicht und Augen, Zunge, z. T. Nasen-Rachen-Raum Kaumuskulatur	Sensibilität peripher und zentral (Zwiebelschale) Mundöffnung (Abweichung zur gelähmten Seite), Kauen (Tasten der Muskeln) Kornealreflex, Masseterreflex	Trigeminusneuralgie, -neuropathie, Akustikusneurinom, Wallenberg-Syndrom und andere Hirnstammprozesse, Hirninfarkt Toxisch, entzündlich, Schädelbasistumoren, Trigeminusneurinom, Trauma	Als Begleitsymptom bei supratentoriellen Prozessen
VI N. abducens	M. rectus lateralis	Augenfolgebewegungen	Entzündungen, gesteigerter Hirndruck, Schädel-Hirn-Trauma, MS, parainfektiös, vaskulär	Häufigste isolierte Augenmuskelparese

Fortsetzung siehe nächste Seite

Hirnnerv	Funktion	Untersuchung	Wichtige Ursachen einer Läsion des Nervs	Bemerkungen
VII N. facialis	Gesichtsinnervation, Tränen- und Speicheldrüsen, M. stapedius, Geschmacksempfindung vordere 2/3 der Zunge	Mimische Muskulatur (Stirnrunzeln, Augenschließen, Naserümpfen, Zähnezeigen), Schirmer-Test (Tränensekretion), Stapediusreflex, Geschmacksprüfung	Verkühlung (idiopathisch), Zoster oticus, Felsenbeinfraktur, Borreliose, Guillain-Barré-Syndrom, Tumoren, Melkersson-Rosenthal-Syndrom, perioperative Läsion	Bei zentraler Fazialisparese Stirnast nicht mitbetroffen und Lidschluß komplett. Bell-Phänomen bei peripherer Fazialisparese
VIII N. vestibulocochlearis	Gehör, Gleichgewichtsorgan[a] (s. S. 5)	Hörprüfung (einschließlich Weber- und Rinne-Stimmgabelversuch), Nystagmusprüfung, okulovestibulärer Reflex	Hörsturz, Labyrinthitis, Felsenbeinfraktur, Neuropathia vestibularis, Akustikusneurinom, benigner paroxysmaler Lagerungsschwindel (Kupulolithiasis)	Zentraler Schwindel bei vertebrobasilären Ischämien
IX N. glossopharyngeus	Schlundmuskeln (Schlucken), Sensibilität (Mittelohr, Pharynx, Zungenwurzel), Geschmack hinteres Zungendrittel, Speichelsekretion	Geschmacksprüfung (bitter), Speichelsekretion, Würgereflex, Sensibilität, Pharynx	Wallenberg-Syndrom, Glossopharyngeusneurinom, Glomus-jugulare-Tumor, Karotisoperationen, Schädelbasisfraktur, Tonsillektomie, Glossopharyngeusneuralgie	Selten isoliert betroffen
X N. vagus	Vegetative parasympathische Innervation, Kehlkopfmuskeln, Gaumensegelinnervation	Gaumensegeluntersuchung, Sprechprüfung, Kehlkopfuntersuchung, vegetative Funktionstests	Anomalien des kraniozervikalen Übergangs, Wallenberg-Syndrom, Diphtherie, Polio, Bulbärparalyse, Schilddrüsenoperation (N. recurrens)	Selten isoliert betroffen
XI N. accessorius	Mm. trapezius, sternocleidomastoideus (M. trapezius nur partiell)	Kopfdrehung Schulterhebung	Lymphknotenbiopsie im seitlichen Halsdreieck (nur M. trapezius), Schädelbasisprozesse, Polio, Drucklähmung	Gleichseitige Akzessoriusparese bei Hirninfarkt und zentraler Blutung
XII N. hypoglossus	Zungenmuskulatur	Zunge herausstrecken (Abweichung zur gelähmten Seite), Zungeninspektion (Atrophie), Dysarthrie	Tumoren (Garcin-Syndrom, Klivuschordom, Metastasen, Hypoglossusneurinom), Meningitis tuberculosa, nach Karotisoperation	Zentrale Paresen sind rasch reversibel

[a] Prüfungen Gleichgewichtsorgan

Romberg-Versuch:
Patient mit geschlossenen Augen, parallelen Füßen, mit ausgestreckten, nach vorne erhobenen supinierten Armen stehen lassen, pathologisch, wenn Falltendenz.

Unterberger-Tretversuch:
Mit geschlossenen Augen auf der Stelle treten lassen, normal nach 50 Schritten höchstens 45° Abweichung.

Barany-Zeigeversuch:
Hochgehobenen Arm nach Zielen und Augenschluß langsam von oben her senkrecht auf Ziel senken lassen.

Symptome der autonomen Beteiligung bei Polyneuropathien

(Vorkommen bei: Diabetes mellitus, Guillain-Barré-Syndrom, Porphyrie, Amyloidose, toxischer Genese, z. B. Alkohol, INH, Blei, Chinoline, Urämie, hereditären Erkrankungen)

	Symptom	Diagnostik
Kardio-vaskulär	Ruhetachykardie Stummer Herzinfarkt Orthostatische Dysregulation	Herzfrequenzvariabilität ↓ bei Hyperventilation, Valsalva, Medikamenten- (Atropin, Betablocker) Schellong-Test
Gastro-intestinal	Nächtliche Diarrhöen Völlegefühl, Sodbrennen Dysphagie Unbemerkte Hypoglykämien Exokrine Pankreasinsuffizienz Cholezystomegalie, -lithiasis Sialadenose	Dünndarmbiopsie (Ausschluß Zöliakie) Magen-Darm-Passage Fehlen der Insulintachykardie Sekretin-Pankreozymin-Test Ultraschall, Tastbefund
Urogenital	Erektile Impotenz Retrograde Ejakulation Restharn bei Blasenstörung	Fehlender Hodendruckschmerz Urinanalyse Ultraschall
Trophik	Hyp-/Anhidrose der Füße Vasomotorenlähmung Trophisches Ödem, Alopezie Schmerzloses Ulkus Nagelwachstumsstörung Osteoarthropathie	Schweißtests Histamintest (mit Noradrenalin) Sympathische Hautantwort bei Außenreiz (EMG-Ableitung) Röntgennativdiagnostik

Die neurologischen Leitsymptome der Polyneuropathie (Pallhypästhesie, strumpfförmige Hypästhesie/-algesie und ASR-Abschwächung) können fehlen!

Rot Basis- bzw. Suchdiagnostik.

RADIKULÄRE DERMATOME

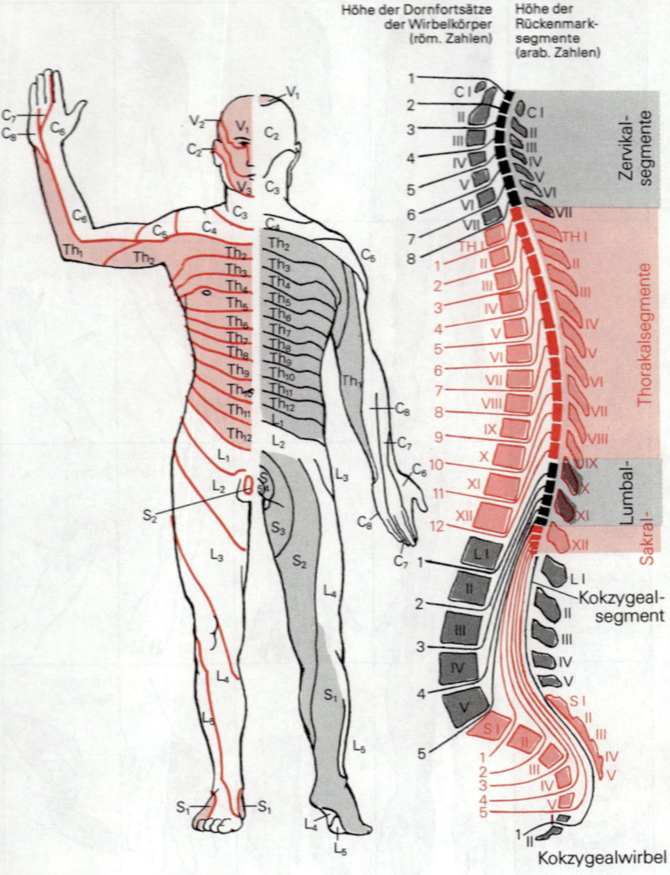

Höhe	Schmerzen	Hypästhesie	Paresen	Armreflexe

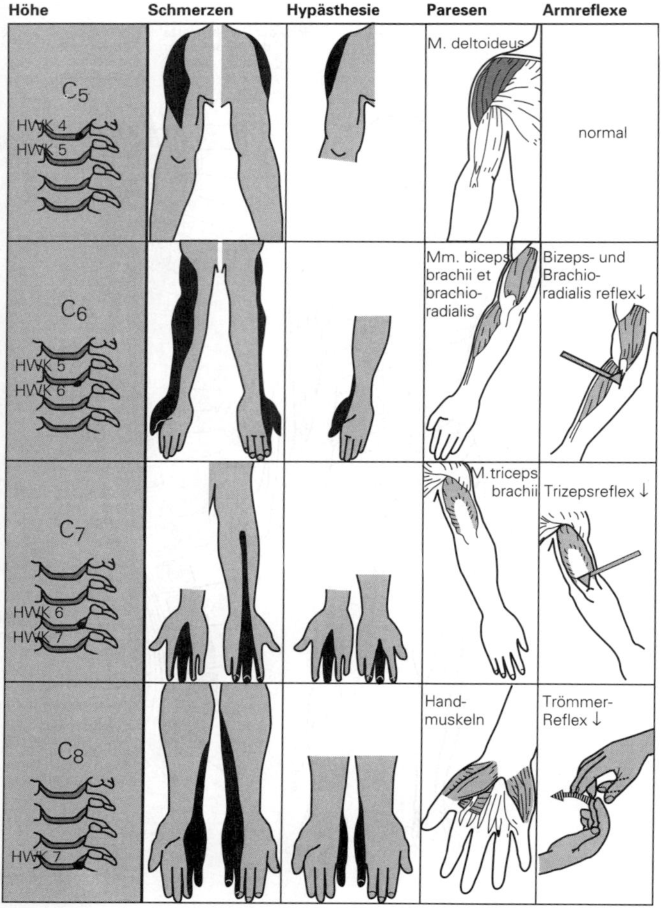

[Modifiziert nach Stöhr M, Riffel B (1988) Nerven- und Nervenwurzelläsionen. edition medizin, Weinheim]

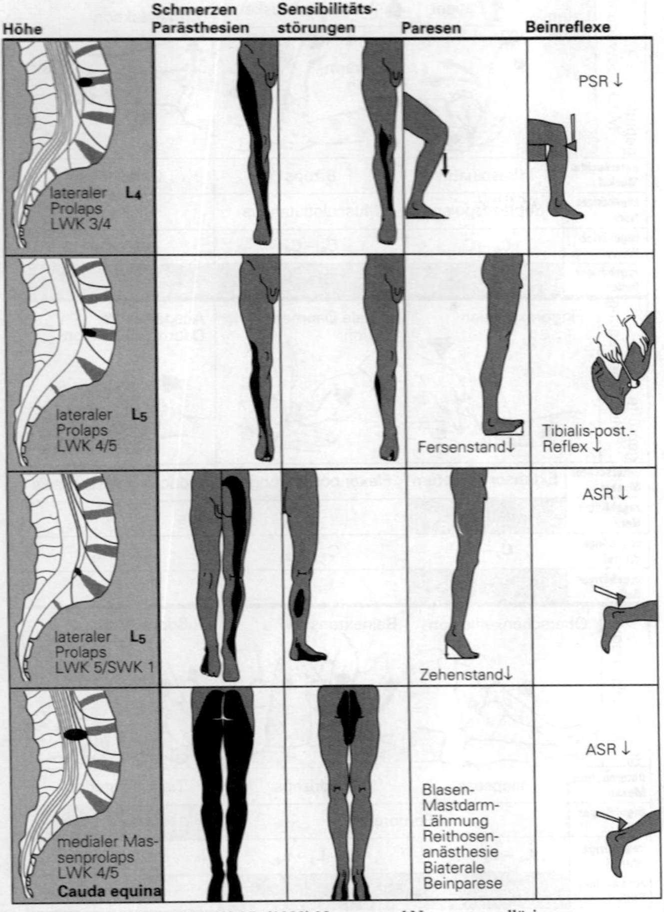

[Modifiziert nach Stöhr M, Riffel B (1988) Nerven- und Nervenwurzelläsionen. edition medizin, Weinheim]

MUSKELUNTERSUCHUNG I

↑ Patient ▲ Arzt ● Muskel

geprüfte Muskelbewegung	Laterale Armrotation 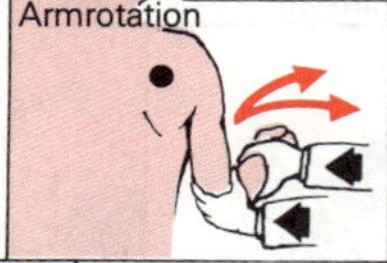	Unterarmflexion 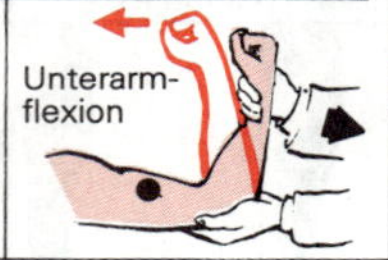	Armabduktion 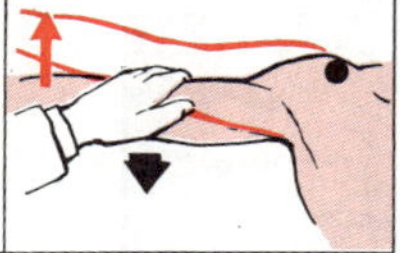
untersuchter Muskel	Infraspinatus	Bizeps	Deltoideus
zugehöriger Nerv	Suprascapularis	Musculocutaneus	Axillaris
zugehörige Wurzel	$\mathbf{C_5}$ – C_6	C_5 – C_6	$\mathbf{C_5}$ – C_6
zugehöriger Reflex	Bizeps		

geprüfte Muskelbewegung	Fingerextension 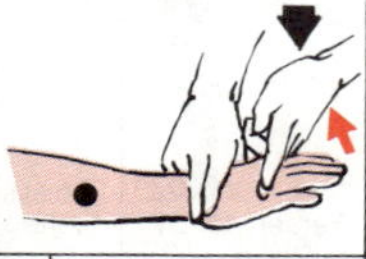	Distale Daumenflexion 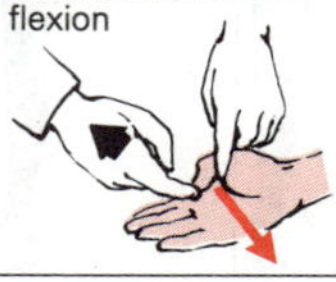	Ausgedehnte Daumenabduktion 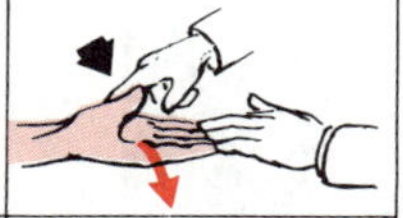
untersuchter Muskel	Extensor digitorum	Flexor pollicis longus	Abductor pollicis brevis
zugehöriger Nerv	Radialis	Medianus	
zugehörige Wurzel	$\mathbf{C_7}$ – C_8	C_7 – $\mathbf{C_8}$	$\mathbf{C_8}$ – Th_1
zugehöriger Reflex	Trizeps		

geprüfte Muskelbewegung	Oberschenkelflexion 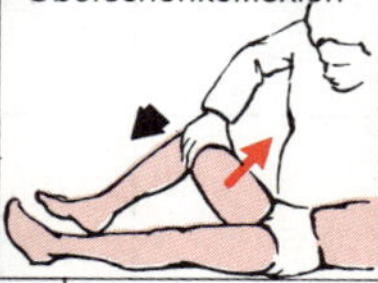	Beinextension 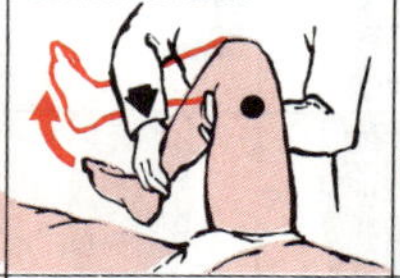	Fußdorsalflexion 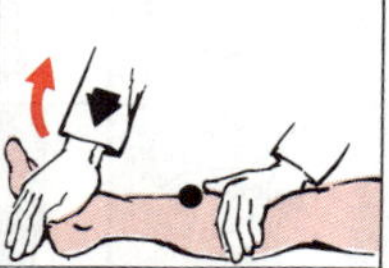
untersuchter Muskel	Iliopsoas	Quadrizeps	Tibialis anterior
zugehöriger Nerv	Femoralis		Peronaeus profundus
zugehörige Wurzel	$\mathbf{L_1}$ – $\mathbf{L_2}$ – L_3	L_2 – $\mathbf{L_3}$ – $\mathbf{L_4}$	$\mathbf{L_4}$ – L_5
zugehöriger Reflex	PSR		

Unterarmflexion zwischen Pronation und Supination 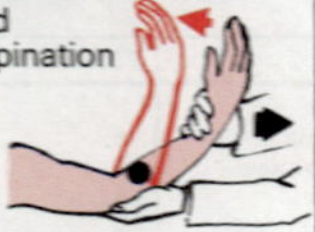	Radiale Extension der Hand 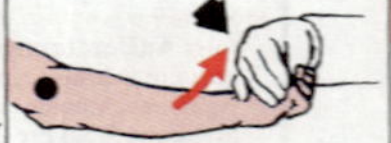	Unterarmextension 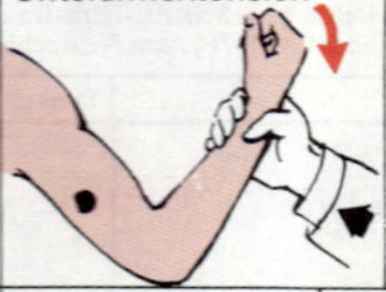	geprüfte Muskelbewegung
Brachioradialis	Extensor carpi radialis	Trizeps	**untersuchter Muskel**
Radialis			**zugehöriger Nerv**
$C_5 - \mathbf{C_6}$	$C_5 - \mathbf{C_6}$	$C_6 - \mathbf{C_7} - C_8$	**zugehörige Wurzel**
Brachialis		Trizeps	**zugehöriger Reflex**
Metakarpale Daumenopposition 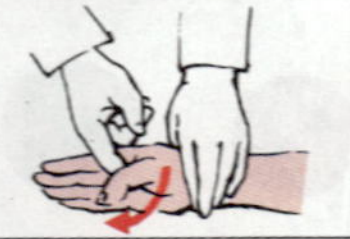	Fingeradduktion und -abduktion 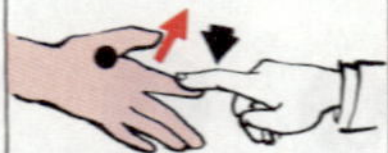	Abduktion des kleinen Fingers 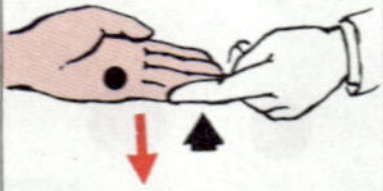	geprüfte Muskelbewegung
Opponens pollicis	Interosseus dorsalis	Abductor digiti minimi	**untersuchter Muskel**
Medianus	Ulnaris		**zugehöriger Nerv**
$\mathbf{C_8} - Th_1$	$C_8 - \mathbf{Th_1}$	$\mathbf{C_8 - Th_1}$	**zugehörige Wurzel**
			zugehöriger Reflex
Extension des großen Zehs 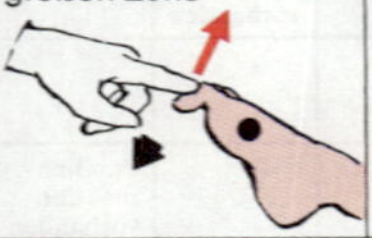	Fußplantarflexion 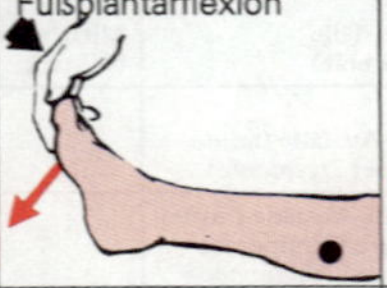	Oberschenkelheben in Bauchlage 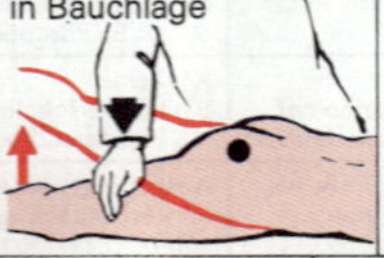	geprüfte Muskelbewegung
Extensor hallucis longus	Gastrocnemius	Glutaeus maximus	**untersuchter Muskel**
Peronaeus profundus	Tibialis	Glutaeus inferior	**zugehöriger Nerv**
$\mathbf{L_5} - S_1$	$\mathbf{S_1} - S_2$	$\mathbf{L_5 - S_1} - S_2$	**zugehörige Wurzel**
	ASR		**zugehöriger Reflex**

14

Glasgow-Komaskala

(zur Prognosestellung bei Schädel-Hirn-Trauma und sekundärer Hirnschädigung)
[Teasdale G, Jennet B (1976) Acta Neurochir (Wien) 34:45]

	Punkte		Punkte
Öffnen der Augen		**Motorische Antwort**	
spontan	4	folgt Aufforderungen	6
auf Ansprache	3	gezielte Schmerzreaktion	5
auf Schmerzreiz	2	Beugemechanismen	4
fehlt	1	atypische Beugereaktionen	3
Verbale Reaktion		Streckmechanismen	2
orientiert	5	fehlt	1
verwirrt	4		
einzelne Worte	3		
Laute	2	Maximale Punktzahl	15
fehlt	1	Minimale Punktzahl	3

Definition Koma AUGEN geschlossen (1) – BEWUSSTSEIN unverständliche Laute (2) oder weniger – MOTORIK gezielte Schmerzabwehr (5) oder weniger

8 Punkte oder weniger

Abschätzskala zur Beurteilung der Pupillengröße [mm]

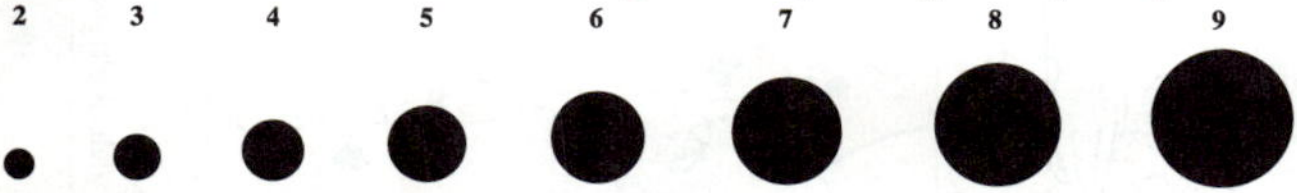

Stadien der Subarachnoidalblutung (präoperative klinische Gradierung)

[Hunt WF, Hess RM (1968) Surgical risk as related to time of intervention in the repair of intracranial aneurysms. J Neurosurg 28:14; Yasargil MG (1984) Microneurosurgery, vol 2. Thieme, Stuttgart]

Grad		Symptomatik: Bewußtseinszustand	Neurologische Ausfälle	Kopfschmerz	Meningismus	Varia
I	A B	Wach	A[a]: keine B[b]: vorhanden	Minimal	Leicht	
II	A B	Wach	A[a]: keine B[b]: Hirnnervenausfälle (z. B. Photophobie)	Mittelschwer bis stark	Eindeutig vorhanden	
III	A B	Somnolent Desorientiert	A[a]: keine B[b]: leichte fokale Ausfälle (milde Parese und/oder Dysphasie)			
IV		Soporös bis komatös	Ausgeprägte fokale Ausfälle (mittelschwere bis schwere Hemiparese und/oder Dysphasie), beginnende Dezerebrationssymptome			Pupillenreaktion vorhanden
V		Tief komatös	Dezebration, eventuell Einklemmungssymptome			keine Pupillenreaktion, moribund

A[a] ohne fokale neurologische Ausfälle, B[b] mit fokalen neurologischen Ausfällen.

Frühoperation innerhalb 72 h bei Stadium 1 bis 3.

Somnolenz Patient muß durch Reize geweckt werden, ist aber vollständig orientiert
Sopor Patient kann nur durch starke Reize kurzdauernd zum Bewußtsein gebracht werden

		Langsam zunehmende Bewußtseinsstörung	Plötzliche Bewußtlosigkeit	Zunehmende Verwirrtheit
Intrakraniell	Trauma:	Subdurales Hämatom	Epidurales Hämatom, Kontusion	Posttraumatische Psychose, subdurales Hämatom
	Tumor:	Ödem	Obere oder untere Einklemmung, Einblutung, Hydrocephalus occlusus	Ödem
	Vaskulär:	Raumfordernde(r) Infarkt(e), intrazerebrale Blutung	Hirnstamminfarkt, hypertone Massenblutung, Subarachnoidalblutung	Ödem bei Zustand nach Infarkt, Blutung, transitorische globale Amnesie
	Entzündung:	Bakterielle Meningitis, Enzephalitis	Hirndruck bei Hirnabszeß, Einblutung oder Ödem bei (Meningo-)Enzephalitis	Enzephalitis
	Toxisch:	Zentrale pontine Myelinolyse, Wernicke-Enzephalopathie	Zentrale pontine Myelinolyse, Corpus-callosum-Degeneration	Wernicke-Enzephalopathie, Alkoholdelir, Korsakow-Syndrom, Alkoholhalluzinose
	Epilepsie:		Grand mal, Temporallappen-„Ohnmacht“	Dämmerzustände, psychomotorische Anfälle
Extrakraniell	Stoffwechsel:	Elektrolytstörungen (Na, K), Azidose/Alkalose, Urämie, Leberversagen	Elektrolytstörungen (Ca, Na), Porphyrie	Elektrolytstörungen, Exsikkose, Hypo-/Hyperthermie, Porphyrie
	Hormone:	Hyperglykämie, Hypothyreoidismus, Hypopituitarismus	Hypoglykämie	Hyperglykämie, Hyperthyreose
	Herz/Kreisl.: Lunge:	Blutverlust, Anämie, Hypoventilation	Blutdruckabfall, Herzrhythmusstörung, Karotissinussyndrom, Lungenembolie	Anämie
	Psychiatrisch:	Katatonie	Psychogene Ohnmacht	Demenzen
	Toxisch:	Sedativa, Hypnotika, Thymoleptika, Neuroleptika, Antikonvulsiva, CO, Schwermetalle	Sedativa, Hypnotika, CO, Drogen	Schwermetalle, Drogen

[Aus Berlit P (1992) Klinische Neurologie. edition medizin, Weinheim]

Anatomie der Hirnarterien

Karotissystem

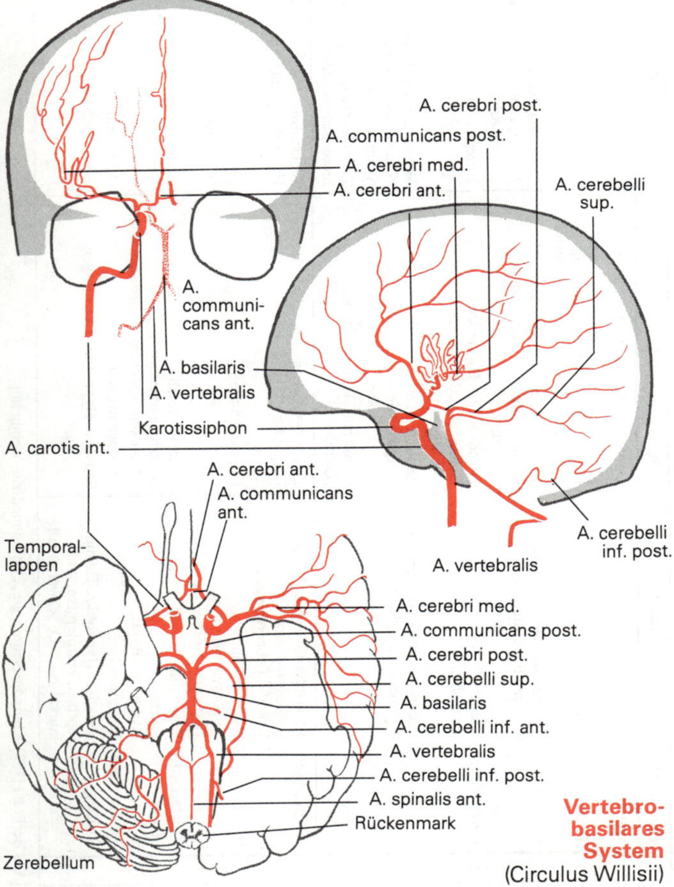

Vertebrobasilares System
(Circulus Willisii)

Einteilung zerebraler Ischämien

Nach zeitlichen Gesichtspunkten

Anamnese, CT

TIA (Symptome für maximal 24 h)
RIND (Symptome für maximal 1 Woche)
Infarkt (persistierende Symptome)

Nach lokalisatorischen Gesichtspunkten

Klinik, CT, MRT

Vorderer Kreislauf (Karotis): A. cerebri anterior, A. cerebri media, A. cerebri posterior

Hinterer Kreislauf (vertebrobasilär): Brücke, Medulla oblongata, Kleinhirn

Nach pathogenetischen Gesichtspunkten

CT, MRT

Makroangiopathie:
Territorialinfarkt — embolisch, thrombotisch
Endstrominfarkt — hämodynamisch
Grenzzoneninfarkt

Mikroangiopathie:
lakunäre Infarkte
Marklagerdystrophie
(Binswanger-Enzephalopathie)

Nach angiologischen Gesichtspunkten

Duplexsonographie, Angiographie, Labor

Makroangiopathie:
extrakranieller Gefäße
intrakranieller Gefäße

Plaque
Stenose
Ulzeration
Kollateralisation
Verschluß
Dissektion
Dysplasie
Arteriitis

Mikroangiopathie bei Hypertonus
Diabetes mellitus
Sonstige Angiopathie
(Arteriitis peripherer Gefäße)

Nach kardiologischen Gesichtspunkten

EKG, Echokardiographie

Mögliche kardiale Emboliequelle:

Endokarditis
Vitium cordis
Herzrhythmusstörung
Kardiomyopathie
Mitralklappenprolaps
Herzinfarkt
Paradoxe Embolie
(v. a. transösophageale Echokardiographie)

Kardiale Begleiterkrankung:
Koronarsklerose, Rhythmusstörung

Risikofaktoren, Begleiterkrankungen und Befunde, die das Hirninfarktrisiko erhöhen

Risikofaktoren	Hirninfarktrisiko
Hypertonus	6fach erhöht, mit Lebensalter zunehmend
Diabetes mellitus	3fach erhöht
Nikotinabusus	3fach erhöht, bei Zigarettenrauchern
Hyperlipidämie	2fach erhöht, vor allem im Alter < 50 Jahren
Ovulationshemmer	2- bis 3fach erhöht
Alkoholabusus	2fach erhöht (bei jungen Patienten)
Begleiterkrankungen	
Koronare Herzkrankheit	6fach erhöht, bei gleichzeitiger Herzrhythmusstörung bis 10fach erhöht
Arterielle Verschlußkrankheit der Beine	2fach erhöht
Migräne	Wird potenziert bei vorhandenen Risikofaktoren (Ovulationshemmer, Rauchen)
Adipositas	Kein sicherer Einfluß
Befunde	
TIA in der Anamnese	4 % pro Jahr
Extrakranielle asymptomatische Karotisstenose bis 70 %	2 % pro Jahr
> 80 %	4–8 % pro Jahr
Exulzerierter Plaque	4–8 % pro Jahr
Polyglobulie	Bis 2fach erhöht
Hyperurikämie	Kein sicherer Einfluß

14

Dopplersonographie der extrakraniellen Hirnarterien

[Nach Ries F (1987) Dopplersonographie der extrakraniellen Hirnarterien. In: Hartmann A, Wassmann H (Hrsg) Hirninfarkt. Urban & Schwarzenberg, München]

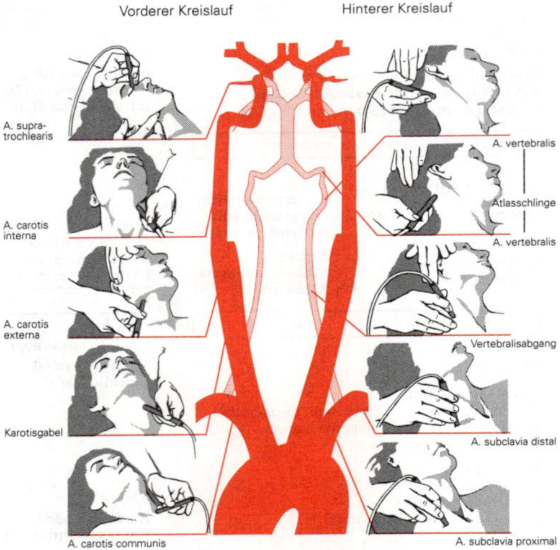

Möglichkeiten der Ultraschalldiagnostik supraaortaler Gefäße

Kontinuierliche Schallemission
CW (continuous wave)

Dopplersonographie

→ extrakraniell
transkraniell

Gepulste Schallemission

Pulsechoverfahren

→ A-mode-Amplitude
B-mode brightness
C-mode-2-D-Bild
(Tomographie)

Duplexsonographie
Duplexscan

Analyse des Strömungspulses (Dopplersignal)

- Analogpulskurve (Kurvenhöhe, Strömungsrichtung, Pulsatilität, Widerstandsfluß)
- Frequenzzeitspektrum (Frequenzanalyse)
- Frequenzdichtespektrum (Power-Spektrum)

Analyse des B-Bilds

- Bildqualität
- Grenzzonenreflex (echoreich, echoarm)
- Plaque
- Stenoseoberfläche (Abgrenzbarkeit, Regelmäßigkeit)
- Stenosenbinnenecho (Dichte, Struktur, Muster)

Dopplersonographische Kriterien zur Quantifizierung von Karotisstenosen

[Nach Hennerici M, Neuerburg-Heusler D (1988) Gefäßdiagnostik mit Ultraschall. Thieme, Stuttgart]

	Nicht-stenosierende Plaque	Geringgradige Stenose	Mittelgradige Stenose	Hochgradige Stenose	Subtotale Stenose	Verschluß
Lumeneinengung	< 40 %	40–60 %	60–70 %	ca. 80 %	< 90 %	100 %
Indirekte Kriterien	o. B.	o. B.	o. B.	Augenwinkelfluß Nullströmung oder retrograd A. carotis communis Strömungsverminderung im Seitenvergleich		
Direkte Kriterien im Stenosebereich:						
Analogpulskurve	o. B.	Abrupte Strömungszunahme	Deutliche Strömungszunahme, Pulsatilitätsverlust, systolische Dezeleration (Turbulenzen)	Starke Strömungszunahme, systolische Dezeleration	Variables Stenosesignal mit Intensitätsminderung	Fehlendes Gefäß
Frequenzzeitspektrum	o. B.	Verbreitert	Verbreitert, Zunahme niederfrequenter Anteile	Reduziert, inverse Frequenzanteile	Reduziert, inverse Frequenzanteile	Fehlendes Gefäß
Poststenotischer Befund	o. B.	o. B.	o. B.	Verminderte systolische Strömungsgeschwindigkeit	Reduziertes, schwer aufzufindendes Signal	Fehlendes Signal
Systolische Spitzenfrequenz der A. carotis interna (bei 4 MHz-Sendefrequenz)	< 3 KHz	3–5 KHz	5–8 KHz	> 8 KHz	Variabel	Fehlt
Nachweismöglichkeit im B-Bild-Verfahren	Sehr gut	Sehr gut	Gut	Mäßig	Mäßig	Mäßig

Internationale Klassifikation epileptischer Anfälle

[International League against Epilepsy. Epilepsia (1981) 22:489–501, Epilepsia (1989) 30:389–399]

I. Fokale (partielle) Anfälle (lokaler Beginn, zerebrale Herdläsion)

A **Einfache fokale Anfälle (ohne Bewußtseinsstörung):**

1. mit motorischen Symptomen (z. B. Jackson-Anfall: umschriebene Muskelzuckung mit Ausbreitung – March; Versivanfall mit Kopf-/Rumpfwendung, Epilepsia partialis continua ohne March);
2. mit sensiblen (z. B. sensibler Jackson-Anfall: umschriebene, wandernde Parästhesien) oder sensorischen Symptomen (z. B. Lichtblitze, akustische Sensation, Geruchs- oder Geschmackshalluzinationen);
3. mit vegetativen Symptomen (Blässe, Übelkeit, Schwitzen, isolierte Aura);
4. mit psychischen Symptomen (mnestische, kognitive oder affektive Symptomatik, z. B. Déjà-vu-Erlebnis, dreamy state, Angst).

B **Komplexe fokale Anfälle (mit Bewußtseinsstörung)**
(psychomotorische Anfälle)

1. Einfacher fokaler Anfall mit nachfolgender Bewußtseinsstörung
2. Bewußtseinsstörung zu Beginn (oft mit Automatismen wie Nesteln, Schmatzen, Kauen)

C **Fokale Anfälle mit sekundärer Generalisierung**
(z. B. fokal eingeleitetes Grand mal)

II. Generalisierte Anfälle (konvulsiv oder nichtkonvulsiv)
(oft idiopathisch, bestimmte Formen auch residuell oder symptomatisch)

A 1. **Absencen** (kurze Bewußtseinsstörung mit Spike-wave-Komplexen im EEG)
2. **Atypische Absencen** (mit klonischen, atonischen, tonischen Komponenten oder Automatismen)

B **Myoklonische Anfälle** (z. B. Impulsiv-Petit-mal – kurze Zuckungen proximaler Muskelgruppen mit polyspikewave im EEG)

C **Klonische Anfälle**

D **Tonische Anfälle**

E **Tonisch-klonische Anfälle** (Grand mal)

F **Atonische Anfälle** (einschließl. myoklonisch-astatischer Anfälle)

III. Unklassifizierbare Anfälle (wegen unvollständiger Angaben oder nicht zu klassifizierende Anfälle des Kleinkindes)

Lokalisationsgebundene (fokale) Epilepsien

A **Idiopathisch:**
Benigne fokale Epilepsie im Kindesalter

B Symptomatisch:
Chronisch progressive Epilepsia partialis continua
Temporallappenepilepsie
Extratemporale Epilepsie

Generalisierte Epilepsien

A **Idiopathisch:**
Benigne Anfälle beim Neugeborenen
Absencenepilepsie des Kindesalters
Juvenile Epilepsie mit Myoklonien (Impulsiv-Petit-mal)
Sonstige

B **Kryptogen oder symptomatisch:**
West-Syndrom (BNS-Krämpfe)
Frühe Myoklonusenzephalopathie
Lennox-Gastaut-Syndrom
Progressive Myoklonusepilepsie

Spezielle Syndrome (Gelegenheitsanfälle)
Fieberkrämpfe
Metabolische oder toxische Ursachen (z. B. Alkohol)
Einmaliger Anfall oder Status epilepticus

Status epilepticus: Häufung epileptischer Anfälle ohne zwischenzeitliche Erholung: generalisiert (Absencenstatus, Grand-mal-Status) oder fokal (Jackson-Status, Epilepsia partialis continua)

Anfallsform	Ätiologie	Therapie	Tagesdosis (mg)	Therapeutischer Serumspiegel (µg/ml)	Steady state nach:
Absencen	Idiopathische Epilepsie	1. Valproinsäure	1200–1800	80–100	5 Tagen
Impuls-Petit-mal		2. Phenobarbital (Barbexaclon)	200 (300–400)	10–40	3 Wochen
Aufwach-Grand-mal		3. Primidon	750	5–15	4 Tagen
		4. Ethosuximid	750–1500	40–100	7 Tagen
Partielle komplexe Anfälle	Residualepilepsie	1. Carbamazepin	800–1200	4– 8	3 Tagen
Schlaf-Grand-mal		2. Phenytoin	300–400	10–20	10 Tagen
Partielle elementare Anfälle	Symptomatische Epilepsie	1. Phenytoin	300–400	10–20	10 Tagen
Diffuse Grand mal		2. Carbamazepin	800–1200	4– 8	3 Tagen
Status epilepticus	Meist symptomatisch	1. Clonazepam (i.v.) 2. Diazepam (i.v.) 3. Medazolam (i.m.) 4. Phenytoin (i.v.)	Nach Bedarf, in Intubationsbereitschaft; bei Versagen Kurznarkose		

[Aus: Berlit P (1992) Klinische Neurologie. edition medizin, Weinheim]

14

Ätiologie	Weiterführende Untersuchungen
Ungenügende Vasokonstriktion	
Vasovagal	Anamnese erneut erheben
Orthostatisch	Orthostaseversuch (Schellong-Test, vgl. S. 95). Therapie mit Diuretika, Vasodilatanzien
Autonome Insuffizienz	Diabetes, Sympathektomie, primäre Formen suchen
Verminderter venöser Rückfluß	
Valsalva (Husten, Miktion)	Valsalva-Manöver unter kontrollierten Bedingungen wiederholen
Spätschwangerschaft	
Vorhofmyxom	Echokardiogramm
Rhythmusstörungen	
Karotissinussyndrom	Karotissinusmassage am Monitor durchführen
SA-, AV-Blöcke (Adams-Stokes)	Langzeit-EKG
Sinusbradykardie	
Asystolie, Kammerflimmern Ventrikuläre, supraventrikuläre Tachykardie	EKG
Verminderte Herzleistung	
Aortenstenose, hypertrophe obstruktive Kardiomyopathie Pulmonalstenose	Auskultation, Echokardiogramm (vgl. S. 64, 65)
Lungenembolie	Lungenszintigraphie
Pulmonale Hypertonie	
Herzinfarkt mit Herzinsuffizienz	EKG
Perikardtamponade	Echokardiogramm
Zerebrovaskulär	
TIA Karotisstenose Vertebrobasiläre Stenose Subclavian-Steal-Syndrom	Doppler-Ultraschalluntersuchung Angiographie (vgl. S. 288)
Varia	
Epilepsie	EEG
Hypovolämie	Halsvenen, ZVD, Diuretika?
Hyperventilation, Angst	Patienten kontrolliert hyperventilieren lassen
Hypoxämie	Blutgasanalyse
Anämie	Blutbild
Hypoglykämie	Blutzucker, verlängerter Glukosetoleranztest
Hysterie	Anamnese

Cave: Bei einem Großteil der Patienten (bis zu 50 %) kann keine Ursache gefunden werden.

Substanzgruppe (Generic name)	Wirkdauer in Std.	Tagesdosis	Wirkungen auf Tremor	Rigor	Akinese	Vegetative Symptome	Besondere Indikationen	Nebenwirkungen Akut	Chronisch
Anticholinergika Biperiden Metixen Bornaprin Trihexyphenidyl Benzatropin Procyclidin Pridinol	1–6	 2–15 mg 2–60 mg 4–12 mg 2–15 mg 1– 6 mg 2–15 mg 5–15 mg	++	+	∅	+	Medikamentöses Parkinson-Syndrom – Depressive Symptomatik	Erbrechen Mydriasis Trockener Mund Miktions-störungen Obstipation Verwirrtheit Psychosen Cave: Prostatahyper-trophie und Glaukom	Demenz
Amantadin	1–8	100–800 mg	∅	+	++	(+)	Parkinson-Krise (parenteral!)	Verwirrtheit Unruhe Psychose Hypotonie Übelkeit Cave: Niereninsuffizienz	Schlafstörungen
Dopa (u. Dekarb-oxylasehemmer) Levodopa + Benserazid Levodopa + Carbidopa	1–5	 100–1000 mg	(+)	+	++	(+)	Basistherapie	Erbrechen Hypotonie Tachykardie Arrhythmie Psychosen Cave: Herzinsuffizienz	Schlafstörungen Dyskinesien On-off-Phänomene Halluzinationen
Dopaminergika Bromocriptin Lisurid	 1–6 2–3	 2,5–30 mg 1–5 mg	(+)	+	+	(+)	On-off-Phänomene Spätdyskinesien Frühe Gabe zur Einsparung von Dopa	Erbrechen Hypotonie Raynaud-Symptome Dyskinesien	Psychosen Schlafstörungen
MAO-B-Hemmer Selegilin Deprenyl	 24–48	 5–10 mg 5–10 mg	+	+	+	(+)	End-of-dose-Akinese Wearing-off-Phänomen Depressive Symptomatik	Hypotonie Übelkeit Schwindel Schwitzen	Verwirrtheit Dyskinesien

[Modifiziert nach Berlit P (1988) Neurologie in der Praxis. edition medizin, Weinheim]

Bezeichnung	Manifestationsalter und Geschlecht	Zeitliches Auftreten	Lokalisation und Schmerzcharakter	Begleitsymptome	Auslösung	Medikamentöse Therapie
Migräne	Pubertät: w > m Bei Kindern Knaben häufiger	Beginn oft morgens, über 24–48 h anhaltend, in Wochenabstand rezidivierend	Einseitig oder einseitig beginnend; frontotemporal betont (Seite wechselt). Klopfend-bohrender Schmerz. Patient zieht sich (ins Bett) zurück	Übelkeit, Erbrechen, Licht- und Lärmempfindlichkeit. Eventuell Aura in Form eines Flimmerskotoms oder neurologischer Herdzeichen	Bestimmte Speisen (Käse, Schokolade) oder Getränke (Rotwein), prämenstruell, Streßentlastung, Alkohol, Wetterwechsel	Betablocker, Kalziumantagonisten zur Intervalltherapie. Sumatriptan, Dilydroergotamin zur Anfallstherapie
Clusterkopfschmerz (Bing-Horton)	30.–40. Lebensjahr; 80 % Männer	Meist nachts zu fester Uhrzeit; 30–120 min Dauer. Tägliches Auftreten für einige Wochen – dann Pausen von Monaten	Streng einseitig periorbital. Stechender heftigster Schmerz, der den Patienten zum Umhergehen zwingt	Rötung von Auge und Stirn; einseitige Tränensekretion und Naselaufen Horner-Syndrom auf betroffener Seite	Keine; eventuell Alkohol, Histamin, Nitrate	Kortikosteroide, Serotoninantagonist, Lithium
Chronisch paroxysmale Hemikranie	30.–50. Lebensjahr; Frauen > Männer	Tag und Nacht für 5–30 min; keine Remissionen	Einseitig stechend-bohrend	Tränensekretion, Lidschwellung und Gesichtsrötung	Keine; selten Kopfbewegungen	Indometacin
Trigeminusneuralgie	Oft höheres Lebensalter; Frauen häufiger	Tagsüber zahlreiche Attacken von Sekundendauer; Remissionen von Monaten bis Jahren	Einseitig, meist 2. und 3. Trigeminusast. Unerträglicher heftiger brennender oder stechender Schmerz	Anorexie, Patient rasiert sich nicht, spricht nicht aus Angst vor Schmerzattacken	Berühren bestimmter Triggerpunkte, Kauen, Schlucken, kalter Luftzug	Carbamazepin, Phenytoin, ggf. Operation
Arteriitis temporalis	> 50 Jahre	Tag und Nacht; Dauerschmerzen über Wochen und Monate, keine Remissionen	Temporal betont, oft beidseitig; dumpfer, drückender Schmerz	Geschwollene, druckempfindliche A. temporalis; BKS-Beschleunigung; eventuell Sehstörungen, Gelenkbeschwerden	Kauen verstärkt den Schmerz (Claudicatio masticatoria)	Kortikosteroide
Spannungskopfschmerz	Erwachsene, Frauen > Männer	Tagsüber zunehmend, über Wochen anhaltend	Diffus, eventuell okzipital betont; „Band um den Kopf“	Schlafstörungen, psychische Symptome, Ängste	Streß, psychische Faktoren	Amitriptylin
Analgetikakopfschmerz	Erwachsene; 90 % Frauen	Morgens bis abends, über Wochen und Monate	Diffus; dumpf, drückend	Blässe, Haarausfall, Inappetenz, Übelkeit	Analgetikaentzug	Betablocker, Amitriptylin

Differentialdiagnose Schwindel

Typ	Peripher labyrinthär	Zentral vestibulär
Lageabhängiger Schwindel		
Latenzzeit vor Auftreten	Bis zu 20 s	Keine
Nystagmusdauer	Bis zu 30 s	Länger als 30 s
Schwindelbeschwerden	Stark, gerichtet	Wenig stark, ungerichtet
Nystagmusrichtung	Zum unten liegenden Ohr	Variabel
Kritische Kopfposition	Oft eine einzige	Meist mehrere
Krankheitsbilder	Benigner paroxysmaler Schwindel Alkohollageschwindel Perilymphfistel	Akustikusneurinom (spät) Vertebrobasiläre Ischämie Multiple Sklerose
Dauerschwindel		
Nystagmus	Horizontal rotierend	Variabel, auch downbeat, upbeat
Begleitsymptome	Ggf. Hypakusis, Tinnitus	Oft Schwankschwindel, Oszillopsien, sonstige Herdzeichen
Krankheitsbilder	Morbus Ménière Akute Labyrinthläsion Neuropathia vestibularis (keine Hörstörung!) Akustikusneurinom (früh – wenig Schwindel!)	Pontomedulläre Hirnstammläsion – ischämisch, Tumor, Entzündung, Mißbildung

Neurologische paraneoplastische Krankheitsbilder

[Aus: Berlit P (1989) Paraneoplastische Syndrome in der Neurologie. Zentralbl Neurol 252:3–6]

	Vorkommen bei
Gehirn	
Enzephalomyelitis: limbische Enzephalitis, bulbäre Enzephalitis, spinozerebelläre Degeneration, Myoklonus-Opsoklonus-Syndrom	Kleinzelligem Bronchialkarzinom Selten: Mamma-, Ovarial-, Kolonkarzinom
Progressive multifokale Leukenzephalopathie	Lymphomen, Leukosen
Isolierte Angiitis des ZNS	M. Hodgkin
Subakute Kleinhirnatrophie	Ovarial-, Mammakarzinom
Rückenmark	
Subakute nekrotisierende Myeolopathie	Kleinzelligem Bronchialkarzinom,
Amyotrophische Lateralsklerose	Lymphomen, Bronchial-, Mamma-, Magen-Darm-Karzinom
Peripherer Nerv	
Subakute sensible Neuronopathie (oft gleichzeitig Enzephalomyelitis)	Kleinzelligem Bronchialkarzinom
Paraproteinämische Polyneuropathie	Plasmazytom, Lymphomen
Sensomotorische Polyneuropathie	Bronchialkarzinom
Neuromuskuläre Synapse	
Eaton-Lambert-Syndrom	Kleinzelligem Bronchialkarzinom
Myasthenia gravis	Thymom
Muskel	
Polymyositis-Dermatomyositis	Mamma-, Bronchial-, Magen-Darm-, Uterus-, Ovarialkarzinom

14

Pharmakokinetische Formelsammlung

1. Aufsättigung

a) $\text{Ladedosis}_{i.v.} = (C_{Ziel} - C_{aktuell}) \cdot V_d \cdot KG$

b) $\text{Ladedosis}_{oral} = \dfrac{(C_{Ziel} - C_{aktuell}) \cdot V_d \cdot KG}{F}$

C_{Ziel}: angestrebte Plasmakonzentration [mg/l]
$C_{aktuell}$: aktuelle Plasmakonzentration [mg/l]
V_d: Verteilungsvolumen (vgl.Tabelle PH 7-1 bis 7-30) [l/kg]
F: Bioverfügbarkeit (100 % Resorption = 1,0)
KG: Körpergewicht [kg]

c) Rasches Abschätzen der Ladedosis mit Hilfe des Nomogramms

1. Wählen der Zielkonzentration auf linker Ordinate. (Falls die Aufsättigung nicht von Null ausgeht, so wird als Zielkonzentration die Differenz zwischen der gewünschten und der aktuellen Konzentration gewählt.)
2. Wählen des entsprechenden Verteilungsvolumens auf der rechten Ordinate.
3. Die Schnittstelle der Verbindungslinie beider Punkte mit der mittleren Ordinate ergibt die gesuchte Ladedosis [mg/kg].
4. Diese muß mit dem Körpergewicht multipliziert werden.

(5. Division durch Bioverfügbarkeit bei oraler Verabreichung.)

2. Spitzenkonzentration nach Bolusverabreichung

$$C_0 = \frac{F \cdot \text{Dosis}_{Bolus}}{V_d}$$

F: Bioverfügbarkeit (i.v. Verabreichung = 100 % Resorption = 1,0)
Dosis_{Bolus}: Bolusdosis [mg/kg]
V_d: Verteilungsvolumen [l/kg]

3. Dosisanpassung

$$\text{Dosis}_{neu} = \frac{\text{Dosis}_{bisher} \cdot C_{Ziel}}{C_{aktuell}}$$

C_{Ziel}: angestrebte Plasmakonzentration [mg/l]
$C_{aktuell}$: aktuelle Plasmakonzentration [mg/l]

Bei Medikamenten mit nichtlinearer Kinetik (vgl. PH 7-1 bis 7-30) darf diese Formel nicht angewandt werden. In diesen Fällen können kleine Dosiserhöhungen zu überproportionalen Anstiegen der Plasmakonzentration führen; cave Toxizität).

4. Zeit bis zum Erreichen der Steady-State-Konzentration

Verstrichene Zeit seit Therapiebeginn	% Steady-State-Konzentration erreicht	Noch zu erwartender Anstieg der Plasmakonzentration
Respektive: **Medikamentenelimination**		
Verstrichene Zeit seit letzter Verabreichung	Im Körper verbleibende Medikamentenmenge	Ausgeschiedene Medikamentenmenge
1 HWZ	50 %	50 %
2 HWZ	75 %	25 %
3 HWZ	88 %	12 %
4 HWZ	94 %	6 %
4,3 HWZ	95 %	5 %
5 HWZ	97 %	3 %

Nomogramm zur Berechnung der Ladedosis

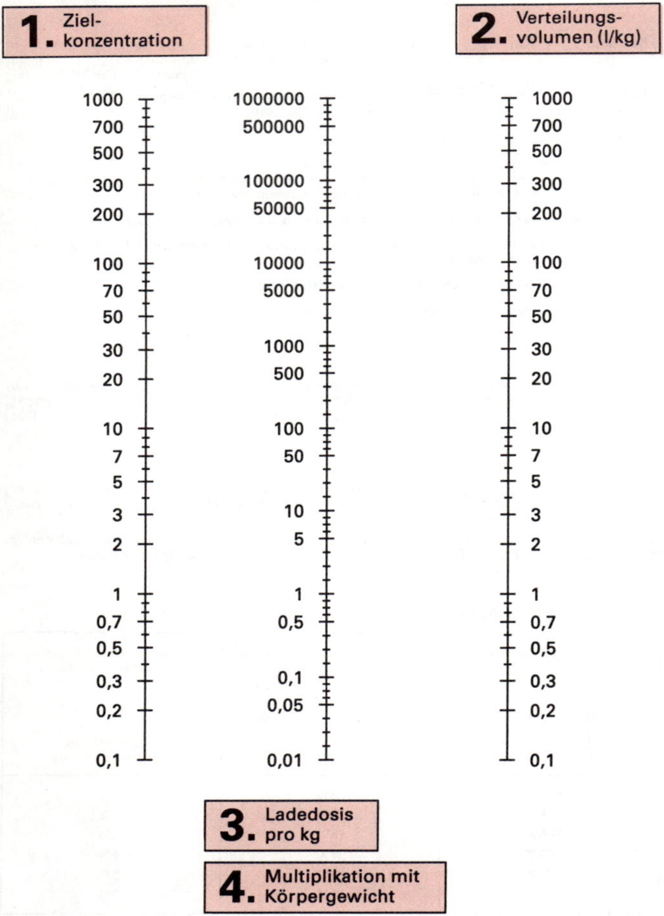

5. Abschätzen der individuellen HWZ (vgl. Abb. PH 4)

$$HWZ = t_{Ende\text{-}Anfang} \cdot \frac{0{,}301}{\log C_{Anfang} - \log C_{Ende}}$$

$$= t_{Ende\text{-}Anfang} \cdot \frac{0{,}693}{\ln C_{Anfang} - \ln C_{Ende}}$$

$t_{Ende\text{-}Anfang}$: Intervall zwischen C_{Anfang} und C_{Ende}
C_{Anfang}: Anfangskonzentration
C_{Ende}: Konzentration am Ende

Nomogramm zur Schätzung der Halbwertszeit

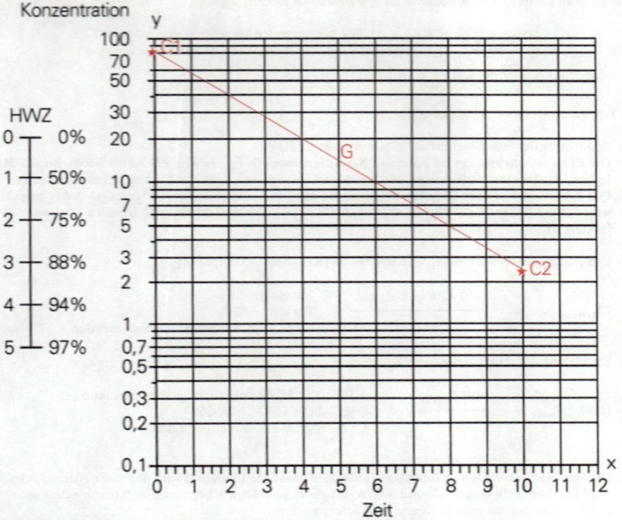

Graphische Ermittlung der Eliminations-Halbwertszeit (HWZ) mit Hilfe von 2 Plasmakonzentrationen

1) Tragen Sie die erste (höhere) Konzentration zum Zeitpunkt 0 (d. h. auf der y-Achse) in die Graphik ein (C1).
2) Tragen Sie dann die zweite Konzentration (C2) in korrektem zeitlichen Abstand in die Graphik ein.
3) Verbinden Sie die beiden Punkte mit einer Geraden (G).
4) Mit Hilfe des vorliegenden Plastik-Maßstabes kann nun die HWZ ermittelt werden: Legen Sie den Maßstab parallel zur x-Achse auf die Graphik, so daß die oberste Linie (‚C1') auf die erste Konzentration (C1) zu liegen kommt.
5) Ermitteln Sie den Schnittpunkt der Verbindungsgerade (G) mit der Linie ‚1 HWZ'.
6) Verschieben Sie den Maßstab nun parallel zur x-Achse bis der Pfeil auf dem Schnittpunkt von G und ‚1 HWZ' zu liegen kommt.
7) Der Pfeil weist nun auf die HWZ des untersuchten Medikamentes auf der x-Achse.
8) Entsprechend kann auch die Dauer von 2 (Linie ‚2 HWZ'), 3 oder 4 HWZ abgelesen werden. Es kann aber auch abgeschätzt werden, wieviel Zeit verstreichen muß, bis eine bestimmte Konzentration vorliegen wird.

Medikamente mit variabler HWZ

- Medikamente mit nichtlinearer Kinetik (konzentrationsabhängige HWZ) (s. unten)
- Medikamente mit Selbstinduktion (Induktion des eigenen Metabolismus)
- Leber-, Nieren-, Herzinsuffizienz, Komedikation (vgl. Tabelle PH 7-1 bis 7-30)

6. Schätzen der HWZ bei Anurie (vgl. Tab. PH 7-1 bis 7-30)

Mit der vorliegenden Formel kann die HWZ bei Anurie grob abgeschätzt werden. Besonders bei länger dauernder Niereninsuffizienz können aber zusätzliche Veränderungen des Verteilungsvolumens und der Bindung an Plasmaproteine die Elimination zusätzlich modifizieren.

$$HWZ_{Anurie} = \frac{HWZ_{normal}}{Q_0}$$

HWZ_{normal}: HWZ bei normaler Nierenfunktion
Q_0: extrarenal ausgeschiedene Medikamentenfraktion

7. Dosisanpassung bei Niereninsuffizienz

a) Ermittlung der individuellen Eliminationsfraktion (Q):
Die Eliminationsfraktion bei normaler Nierenfunktion (Q_0 vgl. Tabelle PH 7-1 bis 7-30) wird auf der linken Vertikalachse aufgetragen und mit der rechten oberen Ecke des Nomogramms verbunden. Der Schnittpunkt dieser Geraden mit der individuellen Kreatininclearance (gemessen oder geschätzt) wird auf der linken Vertikalachse abgelesen. Dieser Wert entspricht der individuellen Eliminationsfraktion Q.

b) Ermittlung der individuellen Nierenfunktion (Kreatininclearance; $Cl_{Kreatinin}$):

$$Cl_{Kreatinin} = \frac{(150\text{-Alter}) \cdot \text{Gewicht}}{C_{Kreatinin}}$$

Männer: + 10 %
Frauen: − 10 %
$C_{Kreatinin}$: Kreatininserumkonzentration [µmol/l]

c) Ermittlung der individuellen HWZ:

$$HWZ_{individuell} = \frac{HWZ_{normal}}{Q}$$

HWZ_{normal}: HWZ bei normaler Nierenfunktion (vgl. Tabelle PH 7-1 bis 7-30)
Q: individuelle Eliminationsfraktion

d) Ermittlung der individuellen Dosis:
Die von der Elimination unabhängige Initialdosis eines Medikaments wird durch die Nierenfunktion des Patienten nicht beeinflußt und wird somit gleich gewählt wie bei normaler Kreatininclearance. Die Erhaltungsdosis muß hingegen modifiziert werden:

Regel
Für die **meisten** Medikamente gilt:

$$\text{Erhaltungsdosis} = Q \cdot \text{Erhaltungsdosis}_{gesund}$$

Die Dosisreduktion kann durch Vergrößerung des Dosierungsintervalls oder Reduktion der verabreichten Einzeldosen erreicht werden.

Ausnahme
Für viele Antibiotika (Aminoglykoside, viele Cephalosporine und Penizilline) gilt:

$$\text{Erhaltungsdosis} = d \cdot \text{Erhaltungsdosis}_{gesund}$$

d: Abklingfraktion

Die Abklingquote kann wiederum mit dem Nomogramm nach Dettli ermittelt werden: Der Schnittpunkt des relativen Dosierungsintervalls (Dosierungsintervall/$HWZ_{individuell}$) mit der punktierten Schätzkurve ergibt auf der rechten Vertikalachse die Abklingfraktion d.

Nomogramm

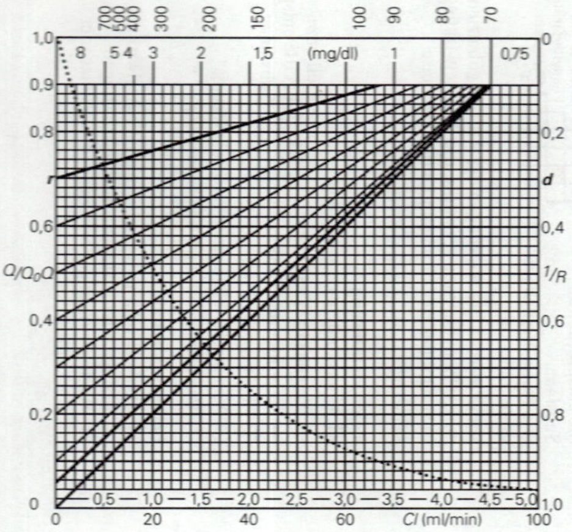

Obere Abszisse
c_{gr} (in µmol/l oder mg/dl
Kreatininkonzentration

Untere Abszisse
Cl (in ml/min)
Kreatininclearance

c
relatives Dosierungsintervall

Linke Ordinate
Q
individuelle Eliminationsfraktion
Q_i
minimale Eliminationsfraktion

r
Residualfraktion

Rechte Ordinate
R
Kumulationsfaktor

c
Abklingfraktion/ Abklingquote

8. Abschätzen der Dialysierbarkeit eines Medikaments

a) Dialysierbarkeit. Grundsätze: Je kleiner das Verteilungsvolumen (vgl. Tab. 7-1 bis 7-30), je geringer die Bindung an Plasmaproteine und je kleiner das Molekulargewicht (Faktor in der Tabelle >2, d. h. Molekulargewicht <500), um so eher ist die Elimination des Medikaments während eines Dialyseverfahrens zu erwarten.

b) Clearance während einer Dialyse:

$$Cl_{Dialyse} = \frac{\dot{V} \cdot (C_{arteriell} - C_{venös})}{C_{arteriell}}$$

$C_{arteriell}$:	Medikamentenkonzentration im arteriellen Schenkel	[mg/l]
$C_{venös}$:	Medikamentenkonzentration im venösen Schenkel	[mg/l]
$\dot{V}$:	Blutfluß durch Dialysator	[ml/min]

$$Clearance_{total} = Cl_{Patient} + Cl_{Dialyse}$$

9. Verteilungsvolumen (vgl. Tabelle)

$$HWZ = \frac{Verteilungsvolumen}{Clearance_{total}}$$

Verteilungsvolumen:

5 l	(≈ 0,07 l/kg):	Verteilung praktisch ausschließlich im Blut
10–20 l	(≈ 0,15–0,3 l/kg):	Verteilung in der gesamten Extrazellulärflüssigkeit
40 l	(≈ 0,6 l/kg):	Verteilung im gesamten Körperwasser
>40 l	(>0,6 l/kg):	Anreicherung außerhalb des Körperwassers (z. B. im Fettgewebe)

Arzneimittel-Wechselwirkungen

[Nach Stockley IH, Abdruck mit freundlicher Genehmigung der Firma Boehringer Ingelheim KG]

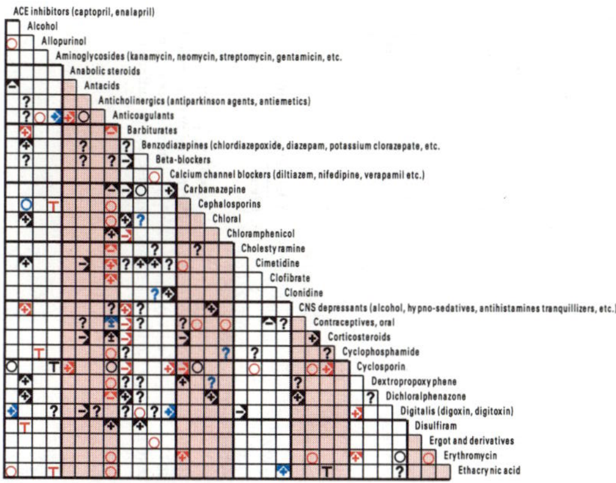

Wie benutzt man diese Übersicht?

Eine Wechselwirkung zwischen zwei Substanzen wird durch ein Symbol bezeichnet, dort wo sich die vertikalen und horizontalen Säulen überschneiden; z. B. Antikoagulanzien und Phenylbutazon.

Das **Symbol** bezeichnet die Wirkungen der Wechselwirkung.
Der **Pfeil** bezeichnet die entsprechende Substanz.
Die **Farbe** bezeichnet seine Bedeutung.

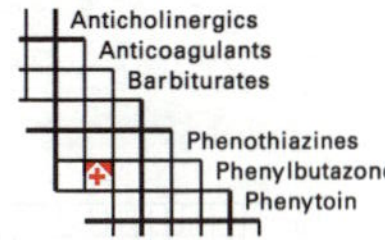

Somit werden die Wirkungen der Antikoagulanzien durch Phenylbutazon verstärkt, die Wechselwirkung ist von großer Bedeutung und möglicherweise gefährlich.

Zeichenerklärung

- ☠ Kontraindiziert, gefährlich
- + Verstärkte Wirkungen
- – Verminderte Wirkungen
  } Pfeil bezeichnet die entspr. Substanz
- T Toxische Reaktion
- O Vereinzelte Fälle einer Wechselwirkung
- ? Vorsicht! Mögliche Wechselwirkung

Farbenerklärung

- ■ (rot) Stärkere oder potentiell ernste Wechselwirkungen
- ■ (blau) Mäßige oder geringere Wechselwirkungen
- ■ (schwarz) Wechselwirkungen von nicht abzuschätzender Bedeutung

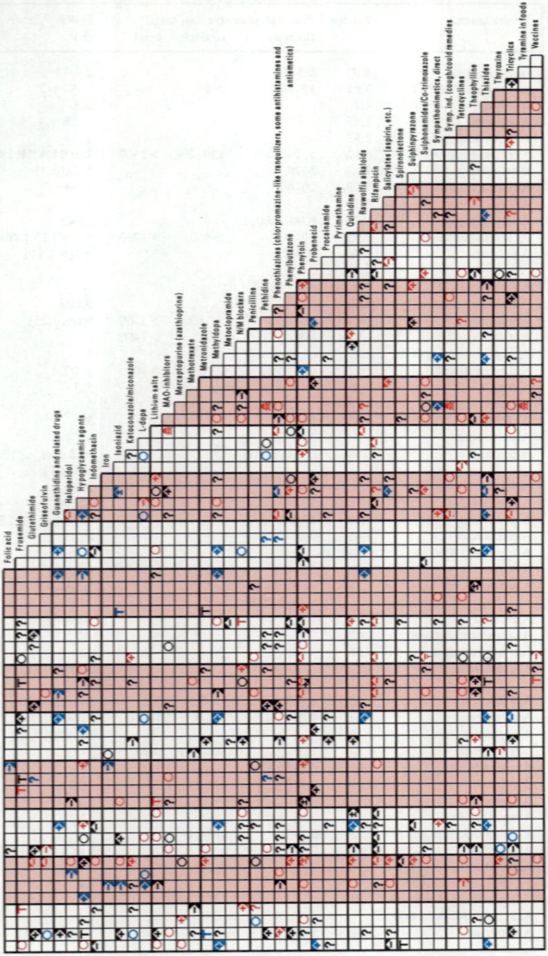
Folic acid
Frusemide
Glutethimide
Griseofulvin
Guanethidine and related drugs
Haloperidol
Hypoglycaemic agents
Indomethacin
Iron
Isoniazid
Ketoconazole/miconazole
L-dopa
Lithium salts
MAO-inhibitors
Mercaptopurine (azathioprine)
Methotrexate
Metronidazole
Methyldopa
Metoclopramide
N/M blockers
Penicillins
Pethidine
Phenothiazines (chlorpromazine-like tranquilizers, some antihistamines and antiemetics)
Phenylbutazone
Phenytoin
Probenecid
Procainamide
Pyrimethamine
Quinidine
Rauwolfia alkaloids
Rifampicin
Salicylates (aspirin, etc.)
Spironolactone
Sulphinpyrazone
Sulphonamides/Co-trimoxazole
Sympathomimetics, direct
Symp. ind. (cough/could remedies)
Tetracyclines
Theophylline
Thiazides
Thyroxine
Tricyclics
Tyramine in foods
Vaccines

15

Medikament	Faktor	Plasmakonzentration (mg/l) therap.	toxisch	letal	HWZ (h)	Vd (l/kg)
Acebutolol	2,97	0,5–2			2,9/11	2,9
Acecainid (NAPA)	3,61	**15–30**	>10		6(A↑)/3	1,4
Acefyllin	4,2				0,8	0,45
Acematin	2,35				4,5/6	1
Acenocoumarol	2,83	–			10	0,2
Acetaminophen	6,62	5–20	120–300	>1500	2,5(S↑,A↑,R↓,Ci↑,Hi=)	1,1
Acetazolamid	4,5	5–20			Nlin(6,3)	0,2
Acetohexamid	3,08	20–60			1,5/6	0,2
Acetylcystein	6,13				1,5	
Acetyldigoxin	1,22	0,001–0,0015			53/43	4,2
Acetylsalicylsäure	5,55	20–100	>450	>1200	Nlin(0,25)/Nlin(4)	0,25
Aciclovir	4,44	0,7–2			2,4(N↑,S↑)	0,7
Acipimox	6,49				2	
Actinomycin D	0,8	–			36	
Adenosin	3,74				0,008	
Aethanol	21,7	–	>1800	>3500	Nlin(0,25)	0,54
Aether	13,49	500–1500		>1400		
Aethylbiscoumacetat	2,45				3	0,1
Aethylenglykol	16,11	0		>300	8,4/7	0,6
Ajmalin	3,6				5,5	2
Albuterol	4,18				5	2,2
Alclofenac	4,41				3	0,1
Alcuronium	–				3	0,35
Alfentanil	2,4	0,1–0,3			π: 2 min, α: 10 min	
					1,6(A↑)	1
Alinidin	3,7	0,1			3,9/8	3,4
Allopurinol	7,35	10			0,8/40	0,6
Alprazolam	3,24	10–50	>75		11(A↑,Ci↑)/1,5	0,9
Alprenolol	4,01	0,03–0,1			2,7/?	3,4
Alteplase (t-PA)	0,017				0,05	0,1
Amantadin	5,33	0,2–0,9	>1	11,8	12(A↑)	3,5
Amikacin	1,71	**peak: 20–25**	>30		2,5(Ci=)	0,21
		trough: 1–4	>8			
Amilorid	4,35				10(A↑)	5
Aminocapronsäure	7,62				4,9	0,4
Aminoglutethimid	4,31				12	
Aminopyrin	4,32	–			Nlin(2)(S↑,A↑)/?	0,67
Amiodaron	1,55	**0,8–2,5**	(>2,5)		14–1300/700	66
Amitriptylin	3,61	0,05–0,2	>0,5	10–20	17(A↑)/27	15
Amlodipin	2,45				40–60(A↑,Ci↑)	21,4
Amobarbital	4,42	1–8	10–30	>30	8–42(S↑)	1,1
Amodiaquin	2,81	0,015			50	36
Amoxapin	3,19	0,2–0,4	> 0,5	3	8/30	
Amoxicillin	2,74	2–8			1,2	0,47
Amphetamin	7,4	0,02–0,03	0,5	>2	12,2	4
Amphotericin B	1,08	0,2–2	>6–10		360	4
Ampicillin	2,86	2–8			0,9(N↑,S↑,A↑,Ci↑)	0,52
Amrinon	5,34		>2,5		5(Hi↑)	1,3
Langsame Acetylierer					4,4	1,3
Schnelle Acetylierer					2	1,3
Anistreplase (APSAC)	–				1,5	
Antipyrin	5,31	5–20			11,5(A↑,R↓)	0,62

Q_0	Aktive Metaboliten Name	Potenz	Extradosis nach Dialyse	Klinische Anwendung
0,6	Diacetolol	x1	nH	β_1-Antagonist, II-Antiarrhyth.
0,15	(Procainamid)		H,nP	III-Antiarrhythmikum
0,5			?	Bronchodilatans
0,6	Indometacin		?	Indol-NSAID
0,99	–		?	Orales Antikoagulans
0,95			'(H),nP,Itx:H,KP	Analgetikum
0,1			? (unwahrsch.)	Karboanhydraseinhibitor
0,6	1-OH-Hexamid		nP	Sulfonylharnstoff
0,99			?	Mukolytikum
0,8	Digoxin	x1	nH	Digitalisglykosid
0,99	Salizylsäure	<x1	H,P	Salizylat
0,25			H	Virostatikum (Herpes)
0,01	–		?	Antihyperlipidämikum
			? (unwahrsch.)	mRNS-Synthese-Inhibitor
0,99			?	Antiarrhythmikum
0,97			Itx:H	Hypnotikum
			? (unwahrsch.)	Inhalationsanästhetikum
0,99			?	Orales Antikoagulans
	Glycolsäure		Itx:H	Gefrierschutzmittel
0,9			?	Antiarrhythmikum
0,7	–		?	β_2-Agonist
0,7			?	Acetoacetat-NSAID
0,2			?	Nichtdepolaris. Muskelrelaxans
0,99			?	Opiatanalgetikum
0,2			?	Clonidinanalog
0,85	Oxypurinol	Potent	H,Itx:H	Xanthinoxidaseinhibitor
0,89	(OH-Alprazolam)	x0,5	? (unwahrsch.)	Benzodiazepin
0,99	4-OH-Alprenolol	x1	? (unwahrsch.)	β_{1+2}-Antagonist
			? (unwahrsch.)	Thrombolytikum
0,1			nH,nP,Itx:H	Virostatikum (Influenza)
0,06	–		H,P	Aminoglykosidantibiotikum
0,25			?	K-sparendes Diuretikum
0,3			P	Fibrinolyseinhibitor
0,9			?	Kortikoidsyntheseinhibitor
0,99	4-Aminoantipyrin, 4-Methylaminoantipyrin		?	Pyrazolonanalgetikum
0,99	N-Monodesethyl-Amiodaron		nH,nP	III-Antiarrhythmikum
0,95	Nortriptylin	>x1	nH,nP,Itx:KP	Trizyklisches Antidepressivum
0,9			? (unwahrsch.)	Typ II-Ca^{++}-Antagonist
0,99			?	Barbiturathypnotikum
0,99			? (unwahrsch.)	Malariatherapeutikum
0,95	8-OH-A.,7-OH-Amoxapin		?	Trizyklisches Antidepressivum
0,06			H,nP	Aminopenicillin
pH ↓ (0,79–0,45)			Itx:H,Itx:P	ZNS-Stimulans
0,99	–		nH,nP	Antimykotikum
0,1			H,nP	Aminopenicillin
0,75			?	Kardiotonikum
			?	Thrombolytikum
0,9			?	Pyrazolonanalgetikum

Medikament	Faktor	Plasmakonzentration (mg/l) therap.	toxisch	letal	HWZ (h)	Vd (l/kg)
Aprindin	3,1	1–2,5			Nlin(9)(Hi↑)/?	3,7
Aprotinin	0,154				0,7	
Arsen	13,35	<0,02	>1	>9		
Ascorbinsäure	5,68	6–10			6(R↓)	0,5
Astemizol	2,18	0,00013			20/50	250
Atenolol	3,75	0,2–1,3			6,1(A↑,Ci=)	1
Atracurium	0,8	0,65	>1,1		0,33/?	0,15
Atropin	3,46	0,035–0,2		>0,2	2,5(S↑,A↑)	2
Auranofin	1,47				600	0,05
Aurothioglukose	2,55	1–5			≥600	
Azapropazon	3,33				13	0,16
Azathioprin	3,61	–			0,2/0,9	0,8
Azelastin	2,62				30/42	
Azidocillin	2,66	0,01–0,8			0,8	0,28
Azlocillin	2,17	50–500			Nlin(1)(S↑)	0,2
Azosemid	2,7				2,5	
Aztreonam	2,3	0,01–20			1,6(Ci↑)	0,82
Bacampicillin	2,15				–/0,9	0,25
Baclofen	4,68	0,08–0,4			3,5	0,85
Barbital	5,43	<10	60–80	>100	70	
Beclobrat	2,88	1,8–2,3 (Beclobrinsäure)			–/7–16	
Beclometason	2,45				15	
Bendazac	3,54	5–30			3,5	0,16
Bendroflumethiazid	2,37				3,5	1,5
Benoxaprofen	3,31	4–40			38	
Benzbromaron	2,36	<2,5			3/12	0,3
Bepridil	2,73	0,6–2,5			33/?	8
Bergapten	4,63				1,2	
Betamethason	2,55				5,6	1,4
Betaxolol	3,25				18(N↑,A↑)	7
Bevantolol	2,89				2–11	1,5
Bezafibrat	2,76				1,7	0,3
Bisoprolol	3,07				12(Ci↑)	3,2
Blei	4,83	<0,03	>0,9	>1,1		
Bleomycin	–				3,1	0,27
Bopindolol	2,63				14	
Borsäure	16,17	<7	>20	>200	21	0,3
Bretylium	2,41	**0,8–2,4**			8,9	5,9
Bromazepam	3,16	0,08–0,17			16(A↑)/?	1
Bromid	12,52	<100	>500	>2000	24	>40
Bromocriptin	1,53				3	3,4
Brompheniramin	3,13	0,008–0,015			25	11,7
Brotizolam	2,54				5(Ci↑)	0,7
Budesonid	2,32				2,7	4,4
Buflomedil	3,25				3	1,3
Buformin	6,36				5	3,1
Bumetanid	2,74				1,5(Ci=,Hi↑)	0,3
Bupivacain	2,92	1–4	>1,6		2,4	0,9
Buprenorphin	2,14				2,5	2
Buspiron	2,59				2,4(Ci↑)/2	5,3
Busulfan	4,06				2,6	0,99
Butalbital	4,46	1	7	>13	36	

Q_0	Aktive Metaboliten Name	Potenz	Extradosis nach Dialyse	Klinische Anwendung
0,99	N-desethyl-Aprindin		?	Ib-Antiarrhythmikum
0,99			?	Kallikreininhibitor
			Itx:H	Schwermetall
0,3–0,98			H	Vitamin C
0,99	Desmethyl-A.	x1	?(unwahrsch.)	H_1-Antagonist
0,06	–		H,nP	β_1-Antagonist
0,99	Laudanosid		nH	Nichtdepolaris. Muskelrelaxans
0,6			nH,nP	Anticholinergikum
0,9			nH	Antirheumatikum
0,3			nH	Antirheumatikum
0,4			?	NSAID
0,99	6-Mercaptopurin		(H)	Immunosuppressivum
	Demethyl-Azelastin		?	H_1-Antagonist
0,4			?	Penizillinantibiotikum
0,35	–		H,nP	Antipseudomonas-Penizillin
0,8			?	Schleifendiuretikum
0,33	–		H,(P)	Monobactamantibiotikum
0,99	Ampicillin	ProD	H,nP	Aminopenicillin
0,2	–		?	Skelettmuskelrelaxans
0,2			?	Barbiturathypnotikum
0,99	Beclobrinsäure	ProD	?	Antihyperlipidämikum
0,99			?	Glukokortikoid
0,9			?	Indol-NSAID
0,7			?	Thiaziddiuretikum
0,35			?	NSAID
0,99	Bromobenzaron, Benzaron		?	Urikosurikum
0,99	(4-OH-N-Phenyl-Bepridil)		nH	Ca^{++}-Antag., Antiarrhythm.
0,99			?	Antipsoriatikum
0,95			?	Glukokortikoid
0,85	–		nH	β_1-Antagonist
0,95			?	β_1-Antagonist
0,15			nP	Antihyperlipidämikum
0,5	–		? (unwahrsch.)	β_1-Antagonist
			?	Schwermetall
0,32			nH	DNS-Synthese-Inhibitor
0,99			?	β_{1+2}-Antagonist
			?	Desinfiziens
0,2	–		nH	III-Antiarrhythmikum
0,99	3-OH-Bromazepam		? (unwahrsch.) Itx:H	Benzodiazepin
0,99			?	Zentr. Dopaminagonist
0,95			?	H_1-Antagonist
0,99	vorhanden		? (unwahrsch.)	Benzodiazepin
			?	Glukokortikoid
0,8			?	Vasodilatans
0,99	–		?	Biguanidantidiabetikum
0,5			?	Schleifendiuretikum
0,98			?	Lokalanästhetikum
0,99			?	Partieller Opiatagonist
0,99	1-(2-Pyrimidinyl)-Piperazin	x0,2	nH	Anxiolytikum
0,99			?	Alkylierende Substanz
0,9			?	Barbiturathypnotikum

Medikament	Faktor	Plasmakonzentration (mg/l) therap.	toxisch	letal	HWZ (h)	Vd (l/kg)
Butobarbital	4,27	1–5	10–30	>30	37,5	0,8
Butorphanol	3,05	0,002			3	
Cadmium	8,9	<0,005	>0,05			
Camazepam	2,69				21	
Captopril	4,6	≤0,05			1,9	0,7
Carbamazepin	4,23	**4–10**	>8	>15	16–37(N↓)/7	1,2
Carbenicillin	2,64	10–125			0,8(N↑,S↑,Ci↑)	0,15
Carbenoxolol	1,75	–			16,3(A↑)	0,1
Carbimazol	5,37				0,5	
Carbocromen	2,77				–/1,2	
Carbutamid	3,69				45	
Carfecillin	2,1				–/0,8(N↑,S↑)	
Carindacillin	2,02				–/1,2	
Carisoprodol	3,84	10–30	>30	>110	8	0,6
Carmustin	4,67				0,3	3,3
Carnitin	6,2	<12			2–15	0,25
Carprofen	3,65	3–10			10	
Carteolol	3,42				7/17	
Carumonam	2,14				1,8	0,18
Cefacetril	2,77	3			2	0,6
Cefaclor	2,72	–			0,8	0,24
Cefadroxil	2,75	<35			1,3	0,15
Cefalexin	2,88	6–50			0,9	0,26
Cefaloridin	2,41	0,1–16			1,2	0,23
Cefalotin	2,52	0,1–6,3			0,6/?	0,26
Cefamandol	2,16	0,5–5			0,8(S↑)	0,16
Cefapirin	2,36	1–12			0,75/?	0,15
Cefazolin	2,2	<200			1,6(S↑)	0,17
Cefonicid	1,84	<150			3,5	0,1
Cefoperazon	1,55	0,2–8			1,8(A↑,Ci↑)	0,2
Ceforanid	1,92	<220			2,4	0,15
Cefotaxim	2,2	0,2–8			1,2(A↑,Ci↑)/2,5(A↑)	0,38
Cefotiam	1,9	<140			Nlin(0,75)(N↑)	0,3
Cefoxitin	2,34	1–10			0,7(S↑)	0,15
Cefradin	2,86	0,5–12			0,76	0,32
Cefsulodin	1,88				1,5	0,35
Ceftazidim	1,83	–			1,8(S↑,A↑)	0,25
Ceftizoxim	2,61	2–64			1,2	0,25
Ceftriaxon	1,8	0,2–8			8(K↓,Ci=)	0,15
Cefuroxim	2,36	1–50			1,4(S↑,Ci↓)	0,28
Celiprolol	2,64	0,2–0,8			5	
Chinidin	3,08	**2–5**	>10	30–50	6,3(A↑,Ci↑)/12	3
Chinin	3,08	7–17	>10		16,4	1,2
Chloralhydrat	6,05	2–10(–20)	>100	>250	–/8	0,6
Chlorambucil	3,29				1/2	0,86
Chloramphenicol	3,09	**5–20**	>25	>100	2,7(S↑,Ci↑)	0,57
Chlordiazepoxid	3,34	0,7–3	>5	>20	15(A↑,Ci↑)/80(A↑)	0,3
Chloroform	8,38	20–230	>70	>390		
Chloroquin	3,13	0,01–0,28		>3	1000/360	115

Q_o	Aktive Metaboliten Name	Potenz	Extradosis nach Dialyse	Klinische Anwendung
0,92			?	Barbiturathypnotikum
0,99	–		?	Analgetikum
	–		?	Schwermetall
0,99	–		? (unwahrsch.)	Benzodiazepin
0,5			H	ACE-Inhibitor
0,99	C.10,11-Epoxyde	(x1)	(H),Itx:H	Antikonvulsivum
0,2			H,P	Antipseudomonas-Penizillin
0,99			?	Mineralokortikoid
0,99			?	Thyreostatikum
0,99	Intensainsäure	ProD	?	Koronardilatans
0,5			?	Sulfonylharnstoff
0,1	Carbenicillin	ProD	?	Antipseudomonas-Penizillin
0,1			?	Antipseudomonas-Penizillin
0,99			?	Skelettmuskelrelaxans
			?	Alkylierende Substanz
0,2	–		H	Vitamin
0,97			? (unwahrsch.)	Propionsäure-NSAID
0,3	(8-OH-Carteolol)	(+)	?	β_{1+2}-Antagonist
0,15			H	Monobactamantibiotikum
0,04			H	Cephalosporinantibiotikum
0,4			H,P	p.o. 2.-Generat.-Cephalosporin
0,05	–		H,nP	p.o. 2.-Generat.-Cephalosporin
0,1			H,nP	p.o. 1.-Generat.-Cephalosporin
0,15			H,P	i.v. 1.-Generat.-Cephalosporin
0,48	(Desacetyl-Cefalotin)	x0,25	H,nP	i.v. 1.-Generat.-Cephalosporin
0,05			H,nP	i.v. 2.-Generat.-Cephalosporin
0,3	Desacetyl-Cefapirin	x0,5	H,nP	i.v. 1.-Generat.-Cephalosporin
0,15			H,nP	i.v. 1.-Generat.-Cephalosporin
0,03	–		nH,nP	i.v. 2.-Generat.-Cephalosporin
0,75			nH,nP	i.v. 3.-Gen.-Antipseudom.-Cephal.
0,1			H	i.v. 2.-Generat.-Cephalosporin
0,35	Desacetyl-Cefotaxim		H,nP	i.v. 3.-Generat.-Cephalosporin
0,35	–		H	i.v. 2.-Generat.-Cephalosporin
0,15			H,nP	i.v. 2.-Generat.-Cephalosporin
0,1	–		H,P	1.-Generat.-Cephalosporin
0,2			H	i.v. 3.-Gen.-Antipseudom.-Cephal.
0,12			H,nP	i.v. 3.-Gen.-Antipseudom.-Cephal.
0,05			H,nP	3.-Generat.-Cephalosporin
0,4			nH,nP	3.-Generat.-Cephalosporin
0,05			H,nP	i.v. 2.-Generat.-Cephalosporin
0,6			?	α_2, β_1-Antagonist, β_2-Agonist
pH↓(0,8)	3-OH-Chinidin	x0,6	(H),(P),Itx:H	Ia-Antiarrhythmikum
pH↓(0,85)			H,nP	Malariatherapeutikum
0,99	Trichloroaethanol	x1, ProD	H,nP,Itx:H,KP	Sedativum
0,99			nH,nP	Akylierende Substanz
0,95	–		nH,nP	Antibiotikum
0,99	Demethyl-Chlordiazep.→		nH	Benzodiazepin
	Demoxepam→Nordazepam→			Benzodiazepin
	Oxazepam			Benzodiazepin
			? (unwahrsch.)	Inhalationsanästhetikum
pH↓(0,4)	Desaethyl-Chloroquin		nH,nP	Malariatherapeutikum

Medikament	Faktor	Plasmakonzentration (mg/l) therap.	toxisch	letal	HWZ (h)	Vd (l/kg)
Chlorothiazid	3,38	6			1,5	0,2
Chlorpheniramin	3,64	0,005–0,04			20/?	4,3
Chlorpromazin	3,14	0,05–0,5	>0,75	>3	30(K↓)/25	21
Chlorpropamid	3,61	50–150	>200		32/?	0,15
Chlorprothixen	3,17	0,04–0,1	>0,4		12	15
Chlortalidon	2,95	0,02–7,7			53(A↑)	4,1
Chlortetracyclin	2,09	0,5–6			5,6	1,74
Cibenzolin (Cifenlin)	3,81	0,2–0,8		4	4,4	0,4
Ciclosporin	0,83	0,2–0,5			6(K↓,Ci↑)	3,5
Cilastatin	2,8				0,8	0,2
Cimetidin	3,96	0,5–4	>1,25(Fußpunkt)		2(A↑,Ci=)	1,8
Cinnarizin	2,71				5	
Cinoxacin	3,81	<30			2,1	0,33
Ciprofloxacin	3,02				5/?	2,1
Cisaprid	2,15	0,01–0,1			10(A↑)	1,9
Cisplatin	3,33				0,5	0,51
Clavulansäure	5,02				0,9(S↑)	0,3
Clenbuterol	3,61				34	
Clindamycin	2,35	<4			2,8(Ci↑)/?	1,1
Clobazam	3,33				11–77(A↑)/50	1,4
Clofazimin	2,11	0,5–1,5			240	
Clofibrat	4,12	80–150			–/15–54(Ci=)	
Clofibrinsäure	4,66	100			19	0,12
Clomethiazol	6,19				4,1(A↑,Ci↑)	5,4
Clomipramin	3,18	0,05–0,4			24/50	17
Clonazepam	3,17	**0,02–0,07**			20–60	3,2
Clonidin	4,35	<0,0005	>0,001		Nlin(8)	3,5
Clorazepat	3,01	<0,02			2/80(A↑)	0,33
Clotiapin	2,91					
Clotiazepam	3,14				10(Ci↑)	
Cloxacillin	2,29	7–14			0,6/?	0,35
Cloxazolam	2,86				–/70	
Clozapin	3,06	0,1–0,7			10	
CO	35,7	<6% (Raucher)	>15%		>50%	
Cocain	3,3	0,05–0,15	0,9	>1–20	0,71	2,1
Codein	3,34	0,01–0,12	>0,2	>0,6	3,3/2,3	3,5
Coffein	5,15	5–10		>100	Nlin(5) (N↑,S↑,A↑,R↓)	0,61
Colchicin	2,5	0,0003–0,03			19,4	10
Colestipol		Nicht absorbiert				
Colestyramin		Nicht resorbiert				
Colistin	0,86	1–5			3	0,55
Cortison	2,77				0,5/1,75	
Coumarin	6,84	0,02			0,8	1,7
Cromoglicinsäure	2,14				0,1	
Cyanid	38,43	<0,04 (Raucher)		>1–50		
Cyclacillin	2,93				0,7	
Cyclobarbital	4,23				12(Ci↑)	
Cyclofenil	2,74				24	

Q_o	Aktive Metaboliten Name	Potenz	Extradosis nach Dialyse	Klinische Anwendung
0,05			?	Thiaziddiuretikum
0,77			H,nP	H_1-Antagonist
0,99	7-OH-C., N-desmethyl-Chlorpromazin	(x0,5)	nH,nP	Neuroleptikum
pH↑(0,05–0,85)	(3 Metab.)		nP,Itx:H	Sulfonylharnstoff
0,99	–		nH	Antipsychotikum
0,35	–		?	Diuretikum
0,82			? (unwahrsch.)	kurzwirksames Tetrazyklin
–			?	Antiarrhythmikum
0,99	?		nH,nP	Immunosuppressivum
0,3			H	Dihydropeptidaseinhibitor
0,3	–		(H),(P)	H_2-Antagonist
0,99			?	Vasodilatans
0,2			?	Urindesinfiziens
0,5			nP,Itx:H	Quinolonantibiotikum
0,99			?	Gastrokinetikum
0,75			(H)	Alkylierende Substanz
0,55			H	β-Lactamase-Inhibitor
0,3	?		? (unwahrsch.)	β_2-Agonist
0,9	N-Demethyl-Clindamycin	>x1	nH,nP	Lincosamidantibiotikum
0,99	Desmethyl-Clobazam		? (unwahrsch.)	Benzodiazepin
0,99			? (unwahrsch.)	Leprostatikum
0,85	Clofibrinsäure	ProD	nH	Antihyperlipidämikum
0,1			?	Antihyperlipidämikum
0,95			? (unwahrsch.)	Hypnotikum
0,99	Desmethyl-Clomipramin		nH,nP	Trizyklisches Antidepressivum
0,99	7-Amino-C.,7-Acetamino-C.		? (unwahrsch.)	Benzodiazepin
0,4			nH	Zentraler α_2-Agonist
0,99	Nordazepam→ Oxazepam	ProD	nH	Benzodiazepin
0,99			? (unwahrsch.)	Neuroleptikum
0,99			? (unwahrsch.)	Thienodiazepinhypnotikum
0,25			nH	Penizillinaseresist. Penizillin
0,99	Chlordiazepam		? (unwahrsch.)	Benzodiazepin
0,99	(N-Desmethyl-C.)		nH	Antipsychotikum
				Kohlenmonoxyd
0,99			?	Lokalanästhetikum
0,99	Morphin	x5	?	Opiatanalgetikum
0,99			Itx:KP	Analeptikum
0,99			nH,Itx:H,P	Gichtmittel
			nH,nP	Gallensäurenbindende
			nH,nP	Harze
0,2			nH,(P)	Polymyxinantibiotikum
	Hydrocortison	x1,25	nH	Glukokortikoid
0,99			?	Orales Antikoagulans
0,6			?	Mastzellstabilisator
0,1			?	Aminopenicillin
0,99			?	Barbiturathypnotikum
0,99			?	Zentrales Antiöstrogen

Medikament	Faktor	Plasmakonzentration (mg/l) therap.	toxisch	letal	HWZ (h)	Vd (l/kg)
Cyclophosphamid	3,83	–			7,6/?(K↓)	0,8
Cyclopropan	23,76	80–180				
Cycloserin	9,8				10	
Cytarabin	4,11	0,01–0,1			2,3	2,2
Dacarbazin	5,49				0,7	0,63
Danazol	2,96	0,1–0,15			29	
Dantrolen	3,18	0,3–3			9/?	
Dapson	4,03	1–7			29	1,9
Daunorubicin	1,9				19/27	23
Deferoxamin	1,68	<100			6	
Delorazepam					60–120/13	2,2
Demeclocyclin	2,15	0,5–3			13,6	1,8
Desalkylflurazepam		0,01–0,11			74(A↑)	0,7
Desipramin	3,75	**0,15–0,3**	>0,5	10–20	Nlin(17)(A↑)/?	41,9
Deslanosid	1,06	–			44/43	4,4
Desmethyldiazepam (Nordiazepam)	3,69				80(A↑)/12	0,8
Desmopressin	0,94				0,5–2	
Dexamethason	2,55				3	0,82
Dexfenfluramin	4,32				18	
Dextran 1000	1				0,75	
Dextran 40 000	0,025				10	
Dextran 60 000	0,017				40	
Dextromethorphan	3,68				2,7/6,5	1,1
Dezocin	4,08				2,5	10
Diazepam	3,51	0,1–1	>5	>20	33(S↑,A↑,Ci↑) /80(A↑)	2
Diazoxid	4,33	15–35	>100		30	0,2
Diclofenac	3,54				1,5	0,2
Dicloxacillin	2,13	15–18			0,8	0,29
Dicoumarol	2,97	5–30	>70		48–70	0,13
2′,3′-Dideoxyadenosin	4,25	–			–/0,63	
2′,3′-Dideoxyinosin	4,23				0,63	1
Diethylcarbamazin	5,02				12	2,5
Difenoxin	2,36				12	
Diflunisal	4,0	9–90		>600	11	0,1
Digitoxin	1,31	**0,01–0,03**	>0,04	>0,3	164(Ci=)/43(Ci=)	0,6
Digoxin	1,28	**0,0008–0,002**	>0,002	>0,015	43/(N↑,S↓,A↑,Ci=,Hi=)	6,3
Dihydroergocristin	1,5				14	16
Dihydroergotamin	1,71				15	30
Dilevanol	3,04				9	25
Diltiazem	2,41	0,03–0,4			4(A↑)/8	5,3
Dimethadion	7,75	≥700			600	
Dimethyltubocurarin	1,1				0,3	
Dimetinden	3,42				6	
Diphenhydramin	3,92	0,01–1	>5	>10	5,2(Ci↑)	3,7
Diphenoxylat	2,21	0,01	–	–	2,5/13	4,6
Dipyridamol	1,98	<1,5			0,8	
Disopyramid	2,95	**2–5(–8)**	>9	>26	7,8(Hi=)/9	0,8
Disulfiram	3,37	2,5			7,3	8,2

Q_o	Aktive Metaboliten Name	Potenz	Extradosis nach Dialyse	Klinische Anwendung
0,9	Phosphoramid-Nornitrogen-Mustard	ProD	H	Alkylierende Substanz
			? (unwahrsch.)	Inhalationsanästhetikum
0,4			H	Tuberkulostatikum
0,9			?	Antimetabolit
0,3			?	DNS-/RNS-Synth.-Inhibitor
			?	Gonadotropininhibitor
0,96	5-OH-Dantrolen	(x0,5)	?	Skelettmuskelrelaxans
0,85	Monoacetyl-Dapson	(+)	Itx:H	Leprostatikum
0,9	Daunorubicinol		?	DNS-Synthese-Inhibitor
			Itx:H	Chelator
0,99	Lorazepam		? (unwahrsch.)	Benzodiazepin
0,6			H,nP	Mittellangwirks. Tetrazyklin
0,99			nH	Benzodiazepin
0,99	2-OH-Desipramin		nH,nP	Trizyklisches Antidepressivum
0,4	Digoxin		nH,nP	Digitalisglykosid
0,99	Oxazepam		nH	Benzodiazepin
0,99			?	Vasopressinanalog
0,97			?	Glukokortikoid
0,9			? (unwahrsch.)	Anorektikum
0,25	–		?	Testsubstanz
0,25			? (unwahrsch.)	Plasmaexpander
0,5			? (unwahrsch.)	Plasmaexpander
0,8	Dextrorphan		?	Opiatanalgetikum
	?		?	Opiatagonist/Antagonist
0,99	Nordiazepam→	x1	nH	Benzodiazepin
	Oxazepam (Temazepam)		? (unwahrsch.)	Benzodiazepin
0,6			H,P	Antihypertensivum
0,99	–		? (unwahrsch.)	Acetoacetat-NSAID
0,3			nH	Penizillinaseresist. Penizillin
0,99			?	Orales Antikoagulans
0,99	2′,3′-Dideoxyinosin	ProD	?	Virostatikum (HIV)
0,6			?	Virostatikum (HIV)
0,15			?	Anthelminthikum
			?	Antidiarrhoikum
pH↑(0,94)	–		nH,nP	Salizylat
0,68	Digoxin		nH,nP	Digitalisglykosid
0,24			nH,nP	Digitalisglykosid
0,99			? (unwahrsch.)	Vasoregulator
0,95	8-OH-Dihydro-ergotamin	x1	? (unwahrsch.)	Migränetherapeutikum
0,99			? (unwahrsch.)	β_1-β_2-Antagonist
0,96	Desacetyl-Diltiazem	x0,4	nH,nP	Typ-I-Ca^{++}-Ant.,IV-Antiarrh.
			?	Antikonvulsivum
0,4			?	Muskelrelaxans
0,9			?	H_1-Antagonist
0,97			?	H_1Antagonist
0,99	Diphenolsäure	x5	?	Antidiarrhoikum
			nH	Koronardilatans
0,45	Nor-Disopyramid	(x0,25)	(H?)	Ia-Antiarrhythmikum
0,5			?	Aldehyd-DH-Inhibitor

Medikament	Faktor	Plasmakonzentration (mg/l) therap.	toxisch	letal	HWZ (h)	Vd (l/kg)
Dobutamin	3,32	0,04–0,17			0,033(Hi=)	0,2
Domperidon	2,35				8	
Dopamin	6,53	0,01–0,1			0,15(K↓)/0,03	0,93
Dothiepin	3,38	–			22	45
Doxapram	2,64	2,7–5,2			7	3,5
Doxazosin	2,21				13	1,3
Doxepin	3,58	0,01–0,25	>0,5–2	10–20	18/35	20
Doxorubicin	1,84				36/?	25
Doxycyclin	2,26	1–2			20	1,5
Droperidol	2,64	–			2,2	1,75
Edrophonium	4,06	<0,15			1,8	1,1
Emepronium	2,76				3	
Eisen	17,91	0,65–1,75	5–6	20–50		
Enalapril	2,66/2,6	0,02–0,08 (Enalaprilat)			1,3/11(Hi↑)	1,7
Encainid	2,84	0,1–0,4				
Langsame Metabolisierer					6–11(Ci=)	2,5
Schnelle Metabolisierer					Nlin(2)/16	3,6
Enfluran	5,42	50–100				
Enoxacin	3,12				5	3
Enoximon	4,03				1–20/2,2–25	2,5
Enprofyllin	5,15				2,5	0,59
Epanolol	2,71				2,9	4,3
Ephedrin	6,05	0,1			6	
Epicillin	2,85				1,1	
Epirubicin	1,84				39/≤39	50
Epoetin	–				6	0,03
Ergotamin	1,72				1,9	1,8
Erythromycin	1,36	0,5–2,5			Nlin(2)(Ci↑)	0,6
Esmolol	3,39	0,2			0,15(Ci=)	3,4
Estramustin-Phosphat	2,27				1,3/15	
Ethacrynsäure	3,3				1	0,1
Ethambutol	4,89	2–5			3,5	2,3
Ethchlorvynol	6,92	0,5–8	20–100	>150	25	3,7
Ethinamat	5,98	5–10		>100	2,3	1,6
Ethinylestradiol	3,37				13	2,9
Ethosuximid	7,08	40–100	>150	>250	50(K↓)	0,67
Ethotoin	4,9	15–50			Nlin(5)	
Etidocain	3,62	0,5–1,5			2,7	1,9
Etidronsäure	4,85				6	1400
Etilefrin	5,52				3	2,3
Etomidat	4,09				0,5–4,6	45
Etoposid (VP16)	1,7				7	0,35
Etretinat	2,82	0,2–0,8			8(–2900)/50	2
Famotidin	2,96				2,2(A↑)	1,3
Felodipin	2,6				10,2(A↑)	9,7
Fenbufen	3,93				10/?	3
Fenclofenac	3,37				30	0,2
Fenfluramin	4,32	0,04–0,12	>0,2	>6	19/?	14
Fenofibrat	2,77	5–15 (Fenofibrinsäure)			–/22	0,9
Fenoprofen	4,13	20–65		>700	2,2	0,09
Fentanyl	2,97	0,001–0,003		3,7	π: 2 min, α: 10 min 4(A↑,Ci=)	4

Q_0	Aktive Metaboliten Name	Potenz	Extradosis nach Dialyse	Klinische Anwendung
0,99			?	β_1-Agonist
0,99			?	Antiemetikum
0,97	Noradrenalin		?	β_1-Agonist
0,99	?		? (unwahrsch.)	Trizyklisches Antidepressivum
0,99			?	Analeptikum
0,91	?		nH	α_1-Antagonist
0,99	Desmethyldoxepin		nH,nP	Trizyklisches Antidepressivum
0,85	Doxorubicinol		? (unwahrsch.)	DNS-Synthese-Inhibitor
pH↑(0,45)			nH,nP	Langwirksames Tetrazyklin
0,99	?		? (unwahrsch.)	Hypnotikum
0,2			?	Cholinesteraseinhibitor
0,7			?	Anticholinergikum
			nH	Spurenelement
0,1	Enalaprilat	ProD	H	ACE-Inhibitor
			?	Ic-Antiarrhythmikum
0,6	–			
0,95	ODE, MODE	x1		
			? (unwahrsch.)	Inhalationsanästhetikum
0,5	(Oxo-Enoxacin)	(+)	?	Quinolonantibiotikum
0,99	Enoximon-Sulphoxid	(+)	?	Phosphodiesteraseinhibitor
0,25			?	Bronchodilatans
0,75			?	β_1-Antagonist
0,3			?	$\alpha+\beta$-Agonist
0,03			?	Aminopenicillin
0,99	13-OH-Epirubicin		? (unwahrsch.)	Mitosehemmer
0,9			nH	Hormon
0,5			Itx:H	Migränetherapeutikum
0,85			nH,nP	Makrolidantibiotikum
0,99	–		?	β_1-Antagonist, II-Antiarrhyth.
0,99	Estramustin, Estromustin		?	Alkylierendes Östrogen
0,35			nH	Schleifendiuretikum
0,15	–		H,P	Tuberkulostatikum
0,99			nH,nP,Itx:KP	Hypnotikum
0,99			Itx:H	Hypnotikum
			? (unwahrsch.)	Geschlechtshormon
0,7	–		H	Antikonvulsivum
0,99			?	Antikonvulsivum
0,99			?	Lokalanästhetikum
			? (unwahrsch.)	Chelatbildner
0,7	–		?	β_1-Agonist
0,99	–		?	Hypnotikum
0,6			?	Mitosehemmer
0,99	Etretin		? (unwahrsch.)	Antipsoriatikum
0,3	?		nH	H_2-Antagonist
0,99			? (unwahrsch.)	Typ-II-Ca^{++}-Antagonist
0,95	Biphenylacetat, OH-B.	ProD	? (unwahrsch.)	Propionsäure-NSAID
	–		?	Acetoacetat-NSAID
0,6	Norfenfluramin		?	Anorexikum
0,2	Fenofibrinsäure	ProD	nH	Antihyperlipidämikum
0,95	–		nH	Propionsäure-NSAID
0,92	–		? (unwahrsch.)	Opiatanalgetikum

Medikament	Faktor	Plasmakonzentration (mg/l) therap.	toxisch	letal	HWZ (h)	Vd (l/kg)
Flecainid	2,41	**0,2–1**	>1		9–20(K↓,A↑,Hi↑)	7,5
Fleroxacin	2,71				11	1,5
Flucloxacillin	2,2	0,4			0,8/?	0,12
Fluconazol	3,26				30	0,8
Flucytosin	7,75	35–70	>100		4,8/0,25	0,6
Flufenaminsäure	3,56				9	
Flumazenil	3,3				0,9	0,95
Flunarizin	2,47	0,02–0,1			430	43
Flunisolid	2,3				1,8/?	1,8
Flunitrazepam	3,19	0,003–0,006			30(A↑)/28	4,5
Fluorid	52,66				4,3	
Fluorouracil	7,69				0,2/70	0,25
Fluoxetin	3,23				24–170/170	35
Flupentixol	2,3				30	15
Fluphenazin	2,29	<0,002	>2		36/?	
Fluphenazin-Decanoat	1,76	<0,001			180-340	
Flurazepam	2,58	0,01–0,1	>0,2	>0,5	2(A↑)/40–100	22
Flurbiprofen	4,09				3,5	0,1
Flutamid	3,62	0,5–3 (2-OH-Flutamid)			7,8/Nlin(4–22)	
Fluvoxamin	3,14				17,5	
Folsäure	2,27				0,75	
Foscarnet	5,21				β:3,3,γ:18	1,3
Fosfestrol	2,33				0,08/?	
Fosfomycin	7,24	<400			2	0,3
Furosemid	3,02	0,1–0,3	>25		1,5(S↑,A↑,Ci=,Hi=)	0,2
Fusidinsäure	1,94				6	
Gallamin	1,12				2,5	0,15
Ganciclovir	3,92	0,6–25			2,9	0,6
Gemfibrozil	3,99				1,5	
Gentamicin	ca. 2,1	**peak: 6–10**	>12		2(N↑,S↑)	0,25
		trough: <2	>2			
Glibenclamid	2,02	(<0,007)			10	0,1
Glibornurid	2,73	<2			8	0,25
Gliclazid	3,09				12(A↑)	0,2
Glipizid	2,24	–			3	0,16
Gliquidon	1,9				17/?	
Glutethimid	4,6	0,2–0,8	10–80	>30–100	Nlin(8,7)/?	2,2
Glycerol (INN)	10,86				0,5	
Gold Thiomalat		1–5			≥600	0,26
= Natriumaurothiomalat						
Griseofulvin	2,83	0,3–1,3			14	1,5
Guanabenz	4,33	>0,01			8,5	150
Guanethidin	5,04	>0,008			43–150/?	
Guanfacin	4,06				20(A↑)	6,3
Haloperidol	2,66	0,002–0,02	>0,025	–	20(K↓)/?	18
Halothan	5,07	80–260		>200		
Harnstoff	16,65					
Heparin	–				Nlin(0,5)(Ci↑)	0,06
Heptabarbital	4,0				8	
Heroin	2,71				0,05	
Hetacillin	2,57	1,6–6,2			1,3	0,4

Q_0	Aktive Metaboliten Name	Potenz	Extradosis nach Dialyse	Klinische Anwendung
pH↓(0,75)	–		nH	Ic-Antiarrhythmikum
0,6			?	Quinolonantibiotikum
0,45	OH-Flucloxacillin		nH	Penizillinaseresist. Penizillin
0,2			H,P	Antimykotikum
0,02	5-Fluorouracil		H,P	Antimykotikum
0,99	–		?	Fenaminsäure-NSAID
0,99	–		?	Benzodiazepinantagonist
0,99			? (unwahrsch.)	Zentraler Ca^{++}-Antagonist
0,95	(6-β-OH-Flunisolid)		?	Glukokortikoid
0,99	Desmethyl-Flunitrazepam		nH	Benzodiazepin
0,96	Dihydro-Fluorouracil		H	Antimetabolit
0,98	Desmethyl-Fluoxetin		nH	Antidepressivum
	–		? (unwahrsch.)	Neuroleptikum
0,99	7-OH-Fluphenazin	(x0,7)	nH	Antipsychotikum
0,99			nH	Antipsychotikum
0,99	Desalkyl-Flurazepam		nH	Benzodiazepin
	OH-Aethyl-Flurazepam			Benzodiazepin
0,9	–		? (unwahrsch.)	Propionsäure-NSAID
0,99	2-OH-Flutamid		?	Antiandrogen
0,99	–		? (unwahrsch.)	Antidepressivum
			H	Vitamin
0,2			?	Virostatikum (HIV)
0,95	Diäthylstilböstrol	ProD	?	Mitosehemmung
0,01	–		H,P	Antibiotikum
0,25			nH	Schleifendiuretikum
0,99			nH	Antibiotikum
0,05			H,P	Nichtdepolaris. Muskelrelaxans
0,1	Ganciclovir-Triphosphat		H	Virostatikum (CMV)
0,99			?	Antihyperlipidämikum
0,1	–		H,P	Aminoglykosidantibiotikum
0,99	–		?	Sulfonylharnstoff
0,99	–		?	Sulfonylharnstoff
0,99			?	Sulfonylharnstoff
0,95	–		?	Sulfonylharnstoff
0,99	p-OH-Gliquidon		?	Sulfonylharnstoff
0,99	4-OH-Glutethimid	x2	nH,nP,Itx:H,KP	Hypnotikum
0,8			?	Osmotisches Diuretikum
0,3			nH	Antirheumatikum
0,99			?	Antimykotikum
0,99			?	Zentraler α_2-Agonist
0,5	Guanethidin-N-Oxid	(<0,1)	?	Antihypertonikum
0,5			nH	Zentraler α_2-Agonist
0,99	(reduziertes H.)	x0,1	nH,nP	Antipsychotikum
			? (unwahrsch.)	Inhalationsanästhetikum
			H,P	Osmotisches Diuretikum
0,99			nH,nP	Parenterales Antikoagulans
0,99			?	Barbiturathypnotikum
0,99			?	Opiatanalgetikum
0,1			?	Aminopenicillin

Medikament	Faktor	Plasmakonzentration (mg/l) therap.	toxisch	letal	HWZ (h)	Vd (l/kg)
Hexobarbital	4,23	2–4			4,1(Ci↑)	1,3
Hydralazin	6,24	0,1–1,5			2,5 (Hi↑)	5
Schnelle Acetylierer					1	1,5
Langsame Acetylierer					1	1,5
Hydrochlorothiazid	3,36	0,07–0,45			10,2(A↑)	3
Hydrocortison	2,76	0,05–0,25			Nlin(1,8)	0,3
Hydroflumethiazid	3,02	–			16,6	6,4
Hydromorphon	3,5	0,004–0,03	0,1–2	>(0,1)–3	2,6	1,2
Hydroxychloroquin	2,98	0,01–0,02		>60	72	50
Hydroxyurea (Hydroxycarbamid)	13,15				≤6	0,5
Hydroxyzin	2,67				14(A↑)/≤14	22,5
Ibuprofen	4,85	0,5–50	>100	–	2,2(A↑)	0,1
Ifosfamid	3,83				Nlin(7)/?	
Imipenem	3,34	–80			1,0(S↑)	0,3
Imipramin	3,57	0,05–0,25	>0,3–1,5	>2	7–18(A↑)/17	15
Indapamid	2,73				18	1,6
Indometacin	2,79	0,5–3	>5		6(S↑)	0,9
Indoramin	2,88				4/?(A↑)	7,4
Insulin	7,18	10–20 mU/l			0,25–2	0,6
Interferon alfa 2a	0,0052				5,1	0,4
Interferon alfa 2b	0,0052				2	
Iodohippurat	3,06				1,3	
Iohexol	1,22				2,5	
Iopromid	1,26				2	
Ipratropiumbromid	2,42				1,6	
Iproniazid	5,58				9	
Isocarboxazid	4,32	<0,5			2	
Isoniazid	7,29	0,5–15	>20		2,3(S↑,Ci↑)	0,6
Schnelle Acetylierer					1,1	0,6
Langsame Acetylierer					3,6	0,6
Isoprenalin	4,73				5/?	
Isosorbid	6,84				7	
Isosorbiddinitrat	4,23	0,003–0,2			1,3/2 1,3/5(Ci=)	1,5
Isotretinoin	3,33				14	7
Isoxicam	2,98				40	0,2
Isradipin	2,69				3,2(A↑)	4
Josamycin	1,21	<5			Nlin(1,5–5,8)(A↑,Ci↑)	7
Kanamycin	2,06	**peak: 20–25** **trough: 1–4**	>30 >8		2(N↑,S↑)	0,25
Ketamin	4,21	0,1–0,15			α:0,2, β:3,6/?	2,9
Ketanserin	2,53				13	6,2
Ketazolam	2,71				2/52	
Ketoconazol	1,88				8	0,36
Ketoprofen	3,93				1,5(A↑)	0,11
Ketorolac	3,92				4,5(A↑)	0,1
Ketotifen	3,23	1–4			4–20/?	
Kupfer	15,74	0,1–1,5		>2,5		
Labetalol	3,04	–			4(Ci=)	9
Lanatosid C	1,02	0,001–0,0015			41/43(Ci=)	4,4

Q_o	Aktive Metaboliten Name	Potenz	Extradosis nach Dialyse	Klinische Anwendung
0,99			nH	Barbiturathypnotikum
0,9			nH,nP	Vasodilatans
0,98				
0,9				
0,05			?	Thiaziddiuretikum
0,99			?	Glukokortikoid
0,5			?	Thiaziddiuretikum
0,95			?	Opiatanalgetikum
pH↓(0,33)			? (unwahrsch.)	Malariatherapeutikum
0,5	–		?	DNS-Synthese-Inhibitor
	Cetirizin	Potent	? (unwahrsch.)	H_1-Antagonist
0,99	–		nH	Propionsäure-NSAID
0,8	4-OH-Ifosfamid		?	Alkylierende Substanz
0,3			H	Carbapenemantibiotikum
0,98	Desipramin→2-OH-Desipramin	>x1	nH,nP	Trizyklisches Antidepressivum
0,95			nH	Diuretikum
0,85	–		nH	Indol-NSAID
0,9	6-OH-Indoramin		? (unwahrsch.)	α_1-Antagonist
0,95			nH	Hormon
0,99			nH	Immunmodulator
0,99			nH	Immunmodulator
0,45			?	Röntgenkontrastmittel
0,01	–		?	Röntgenkontrastmittel
0,01	–		?	Röntgenkontrastmittel
0,4	–		?	Anticholinergikum
0,95			?	Irreversibler MAO-Inhibitor
			?	Irreversibler MAO-Inhibitor
pH↑(0,7)			H,P	Tuberkulostatikum
0,93				
0,7				
0,5	(3-O-Methyl-Isoprenalin)		?	β_{1+2}-Agonist
0,01			H,P	Osmotisches Diuretikum
0,99	2-Mononitrat		nH	Nitratvasodilatans
	5-Mononitrat			Nitratvasodilatans
0,99			?	Aknetherapeutikum
0,99			?	Oxicam-NSAID
0,99	–		?	Typ-II-Ca^{++}-Antagonist
0,9	15α-OH-J.,15β-OH-J.		? (unwahrsch.)	Makrolidantibiotikum
0,19	–		H,P	Aminoglykosidantibiotikum
0,97	Norketamin	x0,3	? (unwahrsch.)	Parenterales Anästhetikum
0,95			? (unwahrsch.)	S_2-Antagonist
0,99	N-Desmethyl-Ketazolam		nH	Benzodiazepin
	Diazepam, Oxazepam		? (unwahrsch.)	Benzodiazepin
0,97			nH,nP	Antimykotikum
0,99	–		Itx:H	NSAID
0,4	–		?	NSAID
0,99	Norketotifen	x1	?	Mastzellstabilisator
	–		?	Spurenelement
0,95	–		nH,nP	α_1-β_{1+2}-Antagonist
0,8	Digoxin		nH,nP	Digitalisglykosid

Medikament	**Faktor**	**Plasmakonzentration (mg/l)**			**HWZ (h)**	**Vd (l/kg)**
		therap.	**toxisch**	**letal**		
Leucovorin	1,95				9,3	3,2
Levamisol	4,89				4,3	1,4
Levodopa	5,07	0,2–4			1,4	12,7
Levonorgestrel	3,2				28	2,9
Levorphanol	3,89		>0,1		15	
Lidocain	4,27	**2–5**	>8	>25	1,8(S↑,A↑,Ci↑,Hi↑)/ 2,1	1,5
Lincomycin	2,46	0,09–3			5,4(Ci↑)	0,4
Lisinopril	2,26				7(A↑)	
Lisurid	2,95				2	
Lithium (mmol/l)	144,07	**0,5–1,2**	>2	>3	pH(22)(A↑)	0,79
Lofepramin	2,39	–			4,5/17(A↑)	
Loperamid	2,1	<0,003			11	
Loprazolam	2,15				6(A↑)	
Loratadin	2,61				14,4	
Lorazepam	3,11	0,02–0,24	>0,3		13(S↑,Ci↑)	1,5
Lorcainid	2,7	0,04–0,27			7,6(A↑,Ci↑)/20	6,4
Lormetazepam	2,98				12/8	
Lovastatin	2,47				–/1,1–1,7	
Loxapin	3,05	0,002–0,03	>0,2	>7,7	1,5–3,5	
Lynestrenol	3,52				–/17	
Lysergsäure-Diäthyl-Amid (LSD)	3,09	–	0,001–0,004	–	3	
Mabuterol	3,22				20	6,4
Magnesium (mmol/l)	41,14	**1,6–3,3**	>7	>15		
Mannitol	5,49				0,25–1,5	0,18
Maprotilin	3,61	0,2–0,3	>0,5	>2	43/?	51,7
Mebendazol	3,39	–			1,1	2
Meclofenamat	3,38				3	
Medazepam	3,69	0,1–0,6			2/80	
Medroxyprogesteron	2,9				36	0,6
Mefenaminsäure	4,14	2–20	>25		4(Ci=)	
Mefloquin	2,41				530	19
Melphalan	3,28				1,4/?	0,45
Meperidin	4,04	0,3–1	>5	10–30	α: 10 min 6(N↑,A↑,Ci↑)/?	 4,7
Mephenytoin	4,58	5–15	>50		17	
Mephobarbital	4,06	1–4			50	
Mepindolol	3,81				4	
Mepivacain	4,06	0,2–5	>8	>50	3	
Meprobamat	4,58	5–30	60–100	140–350	12(Ci↑)	0,7
Mercaptopurin	6,57				0,9/?	0,56
Mesoridazin	2,59	0,1–1,4		>3		
Metamizol	2,85				–/3,3 –/5	
Metformin	7,74	0,5–4	>45		1,5	3,1
Methacyclin	2,26	1–10			13	1,8
Methadon	2,89	0,1–1,1	>2	>4	25(Ci↑)	3,9
Methamphetamin	6,7	0,2–0,6	0,6–50	>10–40		
Methanol	31,2	–	200–800	>800	3	0,7
Methapyrilen	3,83	0,01–0,1		>50	1,6	

Q_0	Aktive Metaboliten Name	Potenz	Extradosis nach Dialyse	Klinische Anwendung
0,7			? (unwahrsch.)	Antidot gegen Folatantag.
0,99	?		?	Immunmodulator
0,99			? (unwahrsch.)	Antiparkinsonikum
			?	Gestagen
0,99			?	Opiatanalgetikum
0,95	MEGX, GX	x1, x0,25	nH	Ib-Antiarrhythmikum
0,85			nH,nP	Lincosamidantibiotikum
0,2			nH,nP	ACE-Inhibitor
0,99			?	Prolaktininhibitor
0,05	–		H,P,Itx:H	Antipsychotikum
0,99	Desipramin→2-OH-D.		? (unwahrsch.)	Trizyklisches Antidepressivum
0,99			?	Antidiarrhoikum
			? (unwahrsch.)	Benzodiazepin
0,99	Descarboethoxy-L		?	H_1-Antagonist
0,99	–		nH	Benzodiazepin
0,98	Norlorcainid		nH	Ic-Antiarrhythmikum
0,99	Lorazepam		? (unwahrsch.)	Benzodiazepin
0,99	β-OH-Metabolit	ProD	? (unwahrsch.)	HMG-CoA-Redukt.-Inhibitor
0,99	8-OH-Loxapin 8-OH-Amoxapin		? (unwahrsch.)	Antipsychotikum
	Norethisteron		?	Gestagen
			?	ZNS-Stimulans
0,7	?		? (unwahrsch.)	β_2-Agonist
0,01	–		Itx:H,P	Antikonvulsivum
0,05			Itx:H	Osmotisches Diuretikum
0,98			? (unwahrsch.)	Tetrazykl. Antidepressivum
0,99			nH	Anthelminthikum
0,95			? (unwahrsch.)	Fenaminsäure-NSAID
0,99	Diazepam→		nH,nP	Benzodiazepin
	Nordiazepam→Oxazepam			Benzodiazepin
0,55			?	Gestagen
0,95	–		nH	Fenaminsäure-NSAID
0,9			? (unwahrsch.)	Malariatherapeutikum
0,88			?	Alkylierende Substanz
pH↓(0,99–0,75)	Normeperidin	x0,5	nH	Opiatanalgetikum
	5-Ethyl-5-phenylhydantoin		?	Antikonvulsivum
0,95	Phenobarbital		Itx:KP	Barbiturathypnotikum
0,99			?	β-Antagonist
0,95			?	Lokalanästhetikum
0,9			H,P,Itx:H,KP	Anxiolytikum
0,78	TIMP, MTIMP		nH,nP	Antimetabolit
			? (unwahrsch.)	Antipsychotikum
0,99	Noraminopyrin, 4-Aminoantipyrin		?	Pyrazolonanalgetikum
0,01	–		Itx:H	Biguanidantidiabetikum
0,6			nP	Mittellangwirks. Tetrazyklin
pH↑(0,7)			nH,nP	Opiatanalgetikum
			?	ZNS-Stimulans
			Itx:H	Lösungsmittel
0,99			?	H_1-Antagonist

Medikament	Faktor	Plasmakonzentration (mg/l) therap.	toxisch	letal	HWZ (h)	Vd (l/kg)
Methaqualon	4,0	1–6	10–30	>30	19–35	2,8
Methenamin	7,13	20			20	0,6
Methicillin	2,63	1–6			1(N↑,S↑)	0,3
Methimazol	8,76				5	0,6
Methocarbamol	4,15	–			1,2	0,5
Methohexital	3,52	5			π: 5,5 min, α: 60 min 3,9(Ci=)	2,2
Methotrexat	2,2	–			8,4(K↓)	0,75
Methotrimeprazin	3,04	0,02–0,14			21	29,8
Methoxyfluran	6,06	125–200				
Methsuximid	4,92	10–40 (N-Desmethyl-M.)			2,6/40	
Methyldopa	4,73	1–5	>7		1,4(S↑)/?	0,4
Methylendioxy-Amphetamin (MDA)	5,88	–	>4	4–10		
Methylergometrin	2,95				2	0,5
Methylphenidat	4,29	0,01–0,06	>0,8	>2,3	2/4	13
Methylprednisolon	2,67				2,5	0,84
Methyprylon	5,46	5–15	30–60	>100	5	0,97
Methysergid	2,83				0,75	
Metildigoxin	1,26	0,0005–0,002			40	13
Metoclopramid	3,34	–			2,7	2,4
Metolazon	2,73				20	1,6
Metoprolol	3,74	0,025–0,3			3–6(Ci↑)/?	4,2
Metronidazol	5,84	1–2,5			8(Ci↑)/15	0,75
Metyrapon	4,42	0,5–4			0,4/?	
Mexiletin	5,58	**0,8–2**	>2		10(Ci↑,Hi↑)	5,3
Mezlocillin	1,85	5–500			Nlin(1.1)(Ci↑)	0,2
Mianserin	3,78	0,02–0,07	>0,1		Nlin(23)(A↑)/≤23	6
Miconazol	2,4	0,001–10			22,5	21
Midazolam	3,07	0,2–0,5			2,5(Ci↑)/1	0,7
Midodrin	3,93				0,5/3	14,6
Milrinon	4,73	0,05–0,3			1,5(Hi↑)	0,3
Minocyclin	2,19	0,5–3			12	0,43
Minoxidil	4,78				3,1/?	2,7
Misoprostol	2,61				–/157	
Mitomycin	2,99				Nlin(0,25)	
Moclobemid	3,72	0,2			2	1,1
Mofebutazon	4,31				3,5	
Moricizin	2,34	–			2–8	12
Morphin	3,5	0,01–0,1	0,1–1	>(0,05)–4	π: 1,5 min, α: 15 min 2,3(Ci=)/4	3,5
Moxalactam	1,92	20–100			2,4/?	1,3
Nadolol	3,23	0,025–0,275			14,1	2,1
Nafarelin	0,76				2,7	
Nafcillin	2,41	0,03–10			0,5	0,3
Nalbuphin	2,8				3,5(K↓)/?	3,8
Nalidixinsäure	4,31	5–50			6(S↑,A↑)/?	1
Naloxon	3,05	0,01			1	2,8
Naltrexon	2,93				3,9/12,9	19
Naproxen	4,34	>50			14	0,09
Neomycin	1,63	5–10			2,5	0,2
Neostigmin	3,3				1,3	0,7

Q_0	Aktive Metaboliten Name	Potenz	Extradosis nach Dialyse	Klinische Anwendung
0,98			nH,Itx:KP	Hypnotikum
0,1	Formaldehyd	ProD	?	Urindesinfiziens
0,25			nH,nP	Penizillinaseresist. Penizillin
0,9			?	Thyreostatikum
0,99	–		?	Skelettmuskelrelaxans
			? (unwahrsch.)	Barbiturathypnotikum
0,99				
pH↑(0,15–0,5)			(H),nP,Itx:KP	Dihydrofolatredukt.-Inhibitor
0,99			? (unwahrsch.)	Analgetikum, Hypnotikum
			? (unwahrsch.)	Inhalationsanästhetikum
0,99	N-Desmethyl-M.	x1	?	Antikonvulsivum
0,72	Dopamin		H,P	Zentraler α_2-Agonist
			?	ZNS-Stimulans
0,97			?	Uterotonikum
0,99	PPES		? (unwahrsch.)	ZNS-Stimulans
0,95			H	Glukokortikoid
0,99			Itx:H,KP	Sedativum
0,9			?	Uterotonikum
0,35			nH,nP	Digitalisglykosid
0,83			nH,nP	Antiemetikum
0,2			nH	Schleifendiuretikum
0,9	α-OH-Metoprolol	<x0,1	(H)	β_1-Antagonist
0,92	OH-Metronidazol		H,nP	Antibiotikum
0,99	Metyrapol		?	Kortikoidsyntheseinhibitor
pH↓(0,9)	–		nH,nP	Ib-Antiarrhythmikum
0,5			H,nP	Breitspektrumpenizillin
0,95	Desmethyl-Mianserin	(≈x1)	? (unwahrsch.)	Tetrazykl. Antidepressivum
0,99			nH,nP	Antimykotikum
0,99	α-OH-Midazolam	x1	?	Benzodiazepin
0,98	De-Glymidodrin		? (unwahrsch.)	Peripherer α-Agonist
0,2			?	Phosphodiesteraseinhibitor
0,9			nH,nP	Langwirksames Tetrazyklin
0,88	M.-N-O-Sulfat	ProD	nH	Vasodilatans
0,99	Misoprostolsäure	x1	?	Prostaglandin-E_1-Analog
0,9			?	DNS-Synthese-Inhibitor
0,99	?		?	Revers. MAO-Inhibitor
0,9			?	NSAID
0,99	?		? (unwahrsch.)	I-Antiarrhythmikum
0,9	Mo.-6-Glucuronid	>x1	nH,nP	Opiatanalgetikum
0,3			H,nP	i.v. 3-Generat.-Cephalosporin
0,3	–		H	β_{1+2}-Antagonist
0,95			?	Gonadotropin-RH-Agonist
0,62			nH,nP	Penizillinaseresist. Penizillin
0,95			? (unwahrsch.)	Analgetikum
0,95	OH-Nalidixinsäure	x16	?	Urindesinfiziens
0,99			?	Opiatantagonist
0,99	6-β-Naltrexol	(<x0,08)	? (unwahrsch.)	Opiatantagonist
0,99	–		nH	Propionsäure-NSAID
0,5	–		H	Aminoglykosidantibiotikum
0,33			?	Cholinesteraseinhibitor

Medikament	Faktor	Plasmakonzentration (mg/l) therap.	toxisch	letal	HWZ (h)	Vd (l/kg)
Netilmicin	2,1	**peak: 6–10**	>12		2,2	0,25
		trough: <2	>2			
Nicardipin	2,09				5(Ci↑)	1,1
Nickel	17,04	0,001–0,004				
Nicotin	6,16		>10	50–500	2(R↓)	2,6
Nicotinsäure	8,12				0,75	
Nifedipin	2,89	0,015–0,1			1,7(Ci↑,Hi=)	1,1
Nilvadipin	2,59				11	
Nimodipin	2,39				1,5	1,5
Nisoldipin	2,57	0,003–0,02			4(Ci↑)	1,6
Nitrazepam	3,56	0,03–0,18			22(A↑,Ci=)	2,1
Nitrendipin	2,77	0,01–0,06			6–11(Ci↑)	6,6
Nitrofurantoin	4,2	1,8			0,33	0,8
Nitroglycerin	4,4	0,001–0,01			0,04/0,8	3,3
					0,04/0,8	
Nitroprussid-Natrium	3,82	6–29			0,1	
Nizatidin	3,02	0,07–0,7			1,3/4	1,2
N_2O (Lachgas)	22,72	17–22		>350		
Noradrenalin	5,91				0,03	
Nordazepam	3,69	0,1–0,8	>2		80/10	2,5
Norethisteron	3,35				10	4
Norfloxacin	3,13	<5			4(Ci=)/?	3,2
Nortriptylin	3,8	0,05–0,4	>0,5	>13	27(S↑)/>27	20
Noscapin	2,42				2,5	
Obidoxim	2,78				1,4	
Octreotid	0,981				1,5	6
Ofloxacin	2,77				4(Ci↑)	1
Omeprazol	2,9				1/1	0,35
Opipramol	2,75	0,015–0,06			6–23	10
Orciprenalin	4,73				2,1	7,6
Ornidazol	4,55				14(Ci↑)	0,7
Orphenadrin	3,71	0,4–1	>1	4–8	18/25	6
Ouabain	1,71	0,0002			22/?	15,7
Oxacillin	2,49	5–10			1(S↑)	0,33
Oxalsäure	11,11	1–2,4		>18	1,5	0,5
Oxandrolon	3,26				9	
Oxatomid	2,34	0,1			14	
Oxazepam	3,49	0,2–2	>2		12(Ci=)	1,2
Oxprenolol	3,77	0,04–0,1			1,9	1,2
Oxtriphyllin	3,53	8–20			4,7	0,45
Oxycodon	3,17	0,01–0,1	0,2–5	–	?	
Oxyphenbutazon	3,08	20–50			48	0,14
Oxytetracyclin	2,17	0,05–3			9,2	1,9
Pancuronium	1,36	0,25–0,5		>1,6	2,3(A↑,Ci↑)/1,1	0,26
Papaverin	2,95	0,1–4			1,6	0,2
Paracetamol	6,62	5–20	120–300	>1500	2,5(S↑,A↑,R↓,Ci↑,Hi=)	1,1
Paraldehyd	7,57	10–100	>200	>500	6	
Paramethadion	6,36	1–5			16	
Paraquat	5,37	–	>1	>2		2,8
PAS	6,53	0,6–4			1,5(Ci=)	0,11
Pefloxacin	3,0				10(Ci↑)/5	1
Pemolin	5,68				11	
Penbutolol	3,43	–			27	10,4

Q_0	Aktive Metaboliten Name	Potenz	Extradosis nach Dialyse	Klinische Anwendung
0,05	–		H,P	Aminoglykosidantibiotikum
0,99			nH	Typ-II-Ca^{++}-Antagonist
	–		?	Spurenelement
pH↓(0,83)			? (unwahrsch.)	ZNS-Stimulans
0,1			?	Antihyperlipidämikum
0,98			nH,nP	Typ-II-Ca^{++}-Antagonist
0,99			? (unwahrsch.)	Typ-II-Ca^{++}-Antagonist
0,9	–		? (unwahrsch.)	Typ-II-Ca^{++}-Antagonist
0,99			nH	Typ-II-Ca^{++}-Antagonist
0,99			? (unwahrsch.)	Benzodiazepin
0,99			? (unwahrsch.)	Typ-II-Ca^{++}-Antagonist
pH↑(0,6)			H	Antibiotikum
0,99	1,3-Glyceryldinitrat		? (unwahrsch.)	Vasodilatans
	1,2-Glyceryldinitrat			Vasodilatans
0,99			nH,CN-Itx:H	Vasodilatans
0,4	(N2-Monodesmethyl-N.)		nH,Itx:H	H_2-Antagonist
0,99			? (unwahrsch.)	Inhalationsanästhetikum
0,99			?	α,β_1-Agonist
0,99	Oxazepam		nH	Benzodiazepin
			?	Gestagen
0,35	6 verschiedene Metaboliten		nH	Quinolonantibiotikum
0,98	10-OH-Nortriptylin		nH,nP,Itx:KP	Trizyklisches Antidepressivum
0,9			?	Antitussivum
0,85			?	Cholinesterasereaktivator
			? (unwahrsch.)	Somatostatinanalog
0,25			?	Quinolonantibiotikum
0,99	Omeprazol-Sulphon		? (unwahrsch.)	H^+/K^+-ATPase-Inhibitor
0,9			? (unwahrsch.)	Psychopharmakon
0,9	–		? (unwahrsch.)	β_2-Agonist
0,95			H,nP	Antiparasitikum
0,92			nH	Skelettmuskelrelaxans
0,63			nH,nP	Herzglykosid
0,5			nH,nP	Penizillinaseresist. Penizillin
0,97	–			
0,7			?	Anabolikum
0,99	?		?	H_1-Antagonist
0,98	–		nH	Benzodiazepin
0,95	–		?	β_{1+2}-Antagonist
0,9			?	Bronchodilatans
			?	Opiatanalgetikum
0,99	–		Itx:H	NSAID
0,5			nP	Kurzwirksames Tetrazyklin
0,33	3-OH-Pancuronium	x0,5	?	Nichtdepolaris. Muskelrelaxans
0,99			(H)	Vasodilatans
0,95			(H),nP,Hx:H,KP	Analgetikum
0,99			?	Antikonvulsivum
0,99			?	Antikonvulsivum
	Paraoxon		Itx:KP	Pestizid
0,9			H	Tuberkulostatikum
0,9	Norfloxacin		H	Quinolonantibiotikum
0,6			?	ZNS-Stimulans
0,93			? (unwahrsch.)	β_{1+2}-Antagonist

Medikament	Faktor	Plasmakonzentration (mg/l) therap.	toxisch	letal	HWZ (h)	Vd (l/kg)
Penicillamin	6,7				2,5	
Penicillin G	2,69	1,5–16			0,7(N↑,S↑)	0,5
Penicillin V	2,85	3–5			0,6	0,4
Pentamidin	2,94				6,2	16
Pentazocin	3,5	0,1–0,6	2–5	>(1–)5	2,5(R↓,Ci↑)	4
Pentobarbital	4,42	1–4	>5	>5	α: 240 min	
					22,3	1
Pentopril					0,7/2,4	
Pentoxifyllin	3,59				0,8/1	4,2
Perindopril	2,71	0,003 (Perindoprilat)			2,9(Ci=)/11	
Perphenazin	2,48	0,005	>1	–	10/?	25
Pethidin	4,04	0,3–1	>5	10–30	6(N↑,A↑,Ci↑)/?	4
Phenacetin	5,58	1–20	>30		1/2,5	1,6
Phencyclidin	4,11	–	0,007–0,24	>0,5	7–51	6,2
Phenelzin	7,34	0,001–0,002		>4	Nlin(1,5–4)	
Phenethicillin K	2,48	0,1–0,8			1,3	0,35
Phenformin	4,87	0,1–0,5	>3		10(polymorph)	7,5
Phenobarbital	4,31	**15–40**	>50	>100	100(S↑,K↓,A↑,Ci↑)	0,7
Phenprocoumon	3,57	–			100–150(Ci↑)	0,13
Phensuximid	5,29	4–14	>80		7,8	
Phenylbutazon	3,24	40–150	>200	>400	72(A↑,R↓)/48	0,1
Phenylephrin	4,91	0,03			2,5	
Phenytoin	3,96	**10–20**	>20	>40	Nlin(20)(S↑,K↓)	0,65
Physostigmin	3,63				1,5	
Phytomenadion	2,22				2	
Pimozid	2,17				53–111	24
Pinacidil	3,8	>0,05			2,1/2,5	1,1
Pinazepam	3,24				15/80	
Pindolol	4,03	0,05–0,15			2,2	2
Piperacillin	1,93	<400			0,93	0,18
Pirenzepin	2,85				10	
Piretanid	2,76				1,4	0,3
Pirmenol	2,95	1–3,8			7	1,3
Piroxicam	3,02	0,85–13,5			48	0,15
Pirprofen	3,97				16,5	0,18
Pivampicillin	2,16				0,2/0,9	
Platin	5,13	<0,7			58–73	
Polymyxin B	–	0,5–4			4,4	
Polythiazid	2,27	2–7			26	
Prajmalin	2,71	0,05–0,15			6	
Pralidoxim	5,79				1,25	
Prazepam	3,08	0,01–0,04			1,3/80(A↑)	14,4
Praziquantel	3,2				1,5	
Prazosin	2,61				2,9(Hi↑)	0,6
Prednisolon	2,77				2,2(Ci=)	0,65
Prednison	2,79				3,6(Ci=)	0,97
Prenalterol	4,44	9–23			2(Hi=)	3,4
Prilocain	4,54	1–5	>8		2,1	
Primaquin	3,86				7	
Primidon	4,58	4–12	>12	>100	6,5/100(Ci↑)	0,8

Q_0	Aktive Metaboliten Name	Potenz	Extradosis nach Dialyse	Klinische Anwendung
0,85			?	Antirheumatikum
0,2			H,nP	Natürliches Penizillin
0,74			H,nP	Säureresistentes Penizillin
0,95			? (unwahrsch.)	Antiprotozoikum
0,95			H	Opiatagonist/-antagonist
0,99			nH,nP,Itx:KP	Barbiturathypnotikum
0,6	Pentoprilat	ProD	?	ACE-Inhibitor
0,99	5-OH-Pentoxifyllin		? (unwahrsch.)	Vasodilatans
0,9	Perindoprilat	ProD	?	ACE-Inhibitor
	(7-OH-Perphenazin)	x0,7	nH	Antipsychotikum
pH↓(0,99–0,75)	Normeperidin	x0,5	?	Opiatanalgetikum
0,99	Acetaminophen	x1	H,nP	NSAID
pH↓(0,9)			? (unwahrsch.)	(Anästhetikum)
0,99	?		? (unwahrsch.)	Irreversibler MAO-Inhibitor
			?	Säureresistentes Penizillin
0,3	–		nH,(Lactat-Itx:H)	Biguanidantidiabetikum
pH↑(0,75)	–		H,P,Itx:KP	Barbiturathypnotikum
0,99			?	Orales Antikoagulans
			?	Antikonvulsivum
0,99	Oxyphenbutazon	x1	nH,Itx:KP	NSAID
	τ-OH-phenyl-butazon		?	NSAID
0,85			?	α_1-Agonist
0,95	–		nH,nP,Itx:KP	Antikonvulsivum, Ib-Antiarrh.
0,99			?	Cholinesteraseinhibitor
0,95			?	Vitamin K_1
0,99	–		? (unwahrsch.)	Antipsychotikum
0,95	Pinacidil-N-Oxyd		?	K^+-Kanal-Öffner
0,99	Nordazepam		?	Benzodiazepin
0,63	–		?	β_{1+2}-Antagonist
0,29			H,nP	Breitspektrumpenizillin
0,8	–		?	Magensekretionshemmer
0,55			?	Diuretikum
0,7	?		?	Antiarrhythmikum
0,95	–		? (unwahrsch.)	Oxicam-NSAID
0,95	–		?	Propionsäure-NSAID
0,99	Ampicillin	ProD	H,nP	Aminopenicillin
			?	Schwermetall
0,4			nH,(P)	Polymyxinantibiotikum
0,75			?	Thiaziddiuretikum
0,7			?	Ia-Antiarrhythmikum
0,2			?	Cholinesteraseaktivator
0,99	Nordazepam→ Oxazepam	ProD	nH	Benzodiazepin
0,99	–		?	Anthelminthikum
0,99			nH,nP	α_1-Antagonist
0,75	Prednison		nH,nP	Glukokortikoid
0,97	Prednisolon	x1	H	Glukokortikoid
0,4–0,8	–		?	β_1-Agonist
			?	Lokalanästhetikum
0,95	?		?	Malariatherapeutikum
0,9	Phenobarbital	x1	H	Antikonvulsivum

Medikament	Faktor	Plasmakonzentration (mg/l) therap.	toxisch	letal	HWZ (h)	Vd (l/kg)
Primidon (Fortsetzung)		7–10			16	0,69
Probenecid	3,87	100–200			Nlin(5)/?	0,15
Probucol	1,93	15–80			550	
Procainamid	4,25	**4–10**	>16		3(K↓,Hi=)/6	2
Procarbazin	4,52				0,17	
Prochlorperazin	2,67	–	>1	>5	23	
Promethazin	3,52	0,2–11			3–13	2
Propafenon	2,93	**0,2–0,9**	>0,9		Nlin(7)/10	4,4
Propanthelin	2,23				1,8	
Propofol	5,61	1–10			β:0,8, γ:10(A↑)	5
Propoxyphen	2,95	0,1–0,8	>0,5	>1	6,5(R↓)/35	5,4
Propranolol	3,86	0,02–0,4	>2	8–12	3,8(A↑,Ci↑)/?	4
Propylhexedrin	6,44	0,01		2–3		
Propylthiouracil	5,87				1,4	0,36
Propyphenazon	4,34				12/?	1,3
Proquazon	3,59				1/5–14	
Proscillaridin	1,88				40	
Protriptylin	3,8	0,1–0,2	>0,5	>1	78	22
Pseudoephedrin	4,96	0,5–0,8		>19	6,9	2,8
Pyrazinamid	8,12	**20–30**			10	
Pyridostigmin	3,83	0,05–0,1			1,9	1,1
Pyrimethamin	4,02	0,07–0,2			96	2,2
Quazepam	2,59				40/74	
Quecksilber	4,99	<0,08	>0,2	>6		
Quinacrin	2,5				120	
Ramipril	2,4	0,001–0,01			–/3,5	
Ranitidin	3,18	0,1–0,2			2,3(A↑,Ci↑)	1,6
Reserpin	1,64			–	60–250	
Ribavirin	4,09				β: 1, γ: 27	8,7
Rifampicin	1,22	0,5–10			3(Ci↑)/?	1
Rimantadin	5,58				29	25
Rolitetracyclin	1,9	1,6			10	0,6
Roxatidin	2,87				4	
Roxithromycin	1,19				Nlin(8)(N↑,S↑,A↑,Ci=)	
Salicylsäure	7,24	20–300	>300	>1200	Nlin(4)(S↑,A↑)	0,14
Scopolamin	3,3	0,00004			2,9	1,4
Secobarbital	3,84	1–5		>3,5	28	1,5
Sisomicin	2,23	**peak: 6–10**	>12		3	0,19
		trough: <2	>2			
Sotalol	3,67	**0,5–4**			7–14	1,85
Spectinomycin	3,01	7,5–20			1	0,12
Spironolacton	2,4				1,6(Ci=)/19	14
Streptokinase	–				1,4	0,016
Streptomycin	1,72	**peak: 20–25**	>30		2,4	0,26
		trough: 1–4	>8			
Strychnin	2,99	–	>2	>9–12	10	
Succinylcholin	6,45				0,05	
Sufentanil	2,71				π: 1 min, α: 10 min	
					2,6	2
Sulfadiazin	4,0	100–150			7–17	0,9
Sulfadoxin	3,22	100			184	
Sulfaethidol	3,52	0,5–1			7,7	0,18

Q_0	Aktive Metaboliten Name	Potenz	Extradosis nach Dialyse	Klinische Anwendung
0,2	Phenyläthyl-malonamid	(x0,06)		Antikonvulsivum?
0,98			?	Urikosurikum
0,99	?		nH,nP	Antihyperlipidämikum
0,5	NAPA		H,nP	Ia-Antiarrhythmikum
0,95			?	Zytostatikum
			nH	Antipsychotikum
0,98			nH	H_1-Antagonist
0,99	5-OH-Propafenon	ca. x1	? (unwahrsch.)	Ic-Antiarrhythmikum
0,85			?	Anticholinergikum
0,99	?		?	Hypnotikum
0,98	Nor-Propoxyphen	x1	nH,nP	Opiatanalgetikum
0,99	4-OH-Propranolol	x1	nH	β_{1+2}-Antag.,II-Antiarrh.
			?	Sympathikomimetikum
0,9			? (unwahrsch.)	Thyreostatikum
0,9	N-Desmethyl-Propyphenazon		?	Pyrazolonanalgetikum
0,99	vorhanden		? (unwahrsch.)	NSAID
0,99			nH,nP	Herzglykosid
0,99			nH,nP	Trizyklisches Antidepressivum
0,04			?	Sympathomimetikum
0,99			?	Tuberkulostatikum
0,15			?	Cholinesteraseinhibitor
0,99	?		? (unwahrsch.)	Folsäureantagonist
0,99	2-Oxo-Quazepam		? (unwahrsch.)	Benzodiazepin
	–		? (unwahrsch.)	Schwermetall
	?		? (unwahrsch.)	Malariatherapeutikum
0,99	Ramiprilat	ProD	?	ACE-Inhibitor
0,3			H,P	H_2-Antagonist
0,99			nH,nP	Antihypertensivum
0,65			? (unwahrsch.)	Virostatikum (RSV)
0,9	Desacetyl-Rifamp.	x1	nH,nP,Itx:H	Tuberkulostatikum
0,92			? (unwahrsch.)	Virostatikum (Influenza)
0,4			?	Mittellangwirks. Tetrazyklin
0,4			?	H_2-Antagonist
0,7			?	Makrolidantibiotikum
pH↑ (0,98–0,7)			H,Itx:H	Salizylat
0,95			?	Anticholinergikum
0,95			nH,nP	Barbiturathypnotikum
0,01	–		H,P	Aminoglykosidantibiotikum
0,25	–		H,P	II+III-Antiar.,β_{1+2}-Antag.
0,1			H	Antibiotikum
0,99	Canrenon		?	Aldosteronantagonist
0,99			?	Thrombolytikum
0,5	–		H,P	Aminoglykosidantibiotikum
pH↓(0,99)	–		Itx:H	ZNS-Stimulans
0,99	Succinylmonochlorid(+)		?	Depolarisier. Muskelrelaxans
			?	Opiatanalgetikum
0,94				
0,4			?	Kurzwirksames Sulfonamid
0,6			? (unwahrsch.)	Malariatherapeutikum
0,25			?	Mittellangwirks. Sulfonamid

Medikament	Faktor	Plasmakonzentration (mg/l) therap.	toxisch	letal	HWZ (h)	Vd (l/kg)
Sulfamerazin	3,78	50–200			22	0,35
Sulfamethizol	3,7	50–200			1,5	0,35
Sulfamethoxazol	3,95	50–200			10(Ci=)	0,3
Sulfametrol	3,49				7	
Sulfapyridin	4,01				(6	
Rasche Acetylierer					5	
Langsame Acetylierer					15	
Sulfinpyrazon	2,47	–			4/18	0,74
Sulfisomidin	3,59	10–50			7,5	0,31
Sulfisoxazol	3,74	90–150			6(A↑)	0,16
Sulindac	2,81				7/16	2
Sulpirid	2,93	<0,5			5,5	0,9
Suprofen	3,84				3	0,17
Tamoxifen	2,69	–			170/310	
Teicoplanin	0,53				30–100	0,6
Temazepam	3,33	0,4–0,9			13(Ci=)/12(Ci=)	1,1
Temocillin	2,41	50–250			5	0,27
Tenoxicam	2,96	10–15			70	
Terazosin	2,58				11	0,8
Terbutalin	4,43	0,003–0,007		>0,04	16	1,4
Terfenadin	2,12				–/17	
Tetracyclin	2,25	0,5–2			6,8	1,3
Tetrahydrocannabinol	–				0,5	8,9
Tetroxoprim	2,99				7	0,8
Thallium	4,89	<0,005	>0,1			
Theophyllin	5,55	**10–20**	>20	>30	Nlin(9)(N↑,S↓,K↓, R↓,Ci↑,Hi↑)	0,5
Thiamphenicol	2,81				3	
Thiopental	4,13	7–130		10–400	π: 3 min, α: 47 min Nlin(9)A↑)/22	2,3
Thioridazin	2,7	0,2–2,6	>10	>(1–)13	20/?	
Thiothixen	2,25	0,002–0,015	>0,015		36	
Thyroxin	1,29	0,04–0,13			110	0,15
Tianeptin	2,29				3,3	1,2
Ticarcillin	2,6	50–350			1,2	0,21
Ticlopidin	3,79	0,2–0,9			Nlin(8–96)	
Tilidin	3,66				0,5/5	
Timolol	3,16	0,005–0,01			4–8	2,1
Tinidazol	4,04	<25			15	0,75
Tobramycin	2,14	**peak: 6–10** **trough:** <2	>12 >2		2(N↑)	0,25
Tocainid	5,2	**4–10**	>10		12,5(Ci↑,Hi=)	3
Tolazamid	3,21				7/?	
Tolbutamid	3,7	50–250	>640		7(N↑,S↑)	0,12
Tolfenaminsäure	3,82				2,5	0,16
Tolmetin	3,89	37	>60		5	0,09
Tramadol	3,8				7/9	3,3
Tranexamsäure	6,36				2,3	
Tranylcypromin	7,51	0,01–0,04			2	
Trazodon	2,69	0,07–1,7	>2		5(A↑)	1
Triamcinolon	2,54				1,4	1,8
Triamteren	3,95				4,2(Ci↑)/3	2,5
Triazolam	2,91	0,01			3(Ci↑,A↑)/1	1,3

Q_0	Aktive Metaboliten Name	Potenz	Extradosis nach Dialyse	Klinische Anwendung
0,8			?	Langwirksames Sulfonamid
0,5			?	Kurzwirksames Sulfonamid
0,65			H,nP	Mittellangwirks. Sulfonamid
0,8			?	Mittellangwirks. Sulfonamid
0,95)			?	Sulfonamid
0,95				
0,95				
0,6	N-OH-Phenyl-S.	Potent	nH	Urikosurikum
0,91			?	Mittellangwirks. Sulfonamid
0,5			H,P	Kurzwirksames Sulfonamid
0,99	Sulindac-Sulfid	ProD	? (unwahrsch.)	Indol-NSAID
0,12	–		?	Antivertiginosum
0,85			?	NSAID
0,99	N-Desmethyl-T.	x1,9	? (unwahrsch.)	Antiöstrogen
0,05	–		nH,nP	Antibiotikum
0,98	(Oxazepam)		nH,nP	Benzodiazepin
0,3			H,nP	β-Lactamase-resist. Penizillin
0,99	–		?	Oxicam-NSAID
0,9			? (unwahrsch.)	α_1-Antagonist
0,43	–		?	β_2-Agonist
0,99		(x0,3)	? (unwahrsch.)	H_1-Antagonist
0,4			nH,nP	Kurzwirksames Tetrazyklin
0,99	11-OH-THC		?	(Antiemetikum)
0,45			?	Antiinfektivum
	–		Itx:H	Schwermetall
0,87			H,(P),Itx:KP	Bronchodilatans
0,1	–		?	Antibiotikum
			?	Barbiturathypnotikum
0,99	(Pentobarbital)		? (unwahrsch.)	
0,99	Mesoridazin	x2	? (unwahrsch.)	Antipsychotikum
			? (unwahrsch.)	Antipsychotikum
0,99	Trijodothyronin	x4	?	Schilddrüsenhormon
0,99	?		?	Trizyklisches Antidepressivum
0,14			H,(P)	Antipseudomonas-Penizillin
	?		?	Tc-Aggregationshemmer
0,99	(+)-Nortilidin	ProD	?	Analgetikum
0,8	–		nH	β_{1+2}-Antagonist
0,8			H	Antiparasitikum
0,02	–		H,P	Aminoglykosidantibiotikum
pH↓(0,6)	–		H	Ib-Antiarrhythmikum
0,85	3 schwach aktive		?	Sulfonylharnstoff
0,99	OH-T., Carboxy-T.	(+)	nH	Sulfonylharnstoff
0,9	–		? (unwahrsch.)	Fenaminsäure-NSAID
0,89	–		? (unwahrsch.)	Indol-NSAID
0,7			? (unwahrsch.)	Analgetikum
0,03			?	Plasmininhibitor
0,95			?	Irreversibler MAO-Inhibitor
0,99			?	Antidepressivum
0,99			?	Glukokortikoid
0,95	OH-Triamteren		?	K^+-sparendes Diuretikum
0,98	(7α-OH-Triazolam)	(+)	nH	Benzodiazepin

Medikament	Faktor	Plasmakonzentration (mg/l)			HWZ	Vd
		therap.	toxisch	letal	(h)	(l/kg)
Trifluoperazin	2,45	<0,8	>1,2–3	>3–8		
Trijodothyronin	1,54				≤48	0,5
Trimipramin	3,4				24	31
Trimethadion	6,99	10–30			15/100–240	0,6
Trimethoprim	3,44	0,5–12			8,8(K↓,Ci=)	2
Tripelennamin	3,92	0,02–0,06		>10		
Troleandomycin	1,23	1–2			4,5	2,3
d-Tubocurarin	1,47	0,5–1,2			3,8	0,3
Urapidil	2,58				2,5(A↑)	0,6
Urokinase	–				0,3	
Ursodeoxycholsäure	2,55				100	
Valproinsäure	6,93	**50–100**	>200		12,2(Ci↑)	0,14
Vancomycin	0,67	**peak: 30–40**		>80	6(Ci↑)	0,47
		trough: 5–10		>20		
Vecuronium	1,57	0,2–0,4			1,5	0,21
Verapamil	2,2	0,02–0,8	>2		Nlin(4,8)(Ci↑)/10	5,3
Vidarabin	3,74	<0,4			1/3,5	0,7
Vigabatrin	7,74				7(A↑)	0,8
Vinblastin	1,23				25	27
Vincamin	2,82	–			2	0,58
Vincristin	1,21				85	8,4
Vindesin	1,33				24	8,8
Viomycin	1,46	25–100			2	0,24
Vitamin K	2,22	0,0004–0,0012			1,7/?	
Warfarin	3,24	1–10			46	0,11
Zidovudin (AZT)	3,74	0,27–1,5			1,1(Ci↑)	1,4
Zink	15,3	0,5–1,5				
Zolpidem	3,25	<0,2			1,7(A↑)	0,5
Zomepirac	3,43	0,1–10			4,3	0,98
Zopiclon	2,57				5(A↑,Ci↑)/?	

Abkürzungen:

A	Veränderung der HWZ im Alter
Ci	Veränderung der HWZ bei Leberzirrhose
Hi	Veränderung der HWZ bei Herzinsuffizienz
H, P	Während einer Hämo- bzw. Peritonealdialyse nimmt die Clearance des Stoffs um mehr als 30 % zu; eine zusätzliche Dosis nach der Dialyse ist notwendig, die Verabreichung des Stoffs nach der Dialyse ist ratsam.
HWZ	Eliminationshalbwertszeit: β-HWZ (falls nicht anders angegeben)
Itx:H,Itx:P, Itx:KP	Bei Intoxikation mit dem entsprechenden Stoff kann die Elimination durch Hämo- oder Peritonealdialyse bzw. durch Kohleperfusion wesentlich beschleunigt werden.
K	Veränderung der HWZ bei Kindern
nH, nP	Während einer Hämo- bzw. Peritonealdialyse nimmt die Clearance des Stoffs um **weniger** als 30 % zu; eine zusätzliche Dosis nach der Dialyse ist **nicht** notwendig.
N	Veränderung der HWZ bei Neugeborenen
Nlin	Der Stoff unterliegt einer nichtlinearen Kinetik; Dosisverdopplung kann deshalb zu verlängerter HWZ und einem überproportionalen Anstieg der Serumkonzentration führen. In Klammer ist eine typische ‚HWZ' angegeben.
NSAID	Nichtsteroidale antiinflammatorische Substanz
pH	Der pH-Hinweis in der Q_0-Spalte weist auf eine pH-abhängige renale Ausscheidung des Pharmakons hin. Basische Stoffe werden in der Regel im sauren Milieu, saure im alkalischen Urin besser eliminiert. Der Pfeil gibt an, bei welcher pH-Veränderung mehr ausgeschieden wird.
ProD	Prodrug: inaktiver Stoff, welcher im Körper zur aktiven Substanz metabolisiert wird.
Q_0	Nicht renal eliminierte Fraktion
R	Veränderung der HWZ bei Rauchern
S	Veränderung der HWZ bei Säuglingen
↑,↓,=	Zunahme, Abnahme, unverändert
π	erste (rasche) Verteilungs-HWZ
α	Verteilungs-HWZ
/	Angaben nach dem Schrägstrich beziehen sich auf den aktiven Metaboliten.

Q_o	Aktive Metaboliten Name	Potenz	Extradosis nach Dialyse	Klinische Anwendung
			nH	Antipsychotikum
0,99	–		?	Schilddrüsenhormon
0,99			? (unwahrsch.)	Trizyklisches Antidepressivum
0,99	Dimethadion	(x0,8)	?	Antikonvulsivum
0,4			H,nP,Itx:H	Antibiotikum
			?	Irreversibler MAO-Inhibitor
0,64			?	Makrolidantibiotikum
0,37			H	Nichtdepolaris. Muskelrelaxans
0,85			nH,nP	α_1-Antagonist
			nP	Thrombolytikum
0,99			? (unwahrsch.)	Cholesterinsteinlöser
0,99	?		(H),nP	Antikonvulsivum
0,05	–		nH,(P?)	Antibiotikum
0,8	(3α-Deacetyl-Vecuronium)		?	Nichtdepolaris. Muskelrelaxans
0,97	Norverapamil	(x0,2)	nH,nP	Typ-I-Ca^{++}-Antagonist
0,97	Arabinosid-Hypoxanthin		H	Virostatikum (HSV)
0,35			?	Antikonvulsivum
0,95			? (unwahrsch.)	Mitosehemmer
0,94			?	Zerebrales Vasoregulans
0,95			nH	Mitosehemmer
			? (unwahrsch.)	Mitosehemmer
0,2			?	Tuberkulostatikum
0,99	VitK-2,3,-Epoxyd		? (unwahrsch.)	Coumarinantagonist
0,99	4 verschiedene	(+)	nH,nP	Orales Antikoagulans
0,81	–		?	Virostatikum (HIV)
	–		?	Spurenelement
0,99	–		nH	Benzodiazepin-Rec.-Agonist
0,78	–		? (unwahrsch.)	NSAID
0,95	Zopiclon-N-Oxyd	<x1	nH	Hypnotikum

Beachte:

1. Die mit ‚Faktor' bezeichnete Spalte gibt den Umrechnungsfaktor von metrischen Einheiten in SI-Einheiten an (Umrechnung von mg/l zu μmol/l.) Die Berechnung erfolgt nach der Formel: 1000 [mg/l] / Molgewicht [g/mol] = μmol/l. Bei Kombinationspräparaten variieren die Faktoren für jede Teilkomponente. Die Umkehrung der Formel ermöglicht die Berechnung des Molgewichts und gibt so Hinweise auf die Dialysierbarkeit des entsprechenden Stoffs.
2. Die angegebenen Werte beziehen sich in der Regel auf gesunde Probanden.
3. Plasmakonzentrationen sind als therapeutisch, toxisch und potentiell lebensbedrohlich (‚letal') angegeben. Werte in der ersten Spalte entsprechen entweder klar definierten Bereichen (für Trough-Werte = Fußpunkt-Blutentnahme) eines optimalen Effekts (fett) oder den unter üblichen Dosen gemessenen Konzentrationen (normal).
4. Bekannte aktive Metaboliten sind in der entsprechenden Spalte aufgeführt; ihre HWZ ist – sofern bekannt – nach der HWZ der Muttersubstanz (vgl. 5) angegeben. Liegen unter klinischen Bedingungen nur geringe Metabolitenmengen vor oder ist die Inaktivierung des Metaboliten so rasch, daß er klinisch keine Rolle spielt, so ist der Metabolit in Klammer aufgeführt.
5. Die relative Potenz der aktiven Metaboliten im Vergleich zur Muttersubstanz ist in der Spalte ‚Potenz' angegeben; liegen nur tierexperimentelle Daten vor, so ist der Wert in Klammer angegeben. Irrelevante, schwache Aktivität ist mit (+) gekennzeichnet.

Medikamente in der Schwangerschaft

Die vorliegende Liste soll nicht vom Grundsatz abhalten, in der Schwangerschaft die Medikamenteneinnahme auf ein absolutes Minimum zu beschränken.

Gruppe A: In klinischen Studien wurden keine Hinweise auf ein erhöhtes Mißbildungsrisiko des Fetus im ersten Trimenon gefunden. Ebenso bestehen keine Hinweise auf ein erhöhtes Risiko in den folgenden Schwangerschaftsmonaten.

Digoxin, Magnesium-Sulfat, Nystatin (vaginal), Pyridoxin (Vitamin B_6), Thiamin (Vitamin B_1), Thyroxin

Gruppe B: Kein Risiko in Tierstudien, jedoch Fehlen adäquater klinischer Studien oder kein Risiko in klinischen Studien, obwohl in Tiermodellen ein erhöhtes Risiko nachgewiesen wurde.

Acebutolol, Albumin, Amilorid, Azatadin, Aztreonam, Bentiromid, Brompheniramin, Buspiron, Carnitin, Cephalosporine (außer Moxalactam), Chlorhexidin, Chlorpheniramin, Cinoxacin, Clemastin, Clindamycin (lokal), Clotrimazol (vaginal), Cromoglycat, Cyclizin, Cyclobenzaprin, Cyproheptadin, Desmopressin, Dexchlorpheniramin, Dextran 1000, Dimenhydrinat, Diphenhydramin, Dipyridamol, Doxapram, Eisen, Encainid, Erythromycin, Etacrynsäure, Etidocain, Etidronat, Famotidin, Fluoxetin, Gemfibrozil, Glibenclamid, Glycopyrrolat, Gonadorelin, Guanadrel, Guanfacin, Indapamid, Insulin, Iocetaminsäure (oral), Iopamidol (intravenös), Iotalaminsäure (intravenös), Ipratropiumbromid, Ketoprofen, Lindan (lokal), Lidocain, Naloxon, Maprotilin, Meclozin, Mesalamin, Methyprylon, Metoclopramid, Metolazon, Metoprolol, Metrizamid (intravenös), Mupirocin (lokal), Naproxen, Penizilline, Permethrin (lokal), Pindolol, Praziquantel, Prilocain, Probucol, Ranitidin, Ritodrin, Terbutalin, Tranexamsäure, Tretinoin (lokal), Triamteren, Triprolidin, Urokinase

Medikamente in der Stillzeit

(nicht in die Brustmilch ausgeschiedene bzw. vom Säugling nicht aufgenommene Stoffe)

Ascorbinsäure, Antazida, Antihistaminika, Barbiturate (in niedriger Dosierung), Benzodiazepine (in niedriger Dosierung), Bisacodyl, Cephalosporine, Clindamycin, Clonidin, Codein, Corticosteroide (in niedriger Dosis), Dextropropoxyphen, Dichloralphenazon, Digoxin, Eisen, Erythromycin, Flufenaminsäure, Folsäure, Heparin, Ibuprofen, Ketoprofen, Lincomycin, Mefenaminsäure, Methyldopa, Metronidazol, Monoaminoxidasehemmer, Nitrofurantoin, Paracetamol (Acetaminophen), Penizilline, Pentazocin, Pethidin (Meperidin), Phenothiazine (in niedriger Dosis), Rifampicin, Salizylate (in niedriger Dosis), Trizyklika, B-Vitamine.

Metabolismus

1. Genetische Polymorphismen

Acetyliererstatus

Enzym:	hepatische N-Acetyltransferase
Vererbungsmodus:	autosomal-rezessiv
Test:	Sulfadimidintest
Betroffene Medikamente:	Aminoglutethimid, Amrinon, Clonazepam, Coffein, Dapson, Dihydralazin, Hydralazin, Isoniazid, Nitrazepam, Phenelzin, Prizidilol, Procainamid, Serotonin, Sulfadimidin, Sulfapyridin, Sulfasalazin, Thymoxamin
% langsame Metabolisierer:	Ägypter 83 %, Amerikaner (weiße) 58 %, Amerikaner (schwarze) 50 %, kanadische Eskimos 0–5 %, Chinesen 20 %, Schweizer 61 %, Orientalen 15 %, Südafrikaner (schwarze) 41 %

Hydroxylierungsstatus

Enzym:	Debrisoquin-4-Hydroxylase (Zytochrom P 450 db$_1$: Zytochrom P 450 IID$_6$)
Vererbungsmodus:	autosomal-rezessiv
Test:	Dextromethorphantest
Betroffene Medikamente:	Amiflamin, (Amitriptylin), (Bopindolol), Bufuralol, (Clomipramin), Codein, Debrisoquin, Desipramin, Dextromethorphan, Diltiazem, Encainid, Flecainid, Guanoxan, (Imipramin), Indoramin, Methoxyamphetamin, Metoprolol, Nortriptylin, Perhexilin, Phenformin, Propafenon, Propranolol, N-Propylajmalin, Spartein, Timolol
Reine Inhibitoren:	Chinidin, Cimetidin, Diphenhydramin, Levomepromazin, Orphenadrin, Thioridazin
% langsame Metabolisierer:	Ägypter 1%, Chinesen 0,7 %, Japaner 0%, Nigerianer 0 %, Saudiaraber 1 %, Weiße 3–10 %

Mephenytoinpolymorphismus

Enzym:	S-Mephenytoin-Hydroxylase
Vererbungsmodus:	autosomal-rezessiv
Test:	Mephenytointest
Betroffene Medikamente:	(Hexobarbital), Mephobarbital, Mephenytoin
Reine Inhibitoren:	Ketoconazole, Norethindron
% langsame Metabolisierer:	Weiße 5 %, Japaner 20 %, Cuna-Indianer (Panama) 0%

Cholinesterasemangel

Enzym:	Serumcholinesterase (Pseudocholinesterase)
Vererbungsmodus:	autosomal-rezessiv
Test:	Dibucainhemmtest
Betroffene Medikamente:	Suxamethonium
% langsame Metabolisierer:	Thailänder 0%, Japaner 0%, Koreaner 0%, Indianer 0%, Schwarze selten, Weiße häufig

Glukose-6-Phosphat-Dehydrogenase-Mangel:

Enzym:	G-6-P-DH
Vererbungsmodus:	X-chromosomal, inkomplett-dominant
Hämolyseauslösende Medikamente:	Acetylsalizylsäure, Aminophenazon, Chloramphenicol, Chinidin, Chinin, Dimercaprol, Naphthalen, Nitrofurantoin, Phenacetin, Phenazon, Primaquin, Probenecid, Sulfonamide, Vitamin K, Analgetika, Antimalariamittel, Sulfonamide
% langsame Metabolisierer:	Afrikaner 20%, Mediterraner 35%, Chinesen 20–30%, Thailänder 20%

2. Enzyminduktoren

Enzyminduktoren führen zum Anstieg von Menge und Aktivität eines bestimmten, meist hepatischen Enzyms. Sie sind meist lipophil, häufig Substrate des induzierten Enzyms und haben häufig eine lange Halbwertszeit. Enzyminduktion tritt meist nach einigen Tagen auf und hält (abhängig von der Halbwertszeit des betroffenen Enzyms) meist 2–3 Wochen an. Vermehrte Enzymaktivität führt häufig zu klinisch relevanten Verkürzungen der Halbwertszeit der entsprechenden Substrate, was Dosisanpassungen notwendig macht.

Stoffe, welche den Metabolismus anderer Stoffe induzieren:

a) **Nahrungsmittel und Genußmittel:** Alkohol, gegrilltes Fleisch (‚Barbecue'), Kohl, Rosenkohl, Tabak

b) **Medikamente:** Aminoglutethimid, Aminopyrin, Amobarbital, Antipyrin, Ascorbinsäure, Carbamazepin, Chloralhydrat, Chlorcyclizin, Clofibrat, Chlorimipramin, Chlorpromazin, DDT, Diazepam, Dicophan, Diphenhydramin, Fenofibrat, Glutethimid, Griseofulvin, Methaqualon, Meprobamat, Nikotin, Oxyphenbutazon, Orphenadrin, Phenacetin, Phenazonderivate, Phenobarbital, Pentobarbital, Phenylbutazon, Phenytoin, Progesteron, Rifampicin, Secobarbital, Spironolacton, Testosteron, Theophyllin, Tolbutamid, Warfarin

Stoffe, welche den eigenen Metabolismus induzieren (Autoinduktoren):

Carbamazepin, Chlorcyclizin, Glutethimid, Hexobarbital, Meprobamat, Nitroglycerin, Phenobarbital, Phenylbutazon, Phenytoin, Probenecid, Tolbutamid

1. Zentralnervensystem

Medikamentöses Koma:
Antihistaminika, Barbiturate, Benzodiazepine, Betablocker, Chloralhydrat, Ethchlorvynol, Glutethimid, Lidocain, Lithium, Methaqualon, Methyprylon, Opiate, Phenothiazine, Salizylate, Trizyklika, Vitamin D

Halluzinationen:
Amphetamin, Anticholinergika, Antihistaminika, Atropin, Bromocriptin, Ciclosporin, Cocain, LSD, Mescalin, Mexiletin, PCP, Salizylate, Trizyklika, Yohimbin

Augenveränderungen:
Mydriasis: Amphetamin, Anticholinergika (Atropin, Scopolamin), Antihistaminika, Baclofen, Barbiturate (im Koma), Cocain, Entzugssyndrome, Glutethimid, LSD, Meperidin, Mescalin, Methanol, Methylphenidat, Neuroleptika, Phenylpropanolamin (PPA), Psilocybin, Sympathomimetika, Trizyklika, Yohimbin

Miosis: Baclofen, Cholinergika (Physostigmin), Clonidin, (Neuroleptika), Opiate (außer Meperidin [Pethidin]), Organophosphate

Nystagmus: Alkohol, Baclofen, Barbiturate, Carbamazepin, Hydroxychloroquin, Isopropanol, Lithium, Mexiletin, Pemolin, Phenytoin, Phenzyclidin, Vitamin-A-Intoxikation

Schwitzen (Intoxikationen):
Acetaminophen, Acetylcholinesteraseinhibitoren, Amphetamin, Barbiturate, Cocain, Coffein, LSD, Mescalin, Nikotin, Organophosphate, PPA (Phenylpropanolamin), Pilzvergiftungen, Psilocybin, Salizylate, Sympathomimetika, Entzug, Hypoglykämie

Medikamentöse aseptische Meningitis:
Azathioprin, Carbamazepin, Cytarabin, Immunglobulin, Isoniazid, NSAID (Ibuprofen, Naproxen, Sulindac, Tolmetin), Penizillin, Phenazopyridin, Sulfonamide (Sulfamethizol, Sulfamethoxazol/Trimethoprim)

Prokonvulsiver Effekt:
Medikamenteninduzierte epileptische Anfälle und epileptiforme Zustandsbilder bei nichtepileptischen Patienten mit therapeutischen Dosen:

Medikamentengruppe	In therapeutischen Konzentrationen	Intoxikationen
Anästhetika	Enfluran, Etomidat, Ketamin, Phenzyclidin	
Antiasthmatika	Theophyllin	
Antibiotika	Ciprofloxacin, Cycloserin, Imipenem/Cilastatin, Isoniazid, Penizilline	Cephalosporine, Nalidixinsäure, (Rifampicin)
Anticholinergika	Scopolamin	Anticholinergika
Antidepressiva		
Trizyklika	Amitriptylin, Amoxapin, Clomipramin, Desipramin, (Doxepin), Nortriptylin, Imipramin,	
Nichttrizyklika	Amoxapin, Bupropion, (Fluoxetin), (Lithium), Maprotilin, Mianserin,	Lithium, (Monoaminoxydase-Inhibitoren)
Antiepileptika	Phenytoin (in hohen Dosen)	
Antihistaminika		Dimenhydrinat, Diphenhydramin, Tripelennamin
Antipyretika, NSAID		Mefenaminsäure, Ibuprofen, Indometacin, Salizylate
β-Blocker		Metoprolol
Drogen		Amphetamin, Cocain, Crack, Methylphenidat, Pemolin
Lokalanästhetika	Bupivacain, Etidocain, Lidocain, Mepivacain, Procain	

Medikamentengruppe	In therapeutischen Konzentrationen	Intoxikationen
Malariatherapeutika	Chloroquin	Chinin, Chloroquin, Hydroxychloroquin, Quinacrin
Opiate	Alfenantil, Fentanyl, Meperidin, Propoxyphen, Sufentanil	Morphin, Propoxyphen
Phenothiazine	Chlorpromazin, Promazin, Triflupromazin, Clozapin	
Verschiedene	Wismutsalze	Blei, Chinidin, Clonidin, CN, CO, Dantrolen, Kampher, Methaqualon, Strychnin, Thiamin
Virostatika	Aciclovir, Amantadin, Vidarabin	
Zytostatika	Busulphan, Chlorambucil, Methotrexat	Vincaalkaloide

Geringers Anfallsrisiko: Doxepin, Fluphenazin, Molindon, Haloperidol, Pimozid, Thioridazin, Trazodon

2. Gastrointestinaltrakt

Medikamentös bedingte Pankreatitis:
(asymptomatischer Anstieg der Serumamylase und/oder Pankreatitis)
Die Prävalenz akuter medikamentös induzierter Pankreatitiden ist sehr gering (Ausnahmen: Azathioprin/Mercaptopurin).
Inkubationszeit: in der Regel Tage bis Wochen, gelegentlich Jahre
Verlauf: meist benigne, gelegentlich jedoch tödlich
Diagnose: Ausschlußdiagnose. Cave: Reexposition kann gefährlich sein.

Medikament	Symptomfreies Intervall
Gesicherter Zusammenhang:	
Azathioprin	2–3 Wochen
Chlorothiazid	1–4 Monate (selten Jahre)
Furosemid	3–5 Wochen
Hydrochlorothiazid	1–4 Monate (selten Jahre)
Mercaptopurin	1–5 Wochen
Methyldopa	1–7 Tage
Östrogene	< 3 Monate
Sulfonamide	1–2 Wochen
Sulindac	1 Monat – 5 Jahre
Tetrazyklin	< 3 Wochen
Valproinsäure	Tage bis Jahre

Wahrscheinlicher Zusammenhang:

Asparaginase, Cimetidin, Cisplatin, Cytarabin, Glukokortikoide, Pentamidin, Rifampicin

Singultus:
Medikamente, welche Singultus auslösen können:
Chlordiazepoxid, Dexamethason, Diazepam, Fluconazol, Methohexital, Methsuximid, Methyldopa, Methylprednisolon, Metrizamid (Myelographie), Mexiletin, Midazolam, Nicotin, Nicethamid, Phenobarbital, Propanidid, Propofol, Thiopental

Temperaturstörung:
Drug fever
Definition: Auftreten erhöhter Körpertemperaturen in zeitlichem Zusammenhang mit der Verabreichung eines bestimmten Medikaments und Normalisierung der Temperaturen nach Absetzen des Medikaments.
Reexposition mit demselben Stoff führt wiederum zu Fieber.
Klinik: häufig Schüttelfrost, häufig nicht von bakteriellem Infekt zu unterscheiden.
Puls meist > 100/min (keine relative Bradykardie); Hypotonie selten.

Begleitsymptome: Myalgie > Leukozytose > (leichte) Eosinophilie > Rash > Kopfschmerz > andere. Lag time: kurz bei antineoplastischen Stoffen (im Mittel 0,5 Tage); Tage bis Wochen für die übrigen Stoffe
Rückbildung: in der Regel innerhalb 48 h

Faustregel: Entzugssyndrome führen zur Temperaturerhöhung, Intoxikationen häufiger zu Hypothermie.

Temperaturerhöhung

Häufig:
Amphotericin B, Ampicillin, Asparaginase, Carboprost, Cephalotin, Chinidin, Dinoproston (Prostaglandin E_2), Diphenylhydantoin, Isoniazid (INH), Jodid, Lisinopril, Methyldopa, Oxacillin, Penizillin und Derivate, Procainamid, Prostaglandin E_1 (Alprostadil), Sulfonamide, Trimethoprim/Sulfamethoxazol

Gelegentlich:
Acetylsalizylsäure, Adriamycin, Allopurinol, Amrinon, Antihistaminika, Azathioprin, Barbiturate, Bleomycin, Carbamazepin, Cephalosporine, Chlorambucil, Chlorpromazin, Cimetidin, Cisplatin, Clofibrat, Clozepin, Colistimethat (Colistin), Cytarabin, Dacarbazin, Dactinomycin, Dantrolen, Daunomycin, Daunorubicin, Diazoxid, Folsäure, Hydralazin, Hydroxyurea, Ibuprofen, Haloperidol, Interferon, Levamisol, Lincomycin, Mebendazol, Mercaptopurin, Methotrexat, Metoclopramid, Mithramycin, Nifedipin, Nitrofurantoin, Nomifensin, Oxprenolol, PAS, Penicillamin, Pentazocin, Prazosin, Procarbazin, Propylthiouracil, Quinacrin, Ritodrin, Streptokinase, Streptomycin, Streptozocin, Sulindac, Tetracyclin, Terazosin, Thioridazin, Tolmetin, Triamteren, Vancomycin, Vinblastin, Vincristin

Bei Intoxikationen mit:
Amitriptylin, Amphetamin, Anticholinergika, Atropin, Cocain, Crack, Dinitrophenol, Doxepin, LSD, MAO-Inhibitoren, Metalldämpfe, Phenothiazine, Phencyclidin (PCP), Salizylate, Sympathikomimetika, Thallium, Thyroxin

Praktisch nie:
Chloramphenicol, Digitalisglykoside, Insuline

Temperaturerniedrigung

Intoxikation:
Barbiturate, Chloralhydrat, Glutethimid, Haloperidol, 3,4-Methylen-Dioxy-Amphetamin (MDA), trizyklische Antidepressiva

3. Kardial

Torsade de pointes:
(polymorphe ventrikuläre Tachykardie mit QTc-Verbreiterung)

Antiarrhytmika	**Psychopharmaka**	**Antibiotika**
Chinidin	Thioridazin	Erythromycin
Mexiletin	Trizyklika	Pentamidin
Disopyramid		Trimethoprim/ Sulfamethoxazol
Procainamid	**Varia**	
N-acetylprocainamid (NAPA)	Furosemid	
	Prenylamin	**Intoxikationen**
Tocainid	Bepridil	Chloralhydrat
Propafenon	Prednison	
Sotalol	Astemizol	
Bretylium		

4. Urogenitalsystem

Urinverfärbung durch Medikamente

Medikament	**Farbe**
Amitriptylin	Blau-grün
Daunorubicin	Rot
Deferoxamin	Rötlich
Doxorubicin	Rot
Doxycyclin	Gelb
Mitoxantron	Blau-grün
Methyldopa	Nachdunkeln beim Stehenlassen
Methylenblau	Dunkelgrün-blau
Metronidazol	Nachdunkeln beim Stehenlassen
Nitrofurantoin	Nachdunkeln beim Stehenlassen
Phenazopyridin	Orange-rot
Phenothiazine	Nachdunkeln beim Stehenlassen
Riboflavin (Vitamin B_2)	Gelb-grün
Rifampicin	Rot
Sulfasalazin	Rot
Triamteren	Blau-grün

Präzipitation von Medikamenten im Urin

Procedere bei Auftreten ungewöhnlicher Kristallurien:
Medikamentenanamnese der letzten 48 h erheben, Wechsel der medikamentösen Therapie erwägen, Infrarotspektrophotometrie der Urinkristalle

Medikament	**Kristallform**
Acetazolamid	
Aciclovir	
Allopurinol	Xanthinkristalle
Amilorid	
Amoxicillin	Lange farblose nadelförmige Stäbchen verschiedener Länge
Ampicillin	Feine Stäbchen mit quadratischem Querschnitt
Glafenin	Kugelförmig, z. T. mit zentralem schwarzem Kreuz im polarisierten Licht; Zentrifugat: gelb
Methoxyfluran	Whewellitkristalle
Methotrexat	
Metyrosin	Nadeln, Stäbchen
Nitrofurantoin	Purpufarben, irregulär
Norfloxacin	
Oxolinsäure	Stäbchen, garbenförmig
Pyridoxilat	Ca-Oxalatkristalle, hexagonale Lamellen mit abgerundeten Enden
Phenazopyridin	Rote Kristalle
Pipemidsäure	Feine kurze Nadeln und Stäbchen; Zentrifugat: gelb
Sulfosalazin	
Sulfomethoxazol/ Trimethoprim	Rhombisch, hexagonal, gräulich
Sulfadiazin	Seeigelförmige Aggregation feiner Stäbchen (shocks of wheat)
Sulfaguanidin	Rechteckige Plättchen
Triamteren	Große Aggregate; Zentrifugat: gelb
Intoxikationen	
Äthylenglykol	Nadeln und Briefumschläge
Primidon	

16

16